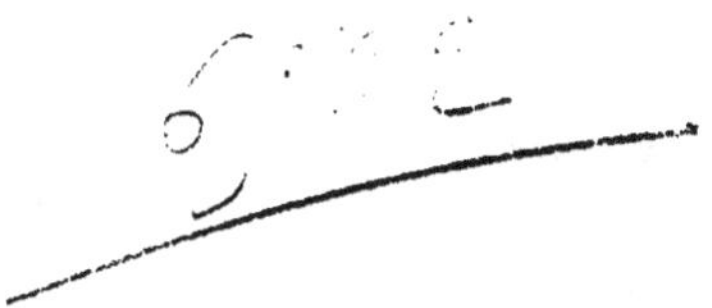

Bibliothèque de Thérapeutique

PUBLIÉE SOUS LA DIRECTION DE

A. GILBERT
Professeur de Thérapeutique
à la Faculté de Médecine de Paris.

&

P. CARNOT
Professeur agrégé de Thérapeutique
à la Faculté de Médecine de Paris,

1909, 26 volumes in-8 de 4 à 500 pages, avec figures, cartonnés.

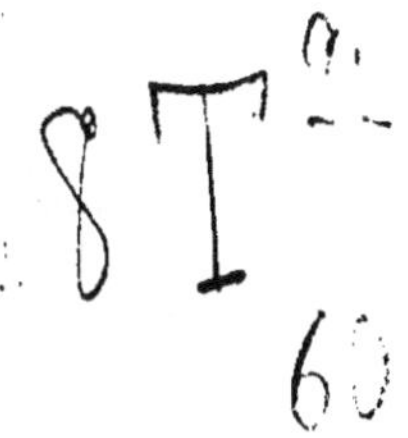

LISTE DES COLLABORATEURS

MM.

ACHARD (CH.) — Professeur agrégé à la Faculté de médecine de Paris, médecin de l'hôpital Necker.

APERT (E.) — Médecin des hôpitaux de Paris.

AUBERTIN — Ancien interne des hôpitaux de Paris.

AUDRY (CH.) — Professeur de clinique des maladies cutanées et syphilitiques à la Faculté de médecine de Toulouse.

BERGONIÉ — Professeur à la Faculté de médecine de Bordeaux.

BESREDKA (A.) — Chef de laboratoire à l'Institut Pasteur.

BOUCHARD (CH.) — Professeur de Pathologie et de Thérapeutique générales à la Faculté de médecine de Paris, membre de l'Institut et de l'Académie de médecine.

BOURCART — Privatdocent à la Faculté de médecine de Genève.

BRINDEAU — Professeur agrégé à la Faculté de médecine de Paris, accoucheur des hôpitaux.

BRISSAUD (ED.) — Professeur à la Faculté de médecine de Paris, médecin de l'Hôtel-Dieu.

CALMETTE (A.) — Directeur de l'Institut Pasteur de Lille, professeur à la Faculté de médecine de Lille.

CARNOT (PAUL) — Professeur agrégé à la Faculté de médecine de Paris, médecin des hôpitaux.

CASTAIGNE (J.) — Professeur agrégé à la Faculté de médecine de Paris, médecin des hôpitaux.

CAUTRU (F.) — Ancien interne des hôpitaux de Paris.

CHAUFFARD — Professeur à la Faculté de médecine de Paris, médecin de l'hôpital Cochin, membre de l'Académie de médecine.

CLAUDE (HENRI) — Professeur agrégé à la Faculté de médecine de Paris, médecin des hôpitaux.

COMBE (A.) — Professeur de Clinique infantile à la Faculté de médecine de Lausanne.

CONSTENSOUX — Ancien chef de clinique adjoint des maladies nerveuses à la Faculté de médecine de Paris.

COYON — Chef de clinique thérapeutique à la Faculté de médecine de Paris.

DAGRON — Ancien interne des hôpitaux de Paris.

DEJERINE — Professeur à la Faculté de médecine de Paris, médecin de la Salpêtrière, membre de l'Académie de médecine.

DELAGENIÈRE — Chirurgien de l'hôpital et de l'asile d'aliénés du Mans.

DOPTER — Professeur agrégé au Val-de-Grâce.

DUCROQUET (C.) — Chargé du service d'orthopédie de la polyclinique Rothschild.

DUJARDIN-BEAUMETZ — Chef de laboratoire à l'Institut Pasteur.

DUPUY-DUTEMPS — Ophtalmologiste des hôpitaux de Paris.

DURAND — Professeur agrégé à la Faculté de médecine de Lyon, chirurgien des hôpitaux.

LISTE DES COLLABORATEURS

MM.

FERRAND (MARCEL)....... Chef de laboratoire à l'hospice des Enfants-Assistés.

FRAIKIN .... Ancien chef de clinique à la Faculté de médecine de Bordeaux.

GARNIER (MARCEL)....... Médecin des hôpitaux de Paris.

GILBERT (A.).............. Professeur de Thérapeutique à la Faculté de médecine de Paris, médecin de l'hôpital Broussais, membre de l'Académie de médecine.

GRENIER DE CARDENAL.... Ancien chef de clinique à la Faculté de médecine de Bordeaux.

GUILLAIN .... Médecin des hôpitaux de Paris.

HEITZ .... Ancien interne des hôpitaux de Paris.

HIRTZ (EDG.).............. Médecin de l'hôpital Necker.

HUCHARD (H.) .... Membre de l'Académie de médecine, médecin de l'hôpital Necker.

IMBERT................. Chef du laboratoire de thérapeutique de la Faculté de médecine de Lyon.

JACQUET (L.)........... Médecin de l'hôpital Saint-Antoine.

JOSUÉ (O.)................ Médecin des hôpitaux de Paris.

KÜSS .... Médecin en chef du sanatorium de l'Assistance publique à Angicourt.

LABBÉ (MARCEL).......... Professeur agrégé à la Faculté de médecine de Paris, médecin des hôpitaux.

LALESQUE .... Ancien interne des hôpitaux de Paris, membre correspondant de l'Académie de médecine.

LAMARQUE................ Ancien chef de clinique à la Faculté de médecine de Bordeaux.

LANDOUZY .... Doyen de la Faculté de médecine de Paris, professeur de Clinique médicale à l'hôpital Laennec, membre de l'Académie de médecine.

LEBER (A.)................ Assistant à l'Institut des maladies infectieuses de Berlin.

LECÈNE (PAUL)............ Professeur agrégé à la Faculté de médecine de Paris, chirurgien des hôpitaux.

LEMIERRE................. Ancien interne des hôpitaux de Paris.

LÉPINE (R.)................ Professeur de Clinique médicale à la Faculté de médecine de Lyon, médecin des hôpitaux.

LEREBOULLET (P.) .... Médecin des hôpitaux de Paris.

LŒPER.................. Professeur agrégé à la Faculté de médecine de Paris.

LOMBARD (ÉTIENNE)....... Oto-rhino-laryngologiste des hôpitaux de Paris.

MARIE (PIERRE)............ Professeur à la Faculté de médecine de Paris, médecin de Bicêtre.

MARION .... Professeur agrégé à la Faculté de médecine de Paris, chirurgien de l'hôpital Lariboisière.

MARTIN (LOUIS)............ Médecin en chef de l'hôpital Pasteur.

MAYOR.................. Professeur de Thérapeutique à la Faculté de médecine de Genève.

MENETRIER............... Professeur agrégé à la Faculté de médecine de Paris, médecin de l'hôpital Tenon.

METCHNIKOFF............ Sous-directeur de l'Institut Pasteur.

MILIAN................... Médecin des hôpitaux de Paris.

BIBLIOTHÈQUE DE THÉRAPEUTIQUE

PUBLIÉE SOUS LA DIRECTION DE

A. GILBERT & P. CARNOT

PHYSIOTHÉRAPIE

★

BIBLIOTHÈQUE DE THÉRAPEUTIQUE

PUBLIÉE SOUS LA DIRECTION DE

A. GILBERT & P. CARNOT

1909, 26 volumes in-8, de 4 à 500 pages, avec figures, cartonnés.
Chaque volume : 8 à 12 francs.

1re Série. — LES AGENTS THÉRAPEUTIQUES.

I. **Art de Formuler,** par le professeur Gilbert. 1 vol.

II. **Techniques thérapeutiques médicales,** par le Dr Milian. 1 vol.

III. **Techniques thérapeutiques chirurgicales,** par les Drs Pauchet, Ducroquet. 1 vol.

IV-VII. **Physiothérapie.**

    I. *Électrothérapie,* par le Dr Nogier. 1 vol. . . . . **10 fr.**

    II. *Radiothérapie, Radiumthérapie, Photothérapie, Thermothérapie,* par les Drs Oudin et Zimmern. 1 vol.

    III. *Kinésithérapie : Massage, Gymnastique, Mobilisation,* par les Drs P. Carnot, Dagron, Ducroquet, Nageotte-Wilbouchewitch, Cautru, Bourcart. 1 vol. . . . . **12 fr.**

    IV. *Mécanothérapie, Rééducation motrice, Jeux et Sports, Méthode de Bier, Hydrothérapie, Aérothérapie,* par les Drs Fraikin, Grenier de Cardenal, Constensoux, Tissié, Delagenière, Pariset. . **8 fr.**

VIII. **Crénothérapie** (*Eaux minérales*), **Thalassothérapie, Climatothérapie,** par le professeur Landouzy, les Drs Heitz, Lamarque, Lalesque. 1 vol.

IX. **Médicaments chimiques,** par le Pr Pic et le Dr Imbert. 1 vol.

X. **Médicaments végétaux,** par le Pr Pic et le Dr Imbert. 1 vol.

XI. **Médicaments animaux** (*Opothérapie*), par A. Gilbert et P. Carnot. 1 vol.

XII. **Médicaments microbiens** (*Bactériothérapie, Vaccination, Sérothérapie*), par Metchnikoff, Sacquépée, Remlinger, Louis Martin, Vaillard, Dopter, Besredka, Salimbeni, Dujardin-Beaumetz, Wassermann, Leber, Calmette. 1 vol. . . . . **8 fr.**

XIII. **Régimes alimentaires,** par le Dr Marcel Labbé. 1 vol.

XIV. **Psychothérapie,** par le prof. Dejerine, le Dr André Thomas. 1 vol.

2e Série. — LES MÉDICATIONS.

XV. **Médications générales,** par les Drs Bouchard, H. Roger, Sabouraud, Sabrazès, Bergonié, Apert, P. Carnot, P. Marie, Lépine, Albert Robin et Coyon, Chauffard, Widal et Lemierre. 1 vol.

XVI. **Médications symptomatiques** (*Mal. nerv., resp., circulat.*), par Brissaud, Jean Lépine, Sicard, Guillain, Menetrier, Mayor. 1 vol.

XVII. **Médications symptomatiques** (*Mal. digest. hépat., rénales, génit. et cutanées*), par Gilbert, Castaigne, Jacquet et M. Ferrand. 1 vol.

3e Série. — LES TRAITEMENTS.

XVIII. **Maladies infectieuses générales,** par les Drs Marcel Garnier, Nobécourt, Simond. 1 vol.

XIX. **Maladies de la Nutrition et Intoxications,** par les Drs Lereboullet, Loeper. 1 vol.

XX. **Maladies nerveuses,** par le Dr Claude. 1 vol.

XXI. **Maladies respiratoires et Tuberculose,** par les Drs Hirtz, Rist, Kuss, Tuffier. 1 vol.

XXII. **Maladies circulatoires** (*Cœur, Vaisseaux, Sang*), par les Drs Josué, Vaquez et Aubertin, Wiart. 1 vol.

XXIII. **Maladies génito-urinaires** (*Reins, Voies urinaires, Gynécologie*), par les Drs Achard, Paisseau, Marion, Brindeau. 1 vol.

XXIV. **Maladies digestives. Foie. Pancréas,** par les Drs P. Carnot, Combe, Legène. 1 vol.

XXV. **Maladies cutanées et vénériennes,** par les Drs Audry, Durand, Nicolas. 1 vol. . . . . **12 fr.**

XXVI. **Maladies des Yeux, des Oreilles, du Nez, du Larynx, de la Bouche, des Dents,** par les Drs Dupuy-Dutemps, Étienne Lombard, M. Roy. 1 vol.

4533-08. — Corbeil, Imprimerie Crété

BIBLIOTHÈQUE DE THÉRAPEUTIQUE

PUBLIÉE SOUS LA DIRECTION DE

A. GILBERT   **&**   **P. CARNOT**

Professeur de Thérapeutique   Professeur agrégé de Thérapeutique
à la Faculté de Médecine de Paris.   à la Faculté de Médecine de Paris.

PHYSIOTHÉRAPIE

★

ÉLECTROTHÉRAPIE

PAR LE DOCTEUR

Thomas NOGIER

PROFESSEUR AGRÉGÉ A LA FACULTÉ DE MÉDECINE DE LYON

Avec 251 figures dans le texte

PARIS

LIBRAIRIE J.-B. BAILLIÈRE ET FILS

19, RUE HAUTEFEUILLE, 19

1909

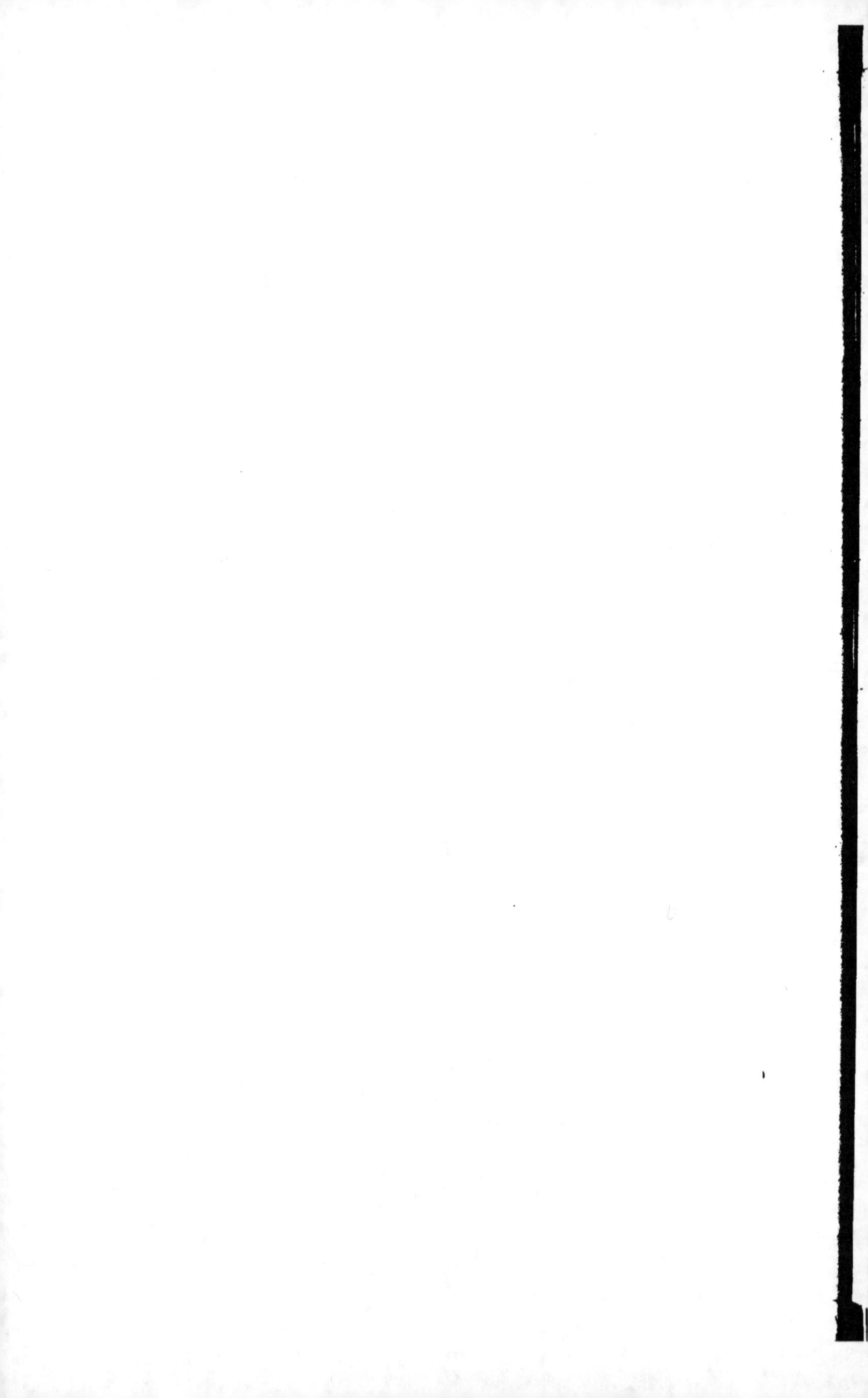

PRÉFACE

La Thérapeutique est la synthèse et la conclusion de la Médecine. Si Platon admettait que la plus belle Science est la plus inutile, il nous apparaît, au contraire, qu'une Science est d'autant plus belle qu'elle est plus féconde et qu'elle a pour but le soulagement des misères humaines. De fait, les plus éclatantes recherches de Médecine expérimentale, les plus subtiles analyses cliniques valent surtout par l'effort curateur auquel elles aboutissent.

Aussi la Thérapeutique, malgré ses incertitudes et ses tâtonnements, demeure-t-elle l'obsession du Chercheur et du Praticien. Aussi les Savants, même les plus illustres, les Cliniciens, même les plus réputés, à qui nous avons fait appel, nous ont-ils chaleureusement donné leur concours : qu'ils en soient tous remerciés ici !

La Thérapeutique peut être envisagée différemment, suivant que l'on prend pour point de départ de son étude le Médicament, le Symptôme ou la Maladie. La Bibliothèque de Thérapeutique sera donc divisée en trois Séries convergentes, dans lesquelles seront étudiés les AGENTS THÉRAPEUTIQUES, les MÉDICATIONS, les TRAITEMENTS. Chaque série comprendra un certain nombre de volumes, indépendants les uns des autres et paraissant en ordre dispersé, mais dont la place est nettement déterminée dans le plan d'ensemble de l'ouvrage.

I

La première Série est relative aux AGENTS THÉRAPEUTIQUES.

Elle comprend, comme une sorte d'introduction générale, l'*Art de formuler*, dont l'importance s'accroît par la publication d'un nouveau Codex et par les Conventions Internationales relatives aux Médicaments héroïques. Elle comprend aussi l'étude des *Techniques thérapeutiques médicales et chirurgicales*.

L'étude des *Agents physiques* a pris, depuis quelques années, un développement considérable. Les diverses branches de la *Physiothérapie* offrent, par là même, au Praticien, une série de ressources nouvelles. Qu'il s'agisse de *Kinésithérapie*, de *Massage*, d'*Hydrothérapie*, d'*Électrothérapie*, de *Radiothérapie*, etc., tout médecin doit savoir appliquer, lui-même, les méthodes usuelles, et connaître le principe, les indications et les résultats des méthodes plus compliquées, qui restent, nécessairement, confiées aux Spécialistes.

L'étude des *Médicaments chimiques* a fait, elle aussi, de grands progrès. Les Médicaments minéraux, dont on aurait pu croire la liste épuisée, ont récemment revêtu des formes nouvelles (combinaisons organiques, métaux colloïdaux), douées de nouvelles propriétés thérapeutiques. Quant aux Médicaments organiques, leur nombre s'accroît tous les jours; déjà quelques lois de pharmacodynamie permettent de prévoir leur action thérapeutique, suivant l'introduction de tel noyau ou de tel radical : qu'il s'agisse des sulfones et de leurs propriétés hypnotiques, des ecgonines et de leurs propriétés anesthésiques, des anthraquinones et de leurs propriétés purgatives, le chimiste commence à jongler avec les molécules, et fabrique méthodiquement des médicaments synthétiques, comme il fabriquait déjà des couleurs ou des parfums.

Si les *Médicaments d'origine végétale* sont, de plus en plus, obtenus par synthèse, par contre de nouvelles plantes entrent, à leur tour, dans la matière médicale. La flore tropicale tient probablement encore en réserve bien des médicaments utiles.

Les *Médicaments d'origine animale*, fort employés jadis, puis fort oubliés, ont été surtout étudiés depuis Brown-Séquard. Qu'il s'agisse de thyroïdine ou d'adrénaline, de pepsine ou de sécrétine, l'*Opothérapie* utilise des produits fabriqués par l'organisme même et supplée à l'insuffisance glandulaire en fournissant artificiellement au malade les substances qu'il ne fabrique plus. Il y a là tout un monde de corps et d'anticorps qui, vraisemblablement, feront la base de la Thérapeutique de demain.

Les *Médicaments d'origine microbienne* ont métamorphosé le traitement et la prophylaxie des maladies infectieuses. Ils peuvent conférer une immunité active grâce aux méthodes Pastoriennes de *Vaccination*, ou passive grâce aux méthodes de *Sérothérapie*, par lesquelles, après Ch. Richet, après Behring et Roux, on utilise les humeurs d'animaux chez qui l'on a provoqué préalablement la formation d'anticorps. On peut aussi, avec Metchnikoff, faire de la *Bactériothérapie*, en opposant aux microbes nocifs d'autres microbes domestiqués et inoffensifs, dont le développement gêne celui des premiers.

L'étude des Agents Thérapeutiques comprend encore la *Crénothérapie*, la *Thalassothérapie*, la *Climatothérapie*. Sous le nom de Crénothérapie (κρήνη, source), on peut grouper, avec Landouzy, les méthodes thérapeutiques, si complexes, mais si puissantes, relatives aux Eaux Minérales. Les richesses naturelles de notre pays en Stations Thermales, Maritimes ou Climatériques sont, d'ailleurs, telles qu'aucun pays n'en possède d'équivalentes et ne peut aussi complètement se suffire à lui-même.

L'étude de la *Diététique* et des *Régimes* s'est beaucoup précisée : on peut, actuellement, doser l'énergie nutritive nécessaire à un organisme et la lui fournir sous telle ou telle forme isodyname, suivant l'état de ses viscères. Le régime, ainsi scientifiquement établi, fait, de plus en plus, partie de l'ordonnance et du traitement.

Enfin l'étude des *Agents Psychiques* a pris, elle aussi, une grande importance : si l'influence du moral sur le physique est telle qu'il suffit parfois, pour modifier l'évolution d'une maladie, de remonter les courages et d'imposer une volonté ferme, combien plus efficace encore est une direction morale méthodiquement graduée, suivant les règles précises de la *Psychothérapie!*

Tels sont les principaux Agents Thérapeutiques que le Praticien peut utiliser. Il est maintenant nécessaire de les grouper et de les combiner, en vue d'une Médication ou d'un Traitement.

II

La deuxième Série est relative à l'étude des MÉDICATIONS.

Étant donné un symptôme clinique, le premier problème thérapeutique qui se pose est de savoir si l'on doit agir sur lui, le favoriser ou le combattre : or ce n'est pas toujours une question facile à résoudre. Si certains symptômes sont, dans tel cas déterminé, manifestement défavorables et doivent être combattus (tels l'asphyxie, la putridité, etc.), d'autres, par contre, indiquent un effort réactionnel de l'organisme, que l'on doit respecter et même favoriser : tels les processus de l'inflammation mis en jeu par l'organisme contre l'infection, et qui doivent être respectés tant que leur excès même ne devient pas nuisible ; tel l'épistaxis d'un hypertendu, soupape de sûreté qui préserve parfois d'une hémorragie cérébrale. Mais, si tel symptôme doit être combattu et tel autre favorisé, beaucoup ont une signification variable ou douteuse : telle la fièvre. Aussi, bien souvent, en Thérapeutique, le difficile est-il, non pas d'agir, mais de savoir s'il faut agir et dans quel sens.

En second lieu, pour ou contre un symptôme donné, on peut utiliser plusieurs méthodes thérapeutiques. Chacune a ses indications et ses contre-indications, et l'on ne traitera pas l'insomnie d'un cardiaque comme celle d'un fébricitant ou d'un douloureux.

On voit, par là, toute l'importance pratique que présente l'étude des Médications Symptomatiques. Ce sont, d'ailleurs, celles dont on doit, le plus souvent, se contenter, faute de mieux, lorsqu'on ne peut atteindre la cause même du mal.

III

Enfin la troisième Série comprend l'étude des TRAITEMENTS.

Le Traitement d'une Maladie, lorsqu'il n'est pas pathogénique, est fait, le plus souvent, de la juxtaposition d'une série de Médications symptomatiques. Il devra se modifier incessamment, en se modelant sur la marche même de l'affection. Par exemple, le Traitement d'une fièvre typhoïde sera représenté par une série de Médications dirigées, non seulement contre l'infection éberthienne, mais aussi contre la fièvre, contre l'adynamie, contre la faiblesse cardiaque, contre les hémorragies intestinales, etc., suivant les symptômes successifs que l'examen clinique révélera.

Beaucoup de traitements sont devenus, dans ces dernières années, médico-chirurgicaux, qu'il s'agisse de sténose pylorique, de gangrène pulmonaire, de lithiase biliaire, de tuberculose rénale, etc. La partie médicale doit donc être complétée par une partie chirurgicale, de telle sorte que l'on puisse envisager, sous leurs différentes faces, les multiples traitements d'une même maladie.

C'est dans cet esprit qu'une série de volumes seront consacrés aux Traitements des Maladies Générales (Infections, Intoxications, Maladies de la Nutrition), des Maladies de chaque organe (Maladies nerveuses, digestives, circulatoires, pulmonaires, génito-urinaires), ainsi que des Spécialités (Maladies cutanées et vénériennes; Maladies de la bouche, du nez, du larynx, des oreilles et des yeux).

Ainsi se complètent, mutuellement, les trois Séries relatives aux Agents Thérapeutiques, aux Médications et aux Traitements.

Elles sont conçues dans un même esprit général, et avec une même préoccupation, celle d'être immédiatement utiles au Praticien et, par là même, à ses Malades.

Si pareil but est rempli, ce sera la meilleure récompense de tous ceux qui ont collaboré à cette œuvre; des Auteurs, à qui revient tout ce que cet ouvrage contient d'original et d'utile; des Éditeurs, qui ont mis, à la réaliser, leur habileté coutumière; des Directeurs, qui ont voulu continuer, par le livre, l'enseignement de la Thérapeutique dont ils sont chargés à la Faculté de Paris.

A. GILBERT et P. CARNOT.

PHYSIOTHÉRAPIE

La Physiothérapie comprend les multiples méthodes de traitement dans lesquelles on utilise les Agents Physiques. Ces méthodes dérivent d'un principe commun, peuvent se combiner l'une à l'autre et se rapprochent par les connaissances techniques et l'instrumentation qu'elles nécessitent : il y a donc intérêt à les étudier parallèlement.

Aussi avons-nous réservé, dans la *Bibliothèque de Thérapeutique*, une place à part à la Physiothérapie : elle y constitue une section spéciale, composée de quatre volumes qui paraissent presque simultanément, et qui, rédigés dans un même esprit et d'après un même plan général, se complètent réciproquement l'un l'autre. Leur ensemble représente un Traité complet de Thérapie Physique, le premier du genre, dont le besoin se faisait vivement sentir en raison de l'importance, chaque jour grandissante, de ces nouvelles méthodes de traitement.

La *Physiothérapie* fait partie de la première Série, consacrée aux Agents Thérapeutiques : elle comprend quatre volumes, ainsi distribués :

1° Électrothérapie ;

2° Radiothérapie (Röntgenthérapie, Radiumthérapie, Photothérapie, Thermothérapie) ;

3° Kinésithérapie (Massage, Mobilisation, Gymnastique) ;

4° Mécanothérapie, Rééducation motrice, Jeux et Sports, Méthode de Bier, Hydrothérapie et Aérothérapie.

Les diverses méthodes de la Physiothérapie peuvent se grouper en deux catégories distinctes, suivant le mode d'énergie qu'elles utilisent.

1° Le premier groupe d'Agents Physiques, à l'application thérapeutique desquels sont consacrés les deux premiers volumes, est caractérisé par la transmission de mouvements corpusculaires extrêmement rapides. Qu'il s'agisse de variations de potentiel, d'ondulations électriques, lumineuses, calorifiques, actiniques, de rayons X, α, β, γ, etc., ces modalités diverses de l'énergie (qui se relient, d'ailleurs, l'une à l'autre en une série ininterrompue) échappent généralement à nos sens, en dehors de quelques octaves pour lesquelles tel ou tel d'entre eux se trouve accordé : elles pénètrent, cependant, plus ou moins nos tissus, en y provoquant des actions ou des réactions intenses qui sont susceptibles d'applications thérapeutiques.

Depuis quelques années, ces Agents Physiques ont été appliqués au traitement d'un très grand nombre de maladies :

En Électrothérapie, par exemple, on utilise, non seulement l'action des courants galvaniques ou faradiques sur le muscle ou sur le nerf, mais aussi celle des courants de haute fréquence sur la nutrition, sur la tension vasculaire, sur l'histolyse ; on provoque l'introduction électrolytique des médicaments; on cherche à déterminer le sommeil électrique, etc.

En Radiothérapie, le traitement des leucémies, des néoplasmes, des teignes, etc. ; en Radiumthérapie, le traitement des épithéliomes, des nævi, des cicatrices vicieuses; en Photothérapie, le traitement du lupus ont déjà transformé la Thérapeutique de ces affections.

On sent confusément toute l'importance qu'acquerront, dans l'avenir, ces puissantes méthodes, lorsqu'elles seront mieux connues et mieux disciplinées.

2° Le second groupe de forces physiques, à l'application thérapeutique desquelles sont consacrés les deux derniers volumes, comprend des agents, principalement de nature mécanique, d'un tout autre ordre de grandeur. Il s'agit alors de mouvements d'ensemble, relativement lents et de grande amplitude, qui se rapprochent, par leurs modalités, des mouvements mêmes de nos organes, et que l'on peut facilement leur appliquer pour en modifier ou en améliorer le fonctionnement.

Telles sont les manœuvres de Gymnastique, de Mobilisation, de Massage, de Mécanothérapie, agissant principalement sur le système locomoteur; telles sont celles de la Méthode de Bier, de l'Hydrothérapie, agissant principalement sur les vaisseaux et les extrémités nerveuses.

Pareilles méthodes influencent surtout les fonctions de l'organisme : elles provoquent, à leur niveau, un stimulus d'ordre mécanique, qui agit indirectement sur sa structure.

C'est, en effet, une des lois fondamentales de l'Évolution des Êtres que la Fonction fait l'Organe. Les méthodes mécaniques, en dirigeant ou en redressant la fonction d'un organe, dirigent donc ou redressent, en même temps, sa structure. Ce sont donc plutôt, à vrai dire, des méthodes physiologiques que des méthodes physiques.

On conçoit, d'ailleurs, combien nombreuses sont leurs applications, préventives ou curatives, éducatives ou orthopédiques, puisqu'elles ont pour but de diriger ou de rectifier le fonctionnement, physiologique ou vicié, et, par suite, la structure même, normale ou pathologique, de nos organes.

Quelque différents que soient les deux groupes d'Agents Physiques utilisés en Physiothérapie, il y aurait, cependant, inconvénient à les séparer trop radicalement. D'une part, en effet, nos connaissances sur le mécanisme de leur action ne sont pas encore assez avancées pour nous en donner le droit. D'autre part, il y a souvent un grand intérêt thérapeutique à combiner entre elles ces différentes méthodes : on peut avantageusement combiner l'Électrothérapie à la Kinésithérapie, le Massage à l'Hydrothérapie, la Photothérapie à la Röntgenthérapie, les bains de lumière aux bains de vapeur, etc. Ces différentes méthodes thérapeutiques doivent donc se prêter un mutuel appui.

Les Agents Physiques ne doivent pas, non plus, être opposés aux Agents Pharmaceutiques, la Physiothérapie a tout intérêt, au contraire, à s'allier intimement aux autres Méthodes Thérapeutiques.

En effet, quelle que soit la puissance de leur action, les Méthodes Physiques ne peuvent avoir l'espérance de tout guérir ; quelque brillants que soient les résultats donnés par les courants de haute fréquence, par la méthode de Finsen ou par la radiothérapie, ces méthodes ne supplantent ni la morphine, ni la cocaïne, ni les salicylates, ni le mercure, ni la quinine, ni la digitale, ni les sérums antitoxiques, et ces admirables médicaments conservent, aujourd'hui comme hier, la place prépondérante en Thérapeutique.

Or, depuis quelques années, sévit une véritable phobie des Médicaments actifs, sous le fallacieux prétexte que ce sont généralement aussi des poisons, et que leur abus peut devenir nocif. On entend souvent opposer, à cet égard, l'innocuité des Agents Physiques à la toxicité des Agents Pharmaceutiques. Pourtant les Agents Physiques ont, eux aussi, leurs dangers, qui limitent le champ de l'action thérapeutique, comme le fait la toxicité des médicaments pharmaceutiques : les dangers d'une radiodermite ou d'une mobilisation intempestive sont aussi redoutables que ceux d'une intoxication médicamenteuse.

L'application des Méthodes Physiques doit donc être aussi bien réglée et aussi nettement limitée que celle des Méthodes pharmacodynamiques. C'est une des raisons pour lesquelles ces méthodes ne doivent être confiées qu'à des Médecins, seuls capables d'en doser les effets, d'en peser les indications et les contre-indications.

Bien loin de s'opposer les unes aux autres, les Méthodes physiques et chimiques ont, au contraire, le plus grand intérêt à combiner leurs efforts. C'est d'ailleurs ce que l'on tend, de plus en plus, à réaliser :

Lorsqu'on utilise l'ionisation ou la cataphorèse pour l'introduction des médicaments (du zinc, du mercure, du salicylate, etc.), lorsque, par injection d'éosine, on sensibilise les tissus à certaines radiations lumineuses, on emploie des méthodes mixtes : on fait, à la fois, de la Physio- et de la Chimiothérapie.

De même, dans les Pratiques hydro-minérales, les Méthodes physiques et chimiques sont si intimement intriquées, qu'il est, le plus souvent, difficile de définir l'importance réciproque des cures de boisson, des bains, ou des douches administrées simultanément. L'eau de boisson, n'agit-t-elle pas, en partie, par ses propriétés physiques, telles que la chaleur l'ionisation ou la radioactivité ? Inversement, les pulvérisations n'agissent-elles pas, en partie, par les propriétés chimiques du liquide inhalé ?

De même, en Thalassothérapie, en Climatothérapie, les actions physiques et chimiques sont si intimement confondues qu'il est difficile de dissocier les effets thérapeutiques des radiations solaires ou ceux de la composition chimique de l'air.

Il serait, d'autre part, bien difficile de dire si certains agents thérapeutiques, tels que les métaux colloïdaux ou les diastases organiques, agissent physiquement ou chimiquement.

En réalité, à côté de la *Thérapie physique* et de la *Thérapie chimique*, il y a place pour une *Thérapie physico-chimique*, qui se développe chaque jour davantage comme le corollaire pratique des belles recherches contemporaines de Chimie Physique.

Loin de s'opposer, les diverses Méthodes thérapeutiques doivent donc s'entr'aider et se compléter. Qu'elles soient de nature physique, chimique ou biologique, toutes les ressources de la Thérapeutique ne sont pas superflues pour triompher de la maladie.

ÉLECTROTHÉRAPIE

PREMIÈRE PARTIE
ÉLECTROTECHNIQUE

CHAPITRE PREMIER
GÉNÉRALITÉS
ET NOTIONS FONDAMENTALES

L'électricité n'est point, à part peut-être la foudre, une des forces naturelles laissées à la libre disposition de l'homme. Aussi n'a-t-elle point été connue de bonne heure. Pour la produire, il faut s'adresser à des machines spéciales appelées *générateurs* électriques. Mais aucune de ces machines ne crée cette forme particulière de l'énergie ; toutes transforment une des forces connues en énergie électrique. Les appareils thermo-électriques, les machines dynamos, les piles, les accumulateurs ne sont que des **transformateurs** de chaleur, d'énergie mécanique et d'énergie chimique en électricité. Et l'électricité recueillie ne représente qu'une partie de l'énergie primaire dépensée. Autrement dit, le rendement de ces générateurs est toujours plus petit que l'unité. Quel que soit l'appareil électrique considéré, on constate qu'il donne lieu à quelque chose de spécial qu'on est convenu d'appeler un **courant électrique**.

Le courant électrique résulte de la création entre deux points d'un circuit quelconque d'une différence de potentiel. Cela signifie que ces deux points ne sont *pas au même niveau électrique*.

Pour bien fixer les idées, pour les rendre tangibles en quelque sorte, imaginons deux vases contenant de l'eau, A et B, placés à des hauteurs différentes (fig. 1). Il existera entre les deux couches liquides une différence de niveau hydraulique. De même si nous considérons deux sphères de cuivre S et S' de même diamètre, chargées de quantités inégales d'électricité, il existera entre elles une différence de niveau ou de pression électrique. Une petite balle de sureau placée sur chacune d'elles divergera davantage sur la sphère dont la pression électrique

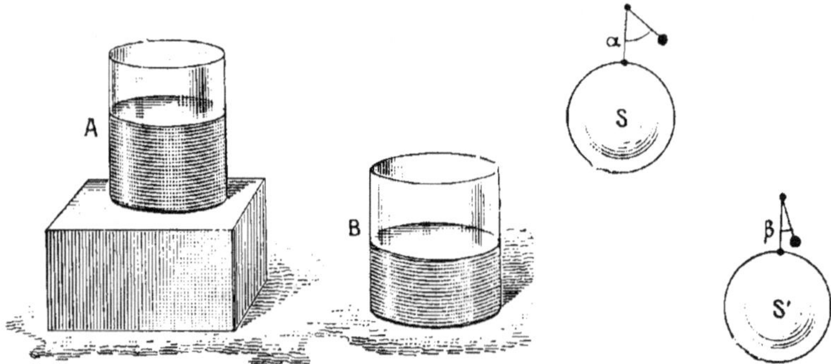

Fig. 1. — L'eau, en A, est à un niveau plus élevé qu'en B.

Fig. 2. — La sphère S est à un niveau électrique plus élevé que S'. $\alpha > \beta$.

est la plus élevée. L'angle α sera plus grand que l'angle β (fig. 2). Si on vient à relier par un tuyau T les deux vases A et B, l'eau va

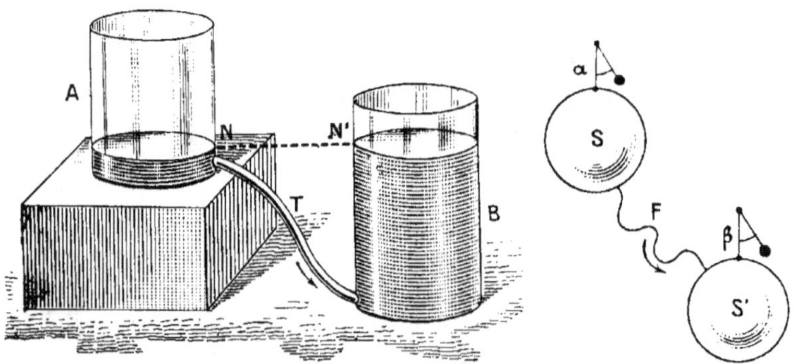

Fig. 3. — L'eau s'est écoulée de A vers B produisant un *courant liquide* dans le tuyau T.

Fig. 4. — L'électricité s'est écoulée de S vers S' produisant un *courant électrique* dans le fil F. $\alpha = \beta$.

s'écouler du vase le plus haut vers le vase le plus bas en provoquant un *courant liquide* qui continuera jusqu'à ce que l'équilibre hydrostatique soit atteint en NN' (fig. 3).

De même, en reliant par un fil F les deux sphères S et S', un **courant électrique** prend naissance puisque le niveau électrique est plus élevé en S qu'en S' et ce courant continuera jusqu'à ce que la pression électrique soit la même sur les sphères. L'équilibre électrique sera alors établi et les deux balles de sureau feront avec leur support des angles égaux : $\alpha = \beta$ (fig. 4).

Pour l'eau, comme pour l'électricité, le courant cessera assez rapidement si un dispositif approprié ne vient pas renouveler l'eau dans le vase A et l'électricité sur la sphère S. Plaçons en B (fig. 5) une pompe aspirante et foulante P et faisons-la fonctionner : elle élèvera

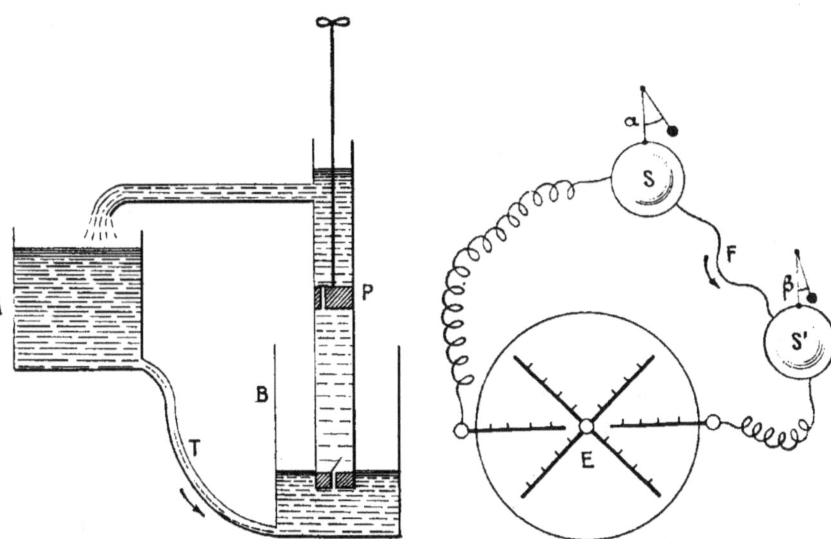

Fig. 5. — Un hydro-générateur. P. Tant qu'il fonctionne, le *courant* liquide *persiste* dans le tube T.

Fig. 6. — Un électro-générateur. E. Tant qu'il fonctionne, le *courant* électrique *persiste* dans le fil F. $\alpha > \beta$.

l'eau en A, à mesure que l'eau descend en B, et le *courant liquide* persistera : notre pompe sera un hydro-générateur. Entre S et S', imaginons une petite machine électro-statique (fig. 6) reliée à l'une et à l'autre des sphères, elle créera entre les deux une différence de niveau électrique, une différence de potentiel, et le **courant électrique** continuera à se produire : notre machine statique sera un électro-générateur. L'angle de déviation des deux balles de sureau sera différent et l'on aura $\alpha > \beta$.

L'eau qui descendait de A vers B en raison de la pesanteur représente une véritable force, d'autant plus grande que la différence de niveau est plus considérable. La force électrique comparable à cette force de l'eau est la **force électromotrice** et l'électro-générateur ne sert qu'à développer cette force, résultat de la différence de potentiel.

§ I. — Mesure de la différence de potentiel ou de la force électromotrice. Le volt.

Dans le cas des deux vases communicants A et B (fig. 3), le courant d'eau qui circule dans le tube T dépend de la différence de niveau de l'eau en A et en B. Plus cette différence est grande, plus le courant est rapide. Nous savons, avec un fil à plomb et un mètre, apprécier cette différence de niveau. Le mètre est donc notre *unité* de différence de niveau hydrostatique.

On comprend de même que la **différence de potentiel** entre deux points électrisés soit une grandeur susceptible de mesure ; la seule difficulté est le choix de l'unité. Pour l'unité de longueur on a fait choix du mètre, grandeur voisine des objets que l'on mesure couramment : en électricité on a choisi le **volt**, en souvenir de Volta, le célèbre professeur italien qui inventa le premier électro-générateur (la pile électrique), parce que cette différence de potentiel est voisine de celle que produisent les sources d'électricité les plus communes, les piles.

Ainsi une différence de niveau se mesure et s'exprime en mètres et centimètres, une différence de potentiel s'exprime en volts et en fractions de volts.

Mais il est une différence de potentiel tout à fait remarquable.

Avant que l'écoulement de l'eau se soit produit du vase A vers le vase B, le système possédait *en réserve* une force particulière, que nous appellerons *force hydromotrice*. Le courant une fois établi a pour effet de la *faire diminuer* puisque l'écart entre le niveau de l'eau dans les deux vases se réduit à chaque

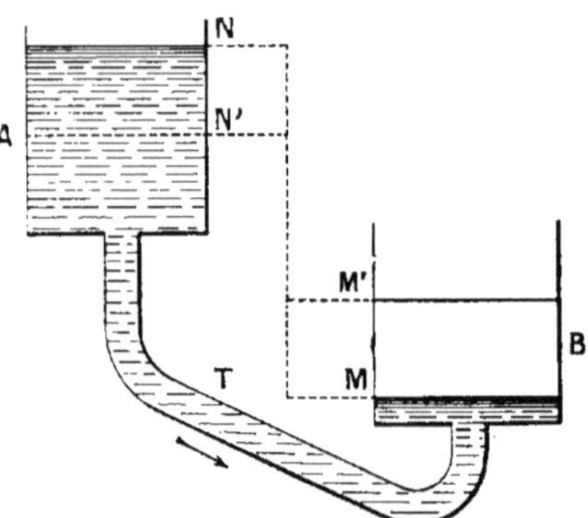

Fig. 7. — La force hydromotrice résultant de la différence de niveau baisse de NM à N'M, etc., à mesure que l'appareil débite.

instant. La force, *en puissance*, dans l'appareil ne fonctionnant pas encore, était donc maxima et correspondait à l'écart NM entre les niveaux (fig. 7).

Pour une raison analogue, la différence de potentiel entre deux corps électrisés est maxima si aucun fil conducteur ne les relie. Ce sera la *force électromotrice* ou encore la **différence de potentiel aux bornes** s'il s'agit d'un générateur électrique. Lorsque l'appareil ne débite pas, elle est *maxima* et elle est fixe pour chaque générateur. Ainsi une pile Leclanché a une force électromotrice de 1^{volt},45, une pile Daniell de 1^{volt},07. Les machines industrielles génératrices de courant ont une force électromotrice de 110, 115, 125, 250 volts.

Pour origine des hauteurs, on a adopté le niveau de la mer; pour **origine des potentiels**, pour leur zéro, on a adopté le **potentiel du sol** terrestre. On dira donc qu'un corps ou un conducteur est au *potentiel zéro* lorsqu'il est relié au sol.

Il reste maintenant à définir le volt. On a choisi pour **unité pratique** la force électromotrice d'un élément de pile Daniell qui est de 1^{volt},07. Cette unité pratique n'est pas rigoureusement exacte, mais elle est commode parce qu'elle est facile à reproduire et qu'elle permet de bien fixer les idées. Si l'on dit par exemple que le courant de la Cie du gaz, à Lyon, est à 110 volts, celui des Forces motrices du Rhône à 125, c'est que la différence de potentiel créée par ces courants est égale à celle que créeraient 110, 125 éléments de pile Daniell convenablement groupés.

Dans le langage électrique usuel on considère comme synonymes les expressions : force électromotrice, différence de potentiel, chute de potentiel, pression électrique, tension électrique, niveau électrique ou simplement potentiel. On dit même souvent « voltage » par abréviation et ce terme revient à chaque instant dans le monde industriel. La première question d'un constructeur à qui vous commandez un appareil électrothérapique sera : « De quel voltage disposez-vous », autrement dit, quelle est la force électromotrice du courant industriel qui arrive dans dans votre appartement?

La force électromotrice est mesurée par les *voltmètres*, que nous étudierons plus loin.

§ 2. — **Mesure de la quantité. Le coulomb**.

La notion que nous venons d'acquérir n'est pas suffisante pour comprendre pleinement les phénomènes électriques.

Dans les deux vases communicants A et B qui nous ont servi de terme de comparaison, la pression de l'eau, la « force hydromotrice » produira des effets d'autant plus intenses que le volume d'eau élevée sera plus grand. Si la quantité d'eau est très minime et si elle est portée à un niveau extrêmement élevé (cas de l'électricité statique, elle produira un effet analogue à des gouttes de pluie tombant de très haut ou au jet d'eau filiforme projeté par une seringue. La goutte comme le jet ont une force insignifiante si on les fait servir à produire du mouvement.

Mais si la masse d'eau est *très grande* elle pourra, même avec une hauteur de chute minime (cas de l'électricité des piles, des dynamos), produire des effets très puissants. Le torrent d'eau pourra entraîner des turbines capables d'actionner des métiers, des outils.

Enfin on conçoit encore très bien que toute la quantité d'eau ou d'électricité accumulée puisse être dépensée en un temps très long ou en un temps très court ; les effets obtenus seront alors différents.

La **quantité** d'électricité qui traverse un conducteur, en un certain temps, a été nommée **coulomb**, en l'honneur de Coulomb, physicien français d'Angoulème.

On peut mesurer la quantité d'eau qui traverse un tuyau à l'aide d'un compteur d'eau qui n'est qu'un totalisateur de litres, de même on peut mesurer la quantité d'électricité à l'aide d'un voltamètre qui n'est qu'un totalisateur de coulombs.

Un *voltamètre* est un appareil constitué par un vase en verre dont le fond est rempli d'une substance isolante, cire ou résine, traversée par deux fils de platine pp, reliés à la source d'électricité. On verse dans l'appareil de l'eau acidulée et on coiffe chaque fil de platine d'une éprouvette remplie d'eau acidulée. Dès que le courant électrique traverse l'appareil, l'eau est décomposée et les gaz hydrogène et oxygène montent séparément dans les éprouvettes. L'appareil recueillant des gaz s'appelle pour cette raison *voltamètre a gaz* fig. 8).

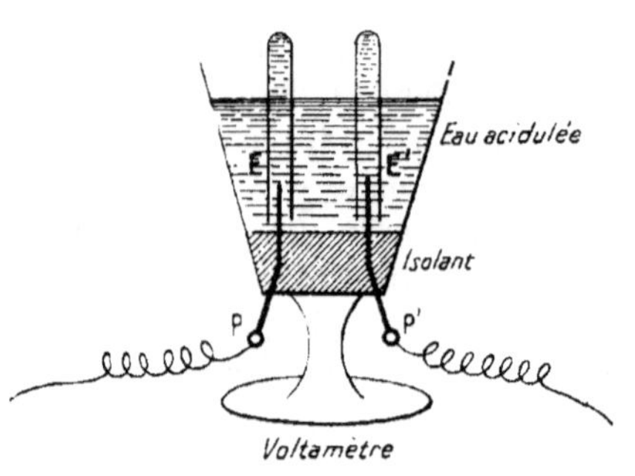

Fig. 8. — Voltamètre à gaz.

Mais on peut remplacer l'eau acidulée par une solution de sulfate de cuivre, d'azotate d'argent, etc. On a alors un *voltamètre électrochimique* à cuivre, à argent. Le courant décompose le sel métallique et le métal mis en liberté va se déposer sur un des fils de platine le fil relié au pôle négatif de la source électrique.

Dans un voltamètre à gaz, la quantité de gaz produite dans les éprouvettes EE' par le passage du courant, de même que dans un voltamètre électrochimique la quantité de métal *mise en liberté* dépendent de la quantité d'électricité qui a traversé la dissolution, et *de cela seulement*.

L'unité de quantité (le coulomb) *est définie : la quantité d'électricité qui dépose dans un voltamètre électrochimique* $0^{mg},327$ *de cuivre ou* $1^{mgr},118$ *d'argent* (1).

§ 3. — Mesure de l'intensité. L'ampère.

Mais cette quantité d'électricité, ce coulomb, a pu traverser le voltamètre en 1 heure ou en 1 minute. Dans les deux cas, la quantité de métal qu'il a mise en liberté a été la même, seulement dans le temps le plus court le courant était *plus intense*.

L'intensité d'un courant, voici donc une nouvelle grandeur à définir. C'est, si l'on veut, le **débit** du courant; et dans le cas d'une chute d'eau comme dans celui du courant électrique, le débit est la *quantité d'eau ou d'électricité qui traverse le tuyau d'écoulement* T *ou le fil conducteur* F *pendant l'unité du temps* (la seconde).

Cette notion de l'intensité est d'une importance capitale en électrothérapie comme en électrochimie. Un courant très intense, capable de mettre en liberté une notable quantité de métal dans le voltamètre, produira aussi des effets biologiques beaucoup plus intenses.

Disons tout de suite, ce que l'on comprendra facilement, *que l'intensité d'un courant électrique est la même en tous les points du circuit*.

L'unité d'intensité est le coulomb-seconde, ainsi que cela résulte de la définition du débit, donnée plus haut. Mais à ce terme un peu long, pour une unité qui revient à chaque instant, on a donné un nom spécial, **l'ampère**, en l'honneur du célèbre physicien lyonnais Ampère.

On peut donc écrire :

$$\text{Ampère} = \text{coulomb-seconde.}$$

Le voltamètre électrochimique dont nous avons parlé plus haut permet d'apprécier assez facilement l'intensité d'un courant. On n'a qu'à constater (au moyen d'une balance sensible) la quantité de métal déposé par un courant pendant un nombre T secondes. Elle représente un nombre de coulombs égal à Q. En désignant par I l'intensité du courant, on a d'une façon générale :

$$I = \frac{Q}{T}.$$

<hr>

(1) Elle correspond au passage *d'un ampère* pendant *une seconde*

Si un courant transporte 150 coulombs en 10 secondes, l'intensité est :

$$\frac{150}{10} = 15 \text{ ampères.}$$

Cette façon de mesurer l'intensité est quelquefois utilisée (voltamètre électro-médical de Gaiffe). Mais on préfère utiliser les ampèremètres que nous apprendrons bientôt à connaître.

Puisque l'ampère est l'intensité d'un courant véhiculant 1 coulomb en 1 seconde, la formule :

$$I = \frac{Q}{T} \text{ devient : 1 ampère} = \frac{1 \text{ coulomb}}{1 \text{ seconde}}.$$

et nous dirons, en nous rappelant la valeur du coulomb, que **l'ampère** est *l'intensité d'un courant capable de libérer en une seconde* $0^{mgr}.327$ *de cuivre ou* $1^{mgr}.118$ *d'argent.*

§ 4. -- **Mesure de la résistance. L'ohm.**

Revenons encore aux deux vases A et B qui nous servent de terme de comparaison et imaginons qu'ils soient reliés par un double système de tuyaux.

L'intensité du courant liquide ou son débit va dépendre des *dimensions du tuyau.*

Si dans un premier cas (fig. 9) nous relions A et B par deux tuyaux d'inégale longueur (T' > T) mais d'égale section, nous constaterons, en donnant accès *successivement* à l'eau dans l'un et l'autre tuyau à l'aide des robinets R et R', que le vase B se remplit plus vite par le tuyau T que par le tuyau T'. Le courant d'eau e est donc *moins intense* en T'. Le tuyau T' a donc opposé au passage du courant une *résistance* plus grande que T, résistance qui dépend de *l'augmentation de longueur* du tuyau puisque, par ce point seul, les tuyaux diffèrent.

Supposons maintenant que les deux mêmes vases soient reliés par des tuyaux de même longueur mais d'inégale section (section T > section T') (fig. 10), nous verrons, par la manœuvre successive des robinets R et R' que le gros tuyau remplit plus vite le vase inférieur, le petit tuyau moins vite.

En électricité, le résultat serait le même si nous considérions deux sphères électrisées réunies d'abord par deux fils *d'inégale longueur* et de même diamètre, puis par deux fils de même longueur mais *d'inégal diamètre.*

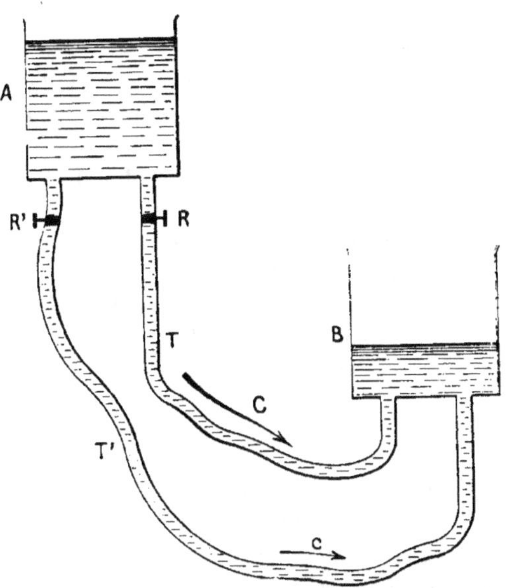

Fig. 9. — Mesure de la résistance, 1er Cas. — Deux tuyaux de même diamètre mais d'inégale longueur T' > T relient les deux vases, le liquide passe plus difficilement en T' : C > c.

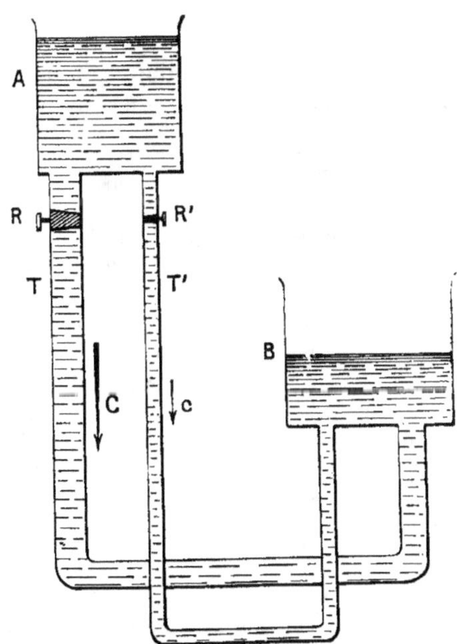

Fig. 10. — Mesure de la résistance, 2e Cas. — Deux tuyaux de même longueur mais d'inégal diamètre T > T' relient les deux vases, le liquide passe plus difficilement par T' : C > c.

On appelle **conducteur** le fil métallique qui, en électricité, joue le rôle du tuyau reliant les vases A et B.

Nous expliquerons le résultat expérimental de la façon suivante : Le tuyau long et le tuyau fin diminuent le débit de l'eau en augmentant le frottement de l'eau contre leurs parois ; le conducteur long et le conducteur fin diminuent le débit électrique pour une raison analogue. On peut même très facilement mettre en évidence ce frottement interne lorsqu'il s'agit d'électricité : le conducteur long et le conducteur fin s'échauffent (lampes électriques à incandescence).

Et pour traduire en une loi nos constatations, nous dirons que la **résistance** électrique R d'un conducteur est *proportionnelle à sa longueur l et en raison inverse de sa section s* :

$$R = \frac{l}{s}$$

Mais cette formule n'est exacte qu'à demi, car un fil de plomb ne conduira par le courant aussi bien qu'un fil de cuivre. Il faut faire intervenir la *résistance spécifique* ρ du corps qui est une constante physique de ce corps pour une température déterminée.

La formule générale devient alors :

$$R = \rho \times \frac{l}{s}$$

Nous définirons ρ la résistance spécifique en égalant à l'unité les valeurs l et s de la formule précédente, on a en effet :

$$R = \rho \cdot \frac{1 \text{ centimètre}}{1 \text{ centimètre carré}}$$

et nous dirons que la *résistance spécifique d'un corps est la résistance offerte par 1 centimètre de longueur de ce corps pris sous une section d'un centimètre carré.*

Les résistances spécifiques s'expriment en ohms-centimètres. Voici quelques-unes des valeurs de cette résistance pour quelques corps usuels :

Argent recuit	0,000 001 492
Cuivre recuit	0,000 001 584
Fer recuit	0,000 009 636
Plomb comprimé	0,000 019 465
Solution saturée de sulfate de cuivre	29

On voit immédiatement par ce tableau que l'argent et le cuivre sont très conducteurs, le fer et le plomb beaucoup moins, les solutions salines infiniment moins encore.

L'*unité de résistance* électrique s'appelle l'**ohm** (1). L'ohm étalon est la résistance qu'oppose au courant une colonne de mercure de 106 centimètres de longueur et de 1 millimètre carré de section à la température de 0°. Pratiquement, l'ohm est la résistance d'un *fil de cuivre recuit, de 50 mètres de longueur et de 1 millimètre de diamètre.*

On a adopté pour l'ohm le symbole ω (oméga) dont on marque les quantités qui désignent une résistance. On écrira par exemple que la résistance d'une lampe à incandescence est de 100 ω, que celle du corps humain est de 9 000 ω.

Loi de Ohm. — Entre les trois grandeurs électriques que nous venons d'apprendre à connaître existe une relation que le physicien Ohm a bien mise en lumière, d'où le nom donné à la loi.

Si l'on désigne par I l'intensité en ampères d'un courant qui circule dans un conducteur, par E la différence de potentiel en volts aux extrémités du conducteur et par R la résistance en ohms de ce conducteur, on a la relation

$$I = \frac{E}{R}$$

que l'on traduit de la façon suivante : *l'intensité d'un courant qui traverse un circuit est proportionnelle à la force électro-motrice E du courant et en raison inverse de la résistance R du circuit.*

Cette formule est extrêmement importante et revient à chaque instant en électricité. Elle permet de définir d'une façon exacte l'unité d'intensité, **l'ampère.** Si on fait E et R égaux à l'unité, on a

$$I = \frac{1 \text{ volt}}{1 \text{ ohm}} = 1 \text{ ampère}$$

et on dira que *l'ampère est l'intensité d'un courant qui traverse un conducteur de 1 ohm aux extrémités duquel existe une différence de potentiel de 1 volt.*

La loi d'Ohm permet encore d'écrire

$$E = RI \qquad \text{et} \qquad R = \frac{E}{I}$$

formules bien simples qui permettent de calculer E quand on connaît R et I et de calculer R quand on connaît I et E.

Si dans la formule $I = \frac{E}{R}$, on donne à R une valeur de 1000 ohms, et à E une valeur de 1 volt, il vient

(1) Du nom du physicien allemand Ohm.

$$I = \frac{1 \text{ volt}}{1000 \, \omega} = 1 \text{ milliampère}.$$

ce qui définit le **milliampère**, l'unité pratique d'intensité en électrothérapie.

Le milliampère est donc l'intensité d'un courant qui traverse un conducteur de résistance égale à 1000 ohms et aux deux extrémités duquel existe une différence de potentiel à 1 volt.

Par abréviation, on fait suivre de la lettre A les quantités indiquant des ampères : 10^A, 20^A et par mA les quantités indiquant des milliampères : 25^{mA}, 50^{mA}.

§ 5. — Densité électrique.

Avant de clore ce chapitre sur les notions fondamentales de l'électricité médicale, il est nécessaire d'insister sur un facteur très important en électrothérapie, la *densité électrique*.

La **densité électrique** d'un courant est le *rapport de l'intensité I de ce courant à la section S du conducteur qu'il traverse*

$$D = \frac{I}{S}.$$

En électrothérapie, la section du conducteur considéré est la surface des électrodes en contact avec la peau et on dit que la densité représente le nombre de *milliampères* qui passent *par centimètre carré d'électrode*.

Si la densité est trop forte sous les électrodes d'entrée et de sortie du courant, on risque des escarres et des phénomènes douloureux.

Pratiquement, on peut dire qu'avec de bonnes électrodes, analogues à celles que nous décrirons plus loin, il ne faut pas dépasser $0^{mA},75$ par centimètre carré pour des applications d'une vingtaine de minutes. Chaque électrode doit donc porter *sa surface inscrite en chiffres* bien apparents, de façon que le médecin soit immédiatement renseigné sur l'intensité maxima qu'il peut atteindre.

C'est de la densité électrique sous les électrodes que dépendent les effets moteurs, sensitifs et électrolytiques du courant, lorsqu'il s'agit de courant continu ou de courant alternatif.

Nous aurons également à revenir sur la densité électrique lorsque nous traiterons de l'électricité statique et de ses applications générales ou locales.

CHAPITRE II

COURANT GALVANIQUE OU COURANT CONSTANT

Nous étudierons successivement pour chacune des différentes modalités de l'électricité utilisées en électrothérapie :

1° Les généralités;

2° La production;

3° La mesure;

4° L'utilisation, avec la graduation, la distribution et l'application de chacun de ces courants.

I. — GÉNÉRALITÉS.

Le courant galvanique, appelé encore *courant continu*, serait nommé plus justement *courant constant*, du moins lorsque l'état permanent est établi.

Si l'on fait abstraction en effet du moment où l'on établit le courant (moment de la fermeture) et du moment où on le supprime (moment de l'ouverture), on peut représenter le courant galvanique

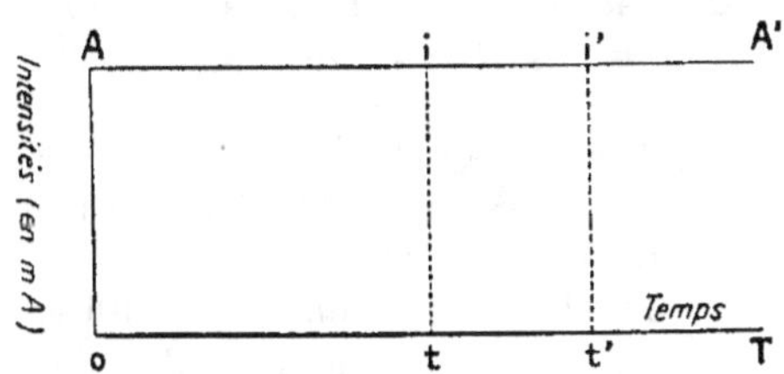

Fig. 11. — Représentation du courant continu.

d'une façon très simple. Prenons deux lignes perpendiculaires tracées dans le plan d'une feuille de papier et portons sur la ligne *verticale* des divisions équidistantes proportionnelles à l'*intensité* du courant (exprimée en milliampères), sur la ligne *horizontale* des divisions équidistantes proportionnelles aux *temps* (fig. 11). Le courant galvanique sera représenté par la ligne AA' parallèle à la ligne des temps OT, à l'axe des temps, comme l'on dit préférablement. Ce courant est bien *constant*, puisque en un moment quelconque t, l' l'intensité *tt't'* est toujours égale à celle du début OA.

Nous verrons plus loin la forme du courant dans les états variables fermeture et ouverture.

II. — PRODUCTION.

Pour produire le courant galvanique ou constant, les procédés sont assez différents suivant le lieu où le médecin se trouve. Il peut être à la campagne, loin de toute usine centrale d'électricité, ou au chevet de son malade; il utilisera alors les *piles*. Il peut être près d'une usine électrique qui pourra lui vendre des provisions d'électricité qu'il faudra venir prendre à l'usine; il s'adressera alors aux *accumulateurs*. Il peut habiter la ville, cas des médecins spécialisés, et recevoir à domicile le courant continu distribué par une station centrale; en ce cas, il suffira de savoir l'*utiliser*. Enfin il peut recevoir à domicile du courant industriel alternatif, mono ou polyphasé qu'on ne pourra utiliser sans le *transformer*.

Autant de cas que l'on doit envisager, de façon à obtenir du courant continu d'une façon simple, économique, pratique et sans danger pour le malade.

Dans tous les cas l'intensité donnée par ces générateurs doit pouvoir varier de 0 à 250 milliampères, ce qui exige une force électromotrice utile de 60 à 70 volts environ.

§ I. — Cas du médecin à la campagne ou au chevet du malade : Piles.

Toutes les piles que l'on trouve chez les constructeurs ne conviennent pas aux applications médicales. Une **pile médicale** doit répondre aux desiderata suivants :

1° Elle doit avoir une force électromotrice suffisante, voisine de 1^{volt},5 pour éviter l'achat d'un trop grand nombre d'éléments;

2° Sa résistance intérieure doit être la plus faible possible;

3° Elle doit être de dimensions moyennes;

4° Elle ne doit pas dégager de produits odorants, toxiques ou corrosifs;

5° Elle doit fonctionner longtemps avec la même quantité de produits chimiques, donc ne pas s'user quand elle ne sert pas;

6° Elle ne doit pas se polariser (1).

Si le médecin désire faire une installation de courant galvanique à *poste fixe*, la meilleure pile à lui conseiller est sans contredit la **pile Bergonié** (fig. 12).

Cette pile se compose pour chaque élément : 1° d'un vase en verre V de 2 litres dont on a paraffiné le bord à chaud ; 2° d'un vase poreux en charbon C également paraffiné à sa partie supérieure et bourré de bioxyde de manganèse granulé (substance dépolarisante) ; la partie supérieure du cylindre porte une borne en cuivre où se fixe le conducteur *positif* ; 3° d'une lame de zinc amalgamé Zn, de 25 centimètres de hauteur, 6 de largeur et 8 millimètres d'épaisseur,

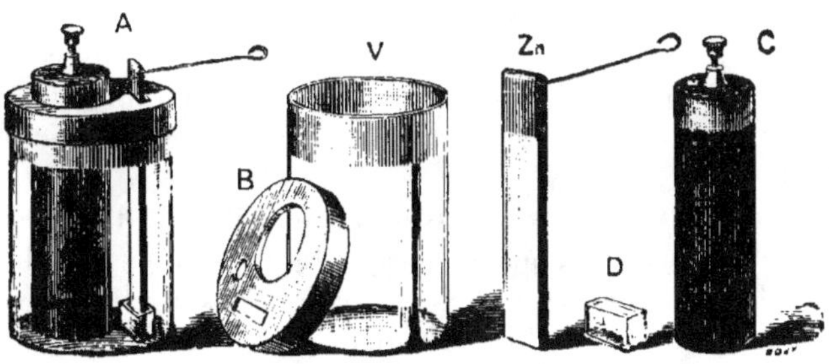

Fig. 12. — Pile médicale du Dr Bergonié.

paraffinée également à sa partie supérieure et portant soudée sur sa tranche une tige de cuivre où l'on attache le conducteur *négatif* ; 4° d'une petite cuve en verre D qui reçoit la partie inférieure de la lame de zinc et qui a pour objet de recevoir le mercure qui peut s'en écouler, en même temps que d'éviter tout contact entre le zinc et le charbon de l'élément ; 5° d'un couvercle en ébonite B percé de trois trous, l'un circulaire pour le charbon, le second rectangulaire pour le zinc et le troisième pour l'introduction du liquide excitateur.

Cette pile a une force électromotrice moyenne de 1^{volt},45. Quant à la résistance intérieure, elle est de 0^{ohm},1 lorsque le liquide excitateur est ainsi constitué :

    Eau distillée.......................... 1000 grammes.
    Chlorure d'ammonium pur............. 130   —

D'autre part, avec cette concentration, on n'observe ni dépôts, ni cristaux dans la pile et la durée de fonctionnement sans recharge peut être de dix-huit mois, c'est donc la concentration optima.

(1) La *polarisation*, qui a pour effet d'abaisser le débit d'une pile, est le résultat de la formation d'une gaine gazeuse d'hydrogène autour de l'électrode positive. Cette gaine, mauvaise conductrice du courant, est détruite par certains corps chimiques capables de fixer l'hydrogène. Ces corps sont appelés, en raison de leur rôle, des *dépolarisants*.

L'intensité maxima que peut fournir un tel élément est donnée par la loi d'Ohm.

$$I = \frac{E}{R} \qquad\qquad I = \frac{1^v,45}{0^\omega,1} = 14^A,5.$$

Cette intensité élevée ne peut être, à vrai dire, débitée que dans un *temps très court*; mais cette pile peut fournir pendant un temps très long et d'une façon très constante toutes les intensités dont on a besoin en électrothérapie.

Ajoutons que les piles Leclanché du type ordinaire ne conviennent point pour l'électrothérapie : la résistance intérieure est trop grande à cause du vase poreux et le crayon de zinc offre une surface trop faible pour donner une intensité régulière.

Cinquante éléments de pile Bergonié bien entretenus et placés dans un placard bien sec offrent une source de courant galvanique à poste fixe absolument irréprochable et suffisante pour toutes les applications médicales.

Représentation schématique d'une pile. — Le médecin-électricien est souvent appelé à représenter rapidement un élément de pile, soit pour ses recherches personnelles, soit pour la disposition de son installation. On sait qu'on distingue conventionnellement dans une pile un *pôle positif* 'ou pôle +' qui est constitué par la substance métal ou charbon la moins attaquée et un *pôle négatif* ou pôle — constitué la plupart du temps par du zinc.

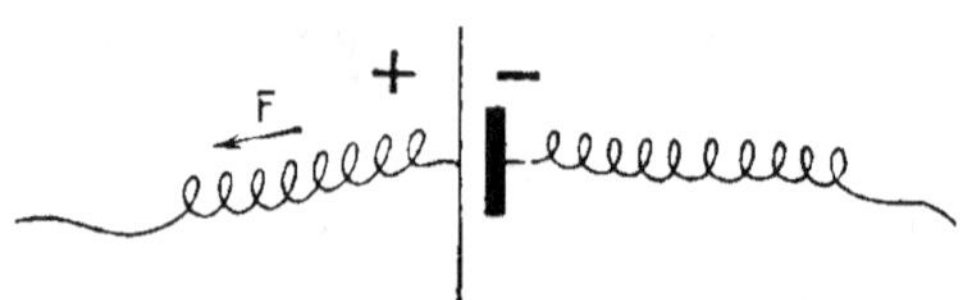

Fig. 13. — Représentation schématique d'une pile.

On admet encore que c'est la substance la moins attaquée qui est au potentiel *le plus élevé*, d'où le signe + et le nom de *positif* attaché à ce pôle.

Le courant électrique peut donc être considéré comme allant du pôle + au pôle —, ce qui définit son *sens*.

Dans les croquis, on représente généralement une pile par deux traits parallèles. Le trait long et fin représente le pôle positif; pour le pôle négatif *qui s'use* 'par suite de son attaque par le liquide excitateur', on figure un trait plus court et plus gros. Le sens du courant est quelquefois figuré par une flèche F 'fig. 13'.

Couplage des piles. — Les traités d'électricité enseignent que l'on peut associer les piles de deux façons : **en série** (ou en tension) et **en batterie** (ou en quantité) (fig. 14 et 15).

Dans la première association on réunit un pôle du premier élément au pôle de nom contraire du second (zinc du premier au charbon du deuxième) et on continue ainsi jusqu'au dernier élément. C'est le couplage *le plus souvent utilisé* en électrothérapie. Son

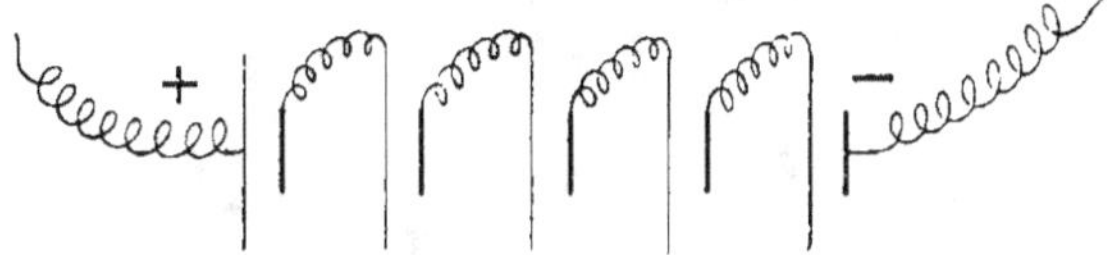

Fig. 14. — Couplage en série ou en tension.

résultat est la somme des forces électromotrices de chaque élément : 10 éléments Bergonié montés de cette manière donneront $10 \times 1v,75 = 14v,5$.

Dans la deuxième association, qui ne sert guère que lorsqu'on veut actionner un galvanocautère, on réunit ensemble tous les zincs

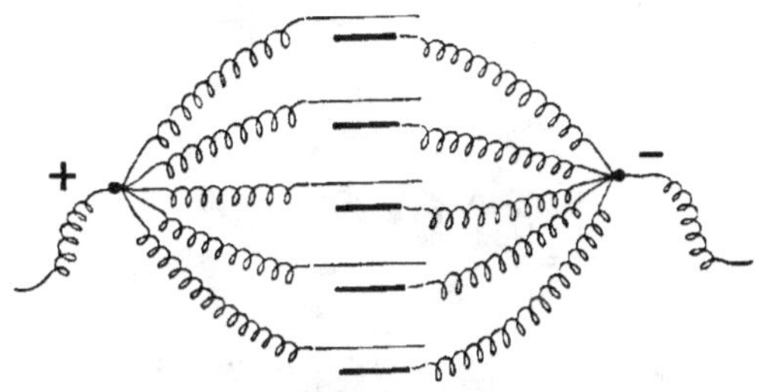

Fig. 15. — Couplage en batterie ou en quantité.

d'une part, tous les charbons de l'autre, autrement dit tous les pôles positifs et tous les pôles négatifs. Le résultat est l'addition des intensités de chaque élément; la force électromotrice reste celle d'un seul élément.

Piles transportables. — Les cas sont fréquents où une batterie de piles à poste fixe n'est pas suffisante. Un médecin, *à la campagne*, n'a ni les ressources ni les loisirs pour faire une pareille installation; un médecin, même fort bien outillé chez lui, peut être appelé à soigner un malade *à domicile*. Dans ces deux cas, on s'adressera aux *piles transportables*. Ces piles ne sont pas aussi parfaites que la pile Bergonié, elles rendent cependant de très grands services.

Elles sont généralement renfermées dans des boîtes par groupes

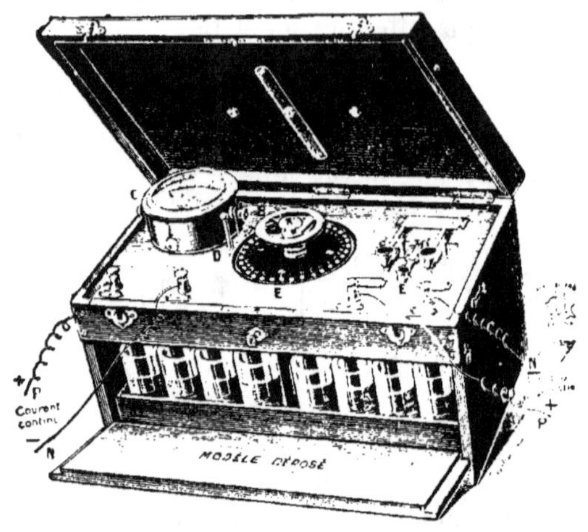

Fig. 16. — Pile portative du Dr Zimmern (ensemble) (Lézy).

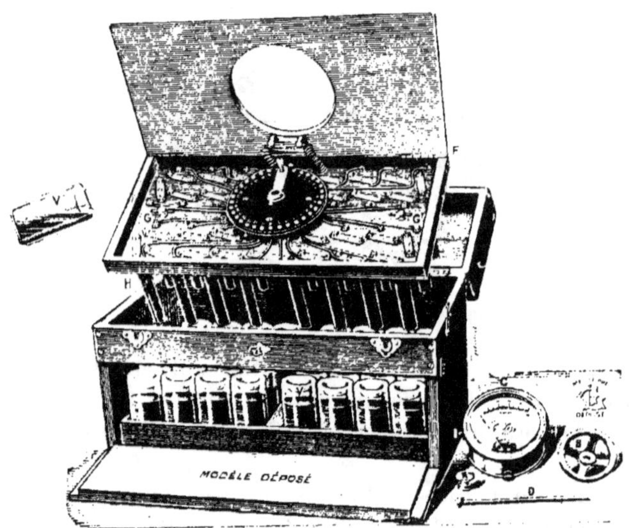

Fig. 17. — Pile portative du Dr Zimmern (détail) (Lézy).

de 8, 16, 24, 32 ou 40 éléments. On choisira de préférence les boîtes comprenant 32 à 40 éléments.

Le liquide excitateur est soit du bichromate de potassium, soit du chlorure de zinc (pile Gaiffe), soit du *bisulfate de mercure*. Certaines piles transportables, telles que celle du Dr Zimmern construite par Lézy (fig. 16 et 17) ont un vase fait sur le modèle des encriers dits inversables. L'avantage de ce dispositif est que le liquide ne peut jaillir dans l'intérieur de la boîte lorsqu'on déplace un peu brusquement l'appareil. La batterie transportable de ce constructeur a encore ceci de particulier et de très important que les connexions sont visibles en soulevant une plaquette de bois qui porte les appareils de mesure et de commande, ce qui permet de les tenir en bon état.

On doit veiller à ce que les fils ne s'oxydent point et vérifier l'intégrité des contacts avant chaque application. Cela a une importance considérable, surtout lorsqu'on opère dans le voisinage du cerveau, ainsi que nous le verrons plus loin.

§ 2. — Cas du médecin à la campagne, près d'une usine génératrice de courant continu : Accumulateurs.

Le médecin placé dans ce cas peut assurément se passer de l'usine voisine et recourir aux piles comme nous venons de le voir. Il peut aussi recourir aux **accumulateurs** qui sont d'autant plus pratiques qu'ils n'ont pas besoin d'être très volumineux et qu'ils ont l'avantage de posséder un voltage élevé (environ 2 volts.

Les accumulateurs sont des *transformateurs* d'énergie, mais des transformateurs *à action différée*. Ils accumulent l'électricité qu'on leur communique sous forme d'énergie chimique et cette énergie chimique à son tour est restituée sous forme de courant continu.

On choisira des accumulateurs à *formation artificielle*, c'est-à-dire à oxydes de plomb, déposés artificiellement sur des plaques de plomb grillagé qui leur servent de support. Les meilleurs sont du type Tudor (fig. 18) ou d'Arsonval-Vaugeois.

On appelle **capacité** d'un accumulateur le nombre d'ampères qu'il est capable de fournir en une heure. Des accumulateurs de 4 à 5 ampères-heure de capacité sont largement suffisants et ne demandent à être chargés qu'une fois par semaine en moyenne, même lorsqu'on leur demande un service régulier.

Si les accumulateurs doivent servir éventuellement à la production des courants de haute fréquence, on les prendra d'une capacité de 40 à 50 ampères-heure.

Qu'ils soient gros ou petits, les accumulateurs, que l'on appelle souvent et à juste titre des *piles secondaires*, peuvent se grouper en tension ou en quantité, comme les piles ordinaires.

Il existe des accumulateurs dont l'enveloppe extérieure — le *bac*, comme l'on dit généralement — est en ébonite. Cette substance a l'inconvénient d'être opaque et de ne pas permettre la surveillance des plaques qui constituent l'appareil. On choisira donc des accumulateurs à *bacs transparents*, en verre ou en celluloïd.

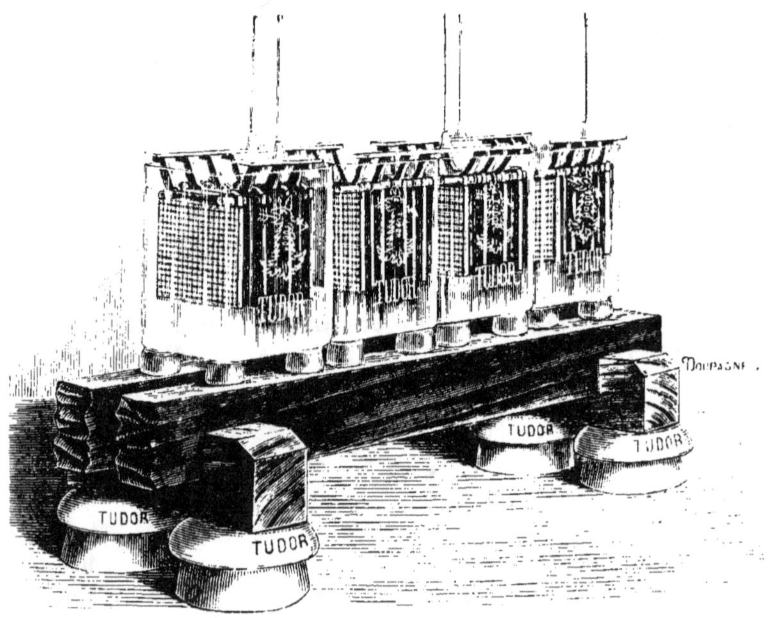

Fig. 18. — Accumulateur Tudor.

Précautions à prendre lorsqu'on se sert d'accumulateurs : hygiène des accumulateurs. — L'accumulateur est un instrument excellent, mais délicat, qui nécessite assurément une surveillance plus minutieuse qu'une pile. On sera sûr d'en obtenir un bon service et de les voir durer, si l'on observe les prescriptions suivantes, qui sont l'hygiène de l'accumulateur.

Le *liquide de charge* est de l'eau acidulée constituée de la façon suivante :

Acide sulfurique pur au soufre.....   160 à 300 grammes.
Eau distillée.....................   1000   —

que l'on prépare en versant lentement l'acide sulfurique dans l'eau, en agitant constamment. La densité du liquide refroidi doit varier entre 1,16 et 1,26, ce qui correspond de 20 à 30 degrés de l'aréomètre de Baumé. Le liquide sera versé *froid* dans les accumulateurs.

Pôles de l'accumulateur. — Ils sont généralement faciles à distinguer, les constructeurs peignant en **rouge** les bornes reliées aux plaques **positives**, et en **noir** les bornes reliées aux plaques **négatives**. On peut vérifier qu'il n'y a pas eu d'erreur dans cette opération en s'assurant que la *borne rouge* de chaque élément est bien en relation avec les plaques dont la couleur est celle de l'oxyde puce de plomb (couleur chocolat foncé) et que la *borne noire* est fixée sur les plaques qui ont une couleur gris blanchâtre.

Emplacement des accumulateurs. — Petits ou grands, les accumulateurs doivent toujours être placés dans un *endroit très sec* et bien aéré. Dans le cas d'accumulateurs à poste fixe, on placera, sous chaque bac, des *isolateurs* en porcelaine ou en verre (fig. 18).

Les **accumulateurs transportables** seront groupés sur une planche de bois de chêne bien sec, vernie au ripolin et paraffinée. On fera bien de couler autour des petits bacs une couche de *paraffine* de 2 centimètres d'épaisseur qui assurera un isolement parfait, tout en formant de l'ensemble un bloc compact. On trouve, du reste, dans le commerce, de semblables batteries transportables essentiellement pratiques.

Charge des accumulateurs. — Même si le médecin confie la charge de sa batterie à une usine sérieuse, il est bon qu'il connaisse la façon de charger ses accumulateurs. Le médecin spécialisé aura, du reste, souvent à procéder lui-même à cette opération.

Si le courant de charge est du **courant continu**, rien de plus simple. On cherche d'abord combien de fois le voltage du courant de charge contient 2,5. Si ce courant est à 100 volts, on a

$$\frac{100}{2,5} = 40$$

cela signifie qu'on pourra charger *au maximum* 40 éléments d'accumulateurs groupés *en tension*. On intercale entre la source et la batterie un ampèremètre qui sert à mesurer le courant électrique et permet de le régler à volonté.

Si le courant de charge est du **courant alternatif**, la charge des accumulateurs est impossible, à moins qu'on ne se serve d'appareils *redresseurs de courant* (soupapes électrolytiques, redresseur autonome Gaiffe-Blondel, *groupe électrogène*). C'est la dernière solution qui est la plus employée : un moteur fonctionnant sur le courant alternatif de l'usine entraîne une dynamo qui délivre du courant continu. On réalise ainsi une usine en miniature. Décrire ces appareils serait sortir du cadre de cet ouvrage ; du reste, au cas où les usines voisines du médecin ne fabriqueraient que du courant alternatif, il est préférable de laisser de côté les accumulateurs et de se servir uniquement de piles.

Reconnaissance des pôles. — La première précaution à prendre avant de relier les fils de la source à la batterie d'accumulateurs est de vérifier les *pôles* de la source, autrement dit de savoir où se trouvent le pôle positif et le pôle négatif. Parmi tous les procédés nous signalerons seulement les plus simples.

Si l'on plonge les deux conducteurs dans de l'eau légèrement salée ou acidulée, le *fil négatif* est le siège d'un dégagement gazeux abondant (hydrogène). Sur le fil positif, on ne voit que de rares bulles gazeuses (fig. 19).

On peut encore appliquer les deux conducteurs sur un fragment humide de *papier cherche-pôles* que l'on trouve dans le commerce. On voit le pôle négatif laisser une trace rouge violacé.

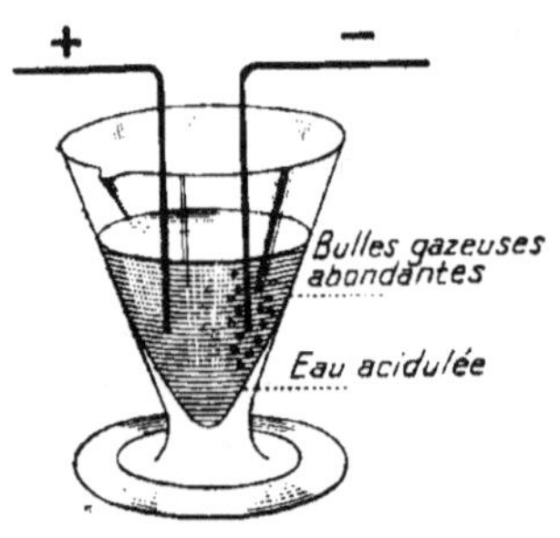

Fig. 19. — Reconnaissance des pôles d'une source galvanique.

On peut enfin se servir d'un *indicateur de pôles*, petit tube de verre scellé, portant à ses deux extrémités deux électrodes en platine et contenant un liquide analogue au suivant, dont la formule est donnée par Guilleminot :

Glycérine . . . . 50 grammes.
Salpêtre 3   —
Eau 20   —
Phtaléine du phénol dissoute dans 10 gr.
    d'alcool . . . . 5 décigr.

Le fil relié au pôle *négatif* développe dans le liquide une coloration rouge violacé.

Connexions de la source et de la batterie. — Les pôles de la source une fois reconnus, on réunit *pôle à pôle* la source à la batterie, c'est-à-dire qu'on réunit le pôle *négatif* de la source au pôle *négatif* des accumulateurs, le pôle *positif* au pôle *positif*. On a intercalé dans le circuit, comme nous le disions plus haut, ampèremètre et rhéostat.

Intensité du courant pendant la charge et la décharge. — Pendant la **charge**, le courant de la source est alors amené, à l'aide du rhéostat, à une intensité qui ne doit pas dépasser 0 A,5 à 1 A par kilogramme d'électrodes d'un élément considéré isolément. Par exemple, si *chaque élément* de la batterie comprend 6 kilogrammes d'électrodes, l'intensité du courant sera de 3 ampères au minimum, de 6 au maximum.

Pendant la **décharge**, l'intensité utilisée ne devra pas dépasser 1 A,5 à 2 A par kilogramme d'électrodes.

Si l'on dépasse, pendant la charge ou la décharge, les intensités que nous venons d'indiquer, l'accumulateur peut être mis hors de service, soit parce que les plaques de plomb *foisonnent* (l'oxyde de plomb augmente de volume et s'en détache), soit parce que les plaques de plomb s'incurvent, se *gondolent*, en établissant à l'intérieur des éléments des contacts parasites (des *courts-circuits*) qui amènent la décharge complète.

Moyens de reconnaître que la batterie est chargée. Pour connaître la fin de la charge et pour éviter que le courant de la source ne se dépense en pure perte, on peut employer trois procédés :

A) Si l'on vérifie à l'aide d'un voltmètre sensible la force électromotrice *aux bornes d'un élément* de la batterie, on reconnaît qu'il marque 2,1 volts, 1 à 2,2 volts pendant toute la durée de la charge et monte rapidement à 2^v,5 *quand la charge est terminée*.

B) Tant que le courant de la source est employé à charger la batterie, l'eau acidulée reste limpide ; quand la charge est terminée, *l'eau devient blanchâtre*, une infinité de bulles gazeuses se dégageant des électrodes. De plus, on entend un bruit analogue au *bouillonnement* rapide de l'eau.

C) Un densimètre placé dans l'eau acidulée de l'accumulateur indique, lorsque la charge est terminée, une *densité constante* et *maxima* très voisine de la densité du liquide que l'on a versé dans les bacs.

Quand faut-il recharger les accumulateurs? — Le voltmètre indique aux bornes de chaque élément 2,2 à 2,1 volts tant que la charge est suffisante, puis assez brusquement le voltage *tombe à 1,8*. Il faut se hâter de *recharger* la batterie, sinon on verrait se produire le *sulfatage* des plaques négatives, cette rouille spéciale des accumulateurs, qui les met hors d'usage.

§ 3. — Cas du médecin recevant à domicile du courant alternatif.

La seule solution pratique consiste à utiliser un **groupe électrogène** (moteur-dynamo, fig. 20). C'est le procédé que nous avions adopté à l'Hôtel-Dieu de Lyon, dans le Service Électrothérapique annexé à la Clinique médicale du professeur Bondet.

Le courant dont nous disposions était de l'alternatif triphasé des

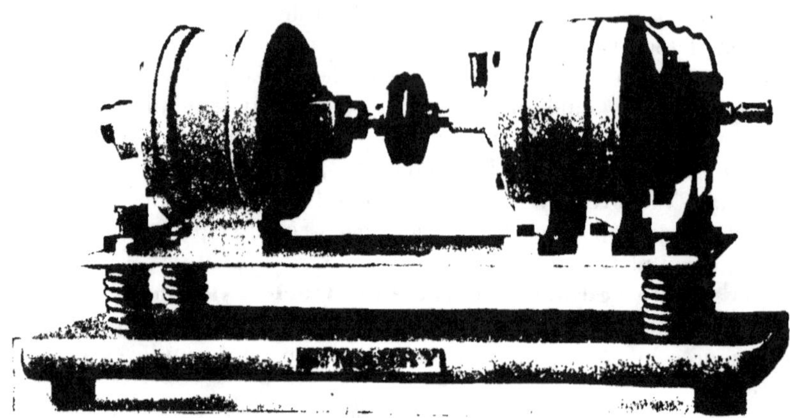

Fig. 20. — Groupe électrogène.

Forces motrices du Rhône. La transformation en courant continu était parfaite et remarquablement économique.

§ 4.   Cas du médecin recevant à domicile du courant continu.

C'est assurément le *cas le plus simple*, comme aussi le plus favorable. Le médecin électricien spécialisé devra faire l'impossible pour avoir une semblable distribution d'énergie à son domicile. Il n'aura qu'à ramener ce courant à l'intensité voulue, pour les usages médicaux, au moyen des *rhéostats* et des *réducteurs de potentiel* que nous verrons plus loin.

Le groupement de ces appareils est fait par les constructeurs sur les *tableaux muraux* (fig. 21) où l'on trouve réunis les divers courants pour les usages électrothérapiques.

Toutes les fois aussi que le médecin, appelé à faire des applications à domicile, trouvera chez son client le courant continu industriel, il devra laisser de côté piles et accumulateurs. Un *poste portatif* d'utilisation relié par un fil souple à une prise de courant sera la meilleure solution à adopter (fig. 22).

Dans tous les cas cependant, le médecin devra s'assurer que la canalisation électrique qui le dessert est *souterraine* et que l'usine génératrice est sérieuse, c'est-à-dire *n'interrompt pas* le courant sans avoir prévenu.

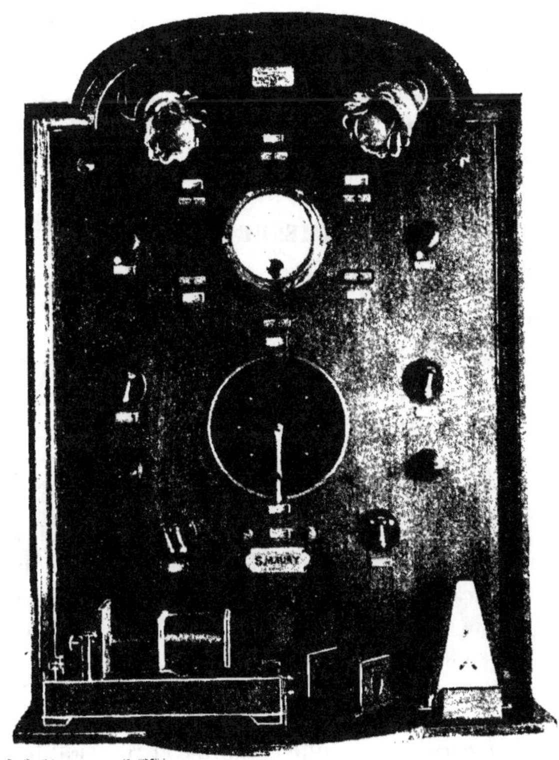

Fig. 21. — Grand tableau mural pour applications électrothérapiques.

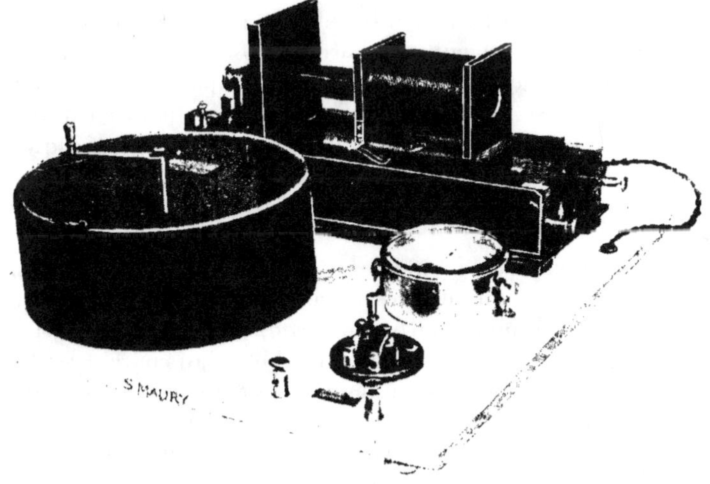

Fig. 22. — Poste portatif électrothérapique pour courant galvanique et faradique.

Les lignes aériennes sont dangereuses à cause de la rupture assez fréquente des câbles, des irrégularités de la distribution au moment des orages, des chutes possibles sur la ligne de fils transportant du courant de force à haut potentiel.

III. -- MESURE.

La mesure du courant continu comprend la mesure de *l'intensité* et des *forces électromotrices*.

§ 1. -- Mesure des intensités : Ampèremètres et milliampèremètres.

La mesure des intensités est l'élément le plus important en électrothérapie.

Le *principe* de cette mesure repose sur l'expérience d'Œrstedt. Si l'on place parallèlement à une aiguille aimantée un fil conducteur traversé par du courant continu, l'aiguille tend à se mettre en croix avec le courant. Le pôle austral de l'aiguille (celui qui regarde le nord et qui a une couleur bleue dans les boussoles) se place *à gauche* du courant. Rappelons à ce sujet la règle pratique d'Ampère qui définit la *gauche d'un courant*, la gauche d'un observateur couché *sur* le fil conducteur, *regardant* l'aiguille aimantée et recevant le courant par les pieds (pieds reliés au pôle + de la source).

Pratiquement, les constructeurs ont préféré rendre l'aimant fixe et le courant *mobile*, c'est donc l'inverse de l'expérience d'Œrstedt, mais le résultat est le même. De plus, pour faciliter les mesures, les constructeurs ont imaginé d'amortir les oscillations de l'aiguille indicatrice de façon à rendre la lecture plus rapide. Les galvanomètres dont l'aiguille se fixe *immédiatement* dans une position d'équilibre, déterminée par l'intensité du courant, sont dits **apériodiques**. On nomme *ampèremètres* les galvanomètres destinés à mesurer les intensités, *voltmètres* ceux qui servent à mesurer les forces électromotrices.

Les **ampèremètres** ont à leur intérieur une bobine de *gros fil* traversée par le courant. C'est à cette bobine qu'est fixée l'aiguille indicatrice, l'ensemble constituant l'*équipage mobile* de l'appareil. Le fil étant *gros et court*, la résistance qu'il offre au courant est très minime. Les ampèremètres sont montés **en série** avec le courant, c'est-à-dire que le courant total les traverse d'une extrémité à l'autre, ainsi que l'indique le schéma de la figure 23. On réunit le pôle + de la source au pôle + de l'instrument puis, après avoir intercalé dans le circuit le ou les appareils qui utilisent le courant, on ferme le circuit en rattachant à la source l'extrémité du dernier fil. *En aucun cas, et sous peine de détruire l'instrument, on ne reliera directement les bornes d'un ampèremètre aux bornes d'une source de courant quelconque. Un rhéostat doit toujours être intercalé.*

Comme on n'utilise jamais que des fractions d'ampères au plus 0A,250) en électrothérapie, on se sert de galvanomètres spéciaux pour la mesure des intensités. Ces appareils sont appelés **milliampère-mètres**, car ils mesurent des millièmes d'ampères.

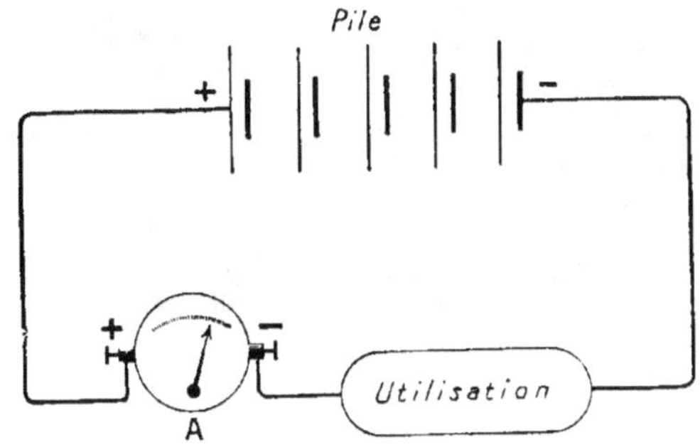

Fig. 23. — Montage d'un ampèremètre ou d'un milliampèremètre.

Conditions que doit remplir un bon milliampèremètre. — Utilisé au point de vue médical, un milliampèremètre doit : 1° être *apériodique* pour permettre des lectures immédiates ; 2° avoir une *résistance* intérieure *très faible* ; 3° posséder des *divisions* suffisamment *espacées* pour que la lecture puisse se faire à distance et que l'on puisse apprécier des fractions de milliampères ; 4° *fonctionner dans tous les sens*, aussi bien sens horizontal que sens vertical.

Types divers de milliampèremètres. — Des milliampère-mètres répondant aux desiderata ci-dessus se trouvent chez Gaiffe (type Meylan-d'Arsonval) (fig. 24), chez Chauvin et Arnoux (fig. 25), chez Hartmann et Braun à l'étranger. Nous ne citons ici que les types principaux.

Mais comme on ne pourrait mesurer avec le même instrument des intensités très élevées, 250 milliampères par exemple, et des intensités très faibles, telles que 10 milliampères, du moins avec une précision suffisante, les milliampèremètres sont **shuntés** pour plusieurs sensibilités. Un milliampèremètre à *shunt* est donc à sensibilité variable.

On appelle **shunt** une dérivation placée sur un circuit principal aux deux bornes d'un instrument. Cette dérivation est faite d'un fil moins résistant que l'instrument lui-même, de sorte que le courant

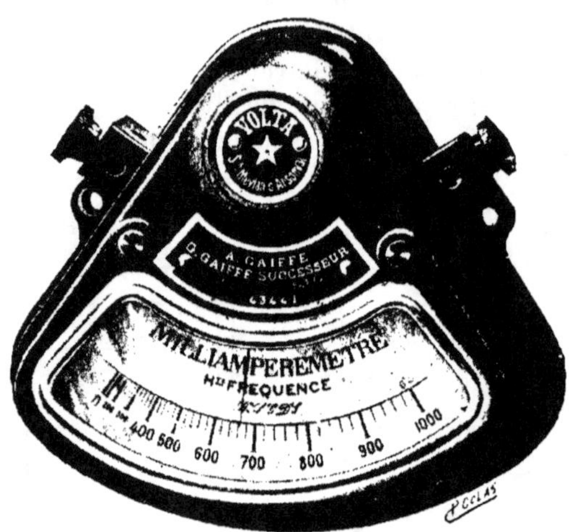

Fig. 24. — Milliampèremètre du type Meslan-d'Arsonval (Gaiffe).

passe plus volontiers par le circuit dérivé que par le circuit principal. Le courant se partage entre le circuit principal et le circuit dérivé

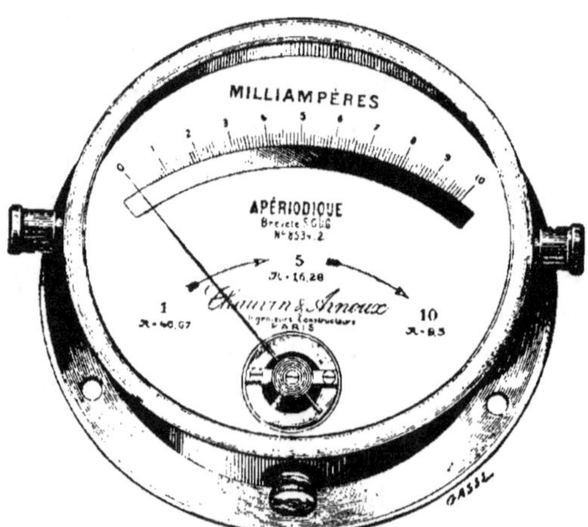

Fig. 25. — Milliampèremètre du type Chauvin et Arnoux.

en obéissant à la loi de Kirchoff: les intensités sont inversement proportionnelles aux résistances respectives des conducteurs.

Considérons, pour plus de précision, le galvanomètre G muni d'un shunt. Si la *résistance* du shunt est $\frac{1}{10}$ de celle du galvanomètre, les $\frac{9}{10}$ de l'intensité du courant principal passent dans le shunt et $\frac{1}{10}$ *seulement* dans le galvanomètre.

Si la graduation du galvanomètre est faite en 100 parties, et l'intensité du courant de 100 milliampères, au moment précis où

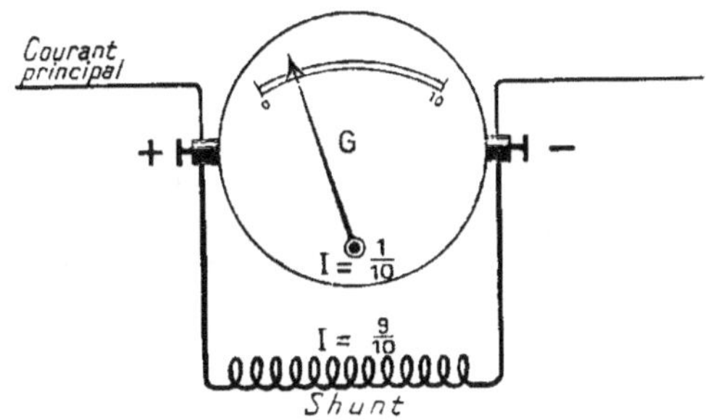

Fig. 26. — Galvanomètre shunté au 1/10.

l'on intercalera le shunt, on verra l'*aiguille rétrograder* jusqu'à la division 10. Les 10 divisions indiquées en vaudront 100 par l'adjonction du shunt.

On comprend toute la valeur d'un pareil instrument qui réunit, en un seul, plusieurs milliampèremètres sensibles.

Un milliampèremètre « bon à tout faire » et capable de donner d'excellentes indications comprend généralement *trois shunts*. La graduation est en 100 parties.

Pour le *premier shunt* (au 1/10), l'aiguille se déplace de 100 divisions pour 10 milliampères. On mesure donc le dixième de milliampère (usages : recherches de laboratoire, électrodiagnostics délicats, épilation électrolytique).

Pour le *deuxième shunt* (au 1/100), l'aiguille se déplace de 10 divisions pour 10 milliampères. Les 100 divisions du cadran permettent donc de mesurer 100 milliampères (usages : électrothérapie courante).

Pour le *troisième shunt* (au 1/250), l'aiguille se déplace de 10 divisions pour 25 milliampères. Les 100 divisions correspondent donc à 250 milliampères (usages : galvanisations intenses, ionothérapie).

Les instruments à shunt possèdent autant de bornes qu'il y a de shunts, *plus une* pour l'arrivée du courant. Un milliampèremètre à trois shunts a donc quatre bornes (fig. 27). Sur le cadran, et en partant de la gauche, on trouve les indications suivantes (si l'appareil a les trois shunts 1/10, 1/100, 1/250 : en face de la première borne, le signe + (arrivée du courant, pôle +), en face de la deuxième borne le nombre 10, en face de la troisième le nombre 100 et en face de la quatrième le nombre 250. Il est

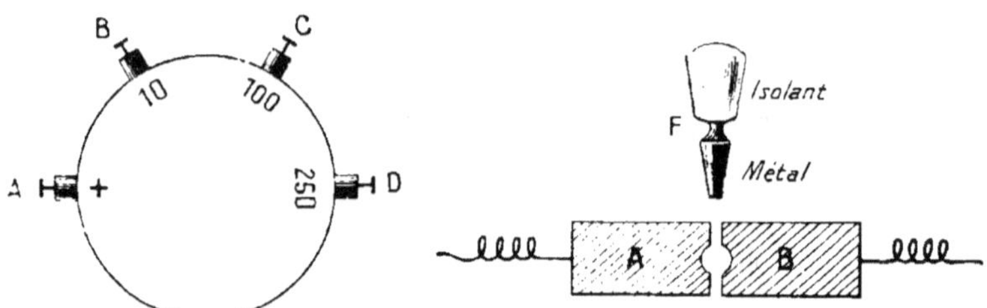

Fig. 27. — Disposition schématique des shunts d'un milliampèremètre.

Fig. 28. — Interrupteur bavarois à fiche.

bien entendu que ces nombres varient si la valeur des shunts est différente.

Pour *passer d'une sensibilité à une autre*, autrement dit pour introduire en dérivation successivement les divers shunts, on place généralement sur les tableaux fixes des *interrupteurs à fiches* (dits bavarois).

Ainsi que le montre la figure 28, la fiche mobile F se compose d'une petite masse de cuivre tronconique, munie d'une tête isolante qui permet de mettre en contact les deux plaquettes métalliques A et B. La plaquette de gauche est reliée à la borne d'un shunt et celle de droite au conducteur qui va à l'autre pôle de la source de courant. La figure 29 indique plus clairement que toute description, le montage d'un milliampèremètre à trois shunts avec interrupteurs à fiche.

Précautions à prendre dans l'emploi d'un milliampèremètre. — Un milliampèremètre est un instrument de précision qui ne peut donner des indications exactes qu'à la condition d'être traité avec respect.

On ne reliera *jamais directement* les bornes d'une source électrique quelconque à un milliampèremètre. On intercalera toujours, entre la source et l'instrument un *rhéostat* du genre de ceux que nous verrons bientôt. Il faudra, au préalable, déterminer les pôles de la source par une des méthodes indiquées plus haut et relier le pôle + de la source au pôle + du milliampèremètre. Enfin, on commencera toutes les mesures avec *le minimum de sensibilité* de l'instrument.

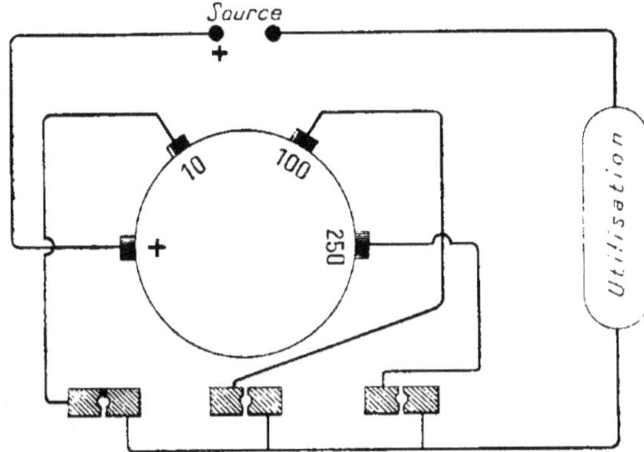

Fig. 29. — Montage d'un milliampèremètre à trois shunts.

pour que la déviation de l'aiguille ne la rejette pas brutalement au delà de la graduation.

§ 2. — Mesure des différences de potentiel : Voltmètres.

Les **voltmètres** sont des galvanomètres destinés à mesurer la différence de potentiel entre deux points donnés d'un circuit. Ils se distinguent des ampèremètres par ce fait que le fil de la bobine mobile entraînant l'aiguille est *long* et *fin*, donc *très résistant*. Il n'absorbe ainsi qu'une très faible portion de l'intensité totale du courant.

A chaque type d'ampèremètre fourni par les constructeurs correspond un type de voltmètre dont les apparences extérieures sont semblables. On construit de même des millivoltmètres, mais ils ne sont guère employés en dehors des laboratoires.

Alors que les ampèremètres se montaient en série avec le courant, les voltmètres se montent **en dérivation** sur le circuit principal. Ainsi le voltmètre V (fig. 30) donne la différence de potentiel entre les points B et B'. Si l'on suppose le cas où la source de courant P ne débite pas, le voltmètre monté en dérivation aux bornes de la source permet de connaître la *différence de potentiel aux bornes* de la source, autrement dit sa *force électromotrice maxima* (fig. 31).

Et si nous voulons résumer l'emploi de l'ampèremètre et du voltmètre, nous envisagerons le cas où l'on veut connaître à la fois l'inten-

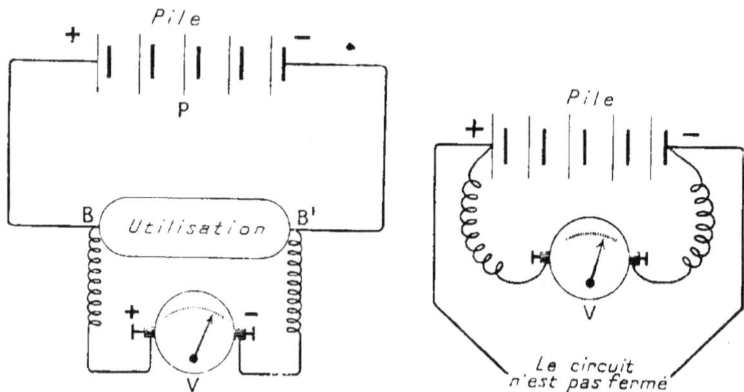

Fig. 30. — Voltmètre mesurant la différence de potentiel entre les points A et B.
Fig. 31. — Voltmètre mesurant la force électromotrice maxima d'une pile.

sité d'un courant et sa force électromotrice au moment de l'utilisation.

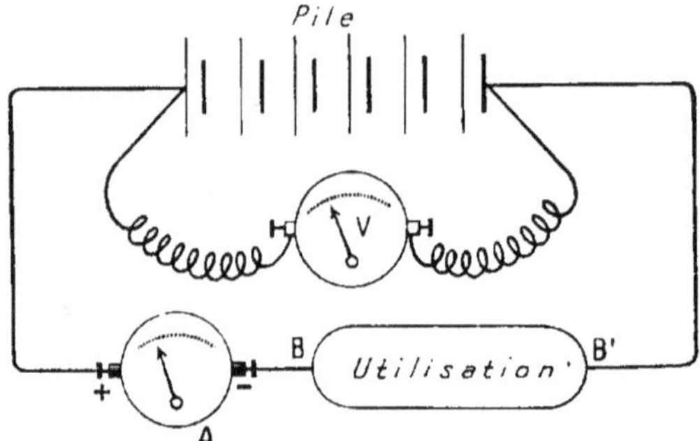

Fig. 32. — Montage simultané d'un ampèremètre A (ou d'un milliampèremètre)
et d'un voltmètre V.

La figure 32 indique immédiatement le montage simultané de ces
deux instruments.

IV. — UTILISATION.

L'utilisation du courant continu comprend sa graduation, sa distribution et son application.

§ I. — **Graduation**.

Si l'on envisage l'expression de la loi d'Ohm et la formule qui définit l'intensité $I = \dfrac{E}{R}$, on voit que l'on peut faire croître l'intensité de deux façons : soit en faisant croître le numérateur E de la fraction $\dfrac{E}{R}$, c'est-à-dire en *augmentant la force électromotrice* de la source, soit en faisant décroître le dénominateur de cette même fraction, c'est-à-dire en *diminuant la résistance* du circuit. Les **collecteurs d'éléments** et les *réducteurs de potentiel* répondent à la première indication, les **rhéostats** à la seconde.

Collecteurs d'éléments. — Nous connaissons déjà cet appareil au moins de vue, puisque c'est le premier organe qui nous a frappé

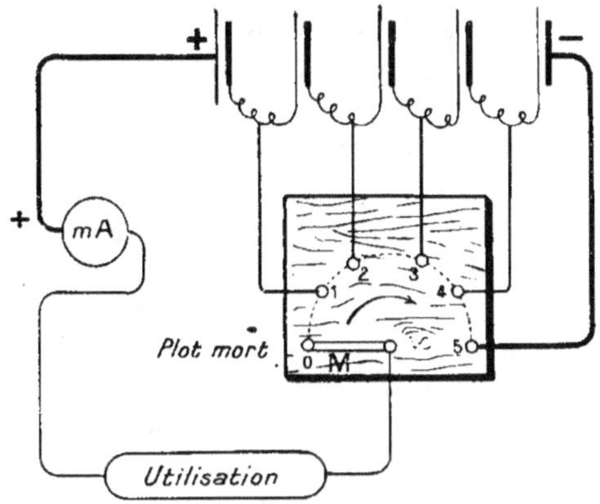

Fig. 33. — Montage d'un collecteur d'éléments de pile.

en soulevant le couvercle d'une batterie de piles transportables (fig. 16). Une rangée de petits boutons de cuivre qu'on appelle **plots**, était disposée en cercle autour d'un plot central, centre de rotation d'une aiguille métallique pourvue d'une **manette**. L'aiguille pouvait être amenée successivement sur chacun des plots.

Cet appareil sert à introduire dans le circuit un plus ou moins grand nombre d'éléments, ainsi que l'indique la figure 33.

Supposons une pile P, formée de 5 éléments groupés en tension. Un fil partant de chaque plot du collecteur se rend au fil de jonction d'un pôle — et d'un pôle + de deux éléments voisins, le dernier pôle de la batterie est relié au dernier plot (ici le cinquième). Sur la figure, nous avons marqué 0 un plot spécial, dit **plot mort**, parce qu'il est isolant et ne communique avec aucun élément. Lorsque la manette M du collecteur se trouve sur ce plot, aucun courant ne passe. Faisons-la tourner maintenant dans le sens de la flèche; à peine le *démarrage* est-il commencé que la manette rencontre le plot 1. *Instantanément* le premier élément de pile commence à donner du courant et le milliampèremètre indique *brusquement* une certaine intensité. A l'arrivée de la manette sur le plot 2, nouvelle hausse brutale de l'intensité.

La façon dont fonctionne le collecteur d'éléments suffit pour montrer ses **inconvénients**. D'abord, entre l'intensité 0^{mA} et l'intensité donnée par le premier élément, il n'y a aucune transition. Si la résistance du circuit d'utilisation est de 500 ohms et la force électromotrice du premier élément égale $1^V,5$, la formule $I = \dfrac{E}{R}$ montre que l'intensité minima dans le circuit est de 3^{mA}. Pour chaque élément suivant introduit dans le circuit, *l'augmentation brusque de l'intensité* sera de même de 3 milliampères, ce qui est très désagréable, quelquefois même dangereux lorsqu'on opère dans le voisinage du cerveau. Enfin, ce sont toujours les *mêmes éléments* qui *travaillent* les premiers et 1, 2, 3 seront usés alors que les derniers seront encore presque neufs.

Pour toutes ces raisons, le collecteur d'éléments ne sera jamais considéré que comme un pis-aller. On ne l'utilisera que pour des galvanisations grossières et seulement *faute de mieux*.

Réducteurs de potentiel. — *Les réducteurs de potentiel* jouissent de la même propriété que les collecteurs d'éléments : ils font croître ou décroître la différence de potentiel entre deux points d'un circuit, mais d'une façon lente et progressive, ce qui constitue leur supériorité.

Pour bien comprendre le fonctionnement et le rôle de ces appareils, considérons le courant fourni par la batterie de piles P (fig. 34) et supposons qu'il traverse un circuit fermé comprenant le conducteur A B enroulé en spirale. De A en B se produit d'une *façon régulière* une diminution de potentiel que nous pouvons représenter par la ligne oblique DB.

Fixons en B l'extrémité d'un fil fin, origine d'un circuit dérivé dont l'autre extrémité se trouve en C, sur un curseur mobile. Lorsque C touche B, il est clair qu'aucun courant ne traverse le circuit dérivé d'utilisation. Mais lorsque C se déplace suivant la flèche F, le potentiel prend des valeurs que l'on peut représenter par Cc et Cc' et qui sont graduellement croissantes. En A, le potentiel est maximum et égal à A D.

De la valeur zéro à la valeur maxima, il y a donc toute une série de valeurs intermédiaires pour le potentiel et conséquemment pour l'intensité.

Ainsi qu'on le voit, les réducteurs de potentiels sont des appareils commodes, mais *peu économiques* au point de vue de la dépense du

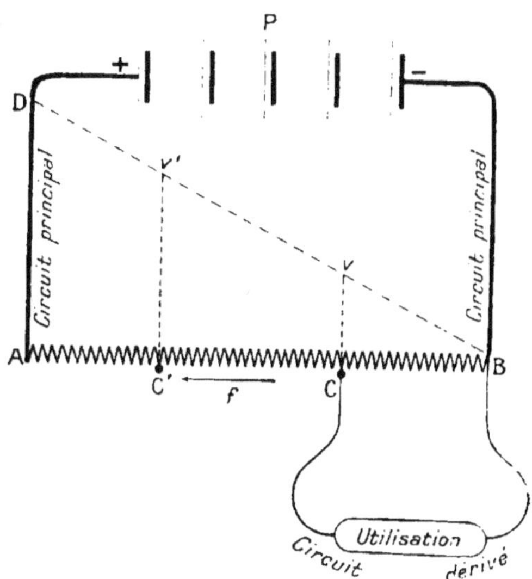

Fig. 34. — Schéma d'un réducteur de potentiel.

courant. En effet, le courant de la source circule *constamment* dans le circuit principal et il y a lieu d'ajouter cette consommation à celle du circuit dérivé.

Les constructeurs ont donné aux réducteurs de potentiel une forme circulaire pour plus de commodité (fig. 35).

Le courant de la source est relié aux deux bornes A et B d'une résistance métallique, le courant d'utilisation est pris sur une des bornes d'arrivée du courant principal, en A par exemple, et sur le curseur mobile du réducteur C.

Mais dans tous les réducteurs de potentiel *métalliques*, la *résistance* de l'appareil est *fixe*. Si l'on a besoin d'obtenir des intensités très faibles, réglées d'une façon très précise, l'appareil ne peut plus servir.

Pour remédier à cet inconvénient, nous avons fait construire par M. Demanjon, l'habile mécanicien de notre laboratoire, un **réducteur** de potentiel à **sensibilité variable**. Dans ce réducteur, nous avons remplacé la résistance métallique par la résistance d'une colonne d'*eau* contenue dans une gouttière en porcelaine. Deux crayons de charbon amènent le courant principal dans cette gouttière, de chaque côté d'une cloison en porcelaine. Une aiguille mobile autour d'un axe central porte un charbon qui plonge dans la cuvette

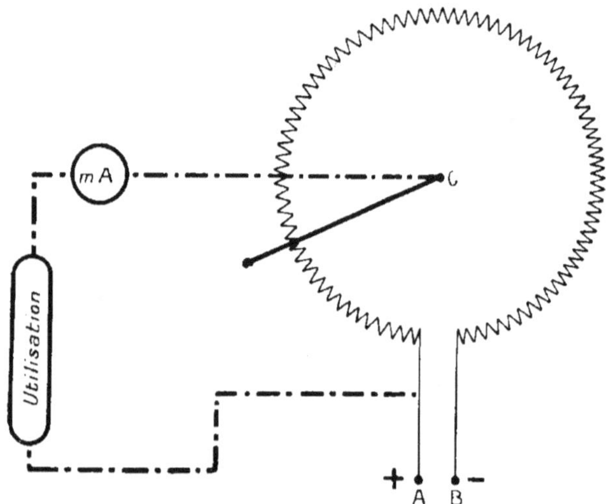

Fig. 35. — Schéma d'un réducteur de potentiel circulaire.

et joue le rôle du curseur dans les appareils métalliques (fig. 36). Veut-on faire une galvanisation, on verse de l'eau dans la gout-

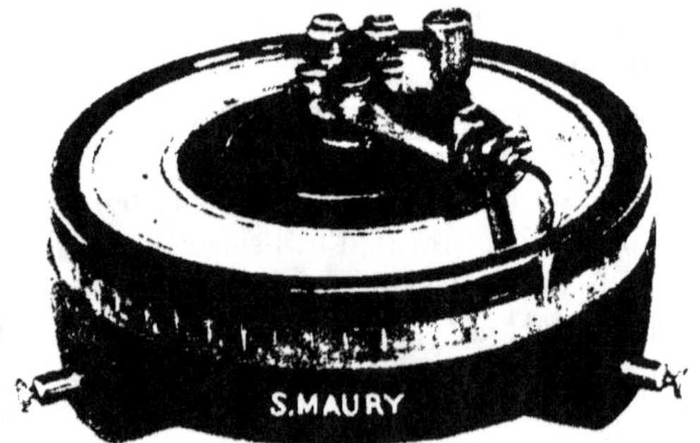

Fig. 36. — Réducteur de potentiel à liquide Nogier-Demanjon.

tière de porcelaine. Mais, suivant que cette eau sera plus ou moins conductrice du courant, l'intensité qui traversera le circuit dérivé sera plus ou moins forte. C'est ainsi qu'avec de l'eau distillée, le courant mesuré avec un milliampèremètre en court circuit est de

6^{mA} au maximum dans le circuit d'utilisation : avec l'eau de la ville de Lyon et dans les mêmes conditions, l'intensité est de 60^{mA}. On obtient 200 à 300^{mA} en acidulant légèrement l'eau de la cuvette.

Rhéostats. — Les *rhéostats* permettent de faire varier l'intensité dans un circuit, en modifiant la résistance de ce circuit. Nous ne nous occuperons que des rhéostats destinés aux usages médicaux.

Le plus simple des rhéostats se compose d'une bobine de fil très résistant, donc long et fin, R (fig. 37). Le courant arrive par une de ses extrémités, A par exemple, et sort par un *curseur* mobile C que l'on peut déplacer sur les spires de la bobine. Lorsque le curseur C est en A, le courant passant dans le circuit d'utilisation est maximum puisque la résistance en R n'existe plus ; à mesure qu'on déplace le curseur vers la droite de la figure, le courant diminue progressivement.

Le rhéostat est donc monté, comme un ampèremètre, *en tension* sur le circuit allant au malade.

Les rhéostats métalliques ou les rhéostats à graphite (Lewandowski) sont peu utilisés en électrothérapie, parce qu'il est difficile de leur donner une résistance assez grande pour faire croître le courant d'une façon régulière.

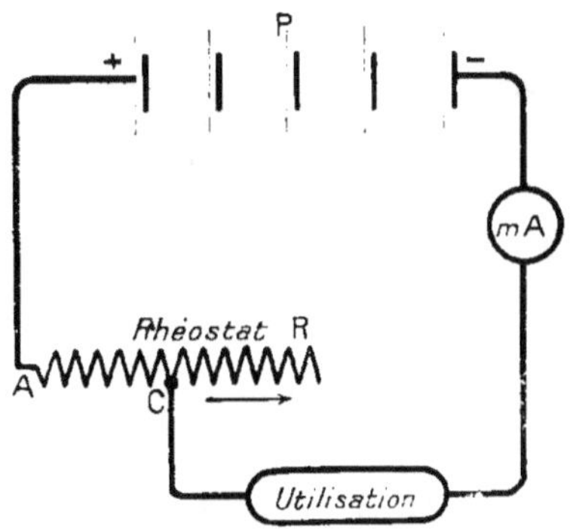

Fig. 37. — Rhéostat métallique et son montage.

On se sert de **rhéostats à liquide** dont les modèles sont nombreux et varient avec l'ingéniosité de leurs auteurs (rhéostats de Duchenne, de Bordier, de Bertin-Sans, de Guilloz, de Bergonié, de Nogier, etc.). Nous en choisirons seulement quelques types.

Le rhéostat de Duchenne (fig. 38) se compose tout simplement d'une éprouvette à dessécher les gaz. Au fond, on a placé une couche de coke ou de charbon de cornue concassé et on a fermé la tubulure A par un bouchon de caoutchouc que traverse une tige de cuivre portant une borne pour le fil conducteur.

A la partie supérieure de l'éprouvette, en B, est un bouchon dans lequel passe à frottement dur une tige de cuivre. Cette tige porte à sa partie inférieure un crayon de charbon muni d'un pinceau effilé en soie de verre. On verse dans l'appareil de l'eau légèrement acidulée.

Dès qu'en abaissant le charbon supérieur on établit un contact entre le pinceau de fils de verre et l'eau acidulée, l'eau monte par capillarité entre les fils de verre et vient mouiller le charbon C : le courant passe donc, mais très légèrement à cause de l'énorme résistance de la colonne liquide. A mesure qu'on abaisse le charbon C, la longueur de la colonne liquide comprise entre lui et le charbon A diminue, la résistance décroît et l'intensité augmente dans le circuit.

En cas de nécessité, on peut construire soi-même ce rhéostat, mais

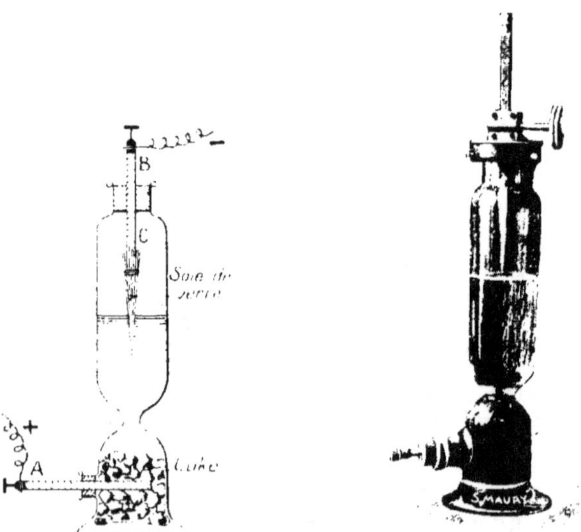

Fig. 38. — Rhéostat de Duchenne
de Boulogne (schéma).

Fig. 39. — Rhéostat de Duchenne
de Boulogne.

par l'adjonction d'une crémaillère au charbon supérieur les constructeurs en font un appareil simple et pratique (fig. 39).

Le rhéostat du Dr Bordier, dont l'idée première est due à Bergonié, se compose d'un tube en U contenant de l'eau dans laquelle peuvent plonger, plus ou moins, deux crayons de charbon de 1 centimètre de diamètre, taillés en pointe et terminés par des pinceaux de fils de verre. Les charbons sont retenus par deux bornes qui reçoivent les fils conducteurs du courant. Le tube en U est *mobile* : il est fixé sur une planchette entraînée par une crémaillère au moyen d'un double volant (fig. 40).

L'eau acidulée placée dans le tube en U est recouverte d'une couche de 1 centimètre d'huile *de vaseline* pour empêcher son évaporation. Au fond du tube on verse une certaine quantité de *mercure* qui réunit métalliquement le liquide des deux branches et diminue ainsi la résistance minima du rhéostat lorsque les deux charbons plongent au maximum dans le liquide. Ce rhéostat est donc un *rhéostat à trois liquides* : huile de vaseline, eau, mercure.

Le **rhéostat du Professeur Bergonié** est certainement le plus parfait des rhéostats électrothérapiques. Il est constitué par une large

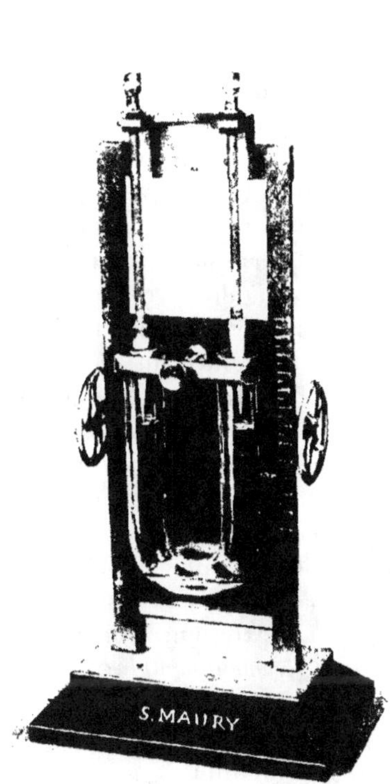

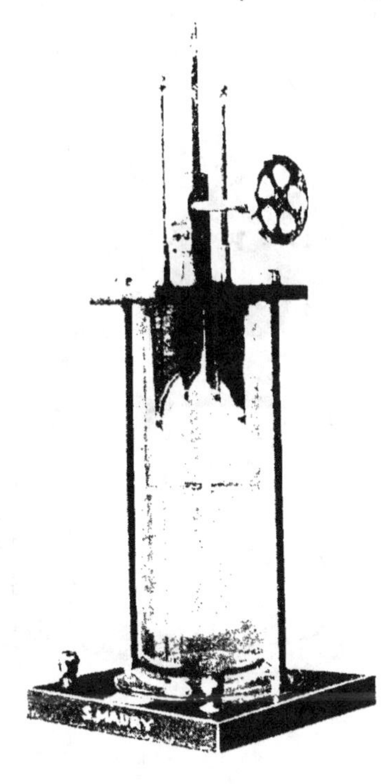

Fig. 40. — Rhéostat du Dʳ Bordier. Fig. 41. — Rhéostat du Professeur Bergonié.

éprouvette en verre contenant de l'eau *très légèrement acidulée*. Dans cette éprouvette peuvent plonger deux paires de lames de zinc pur taillées en forme d'arc de parabole et terminées par des pinceaux de fils de verre soigneusement effilés. Les lames sont portées par une crémaillère que meut une roue dentée reliée à un pignon de grand diamètre, très facile à manœuvrer (fig. 41).

De chaque côté de la crémaillère sont deux tringles de cuivre nickelé passant à frottement dur dans les bornes qui servent à relier le rhéostat au circuit général.

Le *grand avantage* de ce rhéostat réside dans la forme particulière de ses électrodes. Lorsqu'on les immerge dans l'eau acidulée, on diminue à la fois la longueur et la section de la colonne liquide résistante interposée entre elles, ce qui fait croître l'intensité pour une double raison.

Le rhéostat du Dr Nogier se distingue des précédents en ce sens que la décroissance du courant se fait d'une façon lente et *automatique*. Ce rhéostat se compose d'un vase en verre de forme cylindrique, fermé par un couvercle isolant en fibre ou en ébonite. Ce couvercle porte deux bornes auxquelles sont fixés des crayons de charbon. Celui de gauche plonge jusqu'au fond du vase, tandis que celui de droite, beaucoup plus court, est terminé par un pinceau en soie de verre (fig. 42).

Entre ces deux charbons et au centre du couvercle est mastiqué un cylindre de verre qui porte à sa partie supérieure deux orifices munis de *robinets de précision*.

Pour faire fonctionner l'appareil, on verse dans le vase extérieur de l'eau *très légèrement acidulée*, de telle façon qu'au repos, le pinceau de fils de verre ne soit pas mouillé.

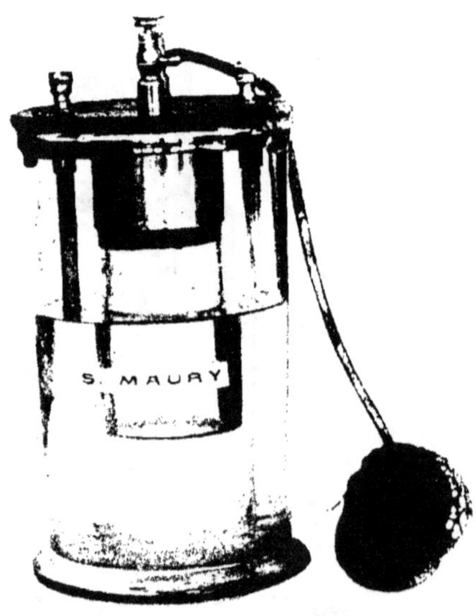

Fig. 42. — Rhéostat pneumatique du D^r Th. Nogier.

On ajuste alors, sur l'un des robinets supérieurs, une *poire de caoutchouc* à soufflerie, comme celle du pulvérisateur de Richardson. Lorsqu'on vient à comprimer cette poire, l'air pénètre dans le vase central et refoule dans l'espace annulaire extérieur le liquide qui vient progressivement mouiller le fil de verre, puis le charbon qui le soutient. Le courant électrique passe donc de plus en plus facilement si l'on a placé le rhéostat dans un circuit en réunissant les deux bornes de l'appareil à une source galvanique ou faradique.

Pour *ramener* l'intensité *à zéro*, on ouvre le robinet qui n'est pas relié à la poire, l'air s'échappe, l'équilibre des liquides dans le vase intérieur et dans le vase extérieur tend à s'établir : le courant est rompu quand on est revenu au point de départ. Cette décroissance peut se faire avec une lenteur aussi grande qu'on le désire. Comme elle est *automatique*, elle est d'une *régularité absolue* et pendant ce temps le médecin peut s'occuper à préparer une autre application.

Comparaison des rhéostats et des réducteurs de potentiel. — Toutes les fois que l'on disposera d'une source de courant galvanique sûre provenant d'une batterie de piles ou d'accumulateurs ou bien d'une usine centrale à canalisation souterraine, on pourra utiliser un **rhéostat** qui ne dépense pas de courant inutile. Dans le cas où la source de courant galvanique est sujette à des variations de voltage, le **réducteur de potentiel** est l'instrument tout indiqué. Le malade se trouvant placé sur le circuit *dérivé* (dit d'utilisation) ne ressentira que l'écho des variations du potentiel sur la canalisation. Avec le rhéostat, les variations de potentiel amèneraient des variations bien plus fortes de l'intensité.

§ 2. — Distribution.

Le courant galvanique produit par l'une des sources que nous avons décrites, mesuré et ramené à l'intensité voulue, est distribué par des appareils spéciaux, les **conducteurs** qui lui donnent passage, les **électrodes** qui le font pénétrer dans le malade, les **interrupteurs** qui permettent de le supprimer ou de le rétablir, les **renverseurs** qui en changent le sens, etc. Chacun de ces instruments nécessite un paragraphe spécial.

Conducteurs. — On les choisira *tordus* et non *tressés*, ainsi qu'on le faisait autrefois. Les fils tressés n'ont pas une durée bien grande et se rompent facilement.

Les fils souples que l'on vend pour les appareils portatifs d'éclairage électrique sont excellents. Ils sont *gros* et n'introduisent pas ainsi dans le circuit de résistance parasite, ils sont formés de *nombreux brins*, ce qui est une garantie contre la rupture, enfin ils ont un *isolement soigné* (gutta et soie) qui les rend très recommandables. Par surcroît de précautions, on prendra un **fil double** *pour chaque pôle* de la source galvanique : ainsi les ruptures de fil et les secousses qui en résultent seront pratiquement impossibles. Enfin, comme les conducteurs sont reliés à des électrodes humides, on se trouvera bien de glisser autour d'eux un *tube en caoutchouc rouge* qui isolera complètement le fil de la peau du malade, surtout au niveau du dos.

Électrodes. — De bonnes *électrodes* sont le complément indispensable de bons conducteurs dont elles sont la terminaison. Les électrodes peuvent être en charbon de cornues, ou en *métal*, nues ou capitonnées.

Les électrodes nues sont employées lorsqu'on recherche une densité électrique très grande en un point. Il se produit alors, avec le courant galvanique, des actions électrolytiques et caustiques. Les olives ou cathéters, les hystéromètres que nous verrons plus loin sont des électrodes nues.

Les électrodes capitonnées ou **spongieuses** sont composées d'un *substratum* en charbon ou en métal comme les précédentes et d'une *enveloppe*. C'est l'enveloppe qui est ici la partie la plus importante. Bordier a démontré que les électrodes constituées par une plaque de métal recouverte d'une simple peau de chamois sont de mauvaises électrodes parce que leur résistance est beaucoup plus faible que celle de la peau. Leur application est douloureuse et expose à des brûlures. L'enveloppe de l'électrode doit donc être *épaisse* pour retenir dans ses pores une notable quantité d'eau. D'une bonne électrode dépendront dans une large mesure les bons résultats d'un traitement.

Sur les indications de Bordier ont été construites des électrodes qui donneront satisfaction aux plus difficiles [1].

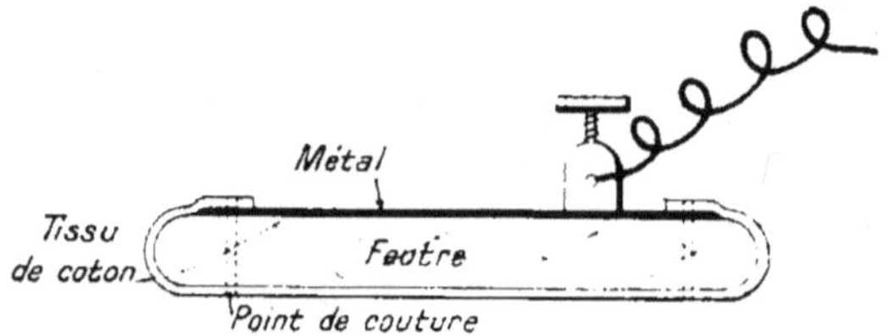

Fig. 43. — Coupe d'une électrode cotonneuse (type Bordier-Demanjon).

Elles se composent d'une *plaque métallique* (étain, cuivre platiné, cuivre nickelé ou aluminium, suivant les cas) doublée d'une couche de *feutre* de 12 à 15 millimètres d'épaisseur. La couche de feutre dépasse la plaque de métal de 8 à 10 millimètres de tous les côtés. Un *tissu de coton* solide, cousu sur le bord de la plaque, recouvre le tout (fig. 43).

Lorsque le feutre est imbibé d'eau, il constitue une véritable éponge d'épaisseur partout égale entre le métal et la peau.

Pour assurer une **asepsie** parfaite, pour donner satisfaction à la susceptibilité des clients les plus délicats, comme pour obtenir un

(1) Modèle S. Maury, de Lyon.

moulage parfait de l'électrode sur la région traitée, nous conseillons le petit perfectionnement suivant.

On découpera, suivant la forme de l'électrode, 4 à 5 couches de coton hydrophile que l'on coudra dans une enveloppe de gaze hydrophile. Ce **sachet-électrode**, imbibé d'eau tiède comme l'électrode elle-même, sera intercalé entre l'électrode et la peau pour chaque application. L'application finie, on marquera avec une épingle de nourrice *en laiton* et une petite étiquette *d'ivoire* le nom du malade. Chacun aura ainsi son sachet personnel.

La **forme des électrodes** capitonnées est très variable, de même que leurs dimensions. Il y a des électrodes rectangulaires, planes ou courbes, des électrodes circulaires planes *tampons*, des électrodes

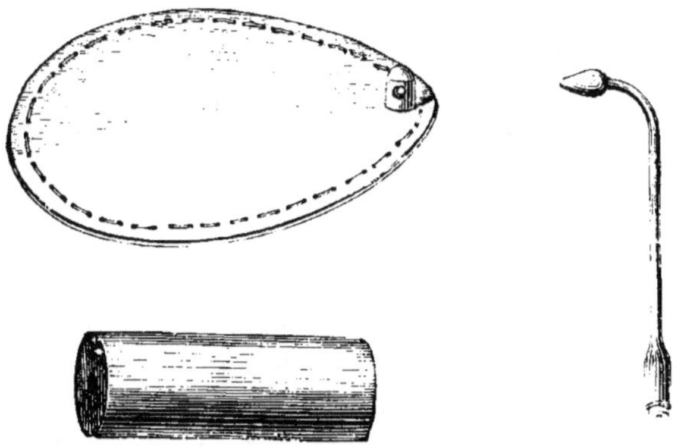

Fig. 44. — Substratum métallique pour électrodes spongieuses.

circulaires renflées *en bouton*, des électrodes cylindriques formant *rouleau* (fig. 44). Toutes ces électrodes seront construites suivant les principes énoncés plus haut. Pour qu'on puisse tenir compte de la densité du courant à leur niveau, elles doivent porter gravée sur le métal leur *surface en centimètres carrés*.

Lorsqu'on emploie des **électrodes-tampons circulaires** pour très hautes intensités galvaniques (traitement de l'entéro-colite mucomembraneuse par la méthode de Doumer), il faut veiller avec un soin méticuleux à leur fabrication pour éviter les escarres. La couche de feutre devra se replier en A et en B sur les bords de la plaque métallique, de telle sorte qu'aucune partie du métal ne puisse entrer en contact avec la peau lorsque l'électrode déprime la paroi abdominale, ainsi que l'indique la figure 45.

On peut encore signaler comme très bonnes électrodes celles du Dr Zimmern, et celles de Luraschi très simplement constituées par de l'*argile* humide. Ces électrodes, que l'on pourra préparer et mouler sur place à la campagne, sont très recommandables. Comme elles ont l'inconvénient de salir la peau, Leuillieux a proposé de les remplacer par de petits sacs de laine *d'amiante*.

L'imbibition des électrodes se fait avec de *l'eau tiède* dans une cuvette à fond plat, assez large pour qu'on puisse comprimer énergiquement l'électrode contre le fond. On chasse de cette façon les bulles d'air que retient le feutre et qui s'opposent à la pénétration de l'eau. Il faut savoir que les électrodes neuves sont très longues

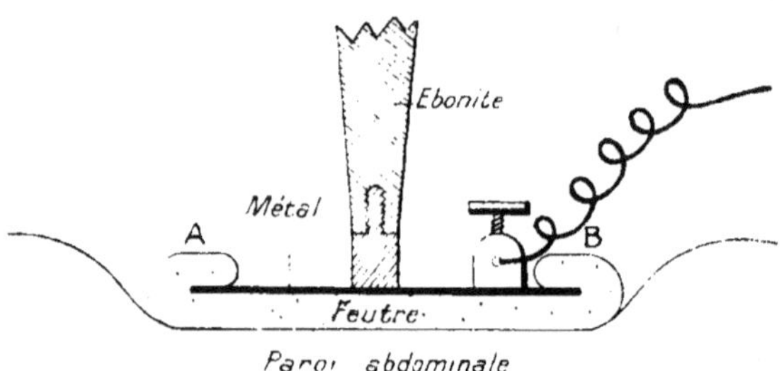

Fig. 45. — Coupe d'une électrode-tampon rationnelle pour galvanisations intenses.

à bien s'imprégner d'eau à cause du suint que retient toujours la laine. On les laissera tremper dans de l'eau à 80-90 degrés pendant plusieurs heures, en les comprimant énergiquement de temps à autre.

Au sortir de la cuvette, les électrodes retiennent beaucoup trop d'eau. Elles seront *essorées* en les comprimant entre les doigts et l'éminence thénar éminence thénar contre la partie spongieuse. Une électrode convenablement essorée ne devra pas laisser couler d'eau par sa partie la plus déclive au cours de l'application.

Reste la question de la **stérilisation** des électrodes. Elles devront être bouillies tous les jours dans un grand récipient où l'on versera de l'eau ordinaire, sans antiseptique qui pourrait corroder le métal. Pour éviter que l'électrode inférieure ne soit détériorée au contact de la paroi du récipient porté souvent à une température bien supérieure à 100 degrés conséquence de l'obstacle à la convection, on fera reposer l'électrode inférieure sur un petit triangle de verre ABCD (fig. 46) que l'on fera soi-même très facilement au moyen d'un agitateur de fort diamètre deux fois coudé à la flamme d'un bec Bunsen.

Le verre est la seule substance usuelle qui convienne pour cette opération. Le bois tache l'étoffe des électrodes d'une façon irrémédiable ; le fer, le cuivre donnent lieu à des phénomènes électrolytiques et à des oxydes encore plus dangereux pour la bonne conservation du métal et du feutre.

Interrupteurs. — Pour lancer le courant dans les conducteurs ou pour le supprimer, on se sert des *interrupteurs*.

Le plus simple est l'**interrupteur à fiche**, déjà signalé à propos des galvanomètres shuntés (fig. 28). Mais on trouve le plus souvent sur les tableaux électriques les **interrupteurs à manette**.

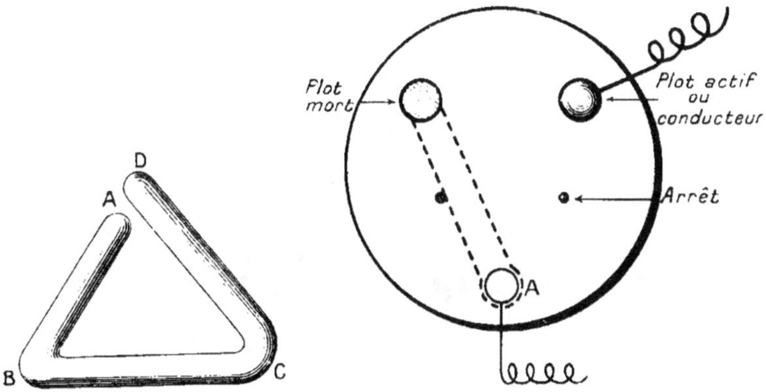

Fig. 46. — Triangle pour la stérilisation des électrodes.

Fig. 47. — Interrupteur à manette.

Ces interrupteurs portent deux plots, l'un isolant ou *plot mort* et l'autre conducteur ou *plot actif*. Le courant ne passe que lorsque la manette se trouve sur le plot actif; il arrive par l'axe A et sort par le plot de droite (fig. 47).

Si l'on désire interrompre le courant au niveau même de l'élec-trode, on se servira du **manche interrupteur de Bergonié** : il suffit d'appuyer sur un bouton pour rompre le courant.

Lorsqu'il s'agit d'interrompre le courant d'une façon rythmique, soit pour un traitement, soit pour un examen d'électrodiagnostic, l'appareil à la fois le meilleur et le plus simple est le **métronome interrupteur**. C'est tout simplement un métronome du système Maelzel, modifié de la façon suivante (fig. 48).

On a fixé en avant de l'instrument une petite cuve en bois CC', à deux godets, contenant chacun du mercure. Le balancier du métro-nome fait plonger tour à tour dans la cuve deux aiguilles D et D' supportées par une tige horizontale. Un des pôles de la source communique avec le balancier, l'autre avec le mercure. On peut, à volonté, obtenir une ou deux interruptions pour chaque oscillation complète du balancier suivant que le deuxième fil de la source est réuni à l'un des godets ou aux deux.

On modifie le nombre d'interruptions par seconde en déplaçant le contrepoids P sur la tige graduée du balancier. On modifie la durée des contacts en élevant ou en abaissant les aiguilles D et D'.

L'appareil donne, comme on le voit, des interruptions *automatiques*.

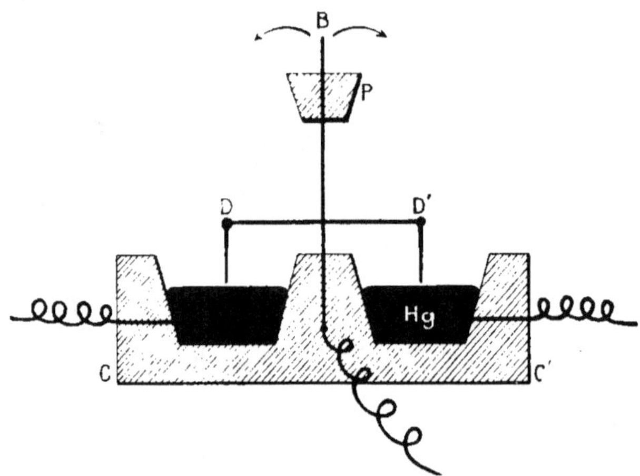

Fig. 48. — Schéma du métronome interrupteur.

Renverseurs de courant. - Ces appareils sont destinés à changer instantanément le sens du courant qui parcourt les conducteurs et par suite la polarité des électrodes appliquées sur le malade. Les renverseurs sont une partie *indispensable* du matériel électrothérapique, même le plus simple, et sont nécessaires pour la recherche des réactions électriques d'un muscle ou d'un nerf.

Les renverseurs sont nombreux; on peut citer le renverseur simple à manette, les renverseurs de Debédat, de Siemens-Halske, de Gaiffe, de Mergier et Courtade, de Schulmeister, etc. Nous décrirons seulement les plus employés.

Le renverseur simple à manette se compose de deux interrupteurs à manette que l'on a rendus solidaires au moyen d'une tige transversale et qui se déplacent en même temps vers la droite ou vers la gauche autour des axes AA' (fig. 49).

Pour en bien comprendre le fonctionnement, imaginons le pôle positif de la source relié à A et le pôle négatif relié à A'. Quand les deux branches de l'inverseur sont dans la position dessinée en traits pleins, la borne B est positive et la borne C négative. Par convention, on appelle *courant normal* le courant dans lequel le *pôle positif est à gauche*.

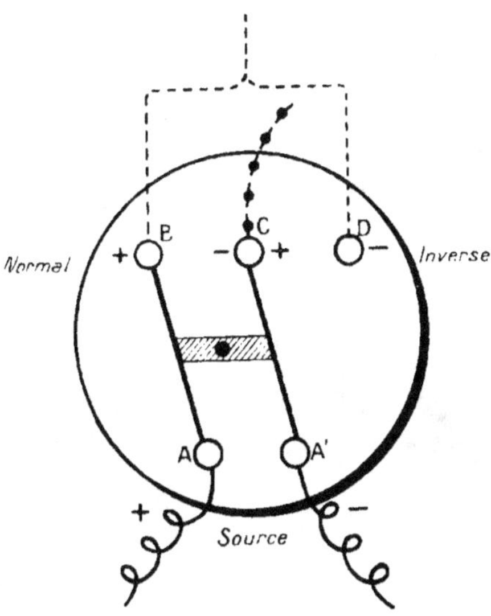

Fig. 49. — Schéma du renverseur à manette.

Déplaçons maintenant vers la droite l'inverseur, la borne C qui était négative devient positive, la borne D est négative, mais comme

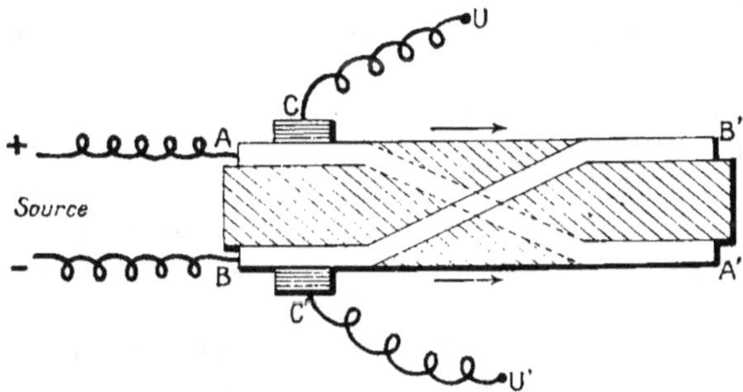

Fig. 50. — Schéma du renverseur de Debédat.

B et D sont reliées par un fil, tout se passe comme si B était maintenant négative. Le courant est donc *inverse* (— en B et en D, + en C).

Un autre **renverseur**, très commode et très robuste, est celui **de Debédat.** Il est constitué schématiquement par deux conducteurs

AA' et BB' repliés en Z et noyés dans une substance isolante (ébonite ou fibre végétale). Les extrémités A et B communiquent avec les pôles de la source. A est positif, B est négatif. Deux curseurs C et C, reliés aux bornes d'utilisation U et U', viennent frotter sur les conducteurs. Dans la position où ils se trouvent sur la figure 50, le curseur C et la borne U sont positifs, le curseur C' et la borne U' négatifs : courant *normal*. Lorsque les deux curseurs auront été déplacés vers la droite, le courant sera *inverse*, ainsi que cela résulte de l'entrecroisement des conducteurs AA' et BB' (fig. 50).

Signalons encore le **manche renverseur de Gaiffe** qui peut rendre de signalés services pour un examen d'électrodiagnostic à

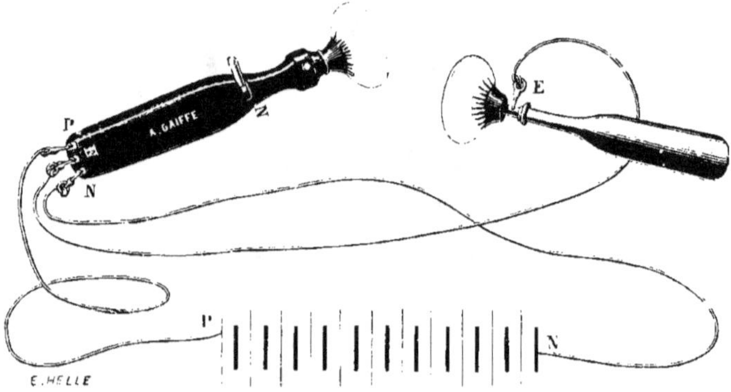

Fig. 51.— Manche renverseur de Gaiffe.

domicile. La figure 51 montre les connexions à établir avec la source galvanique. L'électrode placée sur le manche renverseur est ici l'électrode active ; E est l'électrode indifférente. On renverse le courant en déplaçant le levier N.

Supposons maintenant que le renversement, au lieu de se faire à la main, se produise d'une façon automatique, on aura les **renverseurs rythmiques** dont le meilleur type est celui du Professeur Bergonié, modifié par le Dr Huet (fig. 52).

Au niveau de chaque électrode du circuit d'utilisation, le courant est interrompu et renversé. Il en résulte un effet moteur double à la rupture et la suppression des phénomènes électrolytiques qui auraient pu déterminer des escarres. Le courant ainsi obtenu porte le nom d'**alternatives voltiennes** et affecte la forme schématique indiquée sur la figure 53.

Interrupteurs rythmiques rhéostatiques. — Les interrupteurs à main ou les interrupteurs automatiques que nous avons

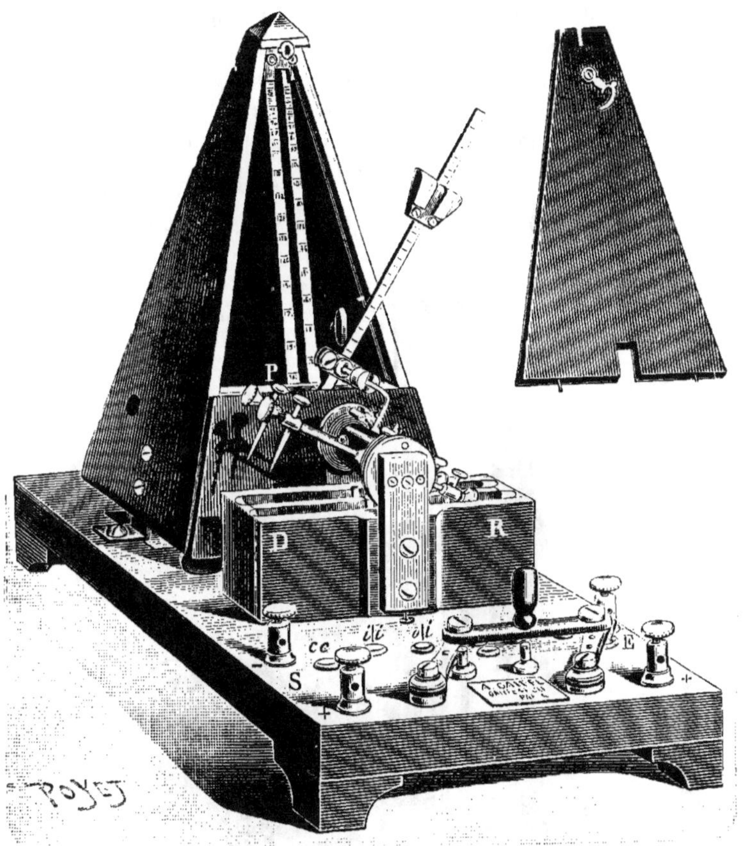

Fig. 52. — Renverseur-interrupteur rythmique de Bergonié et Huet.

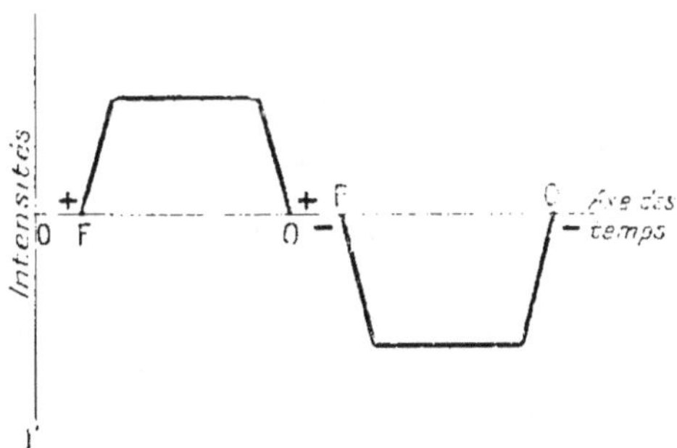

Fig. 53. — Alternatives voltiennes.

Physiothérapie. I.   4

décrits précédemment donnent tous à la fermeture aussi bien qu'à l'ouverture du courant une secousse *brusque* qui ne ressemble en rien à la secousse musculaire normale. On sait que la contraction volontaire se compose d'une courbe progressivement ascendante, aboutissant à un tétanos de peu de durée et se terminant par une courbe descendante sensiblement symétrique de la première (fig. 184). Les appareils pouvant exciter le muscle, comme il l'est lui-même par l'influx nerveux, sont bien supérieurs au point de vue

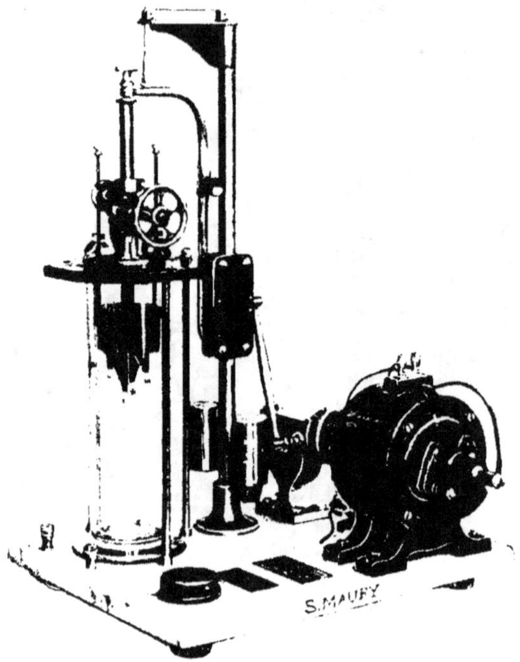

Fig. 54. — Rhéostat ondulant ou rhéostat ordinaire à volonté du Professeur Bergonié.

des effets thérapeutiques. Le patient n'a plus de surprise, plus d'appréhension, plus de douleur et les applications peuvent être très longues sans fatigue.

Les interrupteurs rythmiques rhéostatiques sont déjà nombreux, depuis le premier rhéostat ondulant de Bergonié, en 1895, jusqu'à l'appareil électro-mécanothérapique de Gaiffe. Nous ne signalerons que les deux plus simples, celui du Dr Bordier 1903, et le nouvel appareil du Professeur Bergonié, qui est en même temps le plus récent 1907.

Le principe de l'appareil du Dr **Bordier** est très simple : si un charbon, pourvu d'un pinceau de fils de verre et relié à l'un des pôles de la source, plonge progressivement dans une éprouvette pleine de liquide et reliée à l'autre pôle, on comprend qu'on obtient un courant qui, partant du zéro, passe par un maximum, puis revient lentement au zéro quand le charbon émerge peu à peu de l'éprouvette. Un robuste mouvement d'horlogerie assure le va et vient du charbon.

Le rhéostat ondulant du Professeur Bergonié est plus simple encore s'il se peut, puisque c'est l'excellent modèle de rhéostat que nous avons décrit, muni d'un moteur électrique qui abaisse et soulève d'une façon rythmique le piston plongeur de l'instrument (fig. 54). On peut modifier très facilement la vitesse du moteur et un excentrique permet de diminuer ou d'augmenter la longueur de la bielle réglant le mouvement de plongée du rhéostat. Ajoutons qu'un dispositif particulier permet de débrayer en quelques secondes le moteur et de passer ainsi du rhéostat ondulant au rhéostat ordinaire mû à la main.

L'excitation rythmique rhéostatique des muscles est destinée à prendre en électrothérapie une place de plus en plus importante.

§ 3. — Application.

L'application comprend l'ensemble de la technique pour l'administration du remède (ici le courant galvanique) au malade. Il y a à considérer les méthodes d'application des électrodes, du courant, la durée des séances et leur fréquence.

Méthode d'application des électrodes. — Si l'on se souvient de ce que nous avons dit plus haut de la densité électrique, on comprend que si les deux électrodes reliées l'une au pôle —, l'autre au pôle — de la source sont de surface égale, les phénomènes moteurs, sensitifs et électrolytiques sont sensiblement égaux aux deux pôles. On dit alors que *les deux électrodes sont actives* et que la **méthode d'application est bipolaire**. Si nous choisissons au contraire une électrode de très grande et une autre de très petite surface, la densité électrique sera très faible au niveau de la grande, très grande au niveau de la petite. C'est sous la petite électrode que prédomineront les phénomènes moteurs, sensitifs, etc.; il n'y aura donc qu'*une seule électrode active* et la **méthode** sera dite **monopolaire**. L'électrode de large surface, qui ne sert qu'à amener le courant au malade, est dite **électrode indifférente**.

La méthode bipolaire est très rarement employée; la méthode monopolaire est au contraire d'un usage journalier.

La **place de l'électrode indifférente** n'est pas quelconque. Pour établir un bon contact, on la place le plus souvent à la nuque, entre les deux épaules. La pression du corps du malade contre le lit où il est étendu ou contre le dossier du fauteuil suffit pour assurer un contact parfait. Si le malade n'est que partiellement dévêtu, on glisse entre l'électrode et les vêtements une *serviette* de toilette en linge-éponge qui empêche l'eau, provenant de l'expression de l'électrode, de mouiller les habits.

Nous indiquerons pour le traitement de chaque maladie la *polarité* de chaque électrode, c'est-à-dire le pôle de la source auquel il faut la relier.

La **fixation** de l'électrode active, lorsqu'elle doit rester en place durant toute la durée de l'application, se fait au moyen de *bandes de caoutchouc* analogues à la bande d'Esmarch. On les choisira en feuille anglaise rouge pour qu'elles durent plus longtemps. Les bandes de toile ou de crêpe Velpeau ne seront jamais employées que faute de mieux. Elles serrent mal et diffusent le courant en dehors de l'électrode car elles s'imprègnent vite d'eau au contact de l'électrode humide.

Méthodes d'application du courant. — Indépendamment du temps pendant lequel le courant galvanique passe sans variation *état permanent*, BC, fig. 55 , il y a à considérer deux périodes d'état

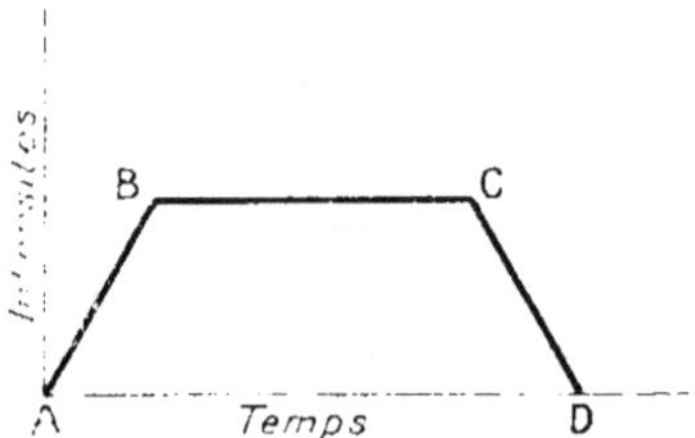

Fig. 55. — État permanent et états variables du courant galvanique.

variable : celle d'établissement ou de *fermeture* du courant, AB, et celle de suppression ou d'*ouverture*, CD fig. 55). C'est pendant ces deux périodes que se produisent les effets moteurs et sensitifs.

Toutes les fois qu'on ne recherchera ni l'un ni l'autre de ces effets, les deux périodes d'état variable devront être parcourues avec une *extrême lenteur*, au moyen d'un bon rhéostat.

Enfin, lorsque l'état permanent est établi, si l'électrode active reste fixe, on dit que l'application est **stabile**; si on la déplace, au contraire rouleau galvanique , l'application est **labile**.

Durée des applications. — Il est bien difficile de fixer d'une façon arbitraire la durée des applications. Nous l'indiquerons à propos de chaque traitement.

Pour mesurer la durée des applications, une montre suffit, mais il

est bien préférable de se servir d'une **minuterie à carillon** qui
indique par une sonnerie que le temps voulu est atteint. L'excellente

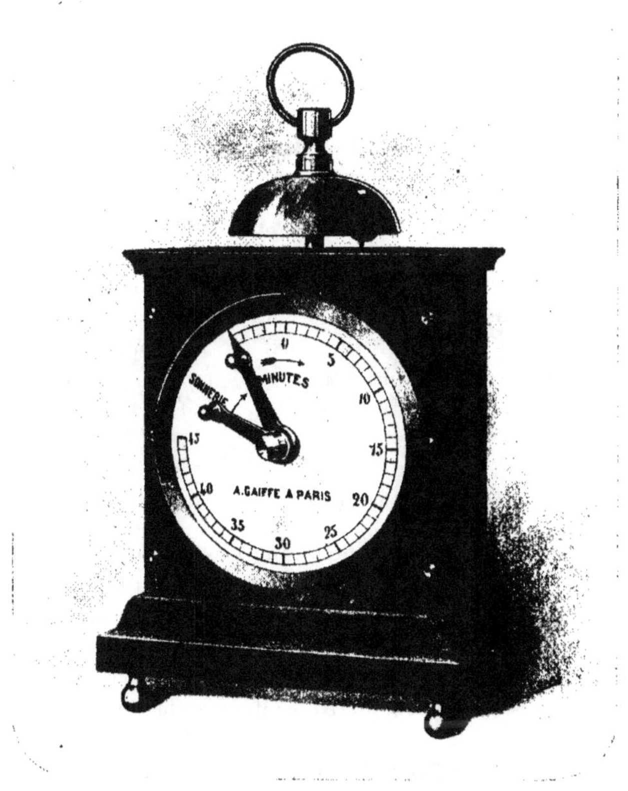

Fig. 56. — Minuterie à carillon.

minuterie de Gaiffe ne comporte pas de clef (fig. 56). Elle présente
l'avantage d'indiquer à tout instant le temps restant à courir avant
la fin du traitement.

CHAPITRE III

COURANT FARADIQUE

Le courant faradique, nommé ainsi en l'honneur de Faraday qui découvrit les lois de l'induction en 1831, est le courant induit développé dans une bobine soumise périodiquement à l'action d'un champ électromagnétique puissant. Le courant faradique est produit à l'aide des bobines du type Ruhmkorff 1851, modifiées en vue des applications médicales. Comme nous le verrons dans un instant, le courant faradique est un courant alternatif à ondes espacées et dissymétriques.

I. — GÉNÉRALITÉS ET PRODUCTION.

Le plus simple des appareils faradiques se compose essentiellement de trois parties : 1° le circuit parcouru par le courant de la source électrique primaire **bobine primaire** ; 2° le circuit parcouru par le courant induit **bobine secondaire** ; 3° l'interrupteur.

Bobine primaire. — Le circuit primaire se compose d'un fil gros et court, soigneusement isolé et enroulé en spirale sur un cylindre de bois ou un tube de carton de faible diamètre. Le fil est *gros* et *court* pour livrer passage à un courant d'intensité élevée fig. 57.

Généralement on place au centre de cette bobine un faisceau de fils de fer doux NN' qui a pour objet de renforcer les effets d'induction de l'appareil.

Souvent on dit, par abréviation, **le primaire** au lieu de circuit primaire.

Bobine secondaire. — Le circuit secondaire est constitué par une bobine de fil beaucoup *plus long* et beaucoup *plus fin* que celui du primaire. Cette bobine est creuse et peut recouvrir la bobine primaire en totalité ou en partie. C'est dans cette bobine secondaire que vont se développer les courants d'induction utilisés. On l'appelle fréquemment pour cela **bobine induite**, la bobine primaire étant la **bobine inductrice**. Le plus souvent on se contente de désigner le circuit secondaire du nom abrégé : **le secondaire**.

Interrupteur. — Le plus simple des interrupteurs, même manœuvré à la main, peut suffire à faire fonctionner la bobine, mais le courant induit ne prenant naissance qu'au moment des *variations* du courant fourni par la pile P, il n'y a pour chaque manœuvre de l'interrupteur que deux courants induits (l'un à l'établissement du courant, l'autre à la rupture). On obtient pratiquement une succession d'interruptions à l'aide d'**interrupteurs à trembleur** du genre **Neef**. Ainsi que l'indique la figure 57, ces interrupteurs sont constitués par une petite masse de fer doux M (le marteau), disposée en face d'une des extrémités du noyau de fer doux NN'. Le manche de ce petit marteau est une lame élastique solidement fixée en A. En regard de cette lame se déplace une vis V munie d'une pointe en platine. On relie un des pôles de la pile à V et l'extrémité du fil de la bobine primaire à A.

Si l'on vient à régler la vis V de façon que sa pointe rencontre la lame élastique AM, le circuit primaire est fermé, le courant

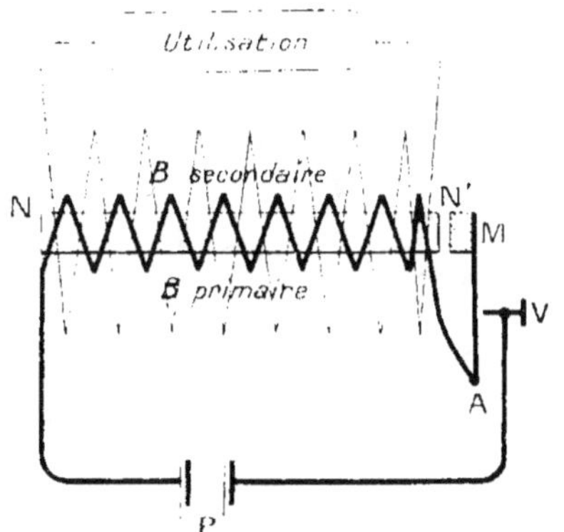

Fig. 57. — Schéma d'un générateur de courant faradique (Bobine de Ruhmkorff).

passe et le noyau NN' s'aimante. Il attire le marteau M, ce qui a pour effet d'écarter de la pointe V la lame AM. Le circuit est rompu, l'aimantation cesse : la lame élastique revient en arrière et ferme à nouveau le circuit. Le même cycle recommence.

Production et forme du courant induit. — À chaque aller et retour du marteau se produisent *deux états variables* du courant primaire dans le circuit inducteur. Nous rappellerons succinctement comment ces états variables donnent naissance aux courants induits.

Au moment de l'établissement de la fermeture du courant *primaire*, sa force électromotrice passe de zéro à une certaine valeur P, la variation peut être représentée graphiquement par la ligne FP et dure le temps Fp (fig. 58).

Cette perturbation exerce son effet dans l'espace environnant la bobine primaire, crée une *variation de flux* qui détermine dans la bobine secondaire un *courant induit*, dit de *fermeture*, pour rappeler le courant qui l'a déterminé.

Le *sens* du courant d'induction est déterminé par la loi de Lenz : le sens du courant induit est toujours tel que sa force électromotrice tend à s'opposer à la cause, quelle qu'elle soit, qui lui donne naissance. Remarquons en passant que la loi de Lenz (1833) exprime pour un cas particulier un fait très général : partout et toujours, il y a opposition de la réaction à l'action.

Lorsque la force électromotrice du courant primaire a atteint sa valeur maxima en P, *l'état permanent* PP' commence. Il n'y a *plus de perturbation*, plus de variation de flux, partant plus de courant

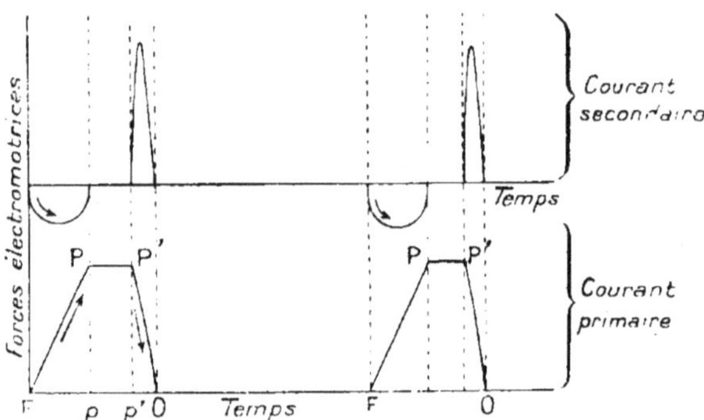

Fig. 58. — Variations simultanées du courant primaire et du courant secondaire dans une bobine de Ruhmkorff.

induit. Mais cette période est très courte, beaucoup plus courte que ne le faisaient supposer les mesures déjà anciennes de Blaserna.

Au moment de la *rupture* (de l'ouverture) du courant *primaire*, la force électromotrice passe rapidement du maximum à zéro. La variation P'O détermine dans la bobine secondaire un *courant induit d'ouverture* dont le sens est inverse de celui de fermeture, en raison de la loi de Lenz.

Les *ondes induites* de fermeture et de rupture n'ont pas la même forme, ni la même force électromotrice. La perturbation à la *fermeture est plus lente* et donne une onde dont la force électromotrice est plus faible ; la perturbation à *l'ouverture est plus brève* et donne une onde à force électromotrice beaucoup plus élevée. Mais il faut remarquer que l'aire des deux ondes est égale, c'est-à-dire que les *quantités d'électricité* charriées par chacune sont identiques

Les recherches du professeur Leduc à l'aide de l'ondoscope de Gehrke, construit par Ruhmer, ont fixé les idées sur la forme des ondes induites et sur leur production. Les photographies qu'il a publiées (1) montrent qu'une onde de fermeture est suivie immédiatement d'une onde de rupture puis d'un silence. Nos recherches sur ce point nous ont montré de plus que le fonctionnement de l'interrupteur-trembleur a une très grande influence sur la façon dont se produit le courant induit. Avec un interrupteur à marche lente, nous avons vu l'onde de fermeture disparaître ; pour une marche plus rapide, l'onde de fermeture se montre et augmente peu à peu de valeur. Mais dans les cas même les plus favorables nous avons pu constater que la durée de l'état permanent est extrêmement brève, le plus souvent nulle.

Condensateur de Fizeau. — Toute bobine médicale sérieuse doit être munie d'un organe qui augmente sa puissance et régularise le courant qu'elle fournit, c'est le **condensateur de Fizeau**. Le rôle de cet appareil est facile à saisir. Quel que soit l'interrupteur employé, on remarque au moment de la cessation du courant primaire une brillante *étincelle, dite de rupture*. Cette étincelle éclate dans le trembleur ordinaire entre la pointe de la vis V (fig. 59 et la lame élastique qui supporte le marteau M. Elle est due, ainsi que l'indiquent les traités de

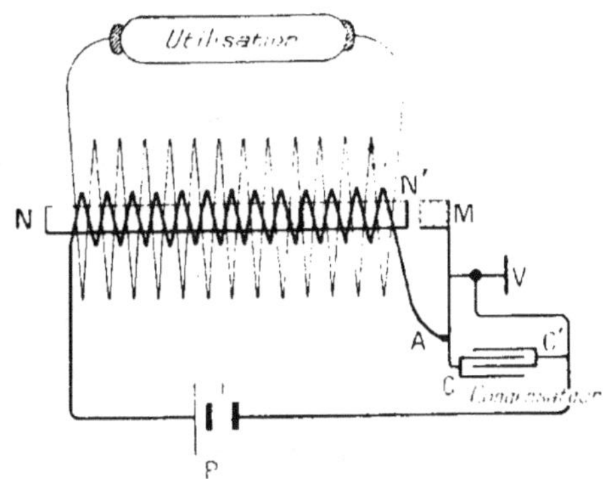

Fig. 59. — Bobine de Ruhmkorff munie du condensateur de Fizeau.

physique, à la **self-induction** du courant primaire. Ce courant s'induit lui-même si l'on peut dire et provoque, au moment où il pénètre dans la bobine primaire, un courant qui s'oppose à sa propagation ; par contre, au moment où il cesse, un courant induit de sens identique au sien prend naissance et augmente sa force électro-motrice. C'est justement la somme du courant primaire et du courant direct de self-induction qui produit à la rupture l'étincelle dont nous parlions plus haut. Cette étincelle doit être évitée pour deux raisons : l'une physique, l'autre physiologique.

Au point de vue *physique*, l'étincelle de rupture prolonge la durée du courant inducteur, elle joue le rôle d'un trait élastique qui ne se rompt qu'après s'être distendu d'une façon progressive. Le courant inducteur *diminue* donc d'intensité *peu à peu*, au lieu d'être interrompu brusquement. Le courant induit s'en trouve diminué d'autant, car à une action inductrice moins énergique se joint une désaimantation moins brusque du noyau de fer doux.

Au point de vue *physiologique*, la secousse donnée par une bobine sans condensateur est peu franche, peu régulière. L'étincelle de rupture *brûle* les pièces de l'interrupteur qui fournit de mauvaises fermetures comme de mauvaises ruptures du courant primaire. Ces irrégularités sont amplifiées par le courant induit.

Fizeau eut l'idée d'intercaler un *condensateur* formé de lames d'étain séparées par du papier paraffiné entre les deux pièces de l'interrupteur, comme le montre la figure 59.

Le condensateur est monté, comme on le voit, *en dérivation* de part et d'autre de la vis V et de la lame AM. Lorsque le courant de self-induction se produit à la rupture, il charge le condensateur CC' au lieu d'éclater sous forme d'étincelle. Au contact qui suit aussitôt, la décharge du condensateur se produit par le fil de la bobine primaire et la pile. Ce courant de décharge a un sens inverse du courant de charge et désaimante instantanément le noyau de fer doux de la bobine. On a donc rupture brusque du courant inducteur, minimum de détérioration des pièces de l'interrupteur, augmentation et régularisation du courant induit.

Certains constructeurs, peu nombreux du reste, remplacent le condensateur par une résistance, petite lampe à incandescence par exemple, montée en dérivation comme le condensateur lui-même. Le dispositif est loin de valoir le condensateur.

Forme pratique du courant faradique. — Nous connaissons maintenant l'appareil producteur type de courant faradique. Quelle est la forme de ce courant au point de vue électrothérapique, le point de vue *pratique* qui nous occupe? Rigoureusement il est constitué par deux ondes, l'une de fermeture, l'autre de rupture, véhiculant des quantités égales d'électricité (1), mais avec des forces électromotrices bien différentes. **L'onde de fermeture** est négligeable à cause de ses effets très peu marqués sur les éléments contractiles du muscle; **l'onde d'ouverture** seule produit brusquement une contraction musculaire et une excitation sensitive à cause de sa force électromotrice élevée (fig. 58). En fin de compte le courant faradique peut donc être représenté comme composé uniquement des ondes induites de rupture A, A', A" séparées par des périodes relativement longues de repos, ainsi que le représente la figure 60.

Il en résulte qu'au point de vue *pratique* le courant faradique peut ne plus être envisagé comme un courant alternatif, mais comme un courant de *polarité déterminée* interrompu plusieurs fois à la seconde. On ne s'étonnera donc pas d'entendre parler du pôle

____

(1) Pourvu du moins que les deux extrémités du fil de la bobine secondaire soient réunies en court-circuit.

positif et du pôle *négatif* d'une bobine. Cette polarité est celle du *courant de rupture*.

Les bobines médicales sérieuses portent sur les bornes de l'induit les signes + (positif et — négatif correspondant à la polarité que nous venons d'indiquer.

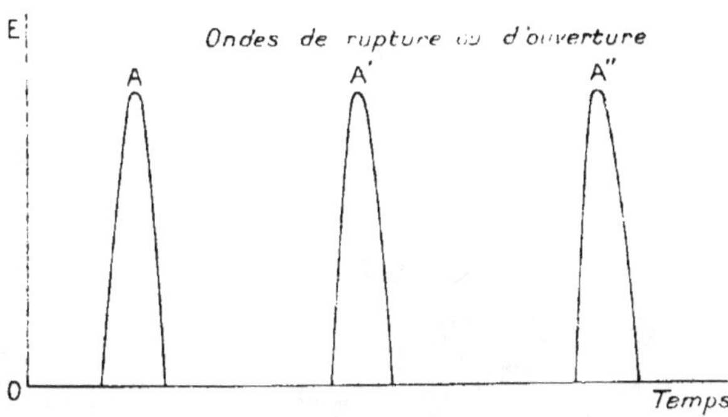

Fig. 60. — Le courant faradique se compose pratiquement des seules ondes d'ouverture.

Dans les appareils portatifs, les bornes sont remplacées par des prises de courant en forme de *trous* dans lesquels on enfonce l'extrémité des conducteurs. Ces trous sont désignés par les lettres P et N, initiales des mots *positif* et *négatif*.

Production du courant faradique pour les usages médicaux

Si nous n'avions, pour la production du courant faradique, que l'appareil schématique décrit précédemment d'une façon tout à fait générale, nous pourrions être embarrassés. Il est donc nécessaire d'envisager en détail l'appareil producteur de courant faradique.

Bobine primaire. — La *bobine primaire* est constituée par un fil de 1 millimètre de diamètre enroulé sur lui-même de façon à former quatre couches autour du noyau de fer doux. En donnant à cette bobine 88 millimètres de longueur et 36 millimètres de diamètre, comme l'a recommandé le Congrès des électriciens en 1881, on a 1,41 ohm pour la résistance de ce circuit. On alimente ce circuit primaire au moyen de deux piles de Bergonié montées en tension ou, mieux, de *deux accumulateurs*. On charge ces accumulateurs au moyen du courant d'éclairage, en intercalant sur le circuit une lampe de 16 bougies. Si cette lampe est une de celles qui sert le plus souvent dans l'appartement, on conçoit que les accumulateurs seront toujours chargés sans qu'on ait à s'en préoccuper.

Bobines secondaires. — Ce n'est pas une, mais *deux* et même *trois* bobines secondaires interchangeables que comporte un appareil médical générateur du courant faradique.

La *première bobine* a un fil *gros* et *court*. Sa résistance est faible : 1 ohm environ. Elle fournit un courant dont la tension est peu élevée, mais dont l'intensité est relativement forte, c'est-à-dire un **courant de quantité**.

La *seconde bobine* a un fil *fin* et *long*. Sa résistance, variable avec les constructeurs, est comprise entre 300 et 2000 ohms. Elle fournit

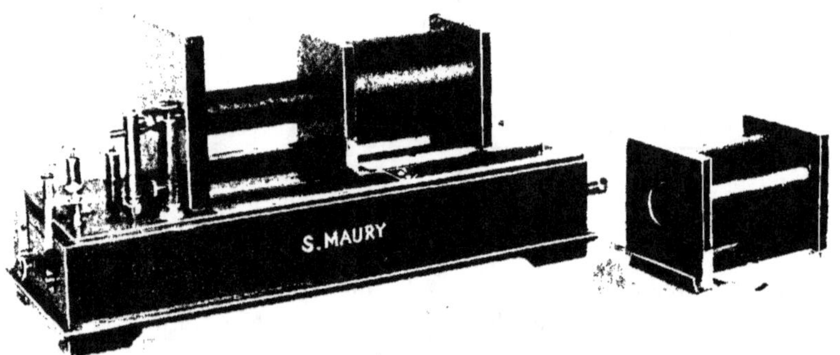

Fig. 61. — Appareil faradique médical.

un courant d'intensité beaucoup plus faible que la précédente, mais de tension beaucoup plus grande, un **courant de tension** comme on dit généralement.

La *troisième bobine* que certains constructeurs ne fournissent pas a un fil plus fin que la première et moins long que la seconde. Sa résistance est voisine de 15 à 20 ohms. Le courant fourni possède à la fois *quantité* et *tension*. Il est *moyen*, comme la bobine elle-même.

On doit exiger des constructeurs au moins les deux premières bobines. Les effets physiologiques des courants qu'elles fournissent sont bien différents, ainsi que nous le verrons plus loin.

II. — MESURE.

Il est regrettable de constater qu'en comparaison des appareils si précis que nous possédons pour mesurer le courant galvanique, nous ne disposons encore d'aucun appareil vraiment pratique pour mesurer le courant faradique.

On ne peut pas sérieusement appeler mesure l'appréciation de la distance **en centimètres** qui sépare la bobine inductrice de la bobine induite. Il suffit que deux bobines ne soient pas rigoureusement identiques, que les trembleurs ne fonctionnent pas avec la même vitesse, etc., pour que les courants induits développés soient bien différents, avec le même écartement des bobines.

On doit à André Broca un ingénieux appareil de mesure qui n'est malheureusement pas encore entré dans la pratique électrothérapique. A l'aide d'un commutateur spécial, l'auteur redresse une des deux ondes fournies par la bobine secondaire. Le courant ainsi redressé est envoyé dans un galvanomètre très sensible qui fait connaître l'*intensité moyenne* des deux ondes.

Tout récemment (1), Gaiffe a imaginé pour la mesure du courant faradique un dispositif qui est appelé, croyons-nous, à un grand succès. Il se compose d'un *milliampèremètre apériodique* extra-sensible mesurant *1 dixième* de milliampère pour toute sa graduation et d'une petite *soupape électrolytique*. Ces deux appareils sont branchés sur le circuit de la bobine secondaire. La soupape arrêtant une des ondes, le courant périodique qui circule dans le galvanomètre circule toujours dans le même sens et la déviation fixe indique l'*intensité moyenne*. On peut, avec cet appareil, mesurer, à une exactitude de 2 à 3 p. 100 près, l'intensité moyenne des courants induits traversant le patient.

III. — UTILISATION.

Comme pour le courant continu, nous aurons à envisager la graduation, la distribution et l'application de ce courant.

§ I. — Graduation.

Elle peut se faire de deux façons principales, soit en modifiant le champ électromagnétique embrassé par les spires du circuit secondaire, soit en augmentant la résistance du circuit comprenant les électrodes.

A. Graduation par modification du champ magnétique. — Nous avons dit que la bobine secondaire pouvait recouvrir plus ou moins la bobine primaire. Pour cela la bobine secondaire glisse

(1) Cf. *Archives d'Électricité médicale*, 25 août 1908, p. 667.

sur un petit chariot. A mesure qu'on écarte la bobine secondaire de la bobine primaire le courant induit diminue. Il augmente si on recouvre la bobine primaire avec la bobine secondaire. Pour évaluer l'*écartement* des deux bobines, la planchette de la bobine induite porte un repère qui se déplace devant une *réglette* fixée sur le socle de l'appareil et graduée en *centimètres*.

On peut encore placer un *cylindre de cuivre* entre l'inducteur et l'induit. Lorsque le cylindre recouvre entièrement la bobine primaire, il s'y développe des courants de Foucault (courants d'induction fermés sur eux-mêmes) et le courant dans la bobine secondaire est minimum. A mesure qu'on retire le cylindre, on supprime une longueur de plus en plus grande de l'écran qui s'opposait aux phénomènes d'influence et le courant induit augmente. Avec ce dispositif les deux bobines peuvent rester complètement engainées l'une sur l'autre (1).

B. Graduation par modification de la résistance du circuit d'utilisation. — On peut augmenter ou diminuer plus commodément encore les effets du courant faradique en intercalant, sur le circuit comprenant les électrodes, un *rhéostat à liquide* analogue à ceux que nous avons décrits pour le courant galvanique. Dans ce cas, on engaine à fond la bobine secondaire sur la bobine primaire et on modifie la résistance du rhéostat selon que l'on veut obtenir un courant faible ou fort. Ce dernier procédé est *plus rigoureux* que le premier, mais il est moins employé parce qu'il nécessite un appareil supplémentaire.

§ 2. · Distribution.

Conducteurs. — Ceux qui conviennent au courant galvanique conviennent parfaitement au courant faradique.

Électrodes. — Comme pour le courant galvanique, les électrodes peuvent être *nues* ou *spongieuses*. Les premières sont surtout employées pour obtenir des *effets sensitifs*, les secondes des *effets moteurs*.

Aux électrodes nues que nous connaissons déjà, il y a lieu d'ajouter ici le **pinceau faradique** imaginé par Duchenne de Boulogne. Cette électrode se compose d'une sorte de *petit balai* ou de pinceau de fils de laiton monté sur un manche isolant.

Lorsqu'on emploie cette électrode comme électrode active, les nerfs sensitifs de la région explorée sont très vivement excités. Il

(1) Ce système de réglage est souvent utilisé dans les appareils portatifs.

faut bien observer ici que le pinceau ne doit être en aucune manière imbibé de liquide. La région que l'on doit exciter doit même être asséchée avec soin, lavée à l'alcool, puis poudrée avec du lycopode ou du talc.

Les *électrodes spongieuses* sont celles que nous connaissons déjà. Les mêmes précautions doivent être prises pour leur entretien, leur imbibition et leur stérilisation.

Interrupteurs. — Le courant faradique est, par définition, un courant interrompu un grand nombre de fois à la seconde. On peut modifier la rapidité et le nombre des interruptions en serrant ou en

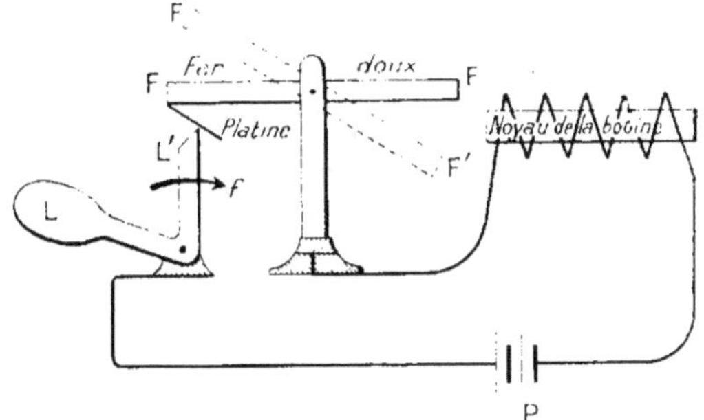

Fig. 62. — Schéma de l'interrupteur à levier (Gaiffe).

desserrant la vis de l'interrupteur-trembleur. Pour donner à ce réglage une marge plus grande, Gaiffe a imaginé un **interrupteur à levier**, dont le principe est le suivant (fig. 62).

Une palette de fer doux FF, mobile autour d'un axe horizontal, est placée en face du noyau de fer doux de la bobine et un peu au-dessus de son extrémité. Au repos, la palette repose sur le levier coudé LL' par l'intermédiaire d'un petit ressort de platine. A ce moment le circuit est fermé, la palette est attirée et prend la position FF'. Mais comme le levier LL' est mobile autour d'un axe horizontal, on peut le faire tourner dans le sens de la flèche *f*, modifier ainsi la butée contre le ressort et par suite l'excursion de la palette. On peut obtenir ainsi 50 à 3 000 interruptions par *minute* avec tous les intermédiaires.

Il est bon de remarquer ici, à propos de tous ces interrupteurs à platine, que la petite étincelle qui se produit à la rupture *ronge* le métal, le rend rugueux et donne lieu ainsi à de mauvaises interruptions. La lame et le contact mobile doivent donc être polis périodiquement avec du papier émeri très fin ou avec une petite lime.

Indépendamment des interrupteurs qui sont la condition même

de production du courant faradique, on doit envisager ceux qui permettent de lancer ou de supprimer le courant qui se rend au malade.

On peut utiliser ceux que nous connaissons déjà, les interrupteurs à fiche, à manette et surtout le *métronome interrupteur* qui fournit du courant faradique rythmé.

Renverseurs de courant. — Ils sont peu employés avec le courant faradique. Le pôle négatif de la bobine d'induction donne cependant une secousse plus forte que le pôle positif et excite plus énergiquement la sensibilité. Le renverseur de courant servira donc seulement à rendre négative l'électrode active.

§ 3. — Application.

Il n'y a rien à ajouter à ce que nous avons signalé à propos du courant galvanique. Les quelques cas particuliers seront signalés dans la partie thérapeutique.

CHAPITRE IV

COURANT GALVANO-FARADIQUE

Par la combinaison du courant galvanique et du courant faradique, on obtient un courant mixte, le *courant galvano-faradique* qui donne des effets beaucoup plus puissants que chaque courant employé séparément.

Ce courant a été imaginé par de Watteville, d'où le nom de **courant de Watteville**, qu'on lui donne assez souvent.

I. — PRODUCTION.

On obtient ce courant en introduisant la bobine secondaire d'un appareil faradique dans le circuit du courant galvanique. Mais ce montage peut être fait de deux façons, soit **en tension**, soit **en opposition**.

§ 1. — Courant galvano-faradique en tension.

C'est le plus souvent employé. La bobine secondaire est montée en série ou en tension, avec la source galvanique, c'est-à-dire qu'on

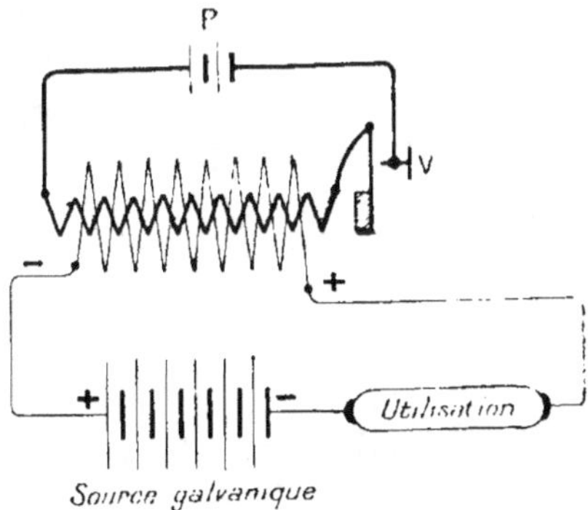

Fig. 63. — Montage du courant galvano-faradique en tension.

réunit le pôle positif de la source galvanique au pôle négatif de la bobine induite, le pôle positif de la bobine au pôle négatif de la source galvanique (fig. 63).

Dans ce cas, la force électromotrice des deux courants composants s'ajoute et la *forme* du courant résultant peut être représentée par la courbe de la figure 64.

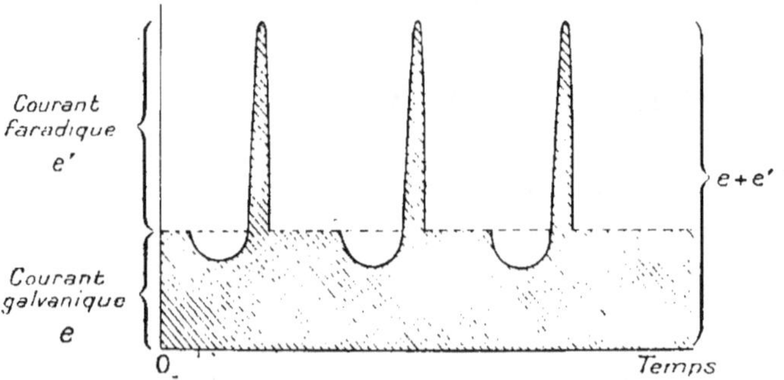

Fig. 64. — Forme du courant galvano-faradique en tension.

Le courant a une tension égale à la *somme* de celles des deux courants, c'est-à-dire à $e + e'$. De plus, la quantité d'électricité mise en jeu est beaucoup plus grande qu'avec le courant faradique seul. On comprend dès lors les effets plus intenses de la combinaison.

§ 2. — Courant galvano-faradique en opposition.

Dans ce cas, le pôle *positif* de la source galvanique est relié au pôle *positif* de la bobine secondaire, et les pôles négatifs des deux

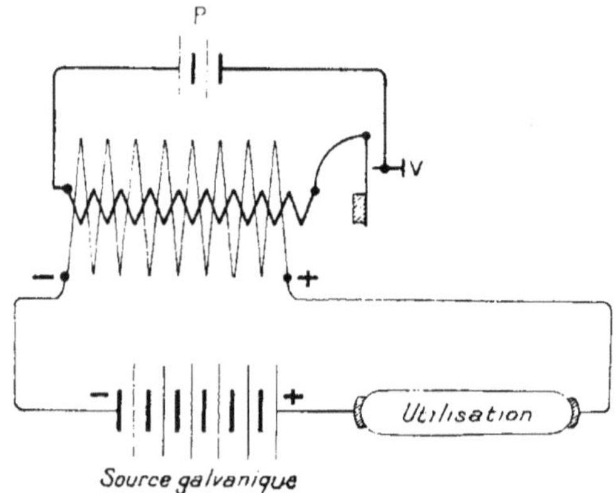

Fig. 65. — Montage du courant galvano-faradique en opposition.

sources par un circuit comprenant entre eux l'utilisation. On a le nouveau schéma de la figure 65.

La *forme* du courant résultant est tout autre. Les forces électromotrices, au lieu de s'ajouter, *se retranchent* et l'on a $e - e'$ (fig. 66).

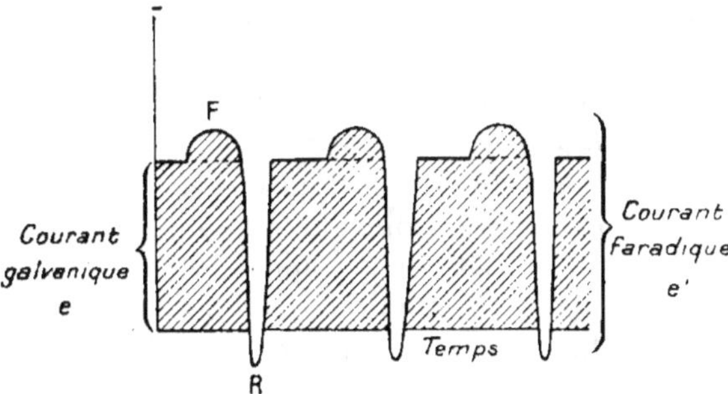

Fig. 66. — Forme du courant galvano-faradique en opposition.

Il faut remarquer que, même en supposant $e' = e$, on n'aura jamais une forme électromotrice rigoureusement nulle à un moment quelconque.

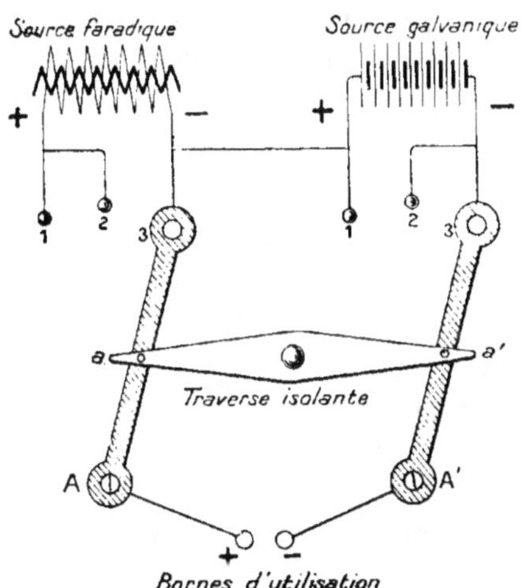

Fig. 67. — Combinateur de Watteville. { Pos. 1 = faradique. Pos. 2 = galvano-faradique. Pos. 3 = galvanique.

L'onde induite de fermeture F donne toujours au courant résultant une forme légèrement ondulatoire.

On conçoit combien les effets produits par ce second dispositif sont plus faibles que ceux du premier. On doit donc faire la plus grande attention aux pôles de la source de courant faradique. Nous rappelons que ces pôles sont ceux déterminés par l'onde induite de rupture la seule à considérer en raison de sa force électromotrice prépondérante .

Si l'on était embarrassé pour reconnaître le **signe des pôles** d'une bobine médicale, on n'aurait qu'à relier les extrémités du secondaire à un petit tube de Geissler, l'électrode reliée au pôle négatif s'entoure d'une lueur violacée.

Comme on utilise généralement le courant galvano-faradique en tension, les constructeurs munissent les tableaux à poste fixe d'un appareil qui permet d'avoir à volonté le courant galvanique, le courant faradique ou le galvano-faradique en tension. Le schéma que nous donnons du **combinateur de Watteville** permettra de se rendre compte du montage (fig. 67 .

II.　　MESURE.

On se borne à faire celle du courant *galvanique* et celle du courant *faradique* à l'aide des procédés que nous avons indiqués. Ces mesures manquent de précision, les effets dépendant de la valeur relative des deux courants employés et la mesure du courant faradique étant jusqu'ici extrêmement défectueuse.

III. — UTILISATION.

§ 1. — Graduation.

Elle peut se faire d'abord par le réglage de chaque courant *séparément*, puis par l'introduction, dans le circuit comprenant les électrodes, d'un *rhéostat à liquide*.

§ 2. — Distribution et application.

Le courant galvano-faradique est distribué et appliqué comme les courants composants. Il n'y a rien de spécial à ajouter à ce sujet.

CHAPITRE V

COURANTS OSCILLATOIRES

I. — GÉNÉRALITÉS.

Le *courant oscillatoire* est un courant qui varie d'une façon continuelle, sans jamais atteindre d'état permanent (fig. 68). Il y a plusieurs variétés de courants oscillatoires.

Le **courant périodique** est une forme de courant oscillatoire. C'est un courant dont l'intensité varie de la même façon et repasse par les mêmes valeurs au bout d'intervalles de temps égaux (fig. 69).

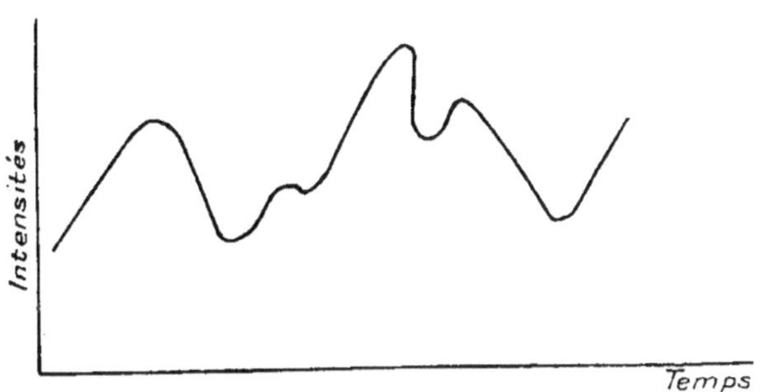

Fig. 68. — Courant oscillatoire.

On appelle **période** d'un semblable courant, la partie de la courbe qui le représente, comprise entre deux points semblablement placés, A et A', par exemple (fig. 69).

Le **courant alternatif** est un courant périodique dont la période se compose de deux demi-périodes *égales*, mais de valeurs *contraires* (positives et négatives).

Les figures 70 et 71 représentent la forme de deux courants alternatifs différents.

La forme de la courbe peut, comme on le voit, être quelconque.

Le **courant sinusoïdal** est un courant périodique alternatif dont l'intensité varie avec le temps suivant la même loi que l'élongation du pendule. On l'appelle sinusoïdal, parce qu'il entre un **sinus** dans l'équation de la courbe représentant ce courant. C'est le plus

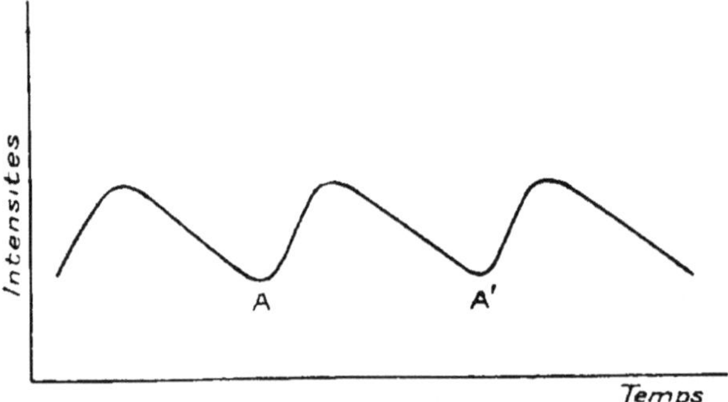

Fig. 69. — Courant périodique.

simple des courants alternatifs. Chacun des fils reliés à un générateur du courant sinusoïdal est alternativement positif et négatif (fig. 72).

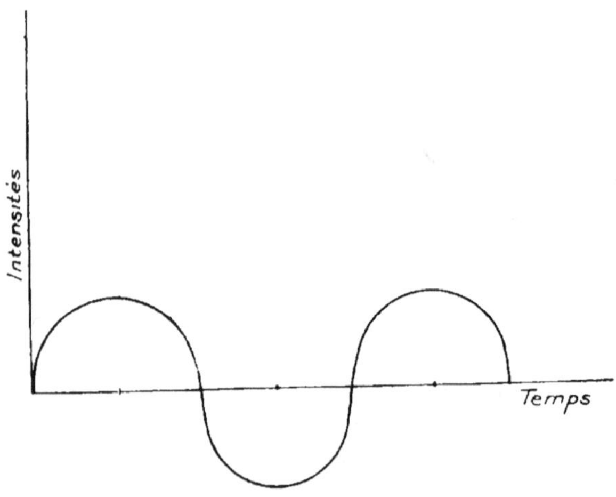

Fig. 70. — Courant alternatif.
(Fréquence basse).

Le **courant ondulatoire** est un courant périodique dont la courbe affecte la forme sinusoïdale, mais dont le signe ne change pas (fig. 73). Ce n'est donc *pas un courant alternatif* et son intensité varie de zéro à la même valeur positive ou négative.

On appelle **fréquence** d'un courant périodique alternatif ou ondulatoire le nombre de périodes par *seconde*. La fréquence peut être

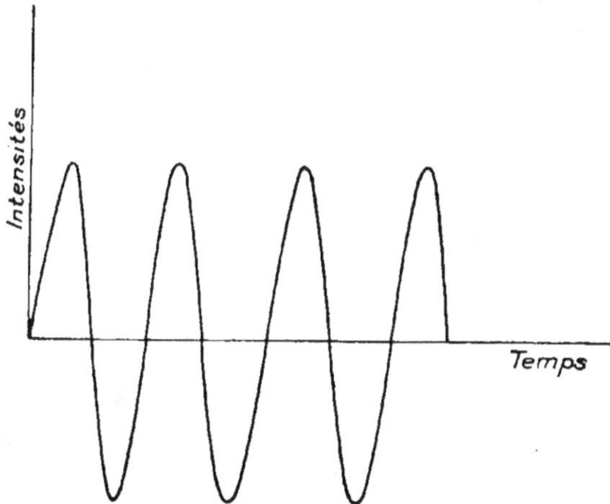

Fig. 71. — Courant alternatif. (Fréquence plus élevée.)

plus ou moins élevée. Pour 150 à 200 périodes à la seconde, le cou-

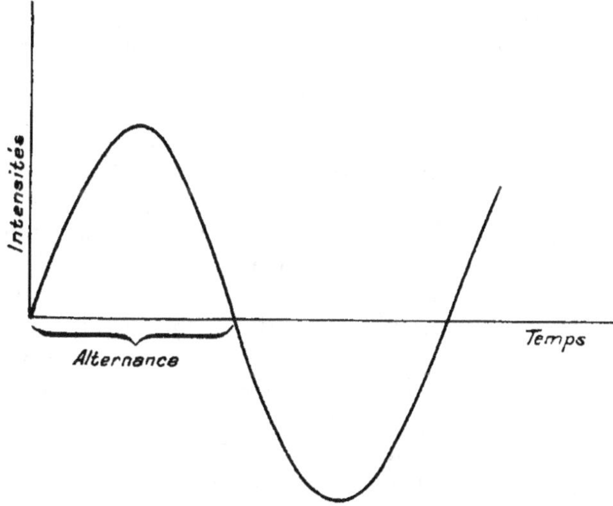

Fig. 72. — Courant sinusoïdal.

rant est dit à **basse fréquence** Lorsque les périodes sont très nombreuses, 150000, 200000 et plus, le courant est appelé **courant de haute fréquence**. Nous aurons l'occasion de l'étudier en détail.

On nomme *demi-période* ou **alternance**, l'intervalle compris entre deux passages consécutifs au zéro de la courbe d'un courant alternatif (fig. 72). Une période se compose donc de *deux alternances*. Lorsque le courant est appliqué à l'organisme, il y a une excitation par alternance, donc *deux par période*. La fréquence pourrait donc se

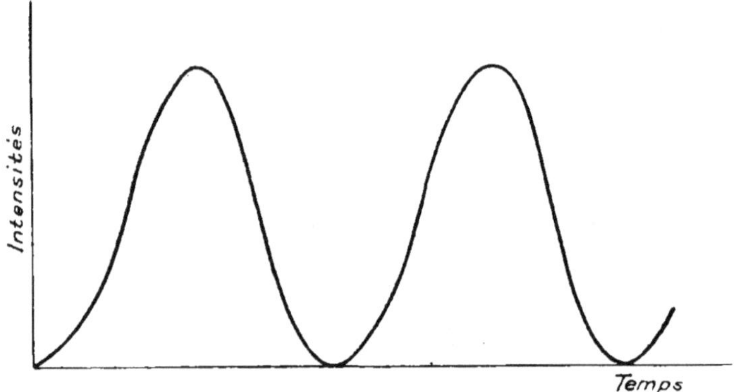

Fig. 73. — Courant ondulatoire.

définir, au point de vue physiologique, la moitié du nombre d'excitations par seconde.

C'est à l'éminent professeur d'Arsonval, du Collège de France, que l'on doit l'introduction des courants oscillatoires et plus particulièrement des courants alternatifs, en électrothérapie.

On a même tenté d'utiliser, ces derniers temps, les courants polyphasés. On entend par **courants polyphasés** des courants périodiques alternatifs, composés de périodes qui courent les unes après les autres sans jamais s'atteindre. La deuxième période commence un certain temps après la première. On appelle *différence de phase* ou **décalage** la fraction de période qui sépare deux points symétriques de deux périodes successives.

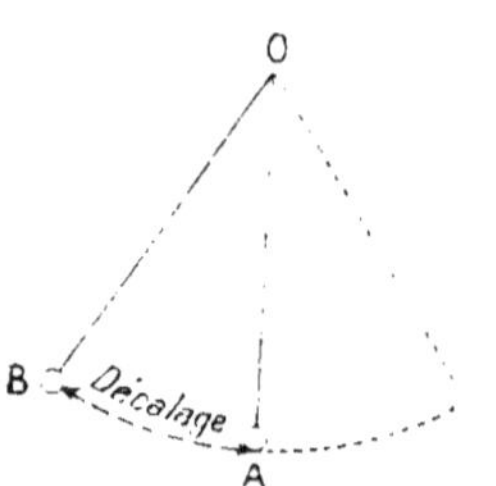

Fig. 74. — Oscillations de deux pendules lancés l'un après l'autre.

Pour bien faire saisir les idées, supposons deux courants décalés, l'un par rapport à l'autre, d'*un quart* de période. Le second sera en retard d'un quart de période sur le premier et tout se passera comme si nous avions deux pendules de même longueur mis en mouvement à des moments différents. Si nous écartons OA de sa position d'équilibre (fig. 74), il va se mettre à osciller; lançons maintenant OB quand OA passe par la verticale, nous aurons justement réalisé, entre les périodes d'oscillations de ces deux pendules, une différence de phase ou un décalage d'un quart de période. La courbe représentative du mouvement de ces deux

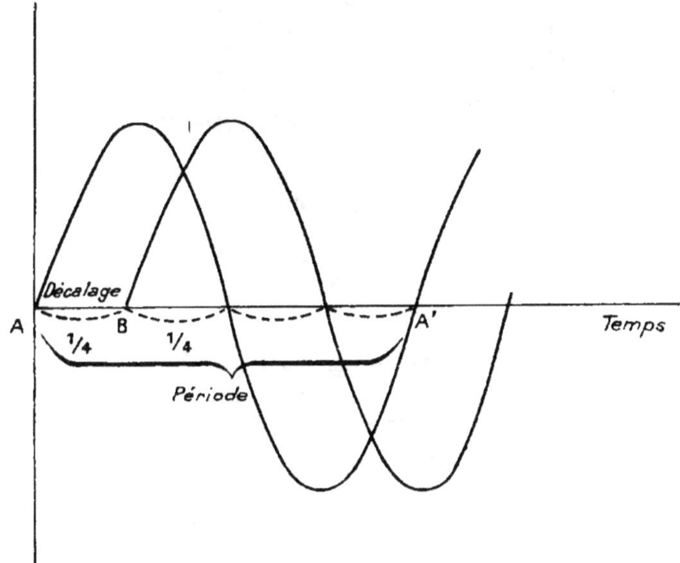

Fig. 75. — Courbe de deux courants décalés d'*un quart* de période.

pendules (fig. 75) sera justement aussi celle de deux courants décalés l'un par rapport à l'autre d'*un quart de période*.

Les **courants triphasés** sont des courants polyphasés donc périodiques alternatifs composés de trois courants décalés les uns par rapport aux autres *d'un sixième* de période.

II. — PRODUCTION.

Nous nous occuperons seulement du courant alternatif sinusoïdal, du courant ondulatoire et du courant triphasé, les seuls qui présentent actuellement quelque intérêt en électrothérapie.

§ I. — Courants sinusoïdal et ondulatoire.

On se sert généralement de machines magnéto ou dynamo-électriques, telles que celles indiquées par d'Arsonval.

La dynamo de d'Arsonval se compose d'un anneau de Gramme CC'

portant, d'une part, le collecteur ordinaire à touches avec les balais B et B' et, de l'autre côté, deux bagues métalliques isolées

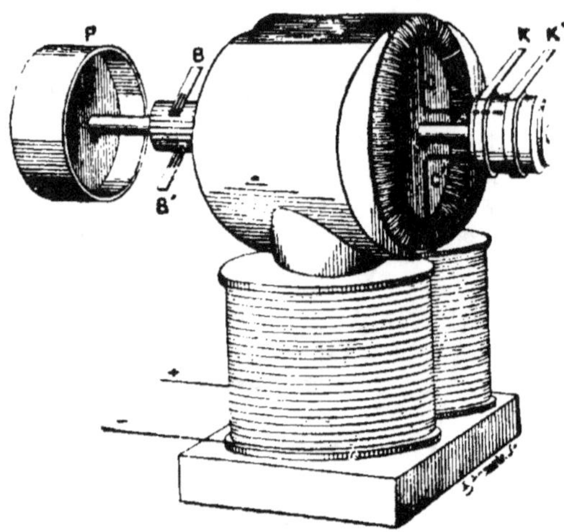

Fig. 76. — Machine dynamo du professeur d'Arsonval à courants sinusoïdaux.

en communication avec deux moitiés diamétralement opposées de l'anneau (fig. 76).

Quand l'anneau tourne entre les pôles de l'électro-aimant créé par une source de courant continu dont les fils d'arrivée sont marqués + et —, on recueille aux balais B et B' du courant continu et aux frotteurs K et K' du courant *alternatif sinusoïdal* (fig. 72). En prenant le courant sur un balai et sur un frotteur, on obtient du *courant ondulatoire* (fig. 73).

On peut se passer d'un moteur indépendant pour faire fonctionner la dynamo à courants sinusoïdaux. Il suffit d'amener aux balais B et B' et aux électro-aimants, le courant continu venant d'une batterie d'accumulateurs ou d'un secteur d'éclairage pour voir la machine tourner et débiter en KK' du courant sinusoïdal. Lorsque le courant que l'on applique à la dynamo est du courant à 110 volts et plus, il est indispensable d'intercaler un rhéostat pour pouvoir faire varier la fréquence et la force électromotrice maxima du courant sinusoïdal. Nous y reviendrons à propos de la graduation.

§ 2. — **Courants triphasés**.

La machine servant à obtenir les courants triphasés est, au fond, la même que la précédente. Seulement, au lieu de recueillir le courant sur deux points de l'anneau de Gramme situés à 180° l'un de l'autre, on le recueille sur *trois points* également distants de 120°. Chacun de ces trois fils communique avec une bague qui porte elle-même un frotteur.

III. — MESURE DES COURANTS ALTERNATIFS.

La mesure des courants alternatifs ne peut se faire à l'aide des instruments destinés au courant continu. L'aiguille, sollicitée dans les deux sens par une énergie égale, tendrait à osciller au voisinage du zéro.

Du reste, cette mesure porte : 1° sur la connaissance de la fréquence ; 2° sur la force électromotrice ; 3° sur l'intensité.

En pratique, on se borne à connaître la **fréquence** et l'**intensité**.

§ 1. — Mesure de la fréquence.

La fréquence est le nombre de périodes par seconde. On la mesure à l'aide d'un **tachymètre** ou *indicateur de vitesse* qui donne le nombre de révolutions de la machine par unité de temps.

§ 2. — Mesure de l'intensité.

Il y a à envisager une *intensité maxima*, une *intensité moyenne* et une *intensité efficace*. C'est cette dernière que nous font connaître les instruments de mesure employés ici. Disons tout de suite que l'intensité efficace est les $\dfrac{7}{10}$ de l'intensité maxima.

L'électrodynamomètre, ou milliampèremètre universel, est un des appareils couramment employés pour faire connaître l'intensité efficace. Il se compose (fig. 77) non pas d'une bobine tournant entre les pôles d'un aimant fixe, comme les milliampèremètres ordinaires, mais d'une *bobine bb* tournant dans une *bobine* fixe BB. Si un même courant passe dans les deux bobines, la bobine mobile est déviée proportionnellement au carré de l'intensité du courant. La déviation se fait *toujours dans le même sens*.

La maison Gaiffe construit des électrodynamomètres permettant de mesurer des courants sinusoïdaux depuis 10^{mA} jusqu'à 120 milliampères, ce qui est suffisant pour les applications générales du courant sinusoïdal (bains hydro-électriques par exemple). Pour les applications locales, on ne peut guère dépasser 30 milliampères ; il est donc préférable de prendre des instruments plus sensibles mesurant les intensités entre 5 et 30 milliampères et de les munir d'un shunt permettant d'aller à 150 milliampères au besoin.

On peut utiliser à la place des électrodynamomètres les **milliam-**

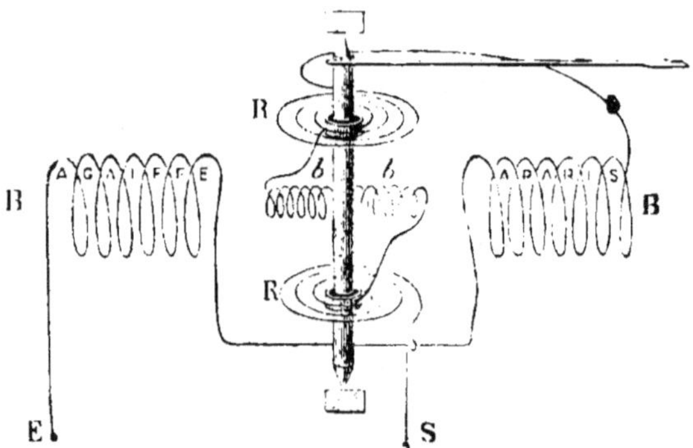

Fig. 77. — Schéma de l'électro-dynamomètre universel.

pèremètres thermiques. On connaît le principe de ces appareils : un courant, quel qu'il soit, traversant un circuit résistant, l'échauffe. La quantité de chaleur dégagée est donnée par la loi de Joule

$$Q = KRI^2T$$

dans laquelle K est une constante pour chaque substance, R la résistance du circuit, I l'intensité du courant et T le temps.

Pour réaliser un milliampèremètre thermique (fig. 78), il suffit de

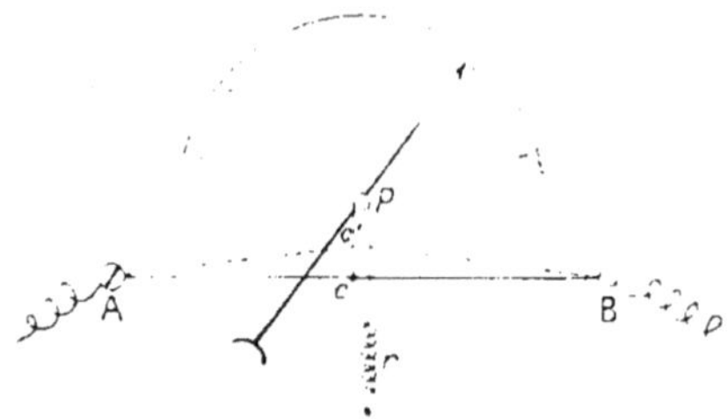

Fig. 78. — Schéma d'un milliampèremètre thermique.

faire passer le courant dans un fil fin AB tendu entre deux points fixes. Le fil s'allonge et l'on mesure cet allongement de la façon suivante. Un fil, fixé en c sur AB, passe sur une petite poulie p et est tendu par un ressort r. Quand le fil AB, par suite de son allongement, prend la position Ac'B, la poulie p tourne de gauche à droite et entraîne dans le même sens l'aiguille qu'elle supporte.

Les milliampèremètres thermiques mesurent également l'**intensité efficace**, c'est-à-dire l'intensité que devrait avoir un courant constant pour produire, dans l'unité de temps et dans le même circuit, une *quantité de chaleur égale* à celle que produit le *courant alternatif*.

Les milliampèremètres thermiques sont des instruments *très délicats* à cause de la fragilité du fil métallique qu'ils comportent. Après usage, l'aiguille ne revient pas toujours au zéro. Aussi comportent-ils une vis de réglage, figurée en A sur le schéma 78, qui permet de donner au fil la tension nécessaire à cette remise au zéro. Cette vis doit toujours être maniée avec la plus grande prudence et jamais quand le courant traverse l'appareil.

IV. — UTILISATION DES COURANTS OSCILLATOIRES.

§ 1. — Graduation.

Il y a à considérer la modification de la fréquence du courant, de sa force électromotrice maxima et de son intensité.

Fréquence. — On modifie la fréquence du courant oscillatoire en réglant la vitesse de la dynamo qui le produit. Ce réglage se fait au moyen d'un *rhéostat métallique* R intercalé dans le circuit. Un *tachymètre* T indique immédiatement la fréquence obtenue (fig. 79).

Force electro-motrice maxima. — Elle est sous la dépendance de l'intensité du champ magnétique créé entre les pôles des électro-aimants EE'. Si ce champ diminue, le voltage maximum diminue, il augmente dans le cas contraire. Il suffit donc d'augmenter ou de diminuer au moyen d'un *rhéostat métallique* R' l'intensité du courant d'excitation traversant les électros.

Intensité. — Quand on a obtenu un courant de fréquence et de force électro-motrice déterminée, il faut encore pouvoir modifier son intensité. On augmente ou on diminue le nombre des milliampères dans le circuit d'utilisation comprenant le malade en intercalant dans ce circuit un *rhéostat à liquide* R" en tout semblable à ceux qui servent pour le courant galvanique.

§ 2. — Distribution.

La distribution de ces courants se fait à l'aide des mêmes conducteurs et des mêmes électrodes que pour le courant galvanique.

Il faut remarquer cependant que, lorsqu'il s'agit de *courants polyphasés*, il faut autant de conducteurs qu'il y a de phases. Un courant *triphasé* nécessite trois conducteurs et *trois électrodes* appliquées sur le malade. Un courant *hexaphasé* demanderait six conducteurs et six

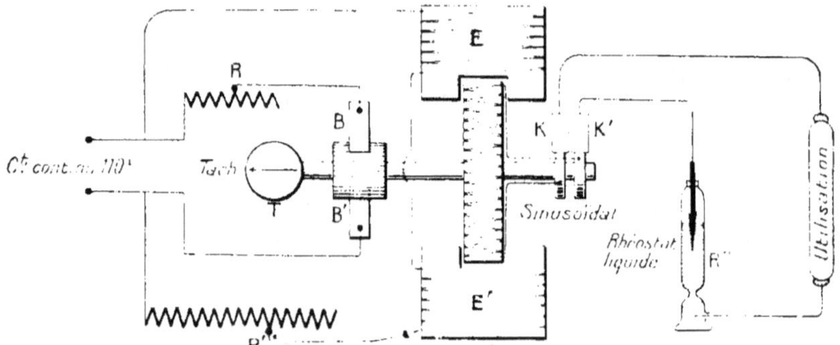

Fig. 79. — Schéma d'une distribution rationnelle de courant sinusoïdal.

électrodes. Actuellement les courants triphasés ont seuls, parmi les courants polyphasés, reçu quelques rares applications thérapeutiques.

§ 3. — **Application**.

L'application 1) n'offre rien de particulier à signaler, à part les **applications générales hydro-électriques**.

Dans ce cas, le malade est plongé dans une *baignoire* émaillée

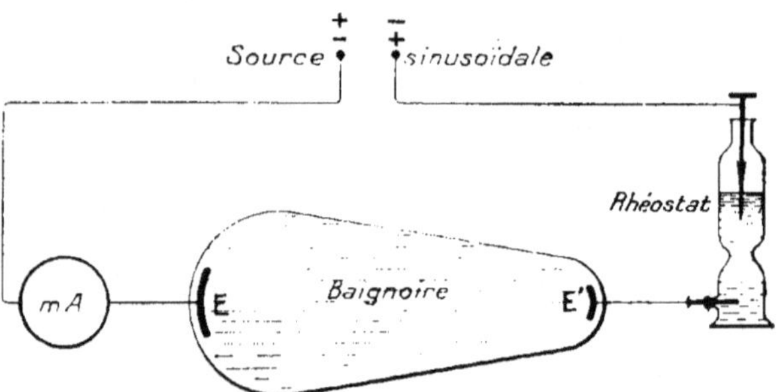

Fig. 80. — Bain hydro-électrique sinusoïdal.

(donc isolante) que l'on a remplie d'eau à la température de 34 à 37 degrés. On immerge à chaque extrémité de la baignoire une plaque de cuivre nickelé reliée à la source de courant sinusoïdal (fig. 80). Si

---

(1) On a l'habitude de désigner sous le nom de **voltaïsation sinusoïdale** l'application des courants sinusoïdaux au corps de l'homme.

l'on élève lentement l'intensité à l'aide d'un bon *rhéostat à liquide*, le malade se trouve traversé par les lignes de flux qui vont d'une électrode à l'autre. On peut atteindre 120 à 150 milliampères.

On a reproché à ce procédé de ne faire passer dans l'organisme qu'une minime partie du courant indiqué par le milliampèremètre. Aussi, en Allemagne, le « bain à quatre cellules » (**Vierzellenbad** jouit-il d'une vogue qui semble d'autant plus méritée qu'il est plus à la portée de tout spécialiste.

Le **bain à quatre cellules** se compose de deux manuluves et de deux pédiluves (fig. 81). Le malade, assis dans un fauteuil, plonge chaque avant-bras dans un récipient allongé rempli

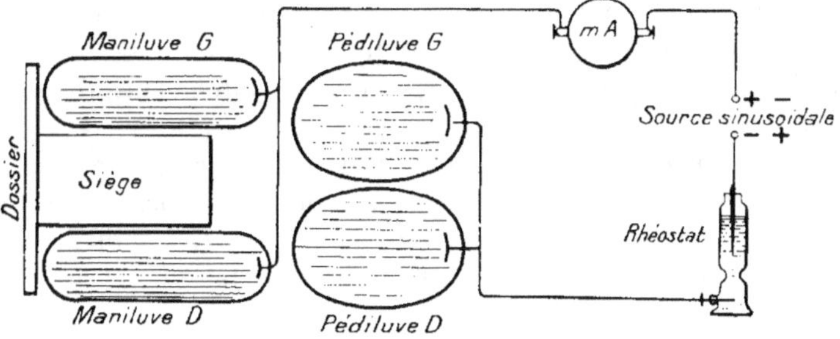

Fig. 81. — Bain à quatre cellules.

d'eau à 38-40 degrés et plonge la jambe de chaque côté dans un bassin également rempli d'eau chaude. Il y a donc, en tout, quatre récipients ou « cellules ». On réunit les deux manuluves à l'un des pôles de la source sinusoïdale, les deux pédiluves à l'autre pôle. L'organisme *entier* se trouve ainsi traversé par le courant.

En cas de nécessité, on installera, d'une façon très simple et très convenable, le bain à quatre cellules en se servant de deux grandes *poissonnières* en tôle émaillée comme manuluves et de deux *seaux* également en tôle émaillée comme pédiluves.

Les électrodes plongeant dans ces bains sont des lames métalliques *nues*, en cuivre nickelé, retenues sur le bord du récipient par un petit crochet.

CHAPITRE VI

ÉLECTRICITÉ STATIQUE

I. GÉNÉRALITÉS.

L'électricité statique ou franklinienne a été la première modalité électrique appliquée à la thérapeutique. Avant de nous en occuper, il est bon, dans un très rapide aperçu, d'expliquer l'origine de son appellation.

Certains corps frottés et, entre autres, l'ambre jaune (ἤλεκτρον) jouissent de la curieuse propriété d'attirer les corps légers. Ce phénomène, connu depuis fort longtemps, resta, depuis les Grecs jusqu'aux temps modernes, la seule manifestation artificielle du fluide électrique. L'« électricité » lui a dû son nom.

Lorsque l'ambre jaune, le verre, la résine, l'ébonite, ont acquis par frottement la propriété dont nous parlions plus haut, ils sont, comme l'on dit, **électrisés**. Mais cette électricité *reste* à leur surface tant que le corps frotté n'est pas mis en relation avec le sol. Cette électricité *qui persiste* sur le corps frotté a été appelée **statique** (*stare*, rester en place). Si le corps chargé d'électricité statique est relié au sol par un fil métallique, l'électricité statique *s'écoule* par ce fil comme de l'eau par un tuyau ; on a l'**électricité dynamique** douée, par son *courant*, d'une certaine puissance (δύναμις).

On voit qu'il n'y a pas dès lors deux électricités distinctes, mais on conçoit fort bien, par contre, que les phénomènes qui se passent dans le voisinage d'un corps chargé d'électricité *statique* peuvent être bien différents de ceux produits par l'écoulement de ces charges.

Définitions. — Les corps se distinguent, au point de vue électrique, en *isolants* et en *conducteurs*.

Un **isolant** est un corps qui se charge d'électricité statique lorsqu'on le frotte, même s'il est par un point en contact avec le sol. Au terme isolant, on préfère avec juste raison aujourd'hui le terme de **diélectrique**. Nous aurons l'occasion d'insister sur le choix de ce nouveau terme lorsque nous étudierons les condensateurs (Voy. *Courants de haute fréquence*).

Un corps **conducteur** est un corps qui ne peut se charger d'électricité par frottement que lorsqu'il est séparé du sol par un isolant.

Tous les corps isolants frottés ne se chargent pas de la même électricité. On le prouve aisément. En un point fixe O fig. 82 , suspendons un petit pendule P formé d'une sphère de moelle de sureau suspendue à un fil isolant (soie). Approchons successivement du pendule deux bâtons B et B', l'un en verre, l'autre en résine, *sans les avoir frottés*. Aucun d'eux n'attire le pendule. Frottons maintenant le bâton de verre, et approchons-le du pendule, le pendule est attiré, vient toucher le verre et *est repoussé aussitôt*. Frottons alors le bâton de résine et présentons-le

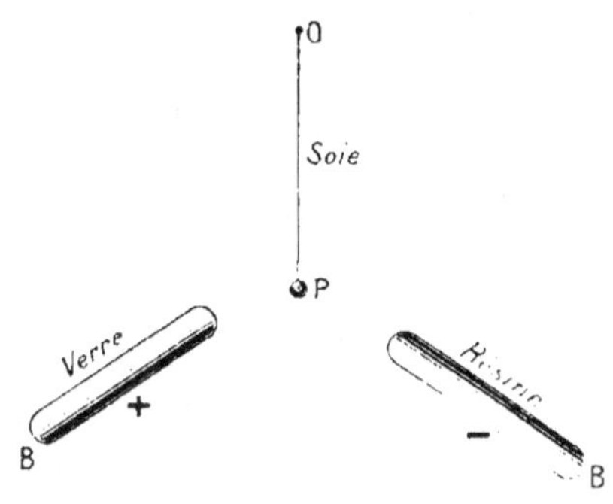

Fig. 82. — Électricité vitrée et électricité résineuse.

au pendule. Le pendule, que repoussait le verre, est *attiré*. Cette attraction se change en un contact si le bâton est trop voisin et une *répulsion nouvelle* se manifeste aussitôt.

Ces constatations nous amènent à conclure : 1° qu'un corps repoussé par le verre électrisé est attiré par la résine électrisée, qu'il y a donc deux sortes d'électricité statique : l'**électricité vitrée** ou *positive* et l'**électricité résineuse** ou *négative* ; 2° que deux corps chargés d'électricité de *même nom se repoussent* (cas du pendule qui a pris une charge de même signe que le bâton en le touchant).

On admet enfin que chaque corps est chargé de fluide neutre et que le frottement a pour effet de décomposer ce fluide en *fluide positif* et en *fluide négatif*, égaux en quantité, mais de signe contraire, ainsi que le rappelle leur nom.

Comme Franklin est l'un des premiers physiciens qui ait étudié consciencieusement l'électricité statique, on appelle encore cette électricité *franklinienne* et on désigne sous le nom de **franklinisation** l'application de cette modalité électrique à la thérapeutique.

II. — PRODUCTION.

En 1670, Otto de Guéricke construisit la première machine électrostatique ; elle était à boule de soufre. En 1768, Ramsden imagina une machine bien meilleure à plateau de verre, mais l'une comme l'autre appartenait au type des **machines à frottement**. Cette catégorie de machines, dont le rendement est mauvais, a été remplacée par les **machines à influence**. Dans ces dernières, il y a création d'un champ électrique et c'est par influence que se fait la transformation de l'énergie mécanique en énergie électrique.

Machines à influence.

Dans les machines à influence il y a à considérer deux parties essentielles : 1° le système créateur du champ électrostatique ; 2° le système utilisateur de ce champ.

Le type le plus schématique des machines à influence est l'électrophore de Volta (fig. 83). Le gâteau de résine R est le système créateur du champ électrostatique ; le plateau P recouvert d'une couche métallique est le système utilisateur du champ.

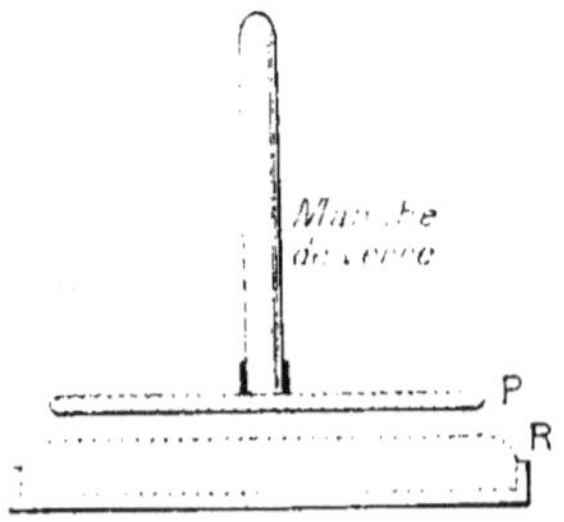

Il existe de nombreux types de machines à influence ; celles de Carré, de Holtz, de Voss, de Töpler, de Wimshurst avec et sans secteurs, sont les plus connues en même temps que les plus pratiques.

Actuellement, on n'emploie plus guère en électrothérapie que les machines du type Wimshurst. C'est donc de celles-là seulement que nous nous occuperons. Voyons d'abord les conditions que doit remplir une machine médicale.

Fig. 83. — Électrophore de Volta
(type d'une machine à influence).

Conditions d'une bonne machine statique. — Il y en a quatre principales :

1° La machine ne doit pas nécessiter une trop forte dépense d'énergie mécanique ;

2° Elle doit pouvoir fonctionner immédiatement, par tous les temps comme en toute saison, autrement dit, elle doit être *insensible* aux variations de l'*état hygrométrique* de l'air ambiant ;

3° La machine doit donner de l'électricité à haut potentiel avec une intensité aussi grande que possible ;

4° La polarité des conducteurs ne doit pas s'inverser pendant la marche de la machine.

Machine de Wimshurst. — La machine de Wimshurst est justement une de celles qui répond le mieux à ces desiderata. Voyons tout d'abord quelles en sont les pièces essentielles : ce sont les *plateaux*, les *balais* et les *collecteurs* munis de leur *peignes*.

Les **plateaux** sont le plus généralement en ébonite. Ils sont disposés *par paire*: ils sont montés sur le même axe et tournent en sens inverse l'un de l'autre à l'aide d'un système particulier de courroies. Pour augmenter le débit des machines, on monte deux, trois, quatre, six *paires* de plateaux et même plus. Certaines machines américaines ont jusqu'à douze paires de plateaux. Le diamètre des plateaux

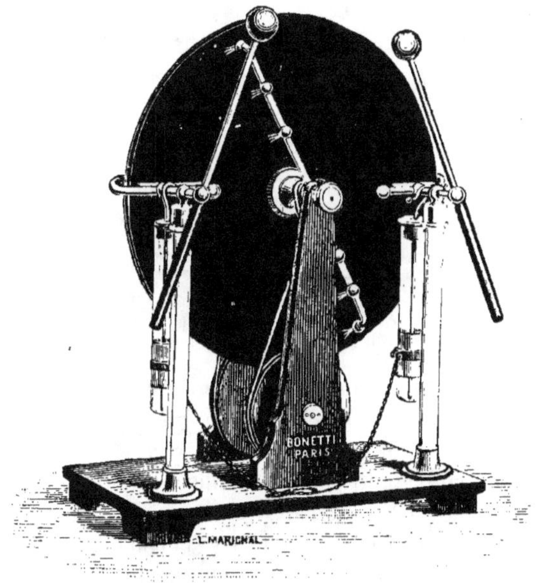

Fig. 84. — Machine de Wimshurst sans secteurs et à plateaux.

varie entre 60 et 80 centimètres ; on ne dépasse guère cette dernière dimension à cause de la difficulté à conserver plans et rigides de très grands plateaux d'ébonite.

Tantôt les plateaux portent sur leur face externe une série régulière et radiée de petits *secteurs* d'étain collés sur l'ébonite. On a les *machines à secteurs*. Tantôt les plateaux sont lisses : on a les **machines sans secteurs**. Ces dernières sont vraiment les machines médicales car elles ont l'immense avantage de ne pas voir leur polarité s'inverser pendant la marche, ce sont donc des *machines à polarité constante*.

Les **balais** sont de petites houppes de clinquant ou de fils métalliques très fins qui frottent légèrement sur les plateaux. Dans les machines à secteurs, les balais frottent *sur les secteurs*. Les balais sont *multiples* dans les machines *sans secteurs* et vont de l'axe de rotation O à la périphérie des plateaux (fig. 85). Ils sont supportés par des tiges métalliques, non isolées et disposées de telle sorte que le support antérieur AA' soit croisé à angle droit avec le support postérieur BB'.

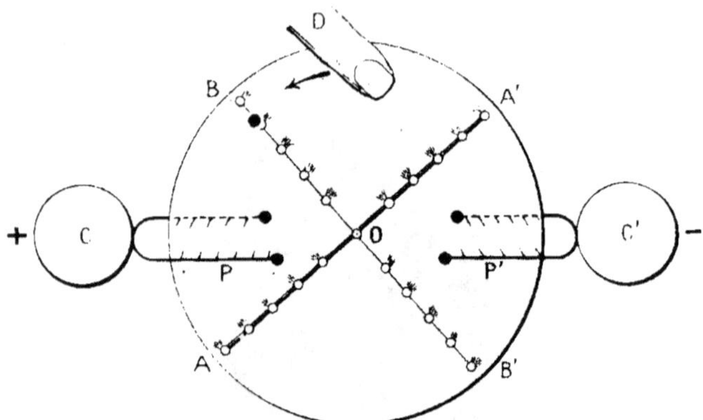

Fig. 85. — Disposition schématique d'une machine de Wimshurst sans secteurs. On voit en D le doigt pour l'amorçage.

Les **collecteurs** sont généralement deux gros cylindres métalliques nickelés C et C', placés de chaque côté des paires de plateaux et supportés par des colonnes isolantes (verre verni à la gomme-laque). Chaque collecteur porte une pièce métallique recourbée en forme d'U dont la partie interne est munie de pointes. Ce sont les **peignes** P et P' destinés à soutirer l'électricité développée par influence sur l'ébonite des plateaux. Quand la machine fonctionne, un des conducteurs est positif, l'autre est négatif, ce sont les **pôles** *de la machine*.

Certains constructeurs, entre autres Bonetti, ont remplacé les plateaux d'ébonite par deux *cylindres*, de même substance, tournant en sens inverse l'un de l'autre à l'aide d'un système d'engrenages. Ces machines sont remarquables par leur robustesse et leur grand débit (fig. 86).

Elles ont l'avantage de ne pas nécessiter de cage de verre et elles se prêtent merveilleusement au chauffage, ce qui leur permet de fonctionner même par les temps très humides.

Nous ne donnerons pas ici la théorie de la machine de Wimshurst, puisque cet ouvrage est essentiellement pratique. On la trouvera magistralement expliquée dans le précis d'Électrothérapie du Dr Bordier (1) ainsi que dans les traités de physique classiques.

____

(1) BORDIER, Précis d'électrothérapie. 2e *édition*. p. 88.

Entraînement de la machine. — Nous possédons une machine à plateaux ou à cylindres, peu importe, comment devons-nous la mettre en marche ? Toutes possèdent une poignée, avec manivelle, qui permet de les faire tourner **à la main**. A la campagne ou au domicile d'un client, ce sera le seul procédé pratique et on aura

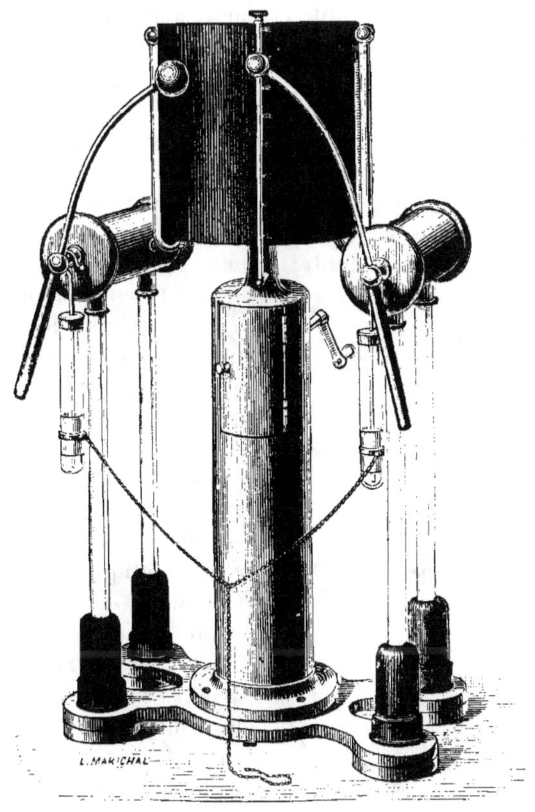

Fig. 86. — Machine de Bonetti-Roycourt à cylindres.

recours au moteur humain, le bras complaisant d'un domestique ou d'une femme de chambre.

Chez un spécialiste de petite ville, on pourra encore entraîner la machine à l'aide d'un **moteur à pétrole** (moteur de tricycle par exemple) ou d'un petit moteur à gaz.

Mais, dans les grandes villes, le procédé le plus simple comme le plus élégant, sera d'emprunter la force nécessaire à faire tourner la machine à une canalisation d'énergie électrique. Le moteur le mieux approprié à l'entraînement de la machine statique est le **moteur série** c'est-à-dire celui dont l'inducteur est en série avec l'induit. On règle sa vitesse à l'aide d'un *rhéostat métallique*.

Cependant, on ne peut accoupler directement un moteur et une machine statique ordinaire, pour la bonne raison qu'un moteur électrique ne travaille dans des conditions satisfaisantes qu'au voisinage de 1200 à 1500 tours à la minute et que la machine statique, surtout celle à cylindres, ne peut guère dépasser, sans danger pour sa conservation, 500 à 600 tours dans le même temps (1). Il est donc indispensable d'intercaler, entre le moteur et la machine, un **réducteur de vitesse** grâce auquel moteur et machine pourront tourner à leur vitesse optima. Le réducteur de vitesse à *courroies* est à conseiller à cause de son fonctionnement silencieux. Les constructeurs fournissent d'ordinaire à ce sujet toutes les indications utiles.

L'immense avantage de l'entraînement par un moteur électrique, c'est que le malade ne se trouve pas en présence d'une personne autre que le médecin et que le mouvement de rotation peut être maintenu aussi longtemps qu'on le désire, à la vitesse que l'on veut.

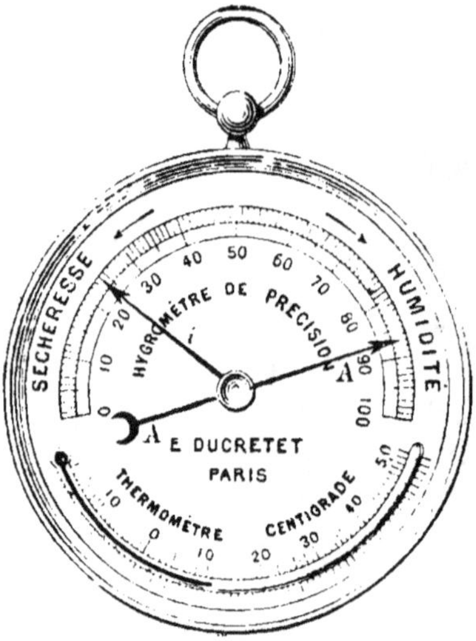

Conditions de bon fonctionnement. — Pour donner son débit maximum, une machine statique doit avant tout être placée dans de l'*air sec*. Or, l'état hygrométrique de l'air varie avec les heures du jour, avec la pluie, le brouillard ou le beau temps, enfin avec les saisons. Il est donc nécessaire d'abord de *connaître l'état hygrométrique*, ensuite de *pouvoir le modifier* facilement. L'**hygromètre de Monnier** (2), qui

Fig. 87. — Hygromètre de Monnier.

est un véritable instrument de précision, indiquera l'état de sécheresse ou d'humidité de l'air (fig. 87). Si l'air est humide, on s'occupera de le *dessécher*.

Avec les machines à plateaux, qui sont le plus souvent sous une

(1) Certaines machines récentes à disques très rigides peuvent tourner à la vitesse du moteur. Mais elles sont encore l'exception.

(2) Modèle de Ducretet, Paris.

cage de verre, l'opération se fait en plaçant sous la cage des assiettes contenant de l'*acide sulfurique concentré* ou du *chlorure de calcium* (1) fondu et *concassé*. Dans le cas du chlorure de calcium, on se gardera d'introduire ce corps en poudre dans la cage. Il viendrait, à l'état de poussière, se coller contre les plateaux dès que la machine produirait de l'électricité et la mettrait hors de service.

On peut encore introduire dans la cage une ou deux *lampes à incandescence* usagées de seize bougies. La chaleur qu'elles dégagent hâtera la dessiccation de l'air.

S'il s'agit d'une *machine à cylindres*, la modification de l'état hygrométrique de l'air autour de la machine est infiniment plus commode. Comme l'a fait remarquer Bordier, la disposition en forme de cylindres fermés en haut et ouverts par le bas « se prête merveilleusement au chauffage électrique de l'ébonite : il suffit de placer suivant l'axe vertical de la machine un fil de ferro-nickel enroulé sur un cylindre creux isolant qu'on introduit comme une bague autour de l'axe : tous les points des cylindres sont alors également chauffés quand on fait passer un courant suffisant dans la *résistance de ferro-nickel* introduite sous les cylindres ». Le cylindre extérieur tourne dans une nappe d'air chaud qui lèche ses parois de bas en haut.

La machine à cylindres ainsi disposée peut débiter une grande quantité d'électricité, même par les temps les plus humides. Une remarque essentielle doit cependant être faite à propos de ce mode de chauffage de la machine. La machine ne doit *jamais être arrêtée* pendant cette opération, sinon la température de l'air s'élèverait progressivement sous les cylindres et l'on verrait l'ébonite perdre sa rigidité, *se déformer* : la machine serait hors d'usage.

Mise en activité de la machine : amorçage. — Si les machines du type Wimshurst sans secteurs ont le grand avantage de conserver une *polarité constante* en marche, elles ont le petit inconvénient de ne pas produire spontanément d'électricité. Il faut d'abord les **amorcer**, c'est-à-dire leur communiquer une charge électrique initiale.

Cet amorçage se fait de la façon suivante. Après s'être assuré que la surface d'ébonite des plateaux ou des cylindres est parfaitement nette [exempt de poussières et d'humidité 2), on applique le *doigt* l)

----

(1) Ne pas confondre avec le chlorure de chaux (hypochlorite de chaux), qui dégagerait du chlore au lieu de dessécher l'air de la cage.

(2) On enlève les *poussières* à l'aide d'un linge de flanelle léger qu'on appuie sur les plateaux pendant leur rotation, et l'*humidité* à l'aide d'un linge de coton fin imbibé d'alcool anhydre.

bien sec et recouvert d'une couche d'*or mussif* bisulfure d'étain sur l'un des plateaux, *dans l'angle* que forment les deux porte-balais fig. 85 . Un bruit particulier se fait entendre, analogue au froufrou continu d'une robe de soie, et la vitesse de la machine diminue. La machine débite d'ores et déjà de l'électricité. Le pôle positif se fixe sur le premier collecteur, *en aval du doigt* par rapport à la rotation du plateau que l'on a touché le collecteur C sur la figure 85 . Cette polarité se maintient identique tant qu'on ne l'inverse pas.

S'il s'agit d'une machine à cylindres de Bonetti, l'amorçage se fait de la même manière, mais il est bon de placer le doigt enduit d'or mussif sur le *cylindre intérieur*. De cette façon, on dissimulera aux yeux la teinte jaune sale que ne tarde pas à prendre l'ébonite frottée d'or mussif.

D'autre part, les collecteurs C et C' portent deux **excitateurs** EE . mobiles, terminés par des sphères SS' de diamètre différent (fig. 88 .

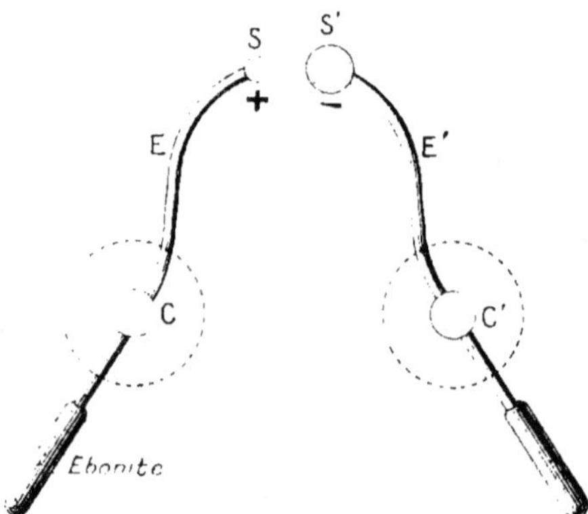

Fig. 88. — Excitateurs avec leurs sphères terminales dissymétriques.

On s'arrange, pendant l'amorçage, de façon à faire fixer le *pôle positif* sur le collecteur qui porte l'excitateur à *petite sphère* S. Dans ces conditions, l'étincelle jaillit entre les sphères SS' d'une façon plus facile, plus régulière et elle est plus longue, toutes choses égales d'ailleurs.

Polarité de la machine. — Malgré les précautions indiquées à propos de l'amorçage et qui déterminent la polarité des collecteurs, nombre de médecins consciencieux se font un scrupule de soumettre leur client à une application *sans être deux fois sûrs* du signe de l'électricité qu'ils vont employer. C'est pour eux que nous écrivons ce paragraphe.

Il y a plusieurs façons de reconnaître la **polarité** des collecteurs :

1° Une petite lame d'ébonite, suspendue par un fil de soie et électrisée par frottement, est attirée par la sphère positive, repoussée par la sphère négative (fig. 89).

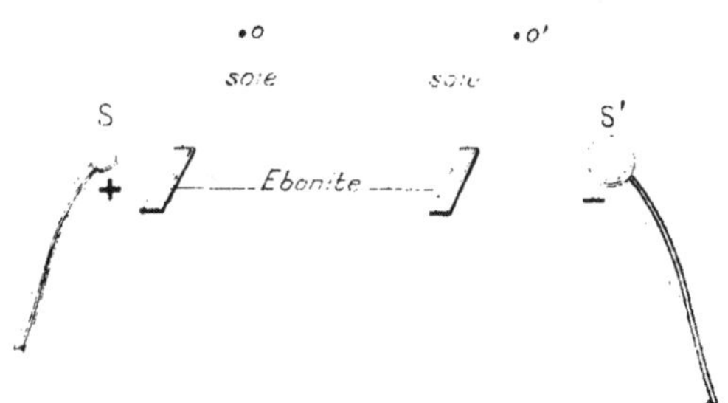

Fig. 89. — Ébonite attirée par le pôle +, repoussée par le pôle —.

2° Une pointe isolée du sol et reliée au collecteur + donne une *aigrette* lorsqu'on en approche la main : elle est terminée par une

Fig. 90. — Aigrette au pôle —, étoile au pôle —.

petite *étoile* si elle est en relation avec le collecteur négatif (fig. 90).

3° Inversement, une pointe *tenue a la main* et approchée des col-

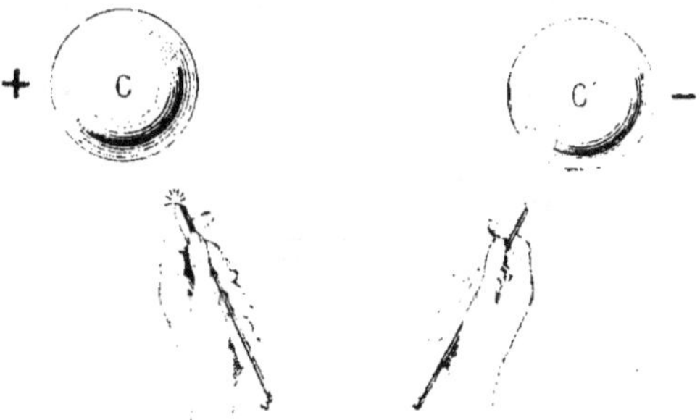

Fig. 91. — Étoile en face du pôle +, aigrette en face du pôle —.

lecteurs donne *par influence* de l'électricité de *signe contraire* à celle des collecteurs. Elle offrira donc une aigrette *en face* du collecteur négatif et une étoile *en face* du collecteur positif (fig. 91).

4° La flamme d'une bougie allumée et placée entre les sphères SS'

des excitateurs est *comme soufflée* par un vent qui semble partir de
la sphère positive (1). La pointe de la flamme semble vouloir *lécher*
la sphère *négative* (fig. 92).

5° Si l'on rapproche les sphères S et S' juste assez pour que la
décharge *commence à se produire*, cette décharge affecte la forme d'un

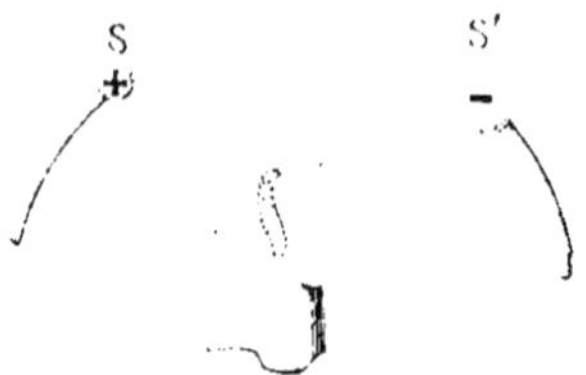

Fig. 92. — Bougie soufflée par le pôle +.

arbre fortement ramifié (opérer dans une demi-obscurité). Le tronc
de l'arbre est sur la sphère positive S, les branches embrassent la
sphère négative (fig. 93).

6° Lorsque les deux sphères sont assez proches pour qu'une étin-

Fig. 93. — Le tronc de l'aigrette
est positif.

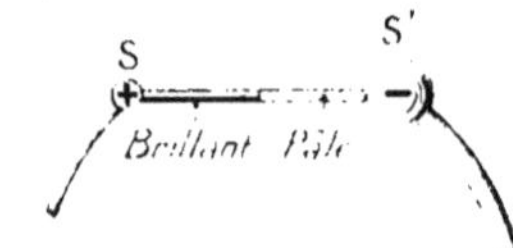

Fig. 94. — L'étincelle est plus brillante
du côté +.

celle *continue* et *rectiligne* jaillisse entre elles, on remarque que le
trait de feu est d'un *blanc brillant* du côté positif, d'un *violet pâle* du
côté négatif (fig. 94).

7° Enfin, si l'on observe dans l'obscurité les *peignes* reliés aux col-

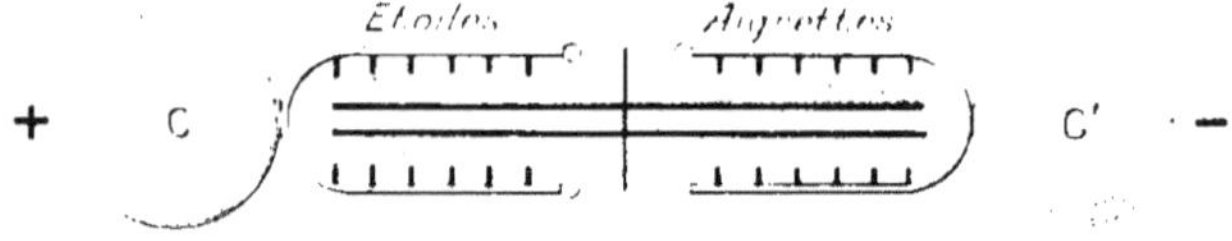

Fig. 95. — Étoiles sur le peigne +, aigrettes sur le peigne —.

lecteurs, comme ils *laissent écouler* sur l'ébonite des charges de *signe
contraire* à celles des collecteurs eux-mêmes, on remarque des
aigrettes sur les pointes du peigne négatif, des étoiles sur les pointes
du peigne positif.

(1) La flamme se comporte comme un corps léger électrisé *positivement* (les électricités de
même signe se repoussent).

Installation et entretien de la machine. — On ne peut espérer de bons résultats qu'à la condition de soumettre la machine à une diététique sévère.

Les machines statiques ont leurs nerfs comme les névropathes qu'elles servent à traiter. Elles sont *extrêmement sensibles* à toutes les influences extérieures. Aussi les installera-t-on dans une pièce claire (pour pouvoir les visiter facilement), vaste et aérée (pour que le médecin et son malade ne soient point incommodés par l'ozone qu'elles produisent).

Elles ne seront installées ni dans un rez-de-chaussée, ni dans un sous-sol (1), ni dans un local exposé au nord (à cause de l'humidité). Elles ne recevront cependant *jamais directement le soleil* sur leurs pièces d'ébonite, car l'ébonite subit rapidement une modification moléculaire à la lumière vive, prend une teinte jaune, devient rugueuse et ne s'électrise plus.

Avant, comme *après* chaque application, toutes les pièces de la machine seront soigneusement *essuyées* avec un linge fin et sec (plateaux ou cylindres, peignes et collecteurs, supports isolants). Dans les machines à plateaux, on n'obtiendra un nettoyage parfait des plateaux qu'en mettant la machine en marche (sans l'amorcer) et en glissant entre les paires de plateaux une *règle plate* à dessin sur laquelle on aura cousu un fourreau de flanelle fine et usagée.

Ce n'est pas encore tout; pour conserver la machine en bon état, *tous les deux mois*, les plateaux ou les cylindres seront *démontés*, soigneusement nettoyés *intus* et *extra* avec un *linge fin imbibé d'alcool anhydre* (se méfier des alcools dénaturés du commerce), légèrement frottés avec un petit tampon imbibé de *pétrole rectifié* dont on enlèvera l'excédent avec de l'alcool. L'ébonite doit être partout alors d'un beau noir brillant.

Enfin tous les six mois ou *tous les ans* (suivant l'importance du service), la machine sera *entièrement démontée*, visitée, nettoyée d'une façon parfaite. Et, pour éviter les fautes d'un excès de zèle, ajoutons qu'il faut *se garder de nettoyer à l'alcool* toutes les *pièces isolantes en verre*. Ces pièces sont vernies à la gomme-laque que l'alcool dissoudrait et l'isolement serait très défectueux par la suite.

Pour ce qui regarde la partie mécanique, on doit s'assurer toujours que la *lubréfaction* des coussinets est parfaite, tant du côté du moteur que de la machine statique elle-même.

Nous en avons trop dit et ce n'est point tout cependant, mais nous n'avons rien omis du *nécessaire*. Pourvu que l'on ne s'imagine pas

(1) Ce qu'on constate trop souvent, hélas, dans les hôpitaux.

après cela qu'il est au moins aussi difficile de conserver en bon état sa machine que ses clients en bonne santé... La guérison d'un malade dépendra plus souvent qu'on ne pense de l'irréprochable fonctionnement des appareils.

Rendement des machines statiques. Le *rendement* d'une machine statique, c'est-à-dire la quantité d'énergie électrique débitée par ce *transformateur* pour la quantité d'énergie mécanique dépensée est très faible. Il est encore assez mal connu; cependant Truchot a trouvé, pour une machine de Wimshurst sans secteurs, que le rendement était de $\frac{85}{1000}$, ce qui est extrêmement peu, comparé aux autres machines électriques (accumulateurs, dynamos, etc.).

Encore faut-il distinguer le **débit utile** du **débit réel**. Le débit utile est celui dont profite vraiment le malade, le débit réel est celui de la machine elle-même. Le débit réel peut être maximum et le débit utile très faible si la machine statique est près de murs, de meubles, de tentures qui lui soutirent, à cause de leurs aspérités, une très notable quantité d'électricité. Or, comme la dépense d'énergie au moteur est proportionnelle au débit réel, on voit que le *rendement utile* devient de plus en plus faible quand la machine est mal installée.

Forme du courant franklinien. — Il reste à considérer, comme nous l'avons fait pour les autres courants, la *forme* du courant que peut fournir la machine statique.

On peut envisager deux cas principaux : 1º la décharge se fait par étincelles ; 2º la décharge a lieu par aigrette ou par souffle.

1º ÉTINCELLES. — La décharge par étincelles peut s'opérer entre une sphère chargée positivement et le sol, ou entre deux sphères chargées d'électricité de nom contraire. Dans le premier cas, si E est le potentiel positif auquel est portée la sphère, la décharge sera représentée par ET qui mesure son chemin parcouru de sa valeur maxima à zéro. TT' mesurera le temps très court pendant lequel elle se sera produite (fig. 96).

Il en serait de même si la sphère était chargée négativement. Dans ce cas, la décharge affecterait la forme ET''' (fig. 96).

Si la décharge disruptive se produit entre deux conducteurs chargés d'électricité de *nom contraire*, la variation de potentiel 1' affectera la forme EE' (fig. 96) et se produira pendant le temps *tt'*.

Que le *temps* de la décharge soit TT', TT''' ou *tt'*, il est *extrêmement court* et varie de 20 à 50 millionièmes de seconde (Lucas et Cazin.

____

(1) Dans ces représentations, les ordonnées ET, ET''', ET et ET sont proportionnelles aux potentiels ou forces électromotrices.

2° **Aigrette ou souffle**. — La décharge par aigrette est celle qui se produit au niveau d'une pointe chargée *positivement*, la décharge par souffle au niveau d'une pointe chargée *négativement* (1). Dans l'un comme dans l'autre cas, la décharge se fait d'une manière lente. La forme du courant est ET' par exemple (fig. 97).

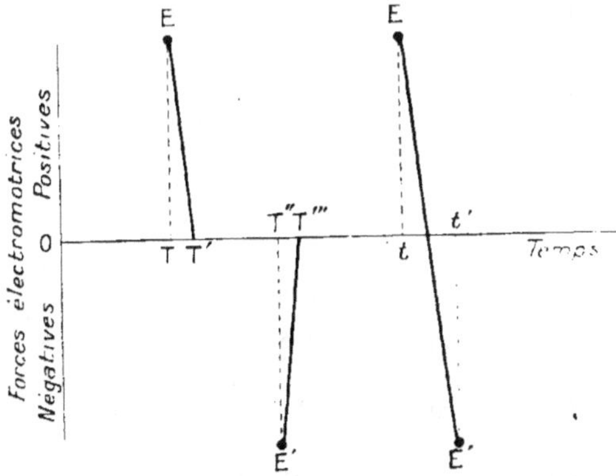

Fig. 96. — Forme du courant franklinien.

Le temps TT' pendant lequel se fera la décharge est infiniment plus long que dans le cas de l'étincelle.

Si l'on suppose enfin le cas où la machine maintient le potentiel

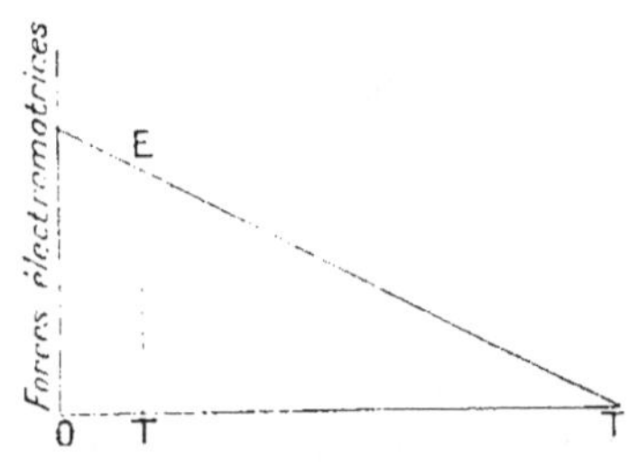

Fig. 97. — Décharge lente par aigrette ou souffle.

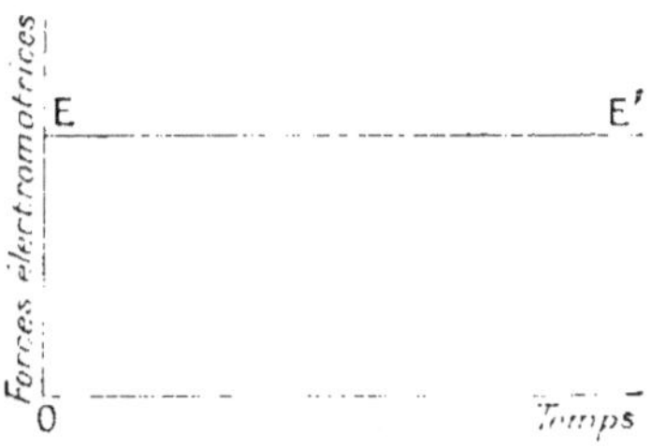

Fig. 98. — Courant continu.

de la pointe au même niveau électrique pendant la décharge, on a un courant en tout semblable au *courant continu*. La ligne EE' qui le représente est parallèle à l'axe des temps OT (fig. 98).

La forme différente des courants donnés par la machine statique fait prévoir, dès maintenant, des effets physiologiques bien différents.

(1) Il y a bien en réalité deux souffles, l'un positif, l'autre négatif, mais dans le cas du pôle positif l'aigrette, *très visible*, attire surtout l'attention.

III. — MESURE.

Cette mesure n'est point encore très pratique. Il nous faut envisager : 1° celle de la **tension** ; 2° celle du **débit** ; 3° celle de la **densité électrique**.

Les deux premières mesures sont relatives à la machine et la dernière, au sujet soumis au courant qu'elle donne.

§ 1. — Mesure de la tension.

La tension de l'électricité fournie par la machine est la différence de potentiel entre les deux boules polaires des deux sphères S et S' reliées aux excitateurs. Elle peut être appréciée par la *longueur d'étincelle* entre ces deux sphères, mais la distance explosive ne varie malheureusement pas proportionnellement avec la différence de potentiel.

Pour faire cette mesure, on écartera les sphères des excitateurs et on reliera les collecteurs à de petites sphères isolées et d'un diamètre connu (10 ou 22 millimètres). On éloignera ces sphères jusqu'à obtenir l'étincelle maxima, puis on se reportera aux tables de Mascart et Joubert pour connaître le potentiel en volts. En voici un court extrait pour étincelles entre boules identiques de 10 millimètres de diamètre :

Longueur des étincelles.		Différences de potentiel en volts.
0.1 centimètre.		4.830
0.5	—	16.890
1	–	25.440
2	–	31.350
5	—	45.900
10		56.100
15	—	61.800

Le *potentiel* du courant donné par les machines statiques est, comme on le voit, *extrêmement élevé*. Il est d'autant plus grand, pour une même machine, que les plateaux, les peignes, les collecteurs et les supports isolants sont mieux nettoyés, plus exempts de poussières.

Le potentiel augmente avec le diamètre des plateaux.

L'*étincelle maxima* que peut fournir une très bonne machine est égale au *rayon des plateaux*.

§ 2. — Mesure du débit.

On appelle *débit* d'une machine statique la *quantité* d'électricité qui passe, en une seconde, par la section de l'étincelle de décharge de

la machine. Ce débit est l'analogue de l'*intensité* en électricité dynamique. Il est d'autant plus grand que la machine tourne plus vite,
que les plateaux sont plus rapprochés et que les paires de plateaux
sont plus nombreuses. Malgré cela, le débit reste extraordinairement
faible ; il oscille entre $0^{mA},1$ et 1 milliampère dans les machines journellement employées en électrothérapie.

Si l'on veut mesurer le débit d'une machine statique, on se servira
de la **bouteille électrométrique de Lane**. La bouteille de Lane
est tout simplement une bouteille de Leyde B (fig. 99) modifiée de la

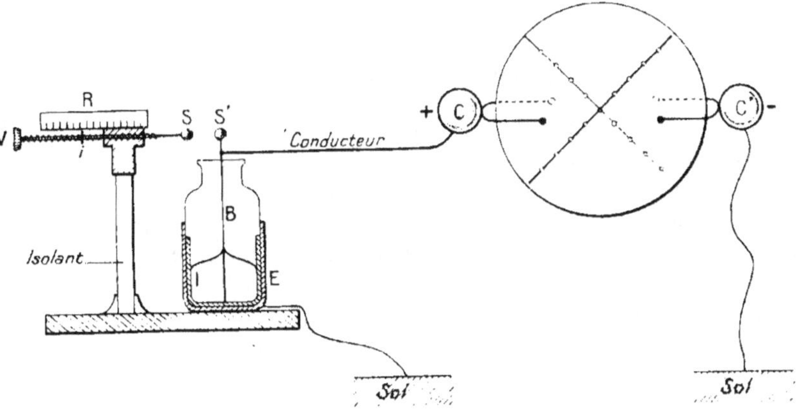

Fig. 99. — Bouteille électrométrique de Lane (mesure du débit).

façon suivante. L'armature interne I de la bouteille est reliée à une
sphère S', fixe, en face de laquelle se trouve une autre sphère S, mobile. Une vis V permet d'écarter plus ou moins cette sphère de la
première et un index i, mobile devant une règle graduée R, mesure ce
déplacement. La sphère S est supportée par une colonne isolante et
reliée à l'armature externe E de la bouteille de Leyde [1].

Pour faire une mesure avec cet instrument, on le dispose ainsi
que le représente la figure 99. On relie la sphère S' et par suite
l'armature I à l'un des pôles de la machine, l'autre pôle et l'armature externe sont en relation avec le *sol*. On écarte alors les deux
sphères S et S' d'une longueur donnée et on note, chronomètre en
main, le nombre d'étincelles à la seconde.

Si l'on désigne par V la différence de potentiel correspondant à un
diamètre déterminé des boules, par N le nombre d'étincelles, par C

____

(1) Cette connexion a été oubliée par erreur sur la figure 99.

la capacité du condensateur (bouteille de Leyde) en microfarads (1),
la formule donnant le débit D exprimé en microcoulombs (1) est :

$$D = N \times V \times C$$

La mesure du débit n'est guère à la portée du médecin-électricien
éloigné d'un laboratoire universitaire. Elle devrait être faite par les
constructeurs pour qu'on puisse apprécier leurs machines à leur
juste valeur. Le débit, mesuré ainsi qu'il est dit plus haut, est le
débit utile ou *apparent*, il se rapprochera d'autant plus du débit
réel que la machine se trouvera établie et entretenue dans des
conditions plus parfaites.

§ 3. — **Mesure de la densité électrique.**

Cette mesure, qui est devenue classique grâce à l'électrodensimètre, nécessite quelques éclaircissements.

Lorsqu'un sujet placé sur un tabouret isolant est relié à la machine statique, il est entouré par une véritable couche de fluide
électrique. On appelle **densité électrique superficielle** d, en un
point de son corps la quantité d'électricité q existant sur un centimètre carré de surface au niveau de ce point.

$$d = \frac{q}{1}$$

Cette densité est le facteur déterminant de la pression ou de la
tension électrostatique. Elle varie *proportionnellement* au potentiel
de la source. Elle est nulle en tout point à l'intérieur du corps et
uniforme sur une certaine étendue de *surface plane* (face dorsale ou
palmaire de la main par exemple).

Pour mesurer une densité électrique, on prend une petite surface
conductrice portée par un manche isolant (un **plan d'épreuve** et
on l'applique au centre de la surface considérée. On la décharge
ensuite dans un électromètre convenablement choisi. Soit Q la
quantité d'électricité emportée par le plan d'épreuve, soit S sa
surface, la densité D sera, comme nous le savons :

$$D = \frac{Q}{S}$$

Il reste à faire choix d'une unité de quantité. Nous connaissons
déjà une unité *pratique* d'*intensité*, l'*ampère*, et une unité *pratique* de

(1) Le microfarad et le microcoulomb sont respectivement la *millionième partie* du farad
et du coulomb.

quantité, le *coulomb* (ou ampère-seconde). Cette dernière unité ne peut nous convenir car elle est trop grande. M. Benoist a fait choix alors d'une unité beaucoup plus petite qu'il a baptisée le **franklin** et qui est égale à *un tiers de milli-micro-coulomb*.

Disons en deux mots pourquoi cette unité possède une semblable valeur. L'unité C. G. S. (1) de *quantité* dans le système électrostatique est la quantité d'électricité qui, placée à *un centimètre* de distance d'une charge égale et de signe contraire, le repousse avec une force de *une dyne* (environ un milligramme). Il faut *3 milliards* de cette unité (3 000 000 000) pour faire *un coulomb*. Une de ces unités sera donc bien le tiers de la millième partie du millionième de coulomb (ce qu'expriment plus brièvement les mots *un tiers de milli-micro-coulomb*). C'est justement cette unité qu'on a appelée *franklin*.

L'appareil imaginé par M. Benoist pour prendre la densité électrique est l'**électrodensimètre**. C'est tout simplement un électroscope à condensation un peu spécial.

Il se compose (fig. 100) d'un disque vertical A, contre lequel on a placé une mince lame d'aluminium F, fixée à sa partie supérieure par

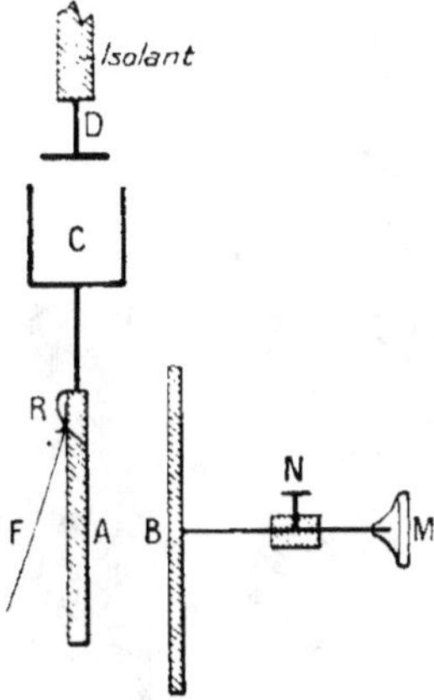

Fig. 100. — Représentation schématique de l'électrodensimètre de Benoist.

un petit ressort R. Le disque porte à sa partie supérieure un petit cylindre en cuivre C qui a pour fonction de recevoir les charges électriques que lui apportera le plan d'épreuve D. En face de A se trouve un autre disque mobile B, qui sert à faire varier la capacité de l'appareil. On n'a *pas à s'en occuper*, puisque le réglage de la capa-

(1) Le système C. G. S. est celui qui a pour bases le *centimètre* (C), unité des longueurs ; le *gramme-masse* (G), unité des masses, et la *seconde* (S), unité des temps.

cité est fait par le constructeur. Chaque franklin communiqué à
l'appareil élève son potentiel de 3 000 volts.

Sur la partie antérieure de l'instrument (fig. 101) se trouve une

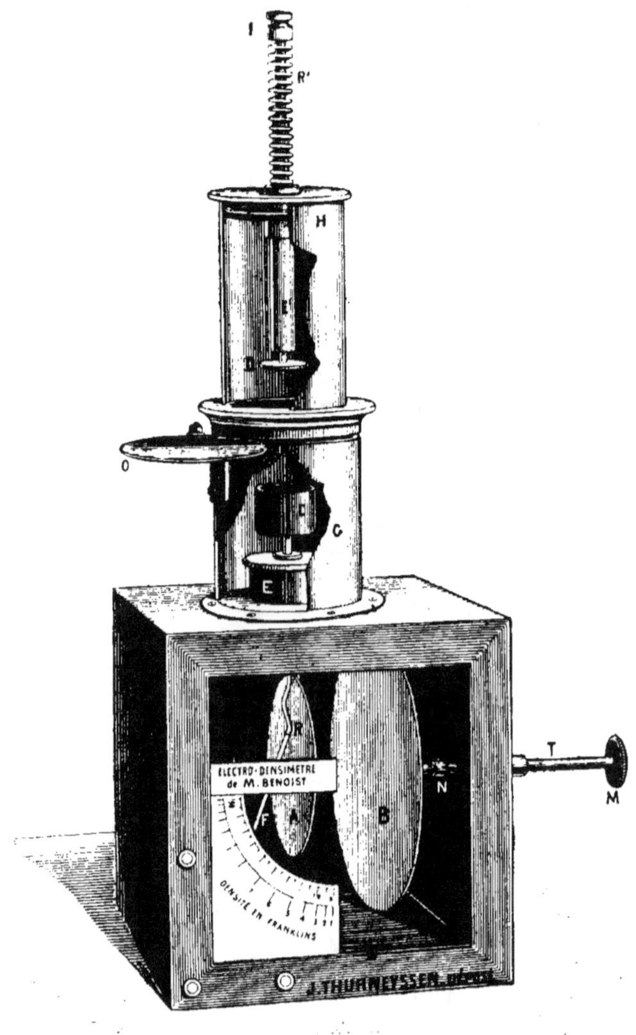

Fig. 101. — Électrodensimètre de Benoist.

double graduation en *franklins* et en volts. Si la déviation de la lame
d'aluminium correspond à la division 15, on dit que le bain électrique est à la dose de 15 franklins.

Pour mesurer une densité, on détache de l'électrodensimètre le
plan d'épreuve D avec son support cylindrique H (fig. 102); on
applique bien normalement D sur le dos de la main du sujet et on
reporte le plan d'épreuve sur l'électrodensimètre.

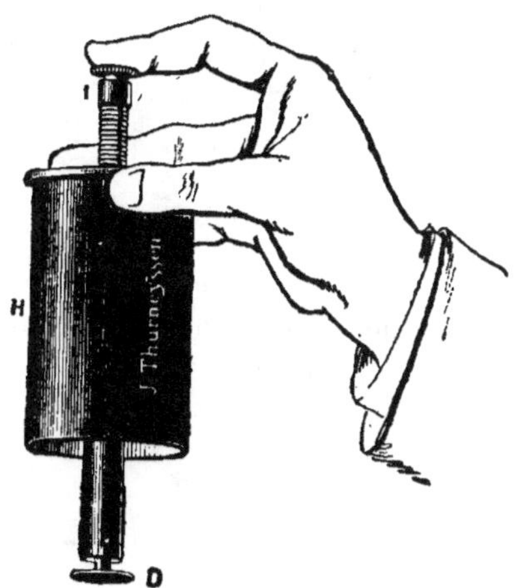

Fig. 102. — Comment on prend le plan d'épreuve.

On fait pivoter l'opercule O (fig. 101) et on appuie sur le bouton
supérieur I de façon que D vienne au contact du cylindre C. Il lui
cède sa charge électrique. La feuille F s'écarte plus ou moins de A.
On lit immédiatement sur le cadran le nombre de franklins, après
avoir refermé l'opercule O.

IV. — UTILISATION.

§ 1. — Graduation.

Nous envisagerons d'abord la graduation de l'intensité, puis celle
de la force électromotrice.

A. Intensité. — Nous avons vu que, pour faire croître l'*intensité*
du courant franklinien, on augmente le nombre des plateaux. On
peut très facilement diminuer cette intensité en supprimant (1) les
balais qui frottent sur une ou sur plusieurs paires de plateaux.

Pour modifier l'intensité du courant donné par la machine, on
peut encore augmenter ou diminuer la vitesse de rotation des plateaux, ce qu'on obtient commodément par la manœuvre du rhéostat du moteur.

(1) On supprime ces balais en les faisant pivoter sur eux-mêmes et en les retournant.

B. Force électromotrice. — Le potentiel augmente avec le diamètre des plateaux, on aura donc le potentiel *maximum*. pour une machine donnée, quand tous les balais frotteront sur eux du centre à la périphérie.

Si on supprime un certain nombre de balais *pour chaque paire de plateaux*, en commençant par la périphérie, tout se passera comme si l'on employait des machines avec des plateaux de diamètre moindre et le potentiel diminuera.

§ 2. — Distribution.

Conducteurs. — Il y a à envisager d'abord la mise en relation du sujet avec l'un des pôles de la machine, ensuite les *électrodes* proprement dites pour l'application du courant. On relie le sujet à

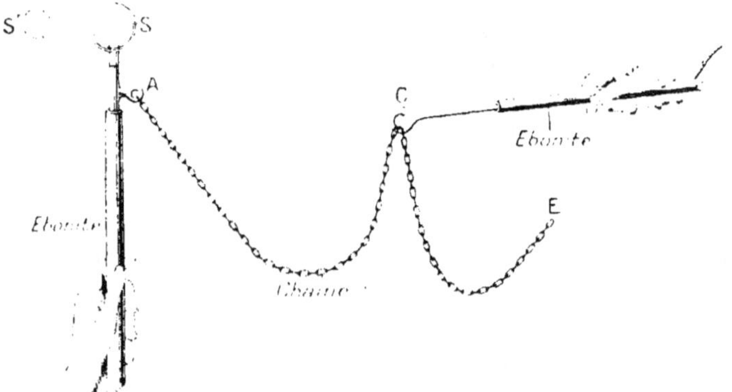

Fig. 103. — Excitateur immédiat à étincelles.

la machine au moyen d'une longue tige de cuivre nickelé à coulisse composée de deux parties qui rentrent l'une dans l'autre. Le sujet tient ce **conducteur** à la main il est nécessaire de ne pas être ganté (1).

Excitateurs (électrodes). — Les électrodes employées pour le courant franklinien ont reçu le nom spécial d'**excitateurs**. On les divise en excitateurs *à étincelle immédiats* et *médiats*, excitateurs pour *souffle*, excitateurs pour *aigrette*.

1° *Excitateurs immédiats*. — Les excitateurs immédiats sont constitués par des sphères de cuivre nickelé S ou S' supportées par un manche isolant (ébonite ou verre). A un anneau relié à la

(1) On emploie assez souvent aussi des *chaînes* en cuivre nickelé. On les prendra à *maillons soudés* pour éviter les pertes de courant par effluves.

sphère est attachée une chaîne que l'on soutient à l'aide d'un *crochet métallique* C, supporté par un manche isolant (fig. 103). L'extrémité E de la chaîne est en communication soit avec la machine, soit avec le sol. On les appelle excitateurs immédiats parce que l'étincelle jaillit *directement* entre eux et la peau du sujet.

2° **Excitateurs médiats.** — Ces excitateurs servent à appliquer l'étincelle d'une façon *indirecte*. L'étincelle jaillit, en effet, entre les

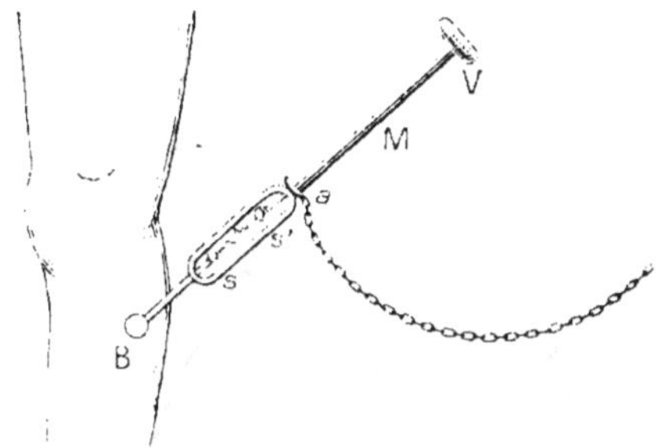

Fig. 104. — Excitateur médiat de Bergonié appliqué sur le jumeau externe.

deux sphères d'un éclateur placé sur le circuit et non plus directement sur la peau. Le sujet n'éprouve plus que la secousse motrice sans les effets sensitifs et caustiques de l'étincelle.

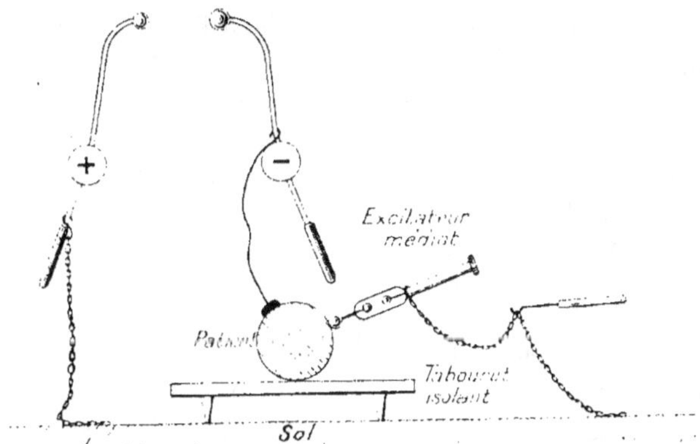

Fig. 105. — Premier mode d'excitation médiate.

La figure 104 représente l'excitation médiate du muscle jumeau externe de la jambe gauche au moyen de l'**excitateur médiat de Bergonié.**

Cet excitateur se compose de deux sphères S et S', placées dans un petit cadre en ébonite que supporte un manche isolant M. Une des sphères est *fixe* S et est réunie à une boule métallique B que l'on met en contact avec la peau, l'autre S' est mobile par le moyen de la vis V.

On peut ainsi écarter plus ou moins les deux sphères, augmenter ou diminuer la longueur de l'étincelle et par suite les effets moteurs correspondants. Une *graduation* portée par la réglette métallique qui supporte S' permet de connaître immédiatement la longueur de

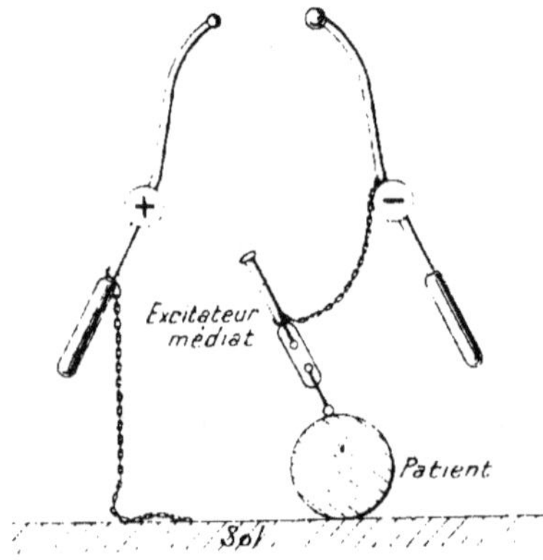

Fig. 106. — Deuxième mode d'excitation médiate.

l'étincelle. Une chaîne métallique s'attache à l'anneau *a* pour relier l'excitateur à la machine ou au sol.

En effet, si le sujet est placé sur le tabouret isolant et relié à la machine, l'excitation médiate se fera comme l'indique la figure 105. S'il est en relation avec le sol, l'excitation médiate se fera comme l'indique la figure 106.

Dans le premier mode d'application, le sujet est soumis en même temps au bain statique, d'où des effets plus énergiques.

3° ***Excitateurs pour souffle***. — Les excitateurs pour souffle sont constitués par des tiges métalliques terminées *en pointe*. Bordier a démontré, en 1895, qu'il y a avantage à choisir des pointes formant un *angle droit* ou légèrement *obtus*. Le souffle émis dans ces conditions est plus intense et la surface impressionnée est plus grande (fig. 107 et 108).

On peut employer des **excitateurs multipointes** de façon à impressionner une plus large surface [1].

____

[1] Il existe des excitateurs multipointes en métal et d'autres en bois dur choisi. Avec ces derniers, le souffle est beaucoup plus doux.

On obtient un souffle avec le pôle positif comme avec le pôle négatif, mais Bordier a démontré que le **vent négatif** est le plus fort,

Fig. 107. — Mauvaises pointes pour souffle.   Fig. 108. — Bonnes pointes pour souffle.

c'est donc au pôle *négatif* qu'il faudra relier la pointe dans les
applications de souffle.

Comme pour l'excitation médiate, il y a deux façons d'appliquer le

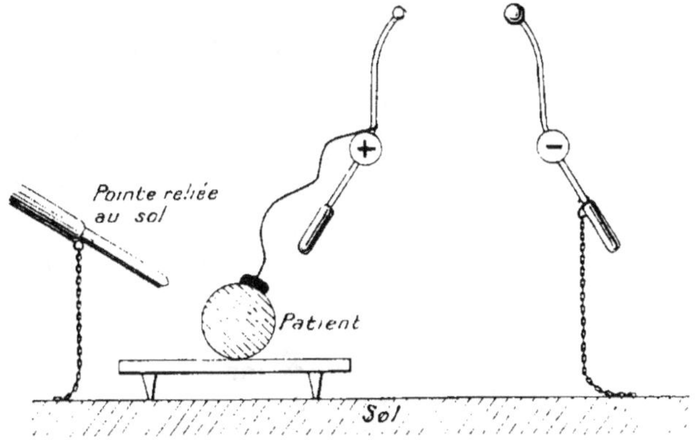

Fig. 109. — Premier mode d'application du souffle (souffle négatif et bain positif).

souffle, suivant que le patient est ou non en communication avec le
sol (fig. 109 et fig. 110). Dans le premier mode (fig. 109) il y a, à la
fois, bain et souffle.

Très souvent le souffle est appliqué *sur la tête* à l'aide d'un disque
multipointes que son inventeur a appelé, en raison de sa forme,
araignée. C'est l'**araignée de Truchot** (fig. 111). L'application
porte dans ce cas le nom de **douche statique**. Cette araignée est
suspendue au-dessus de la tête du patient et l'on se place dans le
cas du premier mode d'application du souffle (l'araignée remplace la
pointe) (fig. 109 et 111).

4° *Excitateurs pour aigrette*. — Pour appliquer l'aigrette, on
relie au *pôle positif* de la machine l'excitateur que l'on place en face
du patient. Pour obtenir une bonne aigrette, on a avantage à employer,

à la place d'un corps métallique, un *corps médiocrement conducteur* tiges de buis effilées à leur extrémité, petits balais de chiendent serrés par une bague métallique qui est elle-même en relation avec la machine .

L'aigrette se produit avec un bruissement particulier et est accompagnée d'une *lueur violette* assez intense.

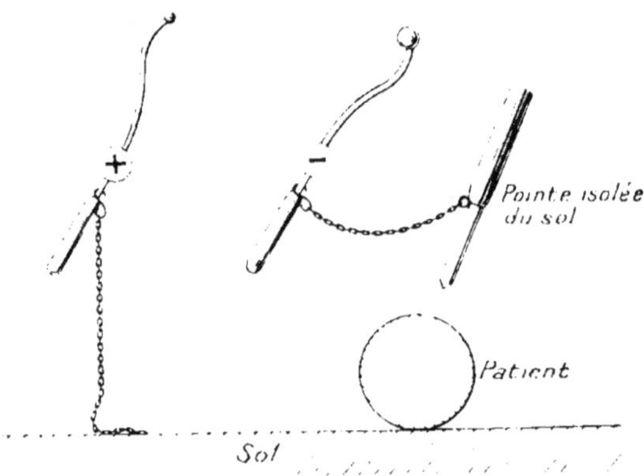

Fig. 110. — Deuxième mode d'application du souffle (souffle négatif seul).

Suivant que le sujet est ou non isolé, on utilise le premier ou le deuxième mode d'application du souffle, en intervertissant le signe des pôles (fig. 109 et 110 .

§ 3. — **Application**.

Ce que nous avons dit à propos des excitateurs rendra ce paragraphe singulièrement plus court. Nous n'insisterons que sur quelques points particuliers.

1° **Bain statique**. — Dans cette application générale, le malade est assis sur un siège (1) placé lui-même sur un **tabouret isolant** constitué par un plateau de chêne ou de noyer supporté par des colonnes de verre vernies à la gomme-laque.

Le patient est relié à un des pôles de la machine par le *conducteur métallique* à coulisse dont nous avons parlé plus haut et qu'il tient à la main. On voit ce conducteur, sur la droite de la photographie, reposer sur le bras du fauteuil fig. 111 . L'autre collecteur est relié *au sol*.

____

(1) On veillera à *éviter* pour ce siège les *angles saillants* qui causeraient des déperditions d'électricité. Une chaise en bois courbé sera très convenable. Elle sera meilleure encore si elle est métallisée (bois doré). Notre photographie représente un fauteuil qui n'offre aucune saillie quand le sujet y est assis et accoudé.

Dès que la machine fonctionne, le sujet ainsi isolé se trouve porté au même *potentiel* que le collecteur auquel il est relié ; il est placé dans un *champ électrostatique*. Et comme l'électricité, communiquée par la machine au sujet, s'échappe par tous les points de son corps

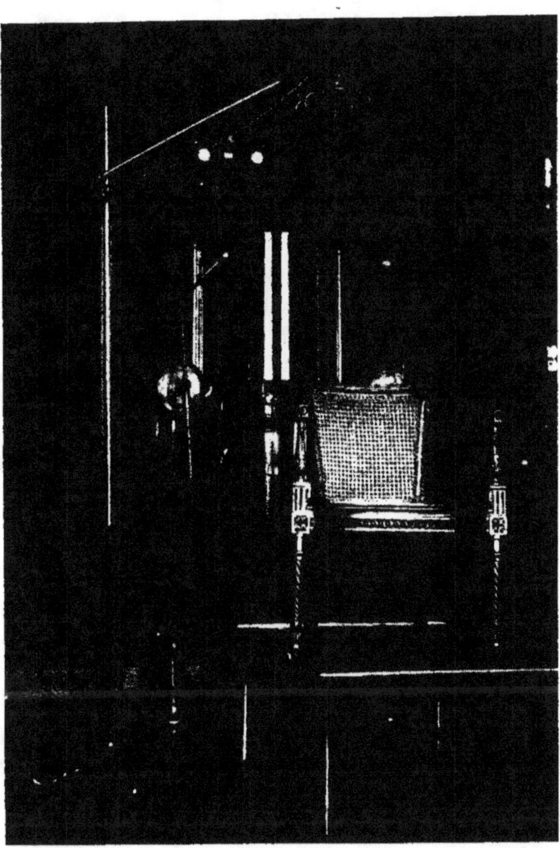

Fig. 111. — Machine statique à cylindres avec tabouret isolant, fauteuil métallisé et araignée de Truchot (à l'arrière et en haut, tableau de commande pour le moteur).

pour se précipiter sur les objets voisins ou l'air ambiant, le sujet se trouve comme *baigné* par un courant électrique puissant, ce qui justifie l'expression de **bain statique**.

Le bain peut être soit *positif*, soit *négatif*. On associe très souvent la **douche statique** au bain statique. Les connexions restent les mêmes et l'on se borne à descendre au-dessus de la tête du sujet l'araignée de Truchot reliée au sol par une longue chaîne (fig. 111).

2° Friction électrique. – Lorsqu'on porte vivement la main ou un excitateur métallique, relié au sol, sur le bras, le dos d'un sujet soumis au bain statique, on note d'abord une étincelle assez vive. Mais lorsque le contact entre la main ou l'excitateur et les vêtements est établi, il ne se produit plus qu'une série de *minuscules étincelles* à travers l'étoffe du vêtement. En déplaçant la main ou l'excitateur sur toute la région, on obtient une véritable friction avec étincellage, la **friction électrique.** Ce procédé de révulsion mitigée est fréquemment employé.

Dans le cas où l'on voudrait faire la friction électrique sur une région du corps *mise à nu*, il faudrait avoir la précaution d'*entourer* la boule métallique de l'excitateur d'une *couche de flanelle*, sans quoi il n'y aurait pas d'étincelle.

La friction électrique peut très bien être faite à l'aide de la main de l'opérateur, mais la sensation éprouvée sous la pulpe des doigts est fort désagréable, surtout si la séance dure quelque temps. On se servira donc le plus souvent d'un excitateur à *boule métallique* montée sur un *manche métallique* que l'on tiendra à la main (ce qui assurera sa communication avec le sol).

Pour ce qui regarde le malade, on lui recommandera de prendre des vêtements de laine ou de soie unie. Les étoffes à longs poils soyeux se prêtent mal à la friction électrique. Le *velours* la rend pratiquement *impossible*; il rend même difficile l'étincellage.

3° Étincellage. — Nous avons vu un peu plus haut, à propos des excitateurs médiats, comment on fait une application avec eux. Il n'y a pas dans ce cas-là étincellage proprement dit, puisque les tissus ne sont pas touchés, mais excitation motrice seule.

Pour appliquer l'étincelle, on place le sujet sur le tabouret isolant comme dans le cas du premier mode d'application du souffle (fig. 109); on le relie à l'un des pôles de la machine et l'on met au sol l'autre pôle. On approche alors du sujet un *excitateur à boule* relié au sol par une chaîne (1); lorsque la distance est suffisante, l'étincelle éclate.

On peut aussi ne pas isoler le sujet. On est alors dans le cas du deuxième mode d'application du souffle (fig. 110). On remplace l'excitateur à pointe par un *excitateur à boule*.

Lorsqu'on applique l'étincelle, le malade n'a pas besoin d'être dévêtu. Les remarques faites plus haut à propos de la nature de ses vêtements s'appliquent également ici.

Suivant que l'on veut obtenir des effets moteurs ou sensitifs diffé-

---

(1) On prend sol facilement en laissant traîner sur le plancher la chaîne reliée à l'excitateur. Mieux encore, on peut relier la chaîne à une conduite d'eau, de gaz ou au bâti du moteur électrique qui fait tourner la machine statique.

rents, on emploie des boules excitatrices différentes. Bordier a montré *que l'énergie de la secousse est proportionnelle au diamètre des excitateurs* (excitateurs immédiats).

4° Wawe current de Morton. — Ce mode d'application de l'électricité statique, très peu appliqué en France, très souvent utilisé en Amérique au contraire, ressemble à l'excitation médiate, mais s'en distingue en ce sens qu'il ne nécessite aucun excitateur particulier.

Ce *courant d'onde* est fourni par une machine statique puissante dont on réunit le pôle *négatif* au sol (fig. 112) et le pôle positif au patient par l'intermédiaire d'une électrode métallique placée sur

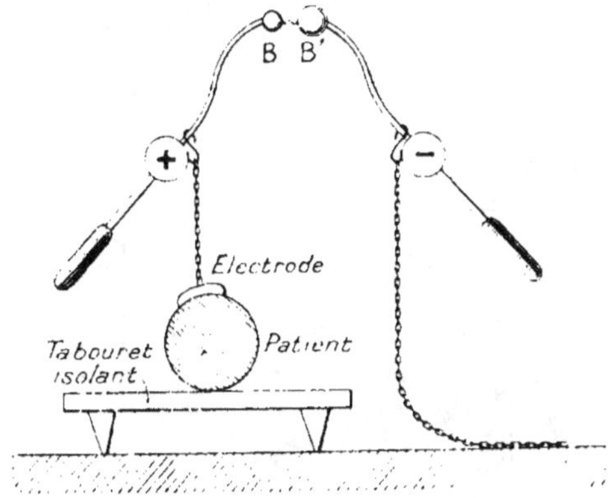

Fig. 112. — Wawe current du professeur Morton.

les tissus ou d'une électrode à vide. On établit d'abord un court-circuit entre les pôles de la machine en amenant au contact les deux boules B et B' de l'éclateur. Lorsque le patient est installé, que l'électrode est en place, on écarte peu à peu B de B'. A ce moment l'étincelle éclate et le malade ressent sous l'électrode des contractions profondes, d'autant plus profondes que l'étincelle est plus longue, mais nullement douloureuses.

Tout récemment, la maison Gaiffe (1) a appliqué le wawe current à *l'excitation alternativement croissante et décroissante* des muscles. « Il suffit pour cela de donner aux boules B et B' de l'éclateur un mouvement alternatif rythmique de rapprochement et d'éloignement pour que le courant excitant, qui a une fréquence réelle très grande, produise une contraction lente partant de zéro pour arriver au maximum et revenir à zéro.

(1) *Archives d'électricité médicale*, 25 février 1908, p. 127.

Un éclateur dont une des pièces B reliée au pôle positif est isolée, a sa deuxième pièce B' reliée au négatif et à la terre, montée sur un levier oscillant conduit par une came C de forme appropriée (fig. 113). Au repos les boules se touchent : dès qu'on met l'appareil en fonction

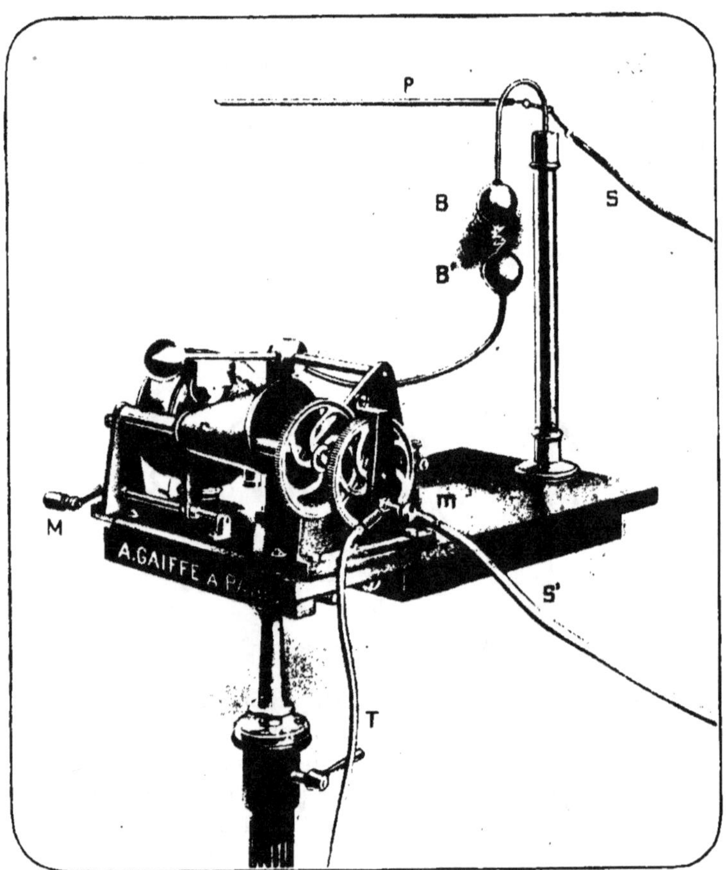

Fig. 113. — Dispositif pour le « Wave Current » avec variations périodiques de la distance explosive.

à l'aide d'un moteur électrique, les boules s'écartent lentement, puis reviennent au contact et s'éloignent de nouveau. En décalant la came par rapport au levier, en tournant dans un sens ou dans l'autre la manette M, on modifie la grandeur de l'étincelle maxima, même pendant le fonctionnement de l'appareil. Le temps pendant lequel les boules sont en contact peut changer par le déplacement de la boule isolée. La vitesse du moteur électrique est elle-même variable à l'aide d'un rhéostat, de telle sorte qu'on peut :

1° Changer la fréquence de l'onde lente excitatrice ;

2° Changer le rapport entre le temps de l'excitation et le temps de repos ;

3° Changer la valeur du maximum de l'excitation.

Cet appareil est destiné, croyons-nous, à rendre les plus grands services en électrothérapie.

CHAPITRE VII

FRANKLINISATION HERTZIENNE

(Courants statiques induits de Morton)

I. — GÉNÉRALITÉS.

C'est en 1881 que le Prof^r Morton fit connaître une manière tout à fait nouvelle d'appliquer l'électricité statique : il l'appela *courant statique induit*. En 1899, Bordier fit remarquer que l'on produisait, dans ce cas, avec la machine statique, de véritables oscillations électriques analogues à celles de la télégraphie sans fil. Il proposa, en l'honneur de l'illustre physicien de Bonn, Hertz, qui découvrit ces oscillations, de nommer cette nouvelle modalité électrique : *franklinisation hertzienne*. Cette appellation semble avoir prévalu en France.

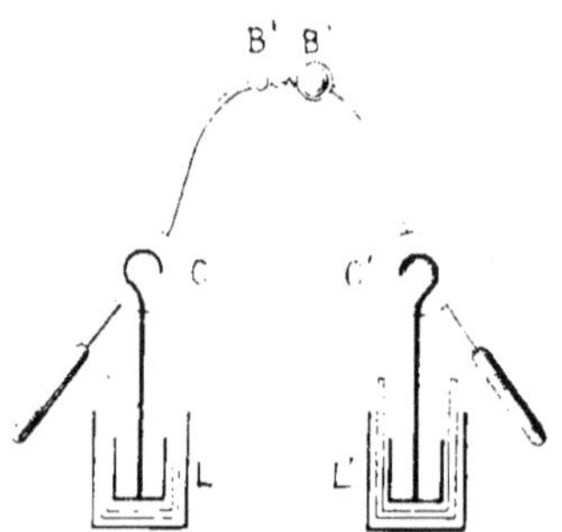

Fig. 115. — Schéma de la franklinisation hertzienne.

Si l'on considère un circuit électrique comprenant des condensateurs (ou bouteilles de Leyde L et L', suspendus aux deux collecteurs C et C' d'une machine statique en activité, il arrivera un moment où la charge communiquée aux condensateurs par la machine, sera assez grande pour qu'une décharge se fasse par étincelle entre B et B' boules de l'excitateur).

Deux cas peuvent se produire : ou le circuit de décharge possédera une *faible résistance* (c'est le cas réalisé ci-dessus), la décharge sera alors *oscillante*; ou le circuit possédera une *forte résistance* et la décharge sera *continue*. Nous insisterons du reste sur les conditions à réaliser pour que les oscillations se produisent lorsque nous étudierons les courants de haute fréquence.

Les **décharges oscillantes** sont des perturbations périodiques, alternativement positives et négatives, et rapidement décroissantes (*amorties* comme on dit d'ordinaire), qui se produisent dans un circuit. Ces décharges oscillantes peuvent être représentées par la courbe de la figure 113. On voit qu'après 5 à 6 oscillations le « silence électrique »

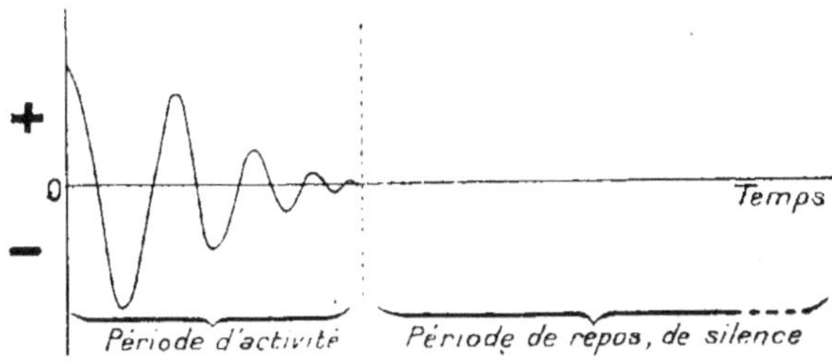

Fig. 113. — Décharge oscillante.

se fait, les vibrations cessent, tant qu'une nouvelle décharge ne vient pas réveiller les perturbations. Le rôle du générateur électrique est justement de produire les charges nécessaires au réveil périodique des oscillations.

Tout se passe donc comme si un marteau venait, d'une façon rythmique, frapper une cloche immergée *dans l'eau*. Après chaque coup, cinq ou six vibrations rapidement décroissantes (à cause de l'eau) prendraient naissance et la cloche cesserait d'être une source d'ébranlement du milieu jusqu'au coup suivant.

II. — PRODUCTION.

Pour obtenir les décharges oscillantes de la franklinisation hertzienne il suffit, comme l'indique la figure 114, de suspendre à chaque collecteur d'une machine statique un condensateur.

Les oscillations hertziennes qui se produisent à chaque étincelle entre B et B' peuvent donner lieu à des phénomènes de **résonance** car elles sont la source d'*ondes électriques*. Elles créent dans le milieu ambiant ce qu'on appelle un **champ hertzien**. On peut *concentrer* ce champ hertzien à l'aide de chaînes (1) suspendues à l'armature externe des condensateurs L et L' (fig. 114). C'est justement ce dispositif que l'on utilise dans la franklinisation hertzienne. La figure 116 montre qu'à l'un des condensateurs L (armature externe) est suspendue une chaîne qui est reliée au sol ; à l'armature externe de l'autre condensateur L' est suspendue une autre chaîne qui est fixée à un

(1) Ces chaînes jouent le rôle de l'*antenne* en télégraphie sans fil.

excitateur à boule à manche isolant. Cet excitateur est appliqué sur le patient en communication lui-même *avec le sol*.

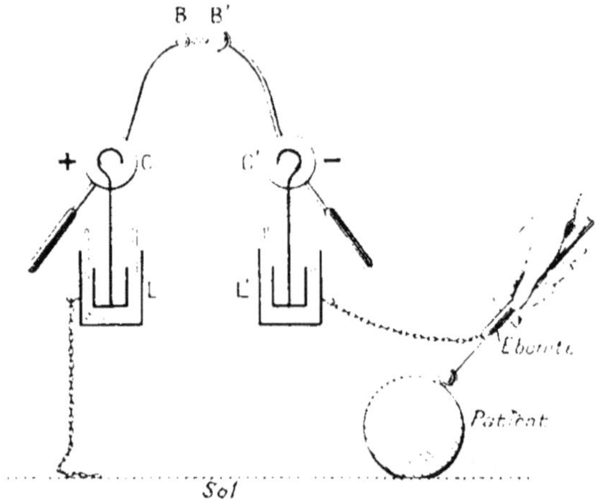

Fig. 116. — Application de la franklinisation hertzienne.

Le champ hertzien est donc concentré, d'une part, par la chaîne de gauche, d'autre part, par la chaîne de droite et le patient.

III. — MESURE.

Jusqu'à présent on n'a proposé aucun appareil de mesure pour la franklinisation hertzienne. Comme pour les courants de haute fréquence que nous verrons bientôt, il est possible de mesurer l'*intensité efficace* de cette modalité électrique au moyen d'un **milliampèremètre thermique** intercalé dans le circuit comprenant le malade. Il serait à souhaiter que l'on fût un peu mieux renseigné; malheureusement les difficultés sont énormes, et de même ordre du reste que pour la haute fréquence.

IV. — UTILISATION.

§ I. — Graduation.

Les effets physiologiques de la franklinisation hertzienne sont d'autant plus considérables que la **capacité** du condensateur utilisé est plus grande.

En disposant de condensateurs à capacité réglable, on peut donc graduer les effets de ce courant.

Plusieurs dispositifs ont été proposés dans ce but. Le plus simple, assurément, consiste à posséder *trois paires* de bouteilles de Leyde, *petites*, *moyennes* et *grandes*. Aux plus petites correspond l'effet minimum.

On peut encore se servir de **condensateurs à capacité réglable** (Marie et Cluzet). Ces condensateurs sont constitués par deux tubes d'ébonite glissant l'un sur l'autre. L'armature interne porte un crochet qui sert à suspendre l'appareil à la machine (fig. 117).

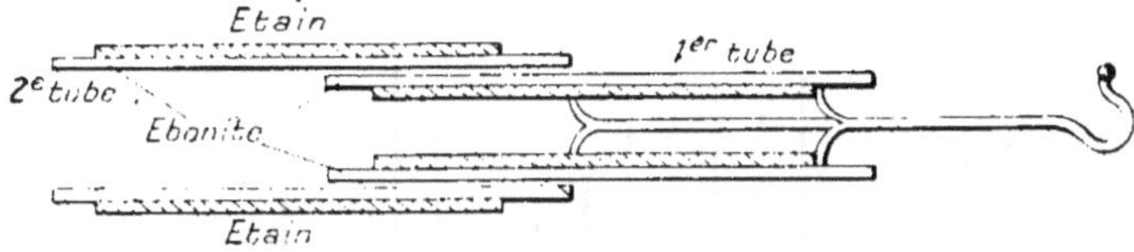

Fig. 117. — Condensateur à capacité réglable de Marie et Cluzet.

L'armature externe est collée à l'extérieur du deuxième tube. En augmentant ou en diminuant le recouvrement des deux tubes, on augmente ou on diminue la capacité du système.

On peut enfin utiliser les **condensateurs plans** à *double lame diélectrique* (Schickelé) et faire coulisser, l'une devant l'autre, les glaces portant les armatures métalliques. Ce dispositif a été ingénieusement installé à l'hôpital militaire Desgenettes, à Lyon.

§ 2. — Distribution.

La distribution n'offre rien de bien spécial, elle se fait à l'aide de **conducteurs** métalliques ou de chaînes dont nous avons déjà parlé.

Les électrodes sont ou des **électrodes métalliques** en étain mince, moulant la région à traiter et maintenues en place par des bandes de caoutchouc ; ou des **électrodes spongieuses** bien imbibées d'eau tiède ; ou des *électrodes à vide*.

Les **électrodes à vide** ou électrodes de Mac Intyre (fig. 118), sont constituées par des tubes de forme variée dans lesquels on a fait un vide analogue à celui qui existe dans les lampes à incandescence.

Ces électrodes jouent le rôle d'un véritable condensateur intercalé dans le circuit. Si l'on désire faire des applications d'une polarité déterminée, c'est donc au pôle de *nom contraire* du condensateur de la machine qu'elles doivent être reliées.

A ce propos, il est bon de faire remarquer, pour éviter toute équivoque, qu'on observera avec soin la polarité en chacun des points

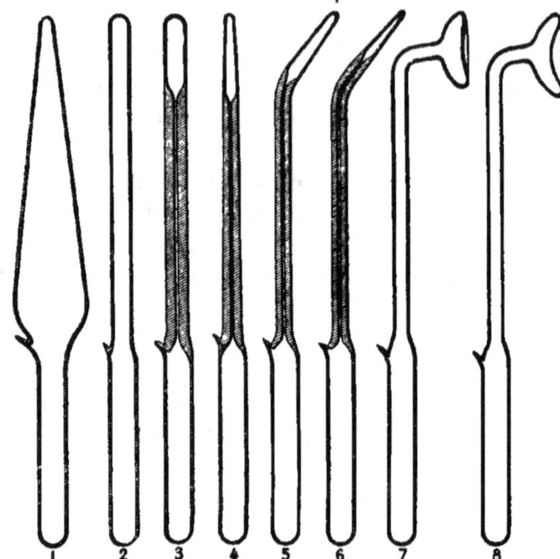

Fig. 118. — Électrodes à vide de Mac Intyre (Gaiffe).
1, Électrode-cône pour le traitement des hémorroïdes; 2, Électrode rectale ou vaginale; 3, 4, Électrodes nasales; 5, 6, Électrodes auriculaires; 7, 8, Électrodes pour la pelade, la calvitie.

de la ligne. Prenons un exemple : Soit un condensateur L' relié au

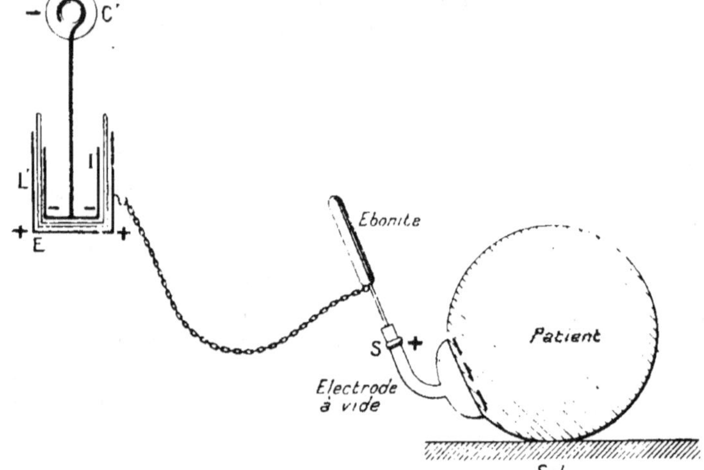

Fig. 119. — Polarité d'une électrode à vide.

collecteur négatif C' d'une machine statique. On aura la succession
des polarités suivantes (fig. 119) :

1. Armature *interne* I du condensateur, négative (par conduction).

2. Armature externe E du condensateur, positive (par condensation).

3. Support de l'électrode à vide du condensateur, positive (par conduction).

4. Région du corps en contact avec l'électrode à vide, négative (par condensation).

Si l'électrode était *métallique*, la polarité serait celle indiquée au numéro 3, c'est-à-dire *positive*.

§ 3. — **Application**.

Dans son ouvrage sur les applications de l'électricité statique (1), le Dr J. Snow signale que le courant statique induit (franklinisation hertzienne) ne produit pas l'action générale du wawe current de Morton. On l'utilise lorsqu'on recherche une action énergique *sur deux points* en même temps. Ce courant s'emploie donc surtout en *application bipolaire*. Dans ce cas, au lieu de laisser traîner sur le sol la chaîne reliée à l'armature externe du condensateur L (fig. 116), ainsi que l'indiquent les auteurs français (2), on la relie à une large électrode métallique appliquée sur le patient. Le patient peut alors être isolé.

(1) J. Snow, Manuel d'applications thérapeutiques, radiothérapiques, radiographiques par l'électricité statique.

(2) Cf. Bordier, Précis d'Électrothérapie. 2e édit., p. 97. — Guilleminot, Électricité médicale. 2e édit., p. 150.

CHAPITRE VIII

COURANTS DE HAUTE FRÉQUENCE

I. — GÉNÉRALITÉS.

Les courants statiques induits dont nous venons de parler et que Bordier appelle franklinisation hertzienne, n'étaient pas autre chose que des courants de haute fréquence avant la lettre, et les médecins qui s'en servaient faisaient de la haute fréquence, comme M. Jourdain de la prose, sans le savoir : ils comportaient, en effet, l'organe essentiel de ces courants, le *condensateur*.

C'est à d'Arsonval que l'on doit les travaux les plus importants sur les courants de haute fréquence ; c'est lui qui les introduisit en thérapeutique à la suite de mémorables travaux au Collège de France, de 1891 à 1897.

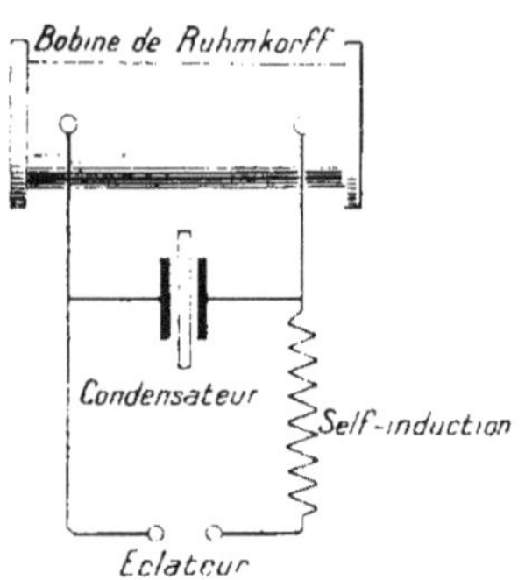

Fig. 120. — Dispositif de Tesla pour la haute fréquence.

Il fut amené à s'en servir de la façon suivante. Vers 1888, l'éminent physicien signalait que l'excitabilité musculaire diminuait avec le nombre d'excitations, à mesure qu'on dépassait 3 000 excitations à la seconde. Mais il était difficile d'obtenir un nombre d'interruptions très élevé, dans l'unité de temps, au moyen des appareils mécaniques. La roue phonique de Sieur permettait par exemple d'obtenir 10 000 alternances par seconde, mais c'est peu, comparé aux oscillations de haute fréquence, et peut-être d'Arsonval n'aurait-il pas pu vérifier ses géniales prévisions sans la découverte de Tesla.

En effet, l'alternateur dont disposait d'Arsonval ne lui avait pas permis de faire disparaître toute excitation musculaire, lorsque l'ingénieur américain Tesla, reprenant les expériences de Hertz, signala une modalité électrique tout à fait nouvelle. Grâce à un dispositif représenté sur la figure 120 et qui utilisait la décharge d'un condensateur constamment rechargé par une bobine d'induction, Tesla obtenait dans le circuit de self-induction des courants dépassant 50 000 et même 60 000 volts. Quoiqu'ils fussent capables de produire des effets remarquables et en particulier l'incandescence de plusieurs lampes, ces courants pouvaient traverser l'organisme humain sans y éveiller la moindre sensation. Les idées de d'Arsonval trouvaient là une vérification remarquable. En effet, les courants découverts par Tesla sont des *courants alternatifs* ayant 500 000 à 1 000 000 d'oscillations *par seconde* et même davantage.

D'Arsonval reprit l'appareil de Tesla et après l'avoir perfectionné, comme nous le verrons bientôt, étudia les multiples effets physiologiques du courant oscillatoire ainsi découvert. Il y a si bien attaché son nom qu'on appelle couramment aujourd'hui **d'Arsonvalisation** l'application de cette modalité électrique à la thérapeutique.

II. — PRODUCTION.

On ne se sert plus aujourd'hui du dispositif de Tesla (fig. 120) pour la production des courants de haute fréquence utilisés en médecine.

D'Arsonval a montré quel pouvait être le *danger* des appareils de ce type. En effet, si, pour une cause quelconque, le condensateur ne fonctionne pas, le malade, qui est en communication avec la self-induction, est en relation *directe* avec l'un des pôles de la bobine et peut recevoir des décharges dangereuses.

Dans le montage préconisé par d'Arsonval, au contraire (fig. 121), le ma-

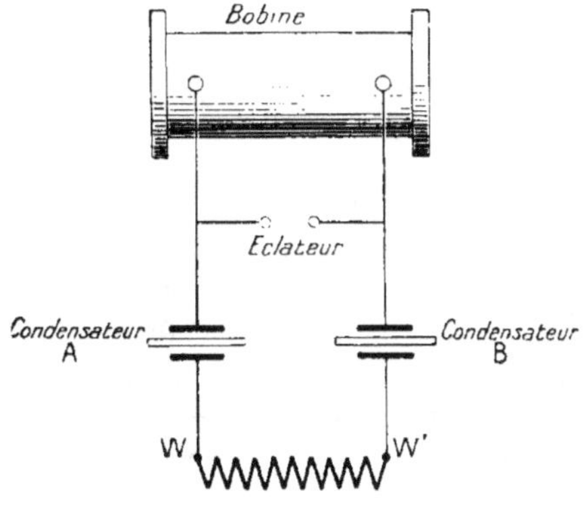

Fig. 121. — Dispositif de d'Arsonval pour la haute fréquence.

lade est toujours hors du circuit du transformateur. On utilise *deux condensateurs* dont les armatures internes sont en relation avec la bobine, avec *éclateur* monté en dérivation, tandis que les armatures externes sont réunies par un circuit présentant une certaine *self-induction* (une spirale de gros fil métallique).

Ceci est l'appareil schématique, mais pour fonctionner dans de bonnes conditions il doit répondre à un certain nombre de desiderata que nous allons étudier.

§ 1. — L'organe essentiel de la haute fréquence : le condensateur.

Un organe est absolument nécessaire, le *condensateur*. Le type le plus connu est la *bouteille de Leyde*, et nous nous souvenons que cet appareil joue le rôle d'un véritable réservoir d'énergie électrique. Si l'on vient à réunir, à l'aide de deux conducteurs métalliques, son armature externe et son armature interne, une étincelle blanche et bruyante jaillit, donnant ainsi une manifestation de l'énergie électrique que l'appareil avait emmagasinée.

Mais on peut avoir un condensateur, plus facile à construire et plus simple à représenter, en collant une lame d'étain de chaque côté

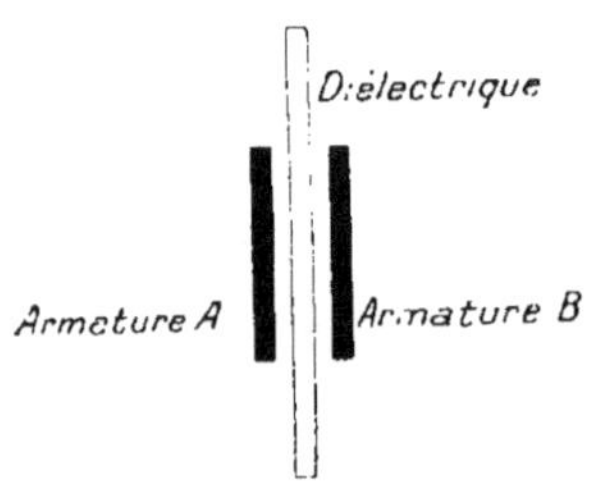

Fig. 122. — Condensateur, plan schématique.

d'une glace épaisse. On obtient ainsi un **condensateur plan**. Chaque lame d'étain s'appelle une **armature** (fig. 122) et la lame de verre interposée entre les deux est l'isolant, ou mieux, le **diélectrique**. Plus les surfaces des armatures sont grandes, plus le condensateur peut emmagasiner d'électricité. On dit que sa **capacité** augmente. La capacité varie encore avec la nature et l'épaisseur du diélectrique. Pour obtenir des condensateurs de très grande capacité, on associe entre eux plusieurs condensateurs, comme on associe des éléments de pile.

En effet, pendant la charge, une des armatures devient positive, l'autre négative. En associant tous les pôles positifs et tous les pôles négatifs, on a le même effet qu'un condensateur de très large surface, c'est l'**association en batterie** ou en *surface*. En réunissant un pôle positif à un pôle négatif et ainsi de suite, on obtient des effets de tension c'est l'**association en cascade**.

La partie la plus importante peut-être du condensateur est le *diélectrique*. Ce n'est plus la substance isolante que l'on envisageait autrefois, mais une substance qui s'imprègne lentement et profondément de fluide électrique. Le fluide va donc d'une face à l'autre : d'où le nom très juste de diélectrique qui exprime cette idée de pénétration δiα = à travers (1).

Cette imprégnation d'électricité ne va pas sans des modifications

---

(1) En réalité ce n'est pas le fluide, mais des oscillations électriques, qui vont d'une face à l'autre. Nous avons conservé l'expression de fluide pour être plus accessible à tous.

moléculaires du diélectrique (augmentation de son épaisseur, de sa
température, etc.). Ces modifications moléculaires peuvent parfois
être supérieures à la limite d'élasticité moléculaire du diélectrique.
La *cohésion* cesse ; le condensateur est mis hors de service : le diélectrique est « percé ».

Défauts des condensateurs. Condensateurs rationnels.
— C'est justement parce que la *résistance du diélectrique* à la rupture
est *trop faible*, que les condensateurs sont détruits. A ce défaut, on

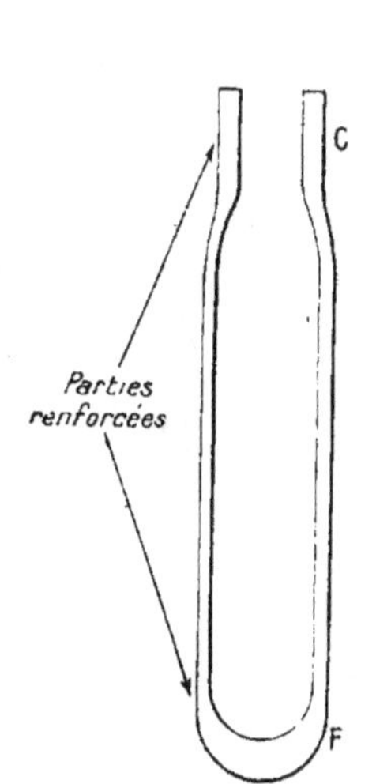

Fig. 123. — Forme du diélectrique
dans le condensateur Mosciki.

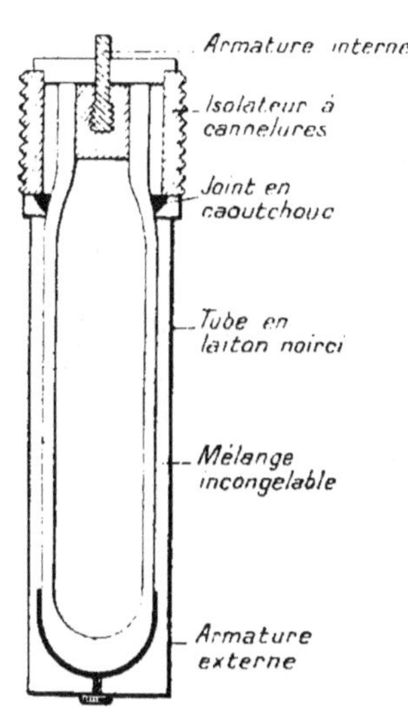

Fig. 124. — Coupe du condensateur
rationnel Mosciki.

peut en ajouter deux autres : le *contact* entre les armatures et le
diélectrique n'est *pas parfait* dans toute leur étendue, enfin le *refroi-*
dissement de ces appareils est *insuffisant*.

A la suite de minutieuses expériences, Mosciki a montré que la
rupture d'un condensateur se produit sur le *bord* des plaques. Ainsi,
une lame de verre de $0^{mm},5$ qui résiste à une tension de 67 000 volts
a sa partie médiane, se perce à 11 700 volts sur les bords. D'autre part,
tout corps étranger, si petit qu'il soit, entre l'armature et le diélectrique, crée un « bord de plaque » et par suite favorise la rupture.

Pour éviter tous ces inconvénients, Mosciki a créé un condensateur remarquable qu'on peut appeler le *condensateur rationnel*.

Le diélectrique affecte la forme d'une bouteille très allongée. Pour
éviter la rupture sur le bord des armatures, les parties dangereuses,

fond F et col C, sont en verre trois à quatre fois plus épais que le reste du tube (fig. 123).

La surface interne du tube et sa surface externe sont soigneusement *argentées*. Il y a donc *contact parfait* entre le verre et l'armature, donc pas de bord de plaque. Pour éviter les chocs, le tube de verre est logé dans un tube en laiton qui porte à sa partie supérieure un bouchon en caoutchouc et un isolateur en porcelaine à cannelures. Avant de fermer le tube de laiton, on y introduit un *mélange incongelable* d'eau distillée et de glycérine qui répartit la chaleur et empêche tout échauffement local. Enfin, pour faciliter encore le refroidissement, le tube extérieur en laiton est *noirci*. Ce tube est relié à l'armature externe du condensateur; quant à l'armature interne, elle est en relation avec une broche métallique qui fait saillie à la partie supérieure du condensateur (fig. 124).

Ces condensateurs, établis pour les usages industriels, sont d'une *solidité extrême* et sont essayés pour un voltage trois fois supérieur à celui qu'ils doivent supporter. Leur solidité même les rend excellents pour la haute fréquence.

Comment se fait la décharge d'un condensateur. — Lorsqu'on décharge un condensateur, une étincelle jaillit; mais la décharge même qui lui a donné naissance, peut revêtir deux formes bien différentes que nous révèle l'examen de l'étincelle au miroir tournant : elle peut être **continue** ou **oscillante**.

Si elle est *continue* (fig. 125), la différence de potentiel se fait d'une

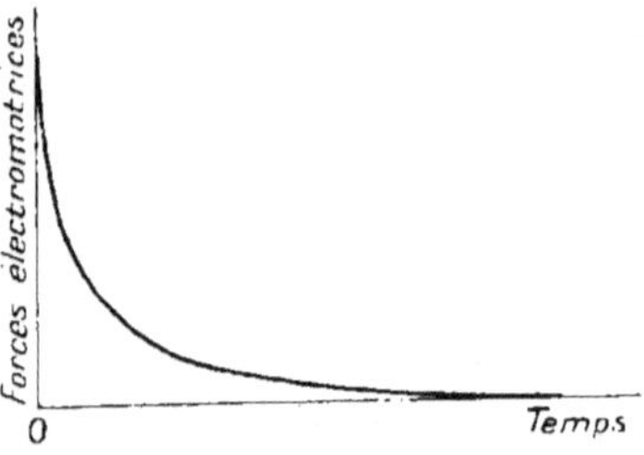

Fig. 125. — Décharge continue.

façon lente et progressive; si elle est *oscillante* (fig. 126), le potentiel, auquel sont portées les deux armatures du condensateur, prend alternativement des valeurs positives et négatives jusqu'à ce que l'équilibre se produise.

Une comparaison classique permettra de mieux comprendre ce qui se passe. Imaginons deux vases communicants A et B (fig. 127)

réunis par un gros tube rigide TT' pourvu d'un robinet R à large ouverture. Ce système de vases représentera les deux armatures du condensateur et TT' le circuit de décharge. Communiquons au système
une certaine charge et pour cela versons en A de l'eau jusqu'au

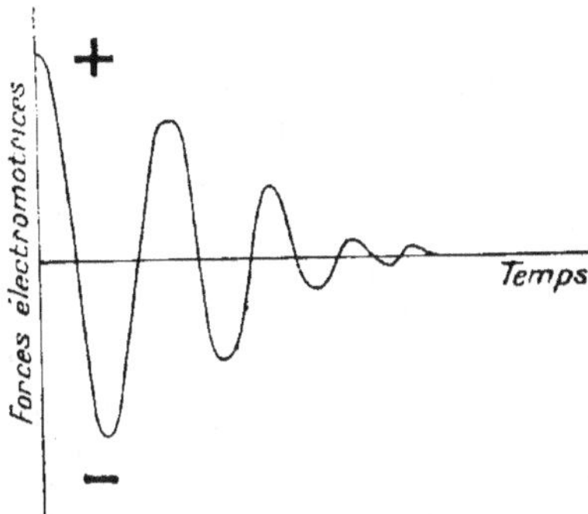

Fig. 126. — Décharge oscillante.

niveau *n*, en B de l'eau jusqu'au niveau *n'* après avoir fermé R.

Ouvrons maintenant *très vite* et *largement* le robinet R ; l'eau qui
faisait pression en A va faire irruption dans le vase B pour tâcher de

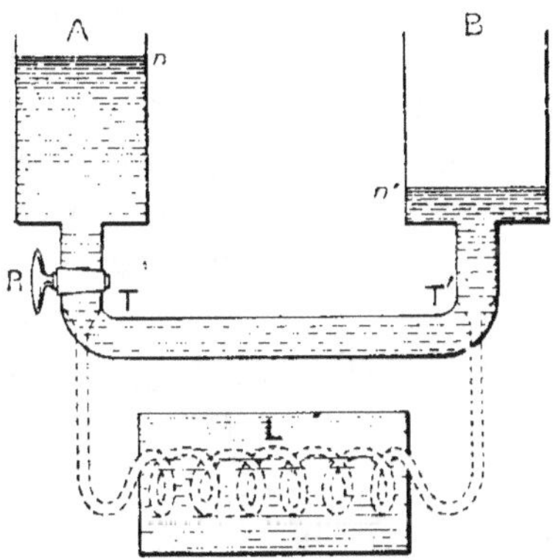

Fig. 127. — Représentation de la décharge des condensateurs.

prendre son niveau hydrostatique ; mais, en vertu des lois de l'inertie,
l'eau animée d'une certaine vitesse, dépassera ce niveau, puis redes-
cendra au-dessous, et ce n'est qu'après quelques oscillations (de plus
en plus faibles) autour de la position d'équilibre que l'eau restera au
repos. La décharge du système aura été *oscillante* et les oscillations
de l'eau pourront être représentées par la courbe de la figure 126.

Recommençons maintenant l'expérience, mais en ouvrant *très peu* le robinet R. L'eau va filtrer lentement à travers l'orifice étroit qui lui est offert et s'élèvera progressivement en B jusqu'au moment où l'équilibre hydrostatique sera atteint. Elle ne dépassera pas cette ligne de niveau : la décharge du système aura été *continue* (courbe de la figure 125).

Imaginons enfin qu'au lieu d'un tube rigide réunissant les deux vases, le tube soit en majeure partie *élastique* constitué par un tube en caoutchouc L enroulé en spirale et plongé dans un cylindre rempli d'eau . Fermons R et remplissons le vase A jusqu'en *n* et le vase B jusqu'en *n'*. Ceci fait, ouvrons *brusquement* le robinet R : le passage de l'eau de A en B ne se fait plus d'une manière aussi brusque qu'avec le tube complètement rigide. Le tube élastique a augmenté la résistance L au passage de l'eau, il a de plus emmagasiné une partie de la force vive de cette eau et l'a restituée lentement : la décharge est *continue* comme dans le second cas, quoique le robinet ait été largement ouvert.

Conditions physiques de la décharge oscillante. — Il devient, dès lors, très simple d'exprimer et de faire comprendre les conditions physiques de la décharge oscillante des condensateurs.

Il faut qu'il y ait une relation entre la *résistance* du circuit de décharge, la *self-induction* de ce même circuit et la *capacité* des condensateurs utilisés. Désignons par R la résistance, le coefficient de self, C la capacité ; la décharge sera *oscillante* quand on aura :

$$R^2 < \frac{4L}{C} \qquad (1)$$

Elle serait *continue* si on avait :

$$R^2 > \frac{4L}{C} \qquad (2)$$

Dans le cas de la décharge oscillante, la valeur de la *période* T est :

$$T = 2\pi \sqrt{L \times C}$$

Ce temps est extrêmement petit et de l'ordre du billionième de seconde. Cette dernière formule nous montre qu'en augmentant le coefficient de self du circuit de décharge L et la capacité des condensateurs C, on *augmente la longueur d'onde*.

Dans la comparaison hydraulique que nous avions choisie plus haut, le *robinet* R représentait justement la *résistance* du circuit de décharge, le *tube élastique* L' jouait le rôle perturbateur de la *self-induction* et l'on avait de même :

R grand ouvert (faible résistance du circuit) = oscillations [formule 1].
R peu ouvert (grande résist. du circuit) = décharge continue [formule 2].
L dans le circuit (ralentissement dû à la self, grande résistance du circuit).
       = décharge continue [formule 2].

Mais indépendamment de toutes ces conditions, « il est encore nécessaire, pour qu'un système oscille avec sa période propre, qu'il soit **excité brusquement**, c'est-à-dire que la durée *d'excitation* doit être *extrêmement courte* par rapport à la durée de la période d'oscillation. Si, au lieu de lâcher brusquement un pendule écarté de sa position d'équilibre, on le conduit lentement à la main, il ne prendra pas son régime d'oscillation (1) ». Dans le premier cas de notre comparaison hydraulique, les oscillations ne se seraient pas produites si l'on avait ouvert le robinet R tout grand, mais *très lentement*. Il en est de même dans les oscillations de haute fréquence, il faut que le déclenchement des oscillations soit extrêmement brusque, puisque la durée de chacune est d'un ordre compris entre *un cent-millième* et *un millionième* de seconde. Ce qu'aucun système mécanique n'aurait pu réaliser, l'**étincelle électrique** l'a fourni, puisque la durée d'établissement d'une bonne étincelle disruptive est plus petite que *un cent-millionième* de seconde (Abraham et Lemoine). Elle dure donc *cent* à *mille fois moins* qu'une des périodes de la décharge des condensateurs. On peut donc dire que l'étincelle est à la décharge ce qu'une chiquenaude est à un pendule au repos. L'une et l'autre amorcent un mouvement vibratoire.

Ce que devient le mouvement vibratoire. Sa faible durée. Les périodes de repos. — On aurait tort de croire que le *mouvement oscillatoire*, mis en mouvement par l'étincelle, se prolonge longtemps. Il *s'éteint très vite*, comme s'éteindrait le son d'une cloche percutée dans l'eau. Nous avons représenté plus haut la forme d'une série de ces décharges oscillantes et le « silence électrique » qui les suit. Ce silence se nomme l'**amortissement des oscillations.** Chaque période d'amortissement est infiniment plus longue que chaque période de repos, si bien qu'un appareil de haute fréquence peut être comparé très originalement, comme l'a fait Zimmern (2), « à un pendule qui, *battant la seconde dans l'eau*

---

(1) A. Broca, Précis de physique médicale, p. 548 (Bibl. Gilbert et Fournier). — On trouvera dans cet excellent livre les détails sur la haute fréquence qui n'auraient pas leur place ici.
(2) Zimmern, Éléments d'électrothérapie clinique. Paris, 1906.

s'arrêterait après 10 ou 20 oscillations et ne serait mis en mouvement que toutes les quatre, huit ou douze heures par exemple ».

On nomme **train d'ondes** l'ensemble des oscillations qui, à chaque décharge, vont s'amortissant (fig. 128).

Pour diminuer les périodes de silence, il sera donc avantageux

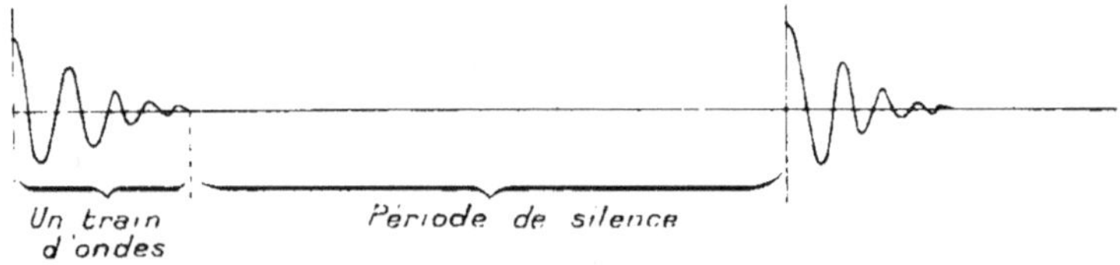

Fig. 128. — Trains d'onde et période de silence les séparant.

de multiplier le nombre des étincelles qui « déclenchent » les oscillations et, par suite, d'augmenter dans l'unité de temps le nombre des fermetures et des ouvertures du courant primaire dans la bobine, d'où l'indication de se servir *d'un interrupteur rapide*.

§ 2. — Appareils utilisés en électrothérapie pour la production des courants de haute fréquence.

Tous ces appareils dérivent du type imaginé par d'Arsonval et dont nous avons donné le dispositif schématique dans la figure 121.

Un appareil de haute fréquence comprend toujours :

1° Une source d'électricité à haut potentiel : Machine statique puissante ou Bobine avec interrupteur, ou encore Transformateur sur courant alternatif ;

2° Deux ou plusieurs condensateurs ;

3° Un éclateur ;

4° Un circuit possédant une certaine self-induction (spirale métallique) où passent les courants de haute fréquence ;

5° Un circuit induit par le précédent (circuit à haute tension).

Nous signalerons, à propos de chacun de ces appareils, ce qu'il est essentiel de savoir pour un médecin-électricien.

1° **Source d'électricité à haut potentiel.** — A. *Machine statique.* — Elle est peu employée en France, car son débit est faible, comparé à celui des bobines. Elle a cependant l'avantage de ne pas nécessiter d'interrupteur.

B. *Bobine de Ruhmkorff.* — Tous les grands constructeurs

livrent aujourd'hui d'excellentes bobines pour les courants de haute
fréquence. Elles sont suffisantes dès qu'elles donnent 25 centimètres
d'étincelle, et il faut se souvenir qu'il n'y a aucun avantage à se
servir d'une grosse bobine, si l'on ne dépense pas dans le circuit
primaire une quantité notablement plus grande d'électricité. Les
bobines bien construites doivent être *cloisonnées*, le fil secondaire
étant divisé en « galettes » isolées les unes des autres et le fil secondaire doit être assez gros pour fournir du courant de quantité en
même temps que du courant de tension. L'étincelle fournie par une

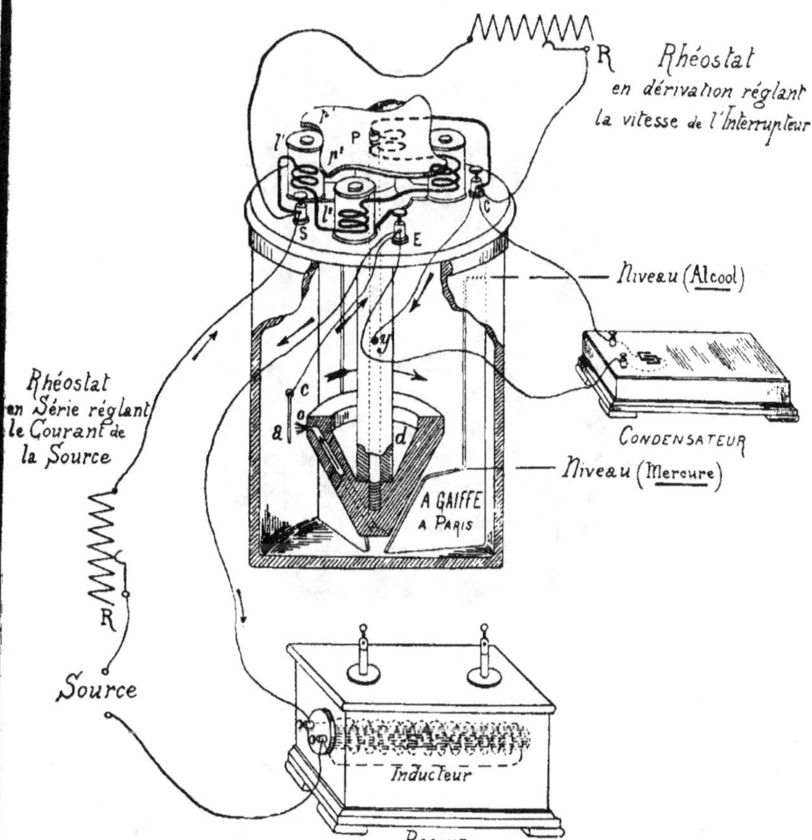

Fig. 129. — Schéma du montage de l'interrupteur autonome de Gaiffe (courant continu).

semblable bobine doit être non seulement longue, mais chaude,
chevelue ou chenillée.

C. **Interrupteur.** — L'emploi d'une bobine nécessite celui d'un *interrupteur* (1) et d'un interrupteur *rapide*. Les meilleurs et les plus robustes sont les **interrupteurs-turbine** à mercure, ainsi que nous permettent de l'affirmer une pratique déjà longue et l'emploi successif d'interrupteurs de types divers. **L'interrupteur autonome de Gaiffe** (fig. 129) est remarquable par sa simplicité, sa régularité et la durée de son fonctionnement sans nettoyage. Il peut, de plus, se placer loin de la bobine et cette *commande à distance* peut avoir

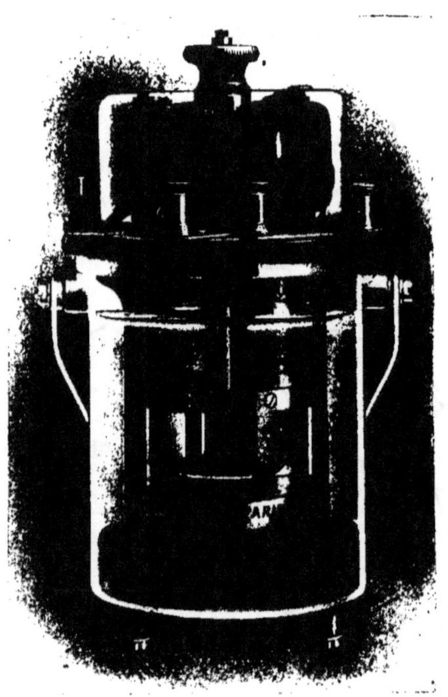

Fig. 130. — Vue transparente de l'interrupteur Blondel-Gaiffe.

des avantages si l'installation de courant à haute tension doit servir également pour la radiologie. On peut recommander également **l'interrupteur à gaz** moto-magnétique de Drault que l'on ne peut malheureusement pas éloigner de la bobine et qui nécessite l'emploi de gaz d'éclairage que l'on n'a pas toujours à sa disposition.

Si l'on est branché sur du courant alternatif, on remplacera l'interrupteur autonome à courant continu par **l'interrupteur Blondel-Gaiffe** (fig. 130), également à turbine et à mercure.

(1) Voir plus haut le rôle de l'interrupteur à propos du courant faradique.

D. ***Transformateur sur courant alternatif***. — Lorsqu'on ne dispose que de courant alternatif, il y a un grand avantage à laisser de côté la bobine pour employer les *transformateurs industriels à circuit magnétique fermé*. Ils donnent en effet des quantités d'énergie bien supérieures aux bobines, mais ils ne sont devenus pratiques

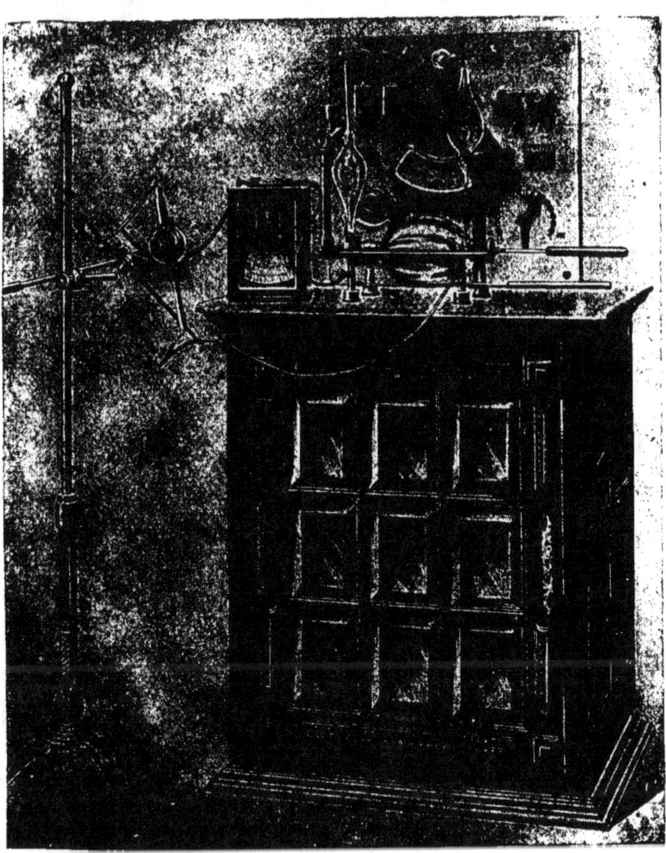

Fig. 131. — Ensemble de l'appareil à grande puissance d'Arsonval-Gaiffe.

pour les courants de haute fréquence que depuis le dispositif de d'Arsonval-Gaiffe. Auparavant, en effet, on ne savait comment empêcher les ondes de haute fréquence de faire retour dans le transformateur et de compromettre son isolement. On parvenait difficilement aussi à empêcher la production d'un arc à l'éclateur, qui supprimait toute oscillation de la décharge.

Le **dispositif de d'Arsonval** remédie à ces deux graves défauts fig. 131). En R et R', entre le secondaire du transformateur et l'éclateur, se trouvent des *résistances liquides* qui empêchent la formation d'un arc à l'éclateur et qui s'opposent au retour d'ondes dans le transformateur (fig. 132.) Par surcroît de précautions, on monte encore, en dérivation entre les résistances liquides, une série de *condensateurs de garde* qui absorberaient les ondes de retour, si par extraordinaire elles venaient à franchir les résistances liquides. En C et en C' se trouvent les condensateurs de haute fréquence, en W et en W' les *bornes d'utilisation* auxquelles on relie le circuit de self-induction où se développent les courants de haute fréquence. La figure 132 montre l'ensemble de l'appareil, qui peut servir également pour la production des rayons X.

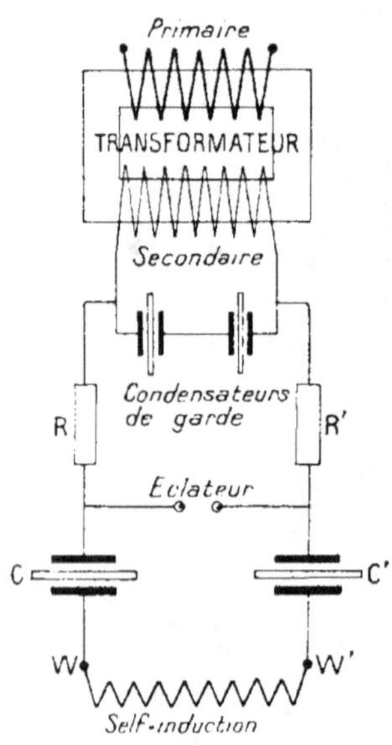

Fig. 132. — Schéma de l'appareil à grande puissance d'Arsonval-Gaiffe.

2° **Condensateurs**. — Ce sont, soit des *bouteilles de Leyde*, comme dans les premiers modèles de l'appareil de d'Arsonval fonctionnant avec bobine ou dans l'appareil plus récent de Roycourt-Bonetti, soit des *condensateurs plans* isolés à l'aide d'un bain de pétrole (dispositif de Gaiffe pour bobine) (fig. 133), soit des *condensateurs de Moscicki* dont nous avons signalé plus haut les avantages (fig. 134).

3° **Éclateur**. — L'*éclateur* est constitué par les deux pièces métalliques entre lesquelles jaillit l'étincelle qui déclenche les oscillations électriques. Les pièces de l'éclateur sont en communication avec les armatures internes des condensateurs. L'étincelle éclate soit entre *deux sphères* dans certains appareils (surtout ceux qui fonctionnent avec machine statique) soit entre *deux pointes*, soit entre *deux plateaux*. Il est difficile de dire quel est le meilleur dispositif: cependant avec les pointes la décharge est beaucoup plus régulière. Une des pièces de l'éclateur est fixe, l'autre est *mobile*. Pour régler la distance explosive, on met d'abord pointes ou boules au contact puis on les écarte jusqu'à ce que l'arc qui jaillit d'abord fasse place à une étincelle blanche, brillante, accompagnée d'un *bruit assourdissant* spécial (1) qu'il suffit

(1) Bruit de bois sec que l'on brise.

d'avoir entendu une seule fois pour le reconnaître. C'est là l'**étincelle oscillante** (1).

Le bruit qui se produit à l'éclateur est très désagréable et s'entend

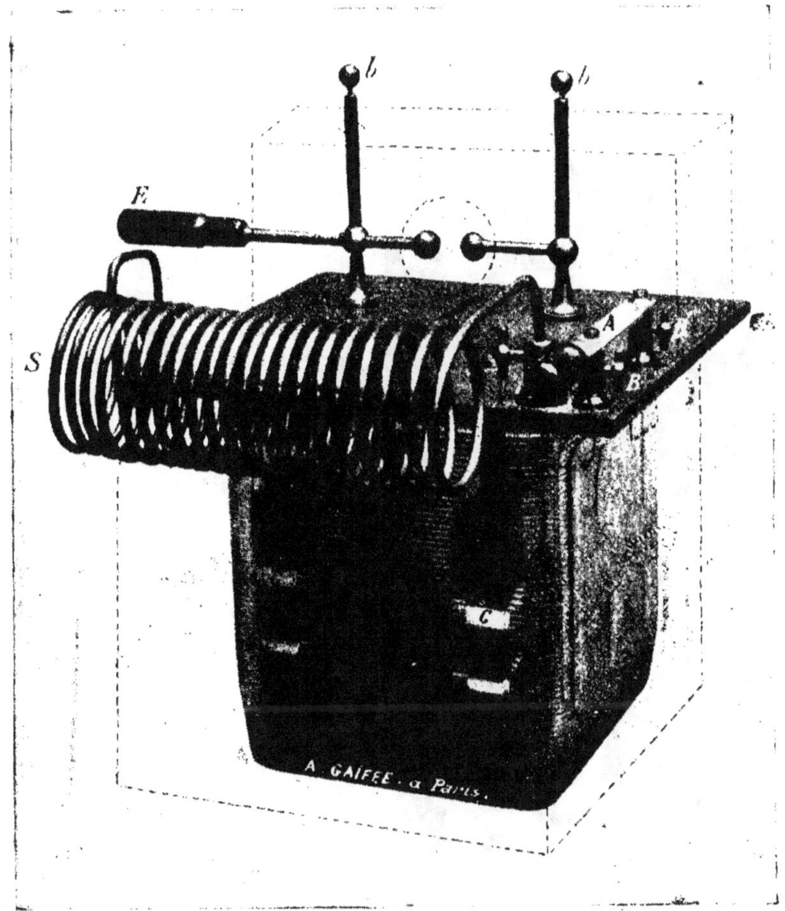

Fig. 133. — Condensateur à pétrole de Gaiffe.

de très loin. Aussi les constructeurs se sont-ils ingéniés à l'atténuer. Gaiffe se sert d'un œuf de verre épais, ouvert aux deux extrémités (le *silencieux*) qui enveloppe l'éclateur, mais bientôt des vapeurs

(1) On peut dans l'obscurité reconnaître très simplement une *étincelle oscillante*. On agite rapidement la main étendue dans son voisinage ; la main paraît alors posséder une multitude de doigts (principe utilisé dans la stroboscopie).

Physiothérapie. I.   9

nitreuses se condensent sur les parois de l'appareil et les décharges fusent le long du verre d'un pôle à l'autre de l'éclateur, rendant l'étincelle irrégulière. Roycourt utilise un cylindre de carton doublé de feutre ; le résultat n'est guère meilleur. Le Dr Guilleminot s'est arrêté à un dispositif « dans lequel les deux tiges de l'éclateur (dont l'une à glissière pour le réglage émergent d'un bain d'huile d'olive. Une cloche rectangulaire recouvre les organes de l'éclateur et plonge, par ses bords libres, d'un centimètre, dans l'huile. La surface de l'huile ne permet pas aux décharges sombres de fuser vers les parois qu'il suffit de nettoyer de temps en temps ». Cet éclateur semble le plus parfait proposé jusqu'ici.

4° Circuit de haute fréquence. — On appelle circuit de haute fréquence ou **circuit d'utilisation**, suivant les auteurs, le circuit métallique qui relie les armatures externes des condensateurs animés de vibrations alternatives. C'est la spirale de gros fil de cuivre ou d'aluminium réunissant WW' dans la figure 131 et dans la figure 121. On la nomme souvent **petit solénoïde**.

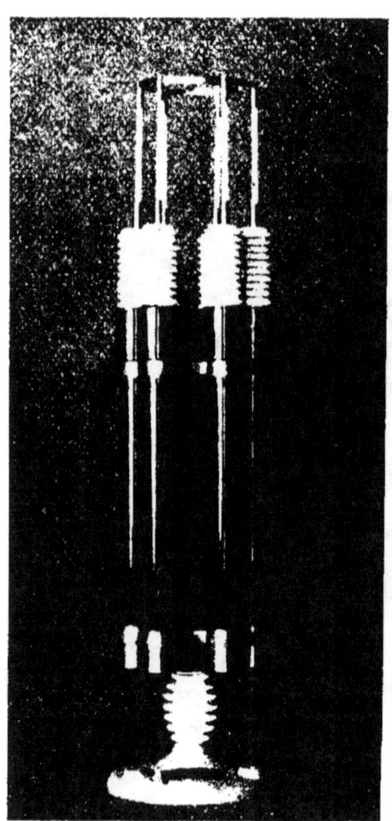

Fig. 134. — Condensateur de Mosciki.

Les courants qui circulent dans ce petit solénoïde sont capables de produire un certain nombre d'*effets physiques* que nous étudierons succinctement car ils servent de base aux applications médicales.

EFFETS PHYSIQUES DES COURANTS DE HAUTE FRÉQUENCE CIRCULANT DANS LE PETIT SOLÉNOÏDE. — Ce conducteur *en spirale* a une résistance très faible, mais par suite de sa forme il possède une notable self-induction. Pour les courants à oscillations très rapides qui tendent à le traverser, il constitue donc une résistance considérable. Aussi existe-t-il une *différence de potentiel* très grande entre deux ou trois spires, bien plus grande encore entre les deux extrémités du *solénoïde* et l'on peut, à l'aide d'un excitateur E, tirer de brillantes étincelles entre des spires même peu éloignées *a* et *b* (fig. 135).

On pourrait aussi intercaler une lampe à incandescence entre *a* et *b* et voir, non sans étonnement, la lampe s'allumer. Le courant préfère passer par un circuit résistant mais sans self (lampe), que par le petit solénoïde.

C'est le principe des applications directes de haute fréquence.

Les courants de haute fréquence qui circulent dans le petit solénoïde sont capables de développer, dans les corps voisins, des *phénomènes d'induction* puissants. Un thermomètre T est-il placé dans ce solénoïde, on voit sa

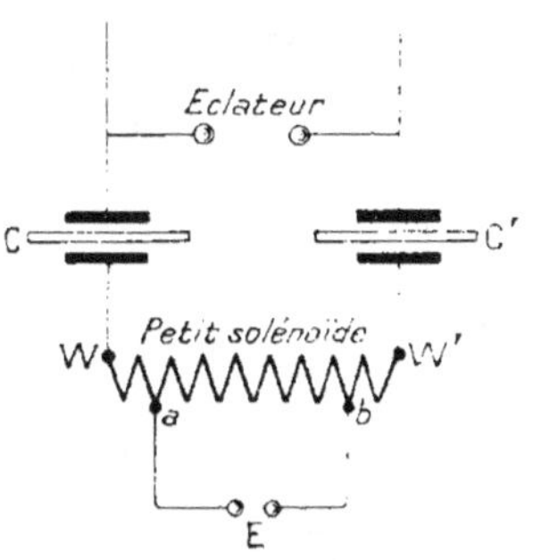

Fig. 135. — Différence de potentiel par self-induction dans le solénoïde de haute fréquence.

colonne monter rapidement, les courants de Foucault ayant échauffé la masse de mercure du réservoir (fig. 136). *C'est le principe de l'autoconduction,* appliquée à l'homme par d'Arsonval.

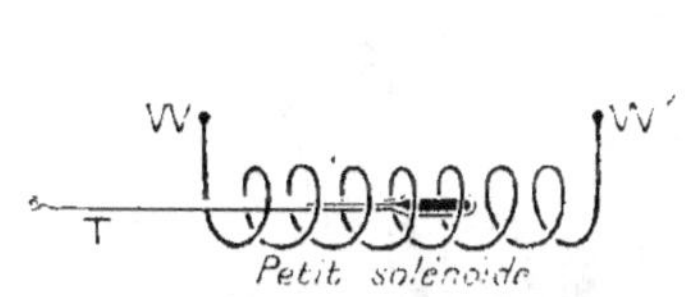

Fig. 136. — Un thermomètre placé dans le petit solénoïde s'échauffe.

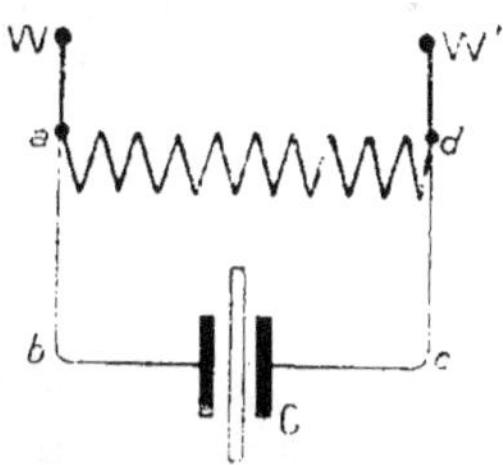

Fig. 137. — Un courant traverse le circuit ouvert *a*, *b*, *c*, *d*, parce qu'il contient un condensateur C.

Enfin les courants de haute fréquence peuvent, même en *circuit ouvert* (pourvu que ce circuit comprenne un condensateur), donner lieu à un courant (fig. 137). Si faible en effet que soit la capacité, la charge et la décharge répétées plusieurs centaines de milliers de fois par seconde sous un potentiel très élevé, représentent un courant moyen assez élevé.

Lorsqu'on fait des applications à l'aide du *lit condensateur,* on met à profit cette propriété.

5° Circuit induit de haute tension. — Si l'on introduit une bobine de fil fin à l'intérieur d'une spirale de quelques tours remplaçant le petit solénoïde, chaque décharge oscillante donne par induction dans le fil fin, un courant de *tension beaucoup plus élevée* que le courant de haute fréquence. A chaque extrémité EE' de la bobine induite s'échappe une gerbe d'effluves (fig. 138).

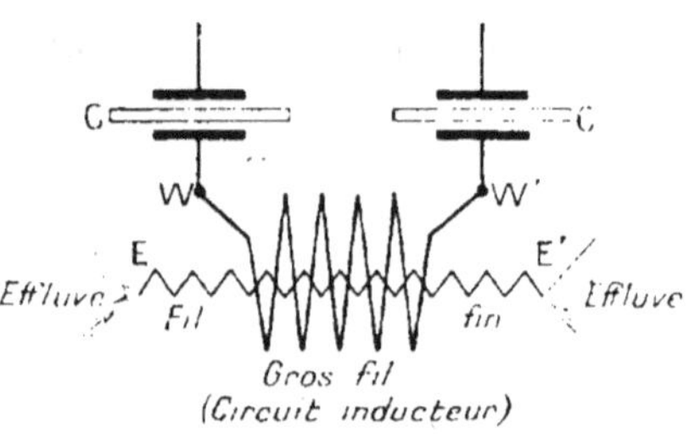

Fig. 138. — Schéma des courants induits de haute tension (bobine bipolaire de Tesla).

La bobine bipolaire de Tesla (fig. 138) et la **bobine bipolaire**

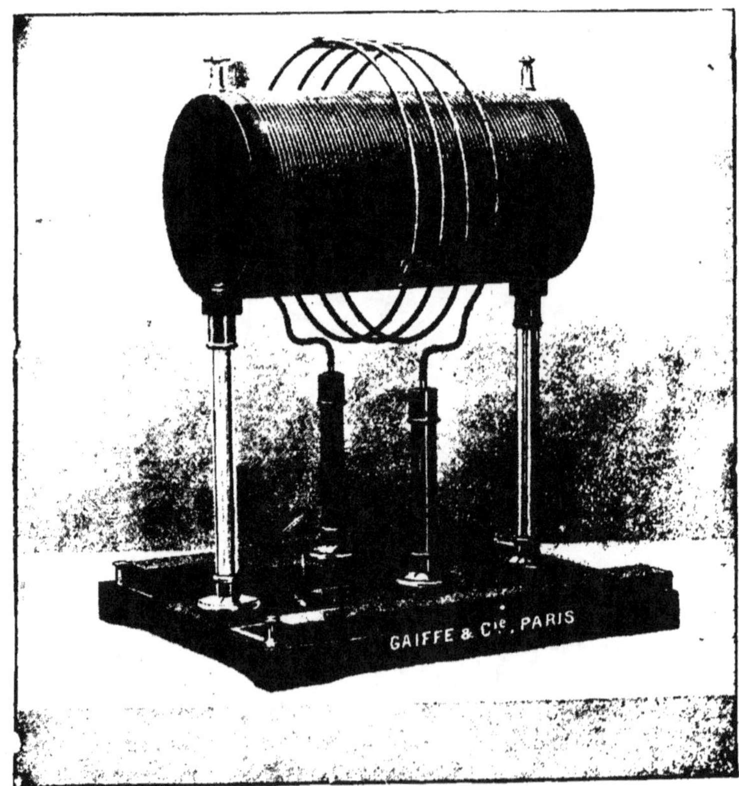

Fig. 139. — Bobine bipolaire de d'Arsonval.

de **d'Arsonval** sont l'application de ce principe. Ainsi qu'on le voit sur la figure 139, la *bobine inductrice* est composée de quatre tours de *gros fil*. Elle est portée par une coulisse qui permet de la déplacer de droite et de gauche. La *bobine induite* est composée de *fil fin* enroulé un grand nombre de fois sur un cylindre d'ébonite. Quand la spirale inductrice occupe la position médiane, les effluves se montrent à chaque extrémité de la bobine induite ; on a le **dispositif en bipolaire**. Si la spirale inductrice occupe l'une ou l'autre des extrémités de la bobine induite, il n'y a d'effluve qu'à l'autre extrémité : **dispositif monopolaire**.

Ce n'est pas le seul procédé pour élever la tension des courants de haute fréquence. Guilleminot a montré qu'on pouvait employer les **spirales** plates au lieu d'hélices.

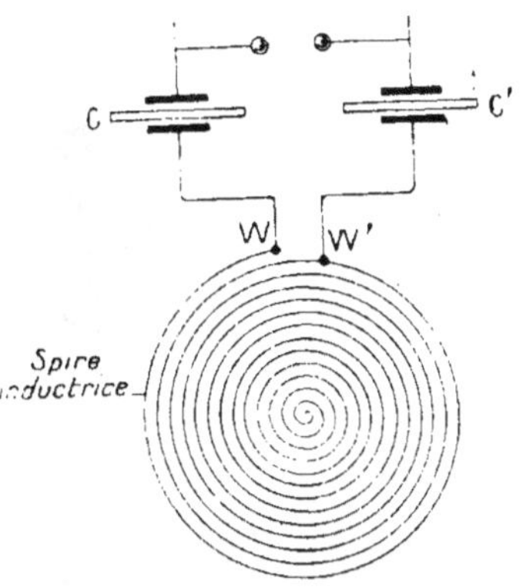

Fig. 140. — Spirale plate de Guilleminot pour la haute tension.

Dans son modèle définitif, le circuit inducteur est tout simplement la première spire (la plus externe) de la spirale (fig. 140). Le dispositif ainsi constitué est *monopolaire*.

On peut également obtenir la *bipolarité* en faisant circuler le courant suivant le sens centripète (1) dans une spirale ; suivant le sens centrifuge dans l'autre (fig. 141).

Dans l'appareil de Roycourt, l'élévation de la tension se fait au moyen des spirales plates

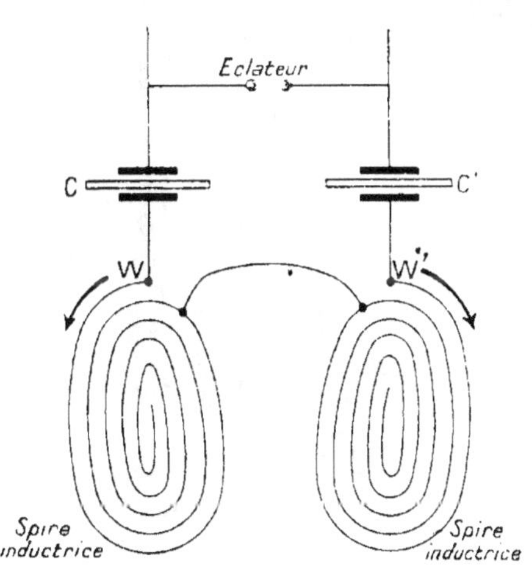

Fig. 141. — Couplage en sens inverse de deux spirales pour obtenir la bipolarité (courant centripète dans l'une, centrifuge dans l'autre).

de Guilleminot, mais le circuit inducteur est constitué par un solénoïde en gros fil faisant quatre à cinq tours et enroulé sur un *cylindre*

---

(1) On appelle sens du couran de décharge, la direction d'un *courant continu* qui irait de l'armature externe *positive* d'un condensateur à l'armature externe *négative* du second.

d'ébonite. Chaque spirale induite est constituée par un fil métallique noyé dans une gorge en spirale creusée dans un *disque* d'ébonite. Ces spirales peuvent se rapprocher ou s'éloigner du circuit inducteur : on

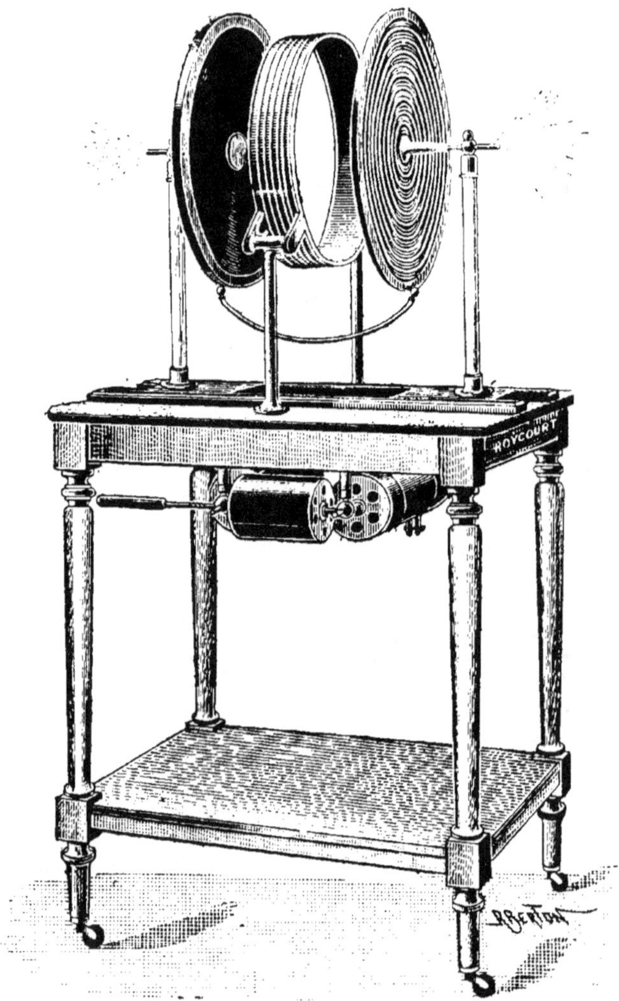

Fig. 142. — Transformateur de Roycourt pour haute tension.

peut donc très facilement graduer le courant à haute tension et passer de la *monopolarité* à la *bipolarité*.

Dans l'**appareil d'Oudin**, l'élévation de la tension se fait non pas par induction seule, mais par induction et résonance, d'où son nom d'**inducto-résonateur**. Pour bien faire comprendre comment fonctionne cet appareil, nous dirons quelques mots de ce qu'on nomme la **résonance**.

Lorsqu'on chante la gamme devant un piano ouvert dont on a soulevé les étouffoirs, on sait que chaque corde vibre, lorsque se fait entendre la note pour laquelle elle est accordée. Si l'on se tait, la note se prolonge, émise par le piano. On a mis en jeu un phénomène de résonance.

Si l'on vient à faire vibrer un diapason devant une boîte en bois mince, accordée pour la note qu'il émet (*résonateur acoustique*), le son se trouve notablement *renforcé*. C'est encore un phénomène de résonance.

C'était également un phénomène identique qu'utilisait le ténor Lablache lorsqu'il *brisait* un verre de cristal en chantant à voix haute, devant l'ouverture du verre, la note que le verre était lui-même capable d'émettre. Ce dernier exemple donne une idée de ce que peut produire la résonance.

Il existe de même une *résonance électrique*. Si l'on vient à mettre en relation avec le petit solénoïde qui relie les bornes WW' de

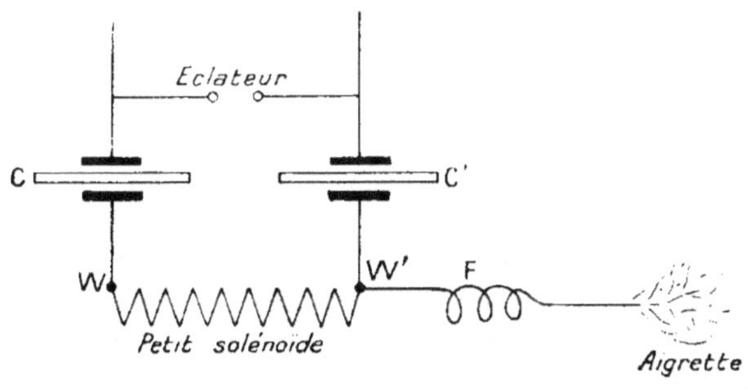

Fig. 143. — Le fil F vibre électriquement lorsqu'on le relie au petit solénoïde.

l'appareil de haute fréquence, un fil métallique isolé F, ce fil va vibrer électriquement (fig. 143) comme les cordes du piano, comme le verre de cristal, sous l'influence des ondes aériennes. L'appareil de haute fréquence n'est pas autre chose, en effet, qu'un *vibrateur électrique*.

Mais si le fil F a une certaine longueur, il peut faire plus ; il peut vibrer *à l'unisson* du circuit WW' et donner alors à son extrémité un courant de *tension bien supérieure* à celui du circuit WW'. Nous sommes dans le cas du diapason et du résonateur acoustique, du ténor et du verre de cristal. Une magnifique aigrette apparaît à l'extrémité du fil F (fig. 143).

L'appareil d'Oudin se compose d'une spirale en forme de bobine qui constitue à la fois le circuit vibrateur V et le circuit résonateur R (fig. 144).

Ces deux circuits sont montés, comme on le voit, *à la suite* l'un de l'autre. L'extrémité du circuit V 1 est reliée à l'armature externe

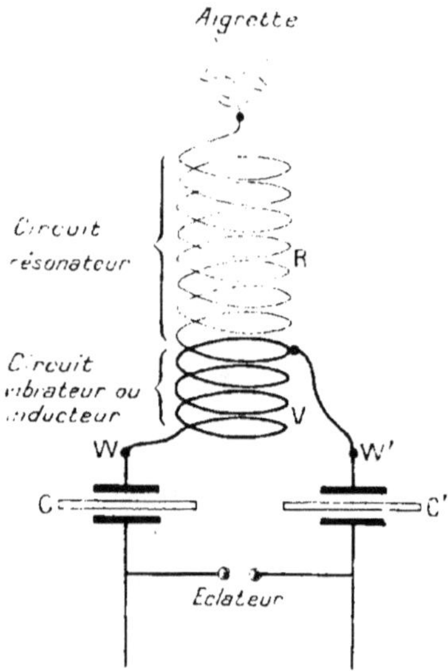

Fig. 144. — Schéma de l'inducto-résonateur d'Oudin.

d'un des condensateurs. L'armature de l'autre condensateur communique avec un curseur *c* relié à W' qui peut se déplacer sur les spires du circuit vibrateur. C'est en déplaçant ce curseur qu'on réalise *l'accord électrique* entre les deux circuits et qu'on obtient à l'extrémité du circuit R 2 , la tension et l'aigrette *maxima*.

III. — MESURE.

« Ce que voudraient les médecins lorsqu'ils se servent des courants de haute fréquence, c'est de pouvoir indiquer les conditions dans lesquelles ils sont placés et définir les divers facteurs du courant employé pour obtenir tel effet, afin qu'on puisse répéter après eux leurs essais et confirmer ou infirmer leurs résultats d'une manière

---

(1) Ce circuit représente le petit solénoïde des schémas précédents. Aussi l'avons-nous relié aux mêmes bornes d'utilisation W et W'.

(2) Le circuit R représente le fil F du schéma 143.

valable. Il y a trop d'autres facteurs d'ordre physiologique, patho-logique ou psychique sur lesquels ils n'ont le plus souvent aucune action, qu'ils ne peuvent pas faire varier à leur gré, pour qu'ils essaient de mettre le plus de précision possible dans la partie de technique électrique de leurs applications. »

« Or, tandis que les électriciens industriels ont tiré de l'électricité physique des méthodes et des appareils de mesure qui semblent leur donner toute satisfaction, les médecins, au contraire, ont été moins heureux sous ce rapport. En particulier, pour les courants de haute fréquence qui, depuis les travaux de d'Arsonval, sont de plus en plus utilisés avec succès en thérapeutique et avec des puissances croissantes, il n'y a rien, ou à peu près, ni comme méthodes de mesure, ni comme instruments pouvant être utilisés dans ces appli-cations. » Ainsi s'exprime le Professeur Bergonié dans son rapport au Congrès de Clermont-Ferrand sur les mesures en haute fré-quence (1). C'est dire que nous ne pouvons indiquer ici que des mesures *très approximatives*.

§ 1. — **Mesure de l'intensité efficace.**

La mesure de l'intensité *efficace* se fait à l'aide de **galvanomètres thermiques** en tout semblables à ceux que nous avons décrits plus haut pour les courants alternatifs (fig. 77). Les courants de haute fréquence, rappelons-le, ne sont pas autre chose, en effet, que des courants alternatifs à oscillations extrêmement rapides.

§ 2. — **Mesure de la fréquence.**

La détermination de la fréquence du courant se fait avec le **fréquencemètre Ferrié-Gaiffe** ou avec l'**ondemètre de Tissot**.

Le principe de ces appareils est le même. Nous savons que les courants de haute fréquence sont capables de déterminer des phé-nomènes de résonance, de même qu'un diapason met en vibration un diapason placé près de lui et accordé pour la même note.

Or, si l'on imagine un diapason dont on peut modifier les vibra-tions à l'aide d'une masse pesante surchargeant l'une des branches, on réalise là un appareil permettant d'analyser les sons : un vrai *fréquencemètre acoustique*.

Tout comme le diapason ci-dessus, un fréquencemètre électrique est constitué par un circuit capable de résonner (capacité et self-

---

(1) Cf. *Archives d'électricité médicale*. 25 août 1908. p. 635.

induction sur lequel on a branché un milliampèremètre thermique (fig. 145). Quand les périodes du circuit de haute fréquence (H. F.) et du fréquencemètre sont voisines, l'ampèremètre commence à dévier et sa déviation devient *maxima* pour une *résonance parfaite*.

Dans l'appareil de Ferrié-Gaiffe, la capacité du condensateur est fixe, la *self-induction* seule est *variable*. On la modifie en déplaçant

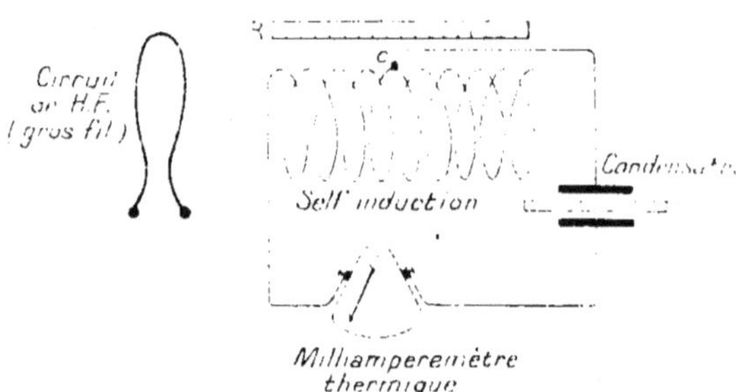

Fig. 145. — Schéma du fréquencemètre Ferrié-Gaiffe.

le curseur c sur les spires de cuivre. Un étalonnage préalable de l'appareil permet de connaître la fréquence par une simple lecture sur la règle R qui guide le curseur.

Dans l'appareil de Tissot, c'est la *capacité* qui est *variable*. La graduation est en longueur d'ondes ; il serait aisé d'y faire ajouter une graduation donnant la fréquence.

IV. — UTILISATION.

§ 1. — Graduation.

La graduation de ces courants peut se faire de plusieurs façons :

a) En modifiant la quantité d'énergie qui traverse le primaire de la bobine ou du transformateur.

Le meilleur appareil pour ce réglage est le **réducteur de potentiel industriel** (fig. 146) employé à la place des rhéostats.

b) En modifiant la vitesse de la machine statique (si on l'utilise) ou de l'interrupteur ;

c) En réglant les appareils élévateurs de tension, de façon à s'éloigner ou à se rapprocher du maximum d'induction ou de la résonance parfaite ;

d) En intercalant, entre l'appareil producteur et l'appareil utilisateur, une coupure de longueur variable où jaillit une étincelle;

e. Enfin, en créant une dérivation par le sol.

Il est difficile de faire comprendre convenablement les dispo-

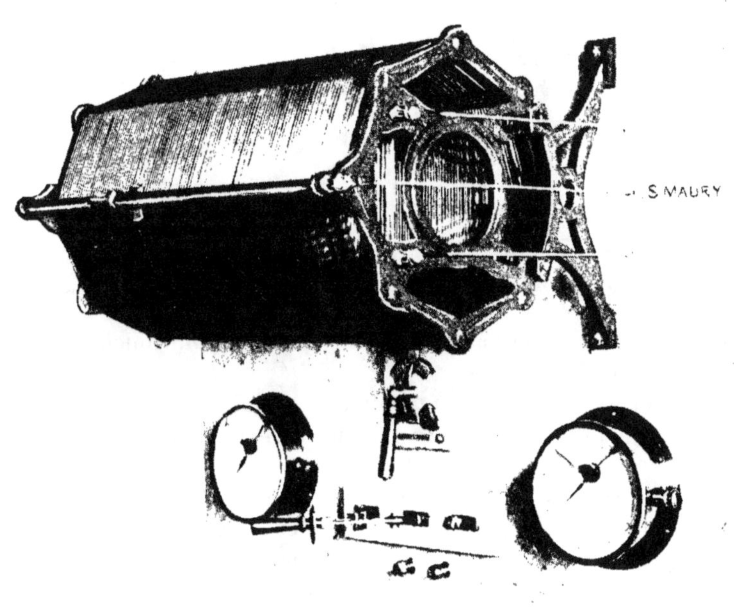

Fig. 146. — Réducteur de potentiel industriel Maury.

sitifs *c* et *d* sans connaitre au préalable les appareils de distribution et les modes d'application. Nous y reviendrons dans les paragraphes suivants.

§ 2. — Distribution.

Nous nous occuperons successivement des *conducteurs*, des *électrodes* et des *excitateurs*.

A. Conducteurs. — Qu'il s'agisse de conducteurs reliant le générateur d'électricité à haut potentiel, à l'appareil de haute fréquence, ou ce dernier appareil au malade, il faut se souvenir que l'on a affaire à des courants de tension très élevée. Les pertes par effluves sont donc notables si l'on ne se sert pas de **conducteurs à très haut isolement** (âme en fils de cuivre torsadés entourés de plusieurs couches de gutta-percha et de caoutchouc). Malgré cet isolement, on ne touchera jamais les conducteurs reliant l'appareil de haute fréquence au générateur d'électricité. Ce circuit est *dangereux* et il suffirait que l'isolant entourant les fils de cuivre fût percé, pour recevoir une décharge dont les suites pourraient être graves. La figure 147 indique en *traits pleins* le *circuit dangereux* et

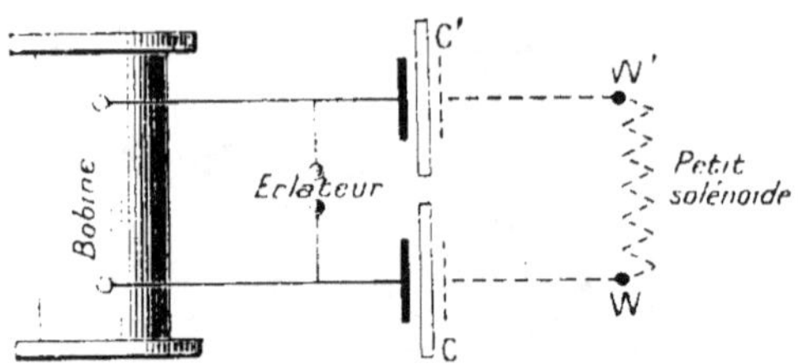

Fig. 147. — Circuit dangereux et circuit inoffensif dans les appareils de haute fréquence.

en pointillé le circuit de haute fréquence que l'on peut toucher sans crainte par conséquent.

On obtiendra d'excellents conducteurs en faisant passer un fil souple pour appareils de lumière dans un tube en caoutchouc rouge à parois *très épaisses*.

B. Électrodes et excitateurs. — On emploie pour les *applications directes* (cf. plus loin) des **électrodes métalliques** en *étain laminé* qui sont assez minces pour qu'on puisse les mouler sur la région à traiter. On les maintient en place avec des bandes de caoutchouc.

Pour les applications de *courant induit de haute tension*, on se sert aussi parfois d'électrodes *métalliques* : **électrode-cône de Doumer** en cuivre nickelé pour le traitement des hémorroïdes (fig. 148).

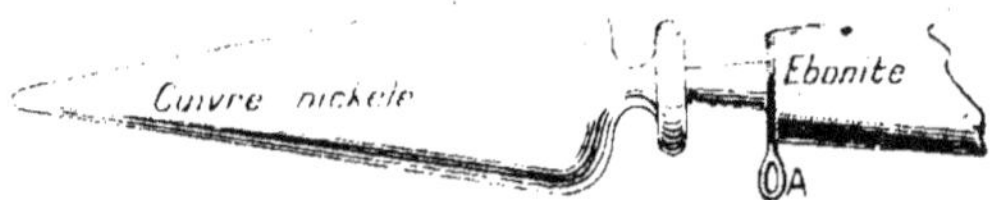

Fig. 148. — Électrode rectale du Dr Doumer.

Mais le plus souvent on utilise les *électrodes condensatrices* qui sont de deux types, soit *à air*, soit *à vide*.

L'électrode condensatrice de Oudin est **à air**. Elle se compose d'un cylindre en charbon ou en métal (fig. 149) engainé dans un tube de verre. Lorsque l'appareil est relié à l'extrémité du solénoïde du même auteur par un conducteur fixé à l'anneau de métal du manche d'ébonite et qu'on applique l'électrode sur la peau, ce système constitue, avec les téguments du patient, un condensateur, et on aperçoit autour du tube de verre une pluie d'étincelles minuscules formant une gaine lumineuse violacée. Montée sur un manche en ébonite, cette électrode constitue l'**excitateur de Oudin**.

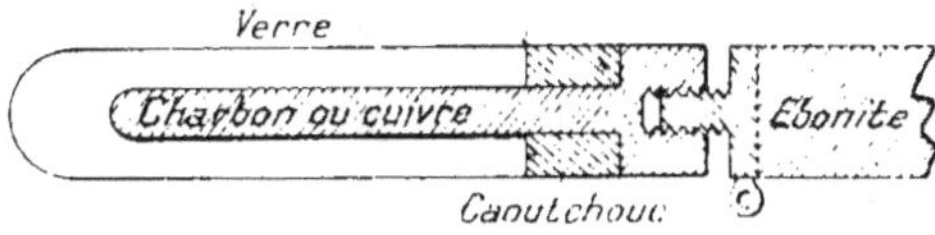

Fig. 149. — Électrode condensatrice du Dr Oudin.

Lorsqu'on a à faire une série d'applications avec cette électrode, il est nécessaire de la stériliser, sous peine d'exposer le malade à une contagion syphilitique ou tuberculeuse. Afin d'éviter la perte de temps résultant de cette opération, nous avons modifié de la

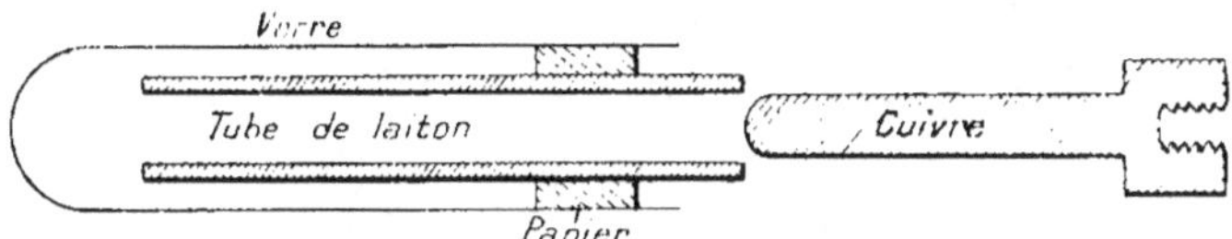

Fig. 150. — Électrode condensatrice du Dr Nogier.

façon suivante l'électrode de Oudin. Le tube de verre n'est pas monté directement sur le cylindre de métal, mais sur un tube de laiton de diamètre un peu plus fort qui peut glisser sur lui à frottement dur (fig. 150). De cette manière, on peut préparer d'avance un grand nombre de tubes de verre stérilisés et passer rapidement de l'un à l'autre. Enfin, le joint entre le verre et le métal, au lieu d'être en caoutchouc comme dans l'électrode précédente, est fait d'une large *bande de papier* enroulée en spirale, ce qui assure le parallélisme du métal et du verre (et par suite la régularité des effets). Sur le dernier tour de cette bande on peut *inscrire le nom* du client (électrode personnelle).

Une modification importante a été apportée, au manche de l'excitateur de Oudin, par Bissérié qui en a fait un instrument vraiment original. Grâce à lui, on peut *régler l'énergie* qui est appliquée au malade. La partie antérieure métallique sur laquelle se visse l'électrode porte en S une petite sphère conductrice. En face d'elle se trouve l'olive O portée par une tige qui coulisse dans C et C' et que l'on peut mouvoir à l'aide du pouce appliqué sur le bouton B. Comme C' et par suite l'olive O sont en communication avec le *sol*, par l'intermédiaire de la *main de l'opérateur* qui tient le manche par sa partie postérieure métallique, tout le courant venant par le conducteur attaché en A, ira au sol lorsque l'olive O sera en contact

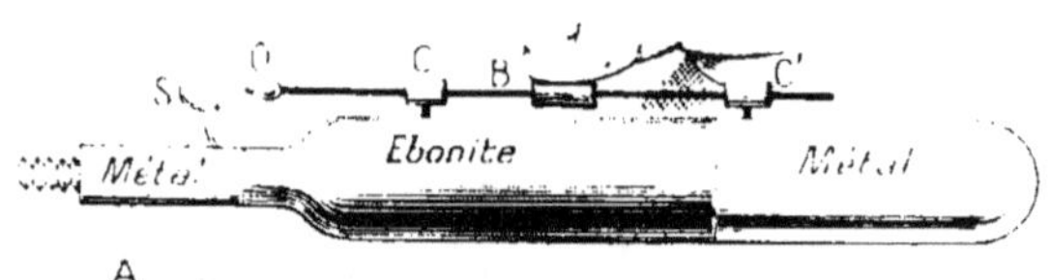

Fig. 151. — Excitateur réglable du Dr Bisserie.

avec S. Mais si l'on éloigne O de S, une étincelle jaillira entre ces pièces et le courant se partagera entre le sol et l'électrode ; enfin, il arrivera un moment où l'écart entre O et S ne permettra plus à l'étincelle de jaillir : sous l'électrode se produira l'effet maximum.

Les électrodes condensatrices de Mac Intyre sont à vide. Elles sont de plus en plus employées à cause de la régularité des effluves qu'elles donnent. Nous les avons déjà décrites à propos de la franklinisation hertzienne (fig. 118). Le corps du patient constitue l'un des pôles du condensateur ; le support métallique de l'électrode l'autre pôle, l'électrode elle-même le diélectrique.

On reconnaît qu'elles sont en bon état lorsqu'on voit, à leur intérieur, une *lueur bleuâtre* en les approchant d'un appareil de haute fréquence en activité.

Les électrodes à effluver sont constituées par de petits balais en clinquant ou en fils métalliques supportés par un long manche isolant. Pour les appareils très puissants, ces électrodes sont volumineuses et affectent une forme hémisphérique qui leur a fait donner le nom de **hérissons de haute fréquence.**

Il nous reste à décrire enfin les **électrodes à étincellage** et les **électrodes à fulguration.**

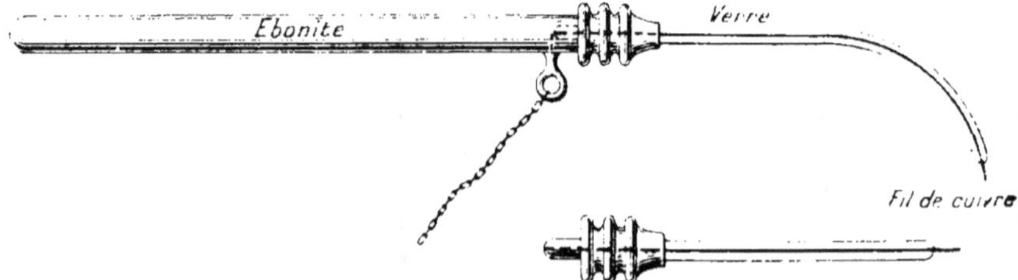

Fig. 152. — Électrode à étinceler du Dr Bordier.

Les premières sont constituées par un fil de cuivre entouré d'un tube de verre épais et de courbure variée. Bordier en a présenté de très commodes au Congrès de Clermont-Ferrand (août 1908). Elles sont munies d'un long manche en ébonite (fig. 152).

Quant aux *électrodes à fulguration* du Dr de Keating-Hart, elles diffèrent des précédentes en ce que l'enveloppe isolante du fil de cuivre est en *ébonite* et qu'un *courant d'anhydride carbonique* sous pression circule continuellement entre l'ébonite et le conducteur métallique.

§ 3. — Application des courants de haute fréquence.

Ce que nous avons dit plus haut des propriétés des courants de haute fréquence nous permettra d'être plus bref sur ce sujet. Du reste, quelques schémas en diront plus long qu'un texte abondant.

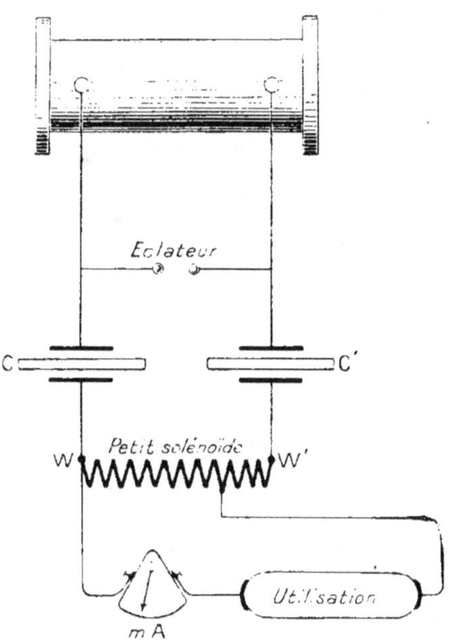

Fig. 153. — Dispositif de haute fréquence pour applications directes. (Dans les schémas suivants, nous ne représenterons l'appareil qu'à partir des *bornes d'utilisation* W.W'.)

On peut diviser les applications de haute fréquence en applications de **quantité** et en applications de **tension**. Nous les verrons successivement.

I. **Applications de quantité.** — On réunit sous ce nom les applications *directes*, le *lit condensateur* et l'*autoconduction*.

1° *Applications directes.* — Le sujet est relié à deux points plus ou moins distants du *petit solénoïde* réunissant les armatures externes des condensateurs. Plus grand est le nombre de spires intercalées entre les prises de courant, plus grand est aussi le potentiel auquel est soumis le malade. L'intensité est considérable et peut atteindre *plusieurs centaines de milliampères* (fig. 153).

2° **Lit condensateur.** — Le malade est couché sur une chaise longue et est relié à une des extrémités du *petit solénoïde* (1). L'autre extrémité du solénoïde, ou une des spires intermédiaires, est reliée à une plaque d'étain séparée du malade par une couche de linoléum et un coussin isolant. Le malade constitue l'une des armatures d'un condensateur, la plaque métallique l'autre armature (fig. 154). On sait qu'un courant intense peut circuler dans ce circuit ouvert.

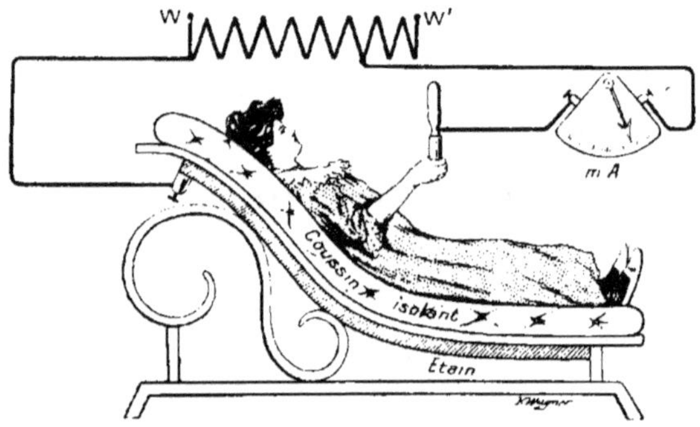

Fig. 154. — Lit condensateur.

3° **Autoconduction.** — On place le malade dans les mêmes conditions que le thermomètre de la figure 136, c'est-à-dire qu'on l'introduit dans un vaste solénoïde de *gros* fil. Quoique le malade ne soit en contact avec aucune pièce métallique, il est le siège de courants induits très énergiques. D'Arsonval a montré en effet qu'un sujet placé dans ces conditions et arrondissant les bras parallèlement aux spires, peut allumer entre ses doigts (s'ils sont assez humides) une lampe à incandescence.

Le solénoïde, où l'on introduit le sujet, porte le nom de *cage d'autoconduction* ou de *grand solénoïde*, par opposition au *petit* dont nous avons parlé jusqu'ici. Il a environ 1ᵐ,80 de hauteur, 75 à 85 centimètres de diamètre et comprend 20 spires. Pour relier le grand solénoïde à l'appareil de haute fréquence, *on commence par enlever le petit solénoïde* (2), puis on fixe aux bornes d'utilisation W et W' les fils qui vont aux extrémités du grand (fig. 155).

(1) Par l'intermédiaire de poignées métalliques ou d'une tige conductrice.
(2) L'appareil étant au repos, bien entendu. Enlever le petit solénoïde pendant que le courant passe serait s'exposer à une secousse dangereuse.

Pour les **mesures**, on relie le *milliampèremètre* à un tour de spire isolé et *indépendant* du grand solénoïde. Quant au *fréquencemètre*, la spire en gros fil isolé qu'il comporte (S) (fig. 145 et 156) doit être mise en circuit avec le solénoïde, comme on le voit dans la figure 156.

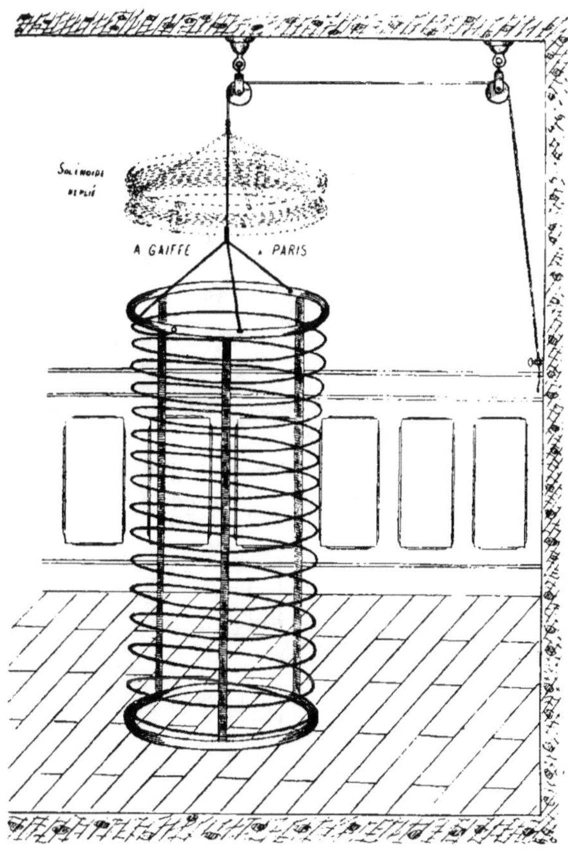

Fig. 155. — Cage d'autoconduction (grand solénoïde).

II. Applications de tension. — Sous cette rubrique, nous comprenons toutes les applications faites avec le *circuit induit de haute tension*. Nous supposerons qu'on utilise l'*inducto-résonateur de Oudin* (fig. 157). Pour faire ces applications, on réunira à la borne supérieure B de l'appareil (celle qui donne l'effluve) les différents appareils suivants : électrode rectale de Doumer, électrode condensatrice de Oudin avec ou sans l'excitateur de Bissérié, électrodes

Physiothérapie. I.   10

condensatrices de Mac Intyre, électrodes à effluver, à étinceler ou à fulgurer.

Le montage étant effectué, voyons rapidement ce qui concerne

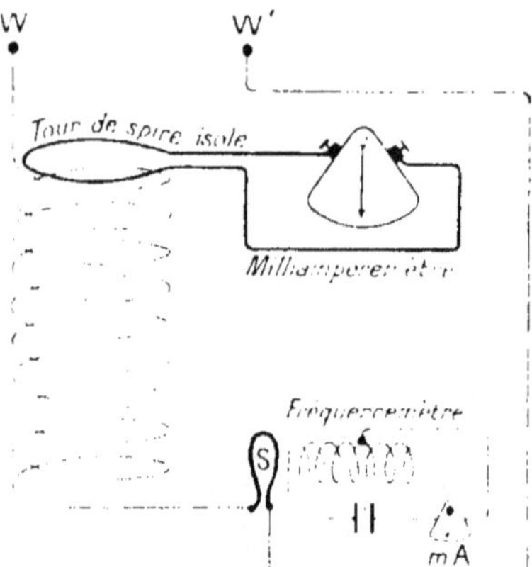

Fig. 156. — Montage du grand solénoïde et des appareils de mesure.

quelques points particuliers dans les applications de tension. **Effluvation**. — Lorsqu'une des électrodes à effluver est réunie à

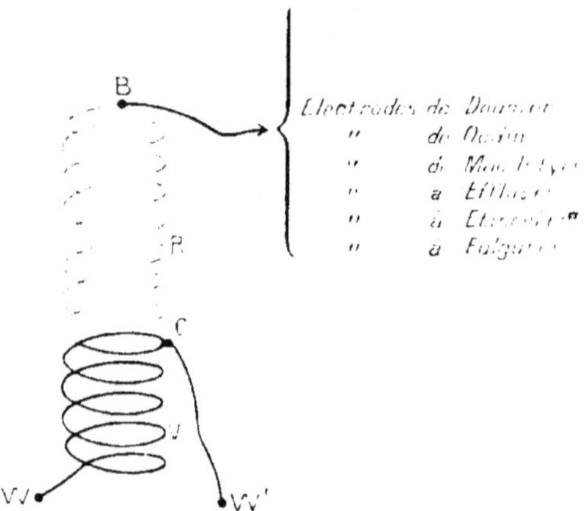

Fig. 157. — Schéma des applications de tension avec l'appareil du Dr Oudin

l'inducto-résonateur R (fig. 157) et que l'appareil est bien *accordé* avec le vibrateur V par déplacement du curseur C, il jaillit de l'électrode de longues aigrettes violacées, sinueuses, qui s'épanouissent dans l'air de tous les côtés. Vient-on à approcher le doigt, l'effluve se

concentre sur lui et l'on voit pleuvoir de petits traits de feu
violacés. Pour une distance moindre, de petites étincelles jaillissent :
elles ne sont, du reste, nullement douloureuses.

On peut augmenter la puissance de l'effluve, en augmentant
l'énergie dépensée dans le primaire du générateur d'électricité à

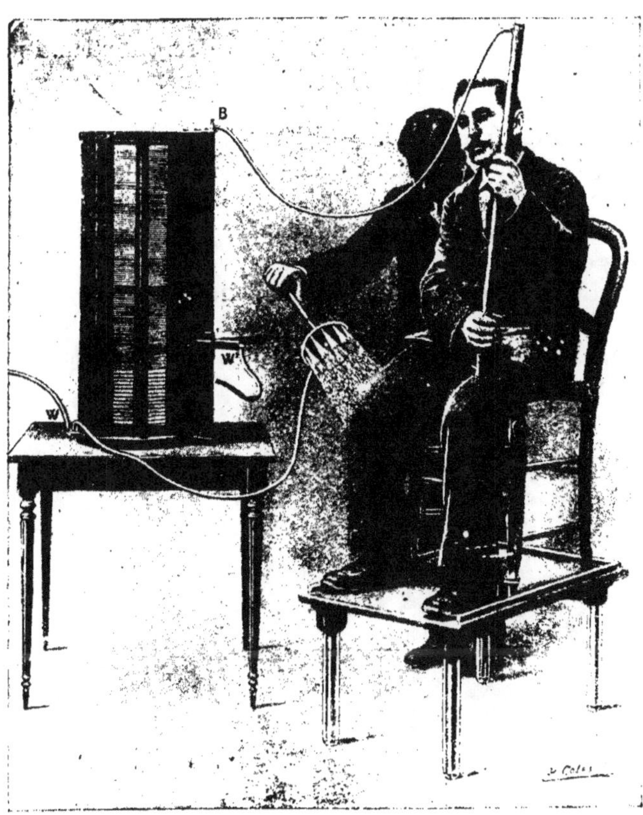

Fig. 158. — Effluvation locale à l'aide du résonateur d'Oudin (1).

haut potentiel, ou encore en isolant le malade et en le reliant à la
borne W (borne inférieure du vibrateur) (fig. 158).

Toutes les applications *d'efflures de haute fréquence* s'accompagnent
d'une abondante production d'**ozone**. Même dans une pièce vaste,
l'odeur ne tarde pas à devenir intense.

(1) Sur la figure, les connexions ont été interverties par erreur. La tige conductrice que tient
le malade devrait être reliée à la borne W et l'électrode à effluver à la borne supérieure B.

S'il n'y a que des avantages pour le malade à passer quinze à vingt minutes au plus dans une pareille atmosphère, il n'en va pas de même pour le médecin électricien, obligé de renouveler plusieurs fois par jour les applications.

Bordier a montré que *l'ozone est toxique* pour celui qui en respire de trop fortes doses ; le médecin traitant ne *doit donc pas rester* dans la pièce où ce gaz se produit.

Pour cette raison, l'électrode à effluver sera soutenue par un support à la hauteur et dans la position voulue.

Bain de haute fréquence. — Si l'on vient à placer le malade sur un tabouret isolant analogue à celui qui sert en électricité statique et qu'on le relie à l'extrémité supérieure B du résonateur d'Oudin (fig. 157), on voit des effluves s'échapper dans l'obscurité de tous les points de son corps. Il est soumis à un véritable *bain* d'électricité alternative et de haute tension. L'intensité dans cette application est bien supérieure à celle du bain statique. Il est regrettable que ce mode d'application n'ait pas été étudié plus complètement et ne soit pas utilisé plus souvent.

ÉLECTROPHYSIOLOGIE

Nous connaissons maintenant d'une façon très complète le mode de production, de mesure et d'utilisation des divers courants électriques. Quels effets produisent ces courants dans l'organisme humain normal ? Tel est l'objet de cette deuxième partie.

L'ordre que nous avons adopté pour l'étude des divers courants sera également l'ordre dans lequel nous étudierons leur action physiologique. Nous verrons successivement l'action, sur l'organisme entier ou sur ses diverses parties, des courants galvanique, faradique, galvano-faradique, alternatif, de la franklinisation, de la franklinisation hertzienne et des courants de haute fréquence.

CHAPITRE PREMIER

ACTION DU COURANT GALVANIQUE

Nous savons qu'on peut envisager l'état *permanent* et l'état *variable* du courant galvanique et deux sortes d'électrodes pour l'application de ces courants, les électrodes *spongieuses* et les électrodes *métalliques*. Les effets physiologiques sont différents avec la forme du courant et la nature des électrodes. Nous diviserons donc notre étude de la façon suivante :

1° Action de l'état permanent ; 2° Action de l'état variable.

I. — ACTION DE L'ÉTAT PERMANENT.

§ 1. — Courant appliqué avec des électrodes spongieuses

1° ACTION PHYSICO-CHIMIQUE

Si nous appliquons deux électrodes spongieuses (1) sur le corps humain et si nous réunissons chacune d'elles à une source de

(1) Bien imbibées d'eau tiède.

courant galvanique dont nous faisons croître *lentement* l'intensité, le courant va passer de l'électrode A (positive à l'électrode B négative) en traversant d'abord l'épiderme, puis les couches musculaires sous-jacentes, pour revenir à la source électrique (fig. 159). Le courant électrique suit, pendant ce trajet, une direction qui est sensiblement le plus court chemin entre les électrodes (pourvu, du moins, que la résistance des tissus soit partout la même). Les lignes fictives que semble suivre le courant entre les deux électrodes sont dites **lignes de flux** FFF (fig. 159). Mais le passage du courant ne se fait pas comme dans les conducteurs métalliques, *par conduction*: il ne traverse le corps qu'à la faveur d'un certain transport de substances, par

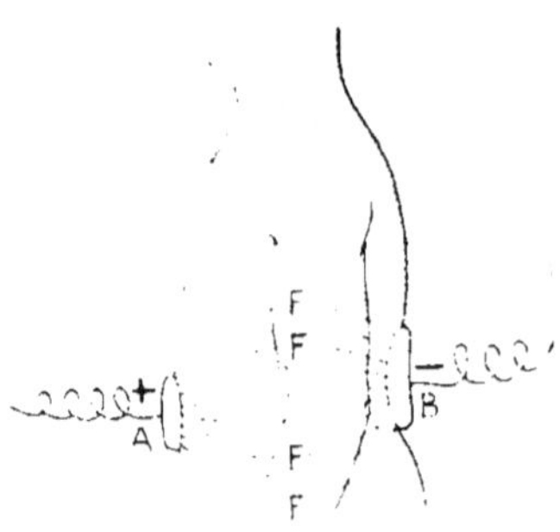

Fig. 159 — Lignes de flux entre deux électrodes.

convection. Les corps de l'homme et des animaux sont en effet des **électrolytes**. Qu'est-ce donc qu'un électrolyte et comment le courant se propage-t-il dans un semblable milieu?

Les électrolytes et les ions. Une *solution électrolytique* est une solution susceptible de se décomposer sous l'influence du courant électrique. Il y a à considérer dans toute solution un corps dissolvant et un corps dissous; on admet que le *solvant* n'est *pas conducteur* et ne le devient que par suite de la dissolution de *l'électrolyte*.

Les **électrolytes** sont des composés appartenant à la chimie minérale, ce sont des *sels*, des *acides* et des *bases*. Ainsi le chlorure de sodium, l'acide sulfurique, la potasse sont des électrolytes; le sucre, le chloroforme, la glycérine n'en sont pas.

Or, le passage du courant dans une solution d'un électrolyte est *impossible sans décomposition* de ce corps, *sans électrolyse*, et l'on a été amené à considérer, par suite de l'action du courant sur ces substances:

a) Les *sels*, comme formés d'un *radical acide* R et d'un *radical métallique* M;

b) Les *acides*, comme des sels dont le radical métallique est *l'hydrogène* H;

c) Les *bases*, comme des sels dont le radical acide est *l'oxhydrile* (OH).

On a donc, par suite, comme symboles schématiques:

$a)$ Pour les sels.................... R. M.
$b)$ Pour les acides .... R. H.
$c)$ Pour les bases.................. OH. M.

Prenons une solution électrolytique quelconque (solution de chlorure de sodium NaCl, par exemple) et plaçons-la dans une petite cuve en verre où nous plongerons deux fils de platine, l'un relié au pôle positif, l'autre au pôle négatif d'une source de courant constant (fig. 160). Dès que le circuit sera fermé, le courant passera et chacun des deux fils de platine, amenant le courant dans l'électrolyte, sera dit une **électrode**.

L'électrode reliée au *pôle positif* est l'**anode**, celle qui est reliée au *pôle négatif* est la **cathode** (1).

Le phénomène accompagnant le passage du courant est la décomposition de l'électrolyte en ses parties constitutives ou *radicaux*. Les

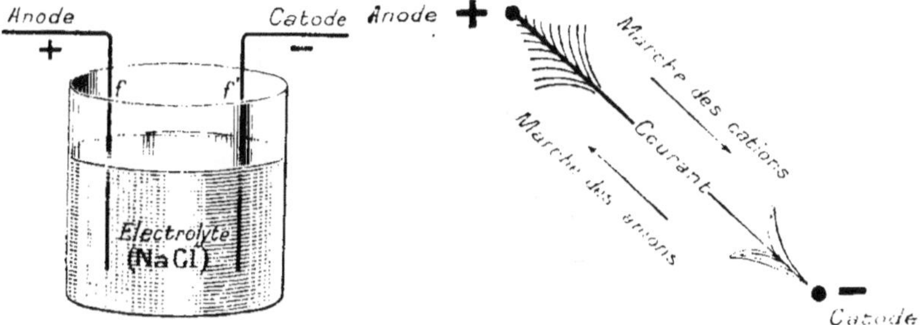

Fig. 160. — Cuve électrolytique.   Fig. 161. — Sens du courant et marche des ions.

radicaux acides et OH se rassemblent autour de l'*anode*, ils semblent donc *remonter le courant* (fig. 161) ; les radicaux métalliques H vont se rassembler autour de la *cathode*, ils semblent donc *descendre le courant*. Derrière les radicaux déjà arrivés aux électrodes, d'autres commencent leur petit voyage dont le terminus est toujours l'une ou l'autre électrode ; enfin, si le temps est suffisant, *tout l'électrolyte est décomposé*.

Ces parties constitutives des électrolytes, qui se mettent en mouvement avec le courant électrique, ont reçu, de Faraday, le nom très juste d'**ions** (εἶμι, aller ; ἰόν = celui qui va, voyageur). On divise tout naturellement les ions, d'après leur mouvement, en **anions** ceux qui se rendent à l'*anode* et en **cations** (2) ceux qui se rendent à la *cathode* (fig. 161). Mais le sens de ce voyage est déterminé par la *polarité électrique* de chaque ion :

(1) Ces termes anode et cathode rappellent le sens hypothétique que l'on donne au courant (qui irait du pôle + au pôle —). Les deux prépositions grecques signifient : ἀνά en remontant, donc *en haut*; κατά, en descendant, donc *en bas*.

(2) Pour se conformer à l'étymologie et aux règles de formation des mots, on doit écrire cathode (κάθοδος) et cation (κατά et ἰόν).

Les anions sont chargés négativement ;

Les cations sont chargés positivement ; ils sont donc attirés par le pôle chargé d'électricité de nom contraire à la leur.

Explications successives de la décomposition d'un électrolyte : Grotthus, Clausius, Arrhénius. — Afin de mettre quelque clarté dans l'étude succincte que nous faisons des électrolytes, il est bon de rappeler les explications successives qu'on a données de leur décomposition.

Théorie de Grotthus. — Pendant longtemps, on considéra comme vraie la **théorie de Grotthus** (1805) que l'on peut résumer ainsi :

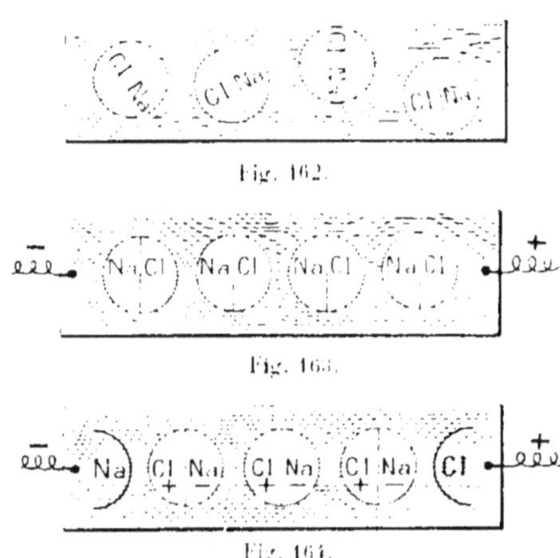

Fig. 162.

Fig. 163.

Fig. 164.

Fig. 162 à 164. — Théorie de Grotthus.

Fig. 162. — Premier stade. Pas de courant : 1° Pas d'orientation des molécules ; 2° atomes non électrisés.

Fig. 163. — Deuxième stade. On lance le courant : 1° Orientation des molécules ; 2° charge des atomes.

Fig. 164. — Troisième stade. Le courant passe : 1° Détachement de deux atomes ; 2° reconstitution des molécules ; puis le deuxième stade recommence.

Une solution électrolytique est composée de *molécules* dont les positions sont quelconques dans la solution et dont les parties constituantes (*atomes*) ne possèdent pas de charge électrique (fig. 162). L'exemple choisi est du chlorure de sodium.

Si l'on fait passer le courant dans la solution, les *molécules s'orientent* immédiatement, leurs atomes se chargent. L'atome qui regarde le pôle négatif se charge positivement et l'atome qui regarde le pôle positif se charge négativement (fig. 163).

Mais un atome positif Na se détache de la première molécule de gauche et est mis en liberté à la cathode, en même temps qu'un atome négatif Cl est mis en liberté à l'anode. Les deux molécules terminales brisées se reconstituent en se soudant à l'atome de la molécule voisine (fig. 163). De proche en proche cet échange d'atomes se répète, il en résulte une formation de molécules nouvelles. Avec elles, désorientation initiale suivie d'une orientation nouvelle, puisque le courant persiste, et le deuxième stade recommence.

Théorie de Clausius. — En 1845, **Clausius** montra que la théorie précédente était inadmissible. On constatait, en effet, que les solutions électrolytiques *pouvaient être traversées* par des courants beaucoup *trop faibles pour produire la dissociation* des molécules en atomes. La dissociation devait donc *préexister au courant* et non en être la conséquence.

Et Clausius émettait l'hypothèse que les molécules étaient *libres* dans le solvant, *dissociées* avant toute intervention du courant. Elles devaient être animées d'un mouvement perpétuel, pouvaient se heurter et échanger leurs éléments constitutifs. Le rôle du courant devait être d'orienter ces échanges ; très probablement, il *empruntait cette voie* pour passer.

Clausius avait vu juste, mais il fallait des faits nouveaux pour corroborer son hypothèse. Il était réservé au suédois Svante Arrhénius de coordonner et d'asseoir, en 1886, la magistrale théorie des phénomènes électrolytiques et de l'ionisation.

Théorie d'Arrhénius. — Les électrolytes font exception apparente aux lois de la cryoscopie et de la pression osmotique. La raison : dissociation ionique. — Si l'on dissout dans l'eau, de l'urée, du sucre, on constate que l'abaissement du point de congélation de la solution (point cryoscopique), que sa pression osmotique, sont *proportionnels à la concentration moléculaire* en poids. Or l'expérience montre que ces corps ne conduisent pas le courant électrique, et ne peuvent être par suite décomposés par lui : ce ne sont *pas des électrolytes.*

Si l'on dissout, au contraire, une base, un acide, un sel, constamment ces solutions se comportent comme si elles contenaient *plus de molécules* qu'on en a fait dissoudre : leur point cryoscopique est abaissé, leur pression osmotique augmentée. Or ces substances sont justement conductrices du courant électrique : ce sont des *électrolytes*

Arrhénius tira de ces observations cette conclusion : qu'une partie des molécules des substances électrolytiques se fragmentait, *se dissociait* en parties et que c'étaient ces parties qui exerçaient une action perturbatrice sur le point cryoscopique et la pression osmotique. C'était également cette *dissociation* qui permettait le passage du courant électrique. La *dissociation augmentait* du reste avec le *degré de dilution*, ainsi que le montrait l'expérience.

Arrhénius nomma *ions* les parties de ces molécules dissociées et ainsi devenues libres (mais sans attacher au mot ion l'idée de déplacement qui les avait fait nommer ainsi par Faraday). Comme les seules solutions dissociées sont électrolytiques, *conduisent* le courant et dégagent des *produits d'électrolyse*, il fut amené à admettre que ce sont les *ions qui transportent le courant*.

Une molécule d'un électrolyte non dissocié est à l'état *neutre*. Quand on dissout un électrolyte, un certain nombre de ces molécules neutres se dissocient en *deux ions* et chacun de ces ions prend *immédiatement* une charge électrique égale et de signe contraire. Leur répartition dans la solution est quelconque.

Une solution électrolytique contient donc :

1° Des molécules non dissociées, donc à l'*état neutre* :

2° Des ions positifs et négatifs (produits de molécules dissociées) en *nombre égal* avec des *charges électriques égales*, mais *inverses*, qui se font par conséquent *équilibre*.

Ceci explique clairement qu'il ne peut y avoir *aucune manifestation électrique extérieure*.

Cette dissociation particulière aux électrolytes a reçu le nom d'**hydrolyse** parce que l'eau la produit d'une façon intense. On l'appelle encore une **dissociation électrolytique**, dissociation ionique ou **ionisation**.

L'électrolyse suivant Arrhénius. — Revenons à la solution de NaCl dans la cuve de verre qui nous avait servi plus haut (fig. 160). Voici comment il faut envisager les phénomènes qui s'y passent.

Le chlorure de sodium, en se dissolvant, se dissocie *partiellement*. La solution contient alors un nombre égal d'ions Na (positifs) et d'ions Cl (négatifs). Dès que le courant passe, il y a *attraction des ions* par les électrodes, Na par la cathode, Cl par l'anode. Au contact de chaque électrode les ions *se déchargent*, reviennent à l'*état neutre*, cessent d'être ions pour devenir *atomes* doués maintenant de leurs propriétés chimiques particulières.

L'ion est donc un *atome* (ou un *radical* composé, comme SO^4 dans SO^4H^2) résultant de la dissociation d'une *molécule*, mais n'ayant *aucune tendance à se combiner* parce qu'il possède une charge électrique. Cette charge, suivant Nernst, suffirait à satisfaire *momentanément* l'affinité de l'atome. Lorsque l'atome ou le radical ont *perdu cette charge*, *l'affinité reparaît*.

Ainsi, l'*attraction* de l'atome par l'électrode résulte de la charge qu'il possède ; les *affinités* chimiques de l'atome, de la charge qu'il a perdue.

Pour nous résumer, sans ion dans une solution, pas de courant électrique possible. Les ions transportent les charges électriques jusqu'aux électrodes, comme le pigeon voyageur transporte jusqu'à son nid le message que l'on a confié à son aile.

Et pour mieux fixer les idées et sortir un instant de ces notions, je ne dis pas arides, mais un peu neuves pour quelques-uns de ceux qui nous liront, empruntons au Dr Lewis Jones une comparaison qui doit son succès à son originalité même.

Une salle de bal peut donner l'image d'une cuve électrolytique. N'y voit-on pas des danseurs par couples (molécules), des cavaliers et des dames isolés (ions positifs et négatifs) dès le début de la soirée (avant toute intervention électrique) ?

D'un côté de la salle se trouve un merveilleux *miroir*, et de l'autre un excellent *buffet* (les électrodes) qu'un rideau dissimule aux invités. Au moment où on les démasque (début du passage du courant) les danseurs isolés s'orientent suivant leurs goûts (orientation des ions), les messieurs allant au buffet, les dames devant le miroir.

Mais à mesure que la salle se vide (dilution du liquide), plusieurs des couples se séparent (nouvelle dissociation de molécules) et les danseurs devenus libres se dirigent vers le miroir ou vers le buffet.

Le Dr Laquerrière ajoute (1) : on pourrait continuer irrévérencieusement, pour les messieurs du moins, la comparaison et dire que la fréquentation du champagne fait tomber les masques de politesse mondaine dont ils s'étaient pour un temps revêtus. Leur naturel reparaît : d'*ions* ils redeviennent *atomes*.

Terminons cette question par le mot de Leduc : ce mouvement des ions dans les électrolytes *est le courant électrique lui-même.*

Propriétés des ions. — 1° Les ions ne possèdent aucune affinité chimique, ce qui explique que, dans une solution étendue d'iodure de potassium, on ne puisse déceler la présence de l'ion iode (à l'aide de l'empois d'amidon).

2° Moins une solution est concentrée, plus elle contient d'ions. Avec une dilution suffisante il n'y a plus de molécules entières ; toutes se sont fragmentées en ions.

3° Le signe de la charge des ions varie suivant qu'ils sont rangés dans les métalloïdes, les métaux, les acides, les bases. Les métaux portent des charges positives et sont des cations (on y joint l'hydrogène), le radical acide d'un sel porte des charges négatives et est anion ; les alcaloïdes sont des cations.

4° Les ions sont doués de vitesses de translation différentes qui

<hr>

(1) Laquerrière et Delherm, L'Ionothérapie électrique. *Actualités médicales.* Paris, 1908.

dépendent de leur nature et des conditions de l'expérience température, force électromotrice du courant. C'est cette vitesse de translation, jointe au nombre des ions, qui détermine la *résistance électrique* des solutions électrolytiques.

Transport des ions. — Nous verrons successivement le transport des ions : 1° dans les milieux inertes; 2° dans les tissus animaux vivants.

1° *Dans les milieux inertes*. — Les ions, transportant des charges électriques, peuvent se déplacer loin du lieu où ils ont pris naissance en traversant des milieux inertes. Vers 1850, Hittorff le prouva de la façon suivante : il prit trois capsules ABC (fig. 165). La capsule A

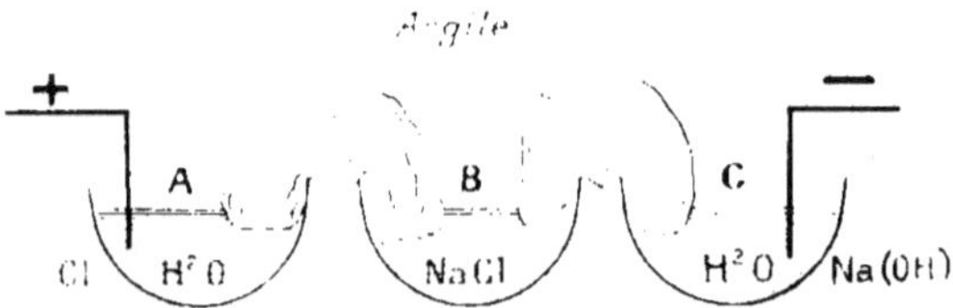

Fig. 165. — Transports d'ions (Hittorff)

contenait de l'eau, la capsule B une solution de NaCl et la capsule C de l'eau. On réunissait A et B au moyen d'une petite masse d'argile humide, on faisait de même pour B et C. On plongeait ensuite dans A et dans C un fil de platine relié à une source galvanique. Au bout d'un temps suffisant, on constatait que A contenait du *chlore* et C de la *soude* (action de l'ion Na sur H²O). On était donc obligé d'admettre que les ions Cl et Na avaient cheminé en sens inverse *à travers l'argile*.

Ensch prouva que l'ion iode pouvait se déplacer en traversant deux vases montés comme dans l'expérience précédente, mais où l'argile était remplacée par des mèches de coton humide. Par la capillarité seule, le transport était beaucoup plus long.

Enfin trois expériences de Chatzky sont absolument démonstratives de la translation des ions.

Première expérience. — Il prit une pomme de terre, la creusa d'une cavité et y versa une solution d'iodure de potassium (KI). Il enfonça ensuite en E et en E' deux fils de platine reliés à une source de courant galvanique. Au bout de quelque temps, il fit une coupe de la pomme de terre et constata : *a)* qu'une coloration bleue s'était produite autour du fil positif (iodure d'amidon); *b)* que le pourtour de la cavité contenant KI n'était pas coloré pas plus que les régions voisines de E' (fig. 166).

L'ion iode avait donc cheminé de la solution à l'anode et n'avait manifesté sa présence, par réaction chimique, qu'après être redevenu atome (par décharge sur l'électrode). En tapissant la cavité contenant l'iodure avec une *membrane animale* (intestin de poulet), les phénomènes persistaient.

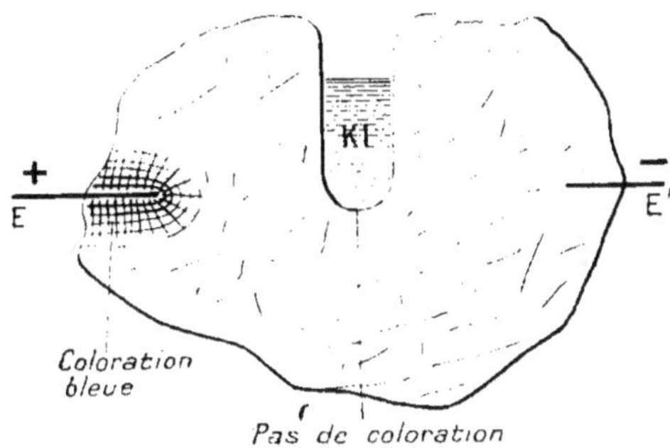

Fig. 166. — Première expérience de Chatzky (transport des ions).

Deuxième expérience. — Il renouvela l'expérience, mais en creusant une cavité moins profonde et en déplaçant les électrodes de façon à placer l'iodure en dehors des lignes de flux (fig. 167). L'expérience donna les mêmes résultats.

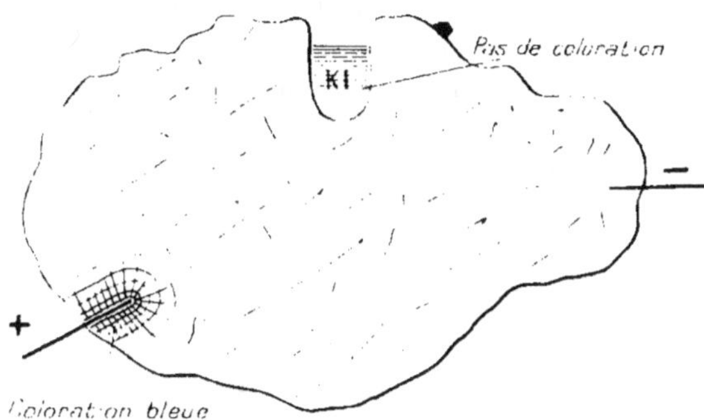

Fig. 167. — Deuxième expérience de Chatzky.

Troisième expérience. — Il prit enfin, non une, mais *deux* pommes de terre A et B. Il les réunit par un tube de verre TT portant un ajutage en croix TT' muni d'un entonnoir E à sa partie supérieure et d'un robinet R à sa partie inférieure. Après avoir placé, dans la cavité creusée dans B, une solution d'iodure de potassium, il enfonça en E l'électrode positive et en E' l'électrode négative, puis par le jeu ou robinet R, il établit une circulation d'eau entre les deux pommes de terre. Jamais, dans ce cas, il ne put constater de coloration en E, l'eau entraînait l'iode qui colorait en V de l'empois d'amidon. Venait-on à fermer R, la coloration bleue ne tardait pas à apparaître en E.

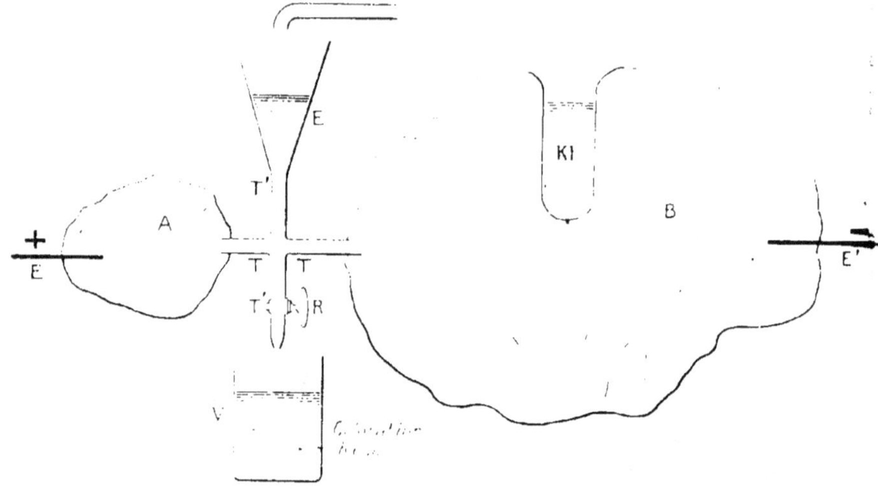

Fig. 168. — Troisième expérience de Chatzky.

2° *Dans les tissus animaux morts.* — Labatut a prouvé que les ions pénètrent de la même manière les tissus animaux morts. Il prit une cuve rectangulaire et introduisit, de force, en son milieu,

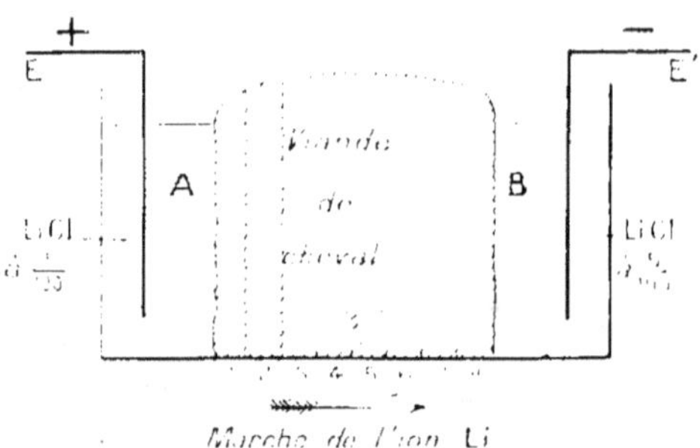

Fig. 169. — Expérience de Labatut.

une masse musculaire volumineuse morceau de grand fessier de cheval ; il la subdivisa ainsi en deux cuvettes plus petites, A et B, séparées par le muscle fig. 169 . Il versa alors en A et en B une solution de chlorure de lithium LiCl à $\frac{5}{100}$, puis fit passer à l'aide des électrodes E E' un courant de 8 milliampères pendant une heure. Au bout de ce temps le courant fut supprimé, le chlorure de lithium jeté et les deux cuvettes A et B lavées par un courant d'eau jusqu'à disparition de toute trace de LiCl. Le muscle fut alors divisé en huit tranches d'égale épaisseur et dans chacune fut dosé le lithium. On trouva que le muscle contenait les six dixièmes du lithium qui aurait été déposé dans un voltamètre électrochimique par le même nombre de coulombs. Les cinq sixièmes de cette quantité se trouvaient dans la tranche 1, le dernier sixième dans la tranche 2. Les tranches suivantes ne contenaient *rien*, pas même la tranche qui avait été baignée par le LiCl.

3° **Dans les tissus animaux vivants.** — Pour montrer la pénétration des ions dans les tissus animaux vivants, Ensch prit une

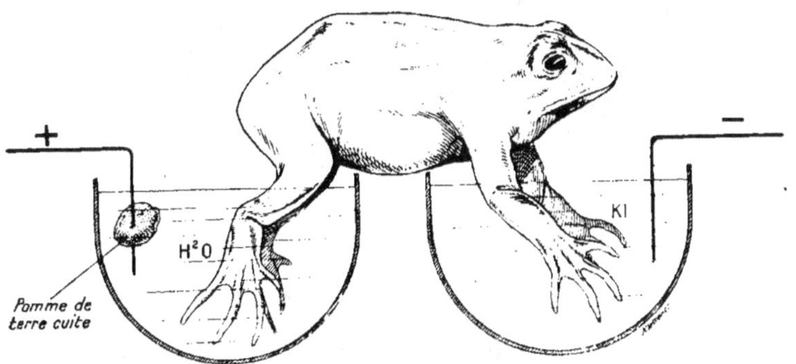

Fig. 170. — Passage des ions dans la grenouille (Expérience d'Ensch).

grenouille (fig. 170), lui plaça les pattes antérieures dans une cuvette contenant KI, les pattes postérieures dans une cuvette contenant H²O. Il plaça une électrode positive embrochée d'un petit morceau de pomme de terre cuite dans la cuvette d'H²O, une électrode négative dans la cuvette de KI et fit passer un courant de 5 milliampères. Au bout de quarante-cinq à cinquante minutes la pomme de terre de l'électrode positive réactif de l'iode par son amidon se colora en bleu. L'ion iode avait traversé le corps de la grenouille.

Aubert (de Lyon) a prouvé également qu'on pouvait faire pénétrer électriquement l'ion pilocarpine dans les tissus; mais les expériences les plus démonstratives sur la pénétration des ions dans l'organisme sont dues à Leduc (1). En voici une qu'il est facile de répéter.

(1) Congrès de l'A. F. A. S., Paris, 1900.

On prend deux lapins A et B fig. 171, dont on rase soigneusement le flanc droit et le flanc gauche. On les *intercale en série* dans un circuit galvanique, après avoir eu soin d'appliquer à chacun, sur les points rasés, deux électrodes spongieuses. Les électrodes extrêmes sont imbibées d'une solution de sulfate de strychnine, les électrodes qui se font face, avec une solution de chlorure de sodium. On fait passer le courant avec une intensité comprise entre 50 et 100 milliampères pendant quelques minutes, et l'on constate que le lapin A est pris de convulsions tétaniques bientôt suivies de mort. Le lapin B continue à se bien porter.

Il est facile de comprendre le résultat expérimental : la *strychnine*, étant un *alcaloïde* est un *cation*. Elle doit donc cheminer vers l'élec-

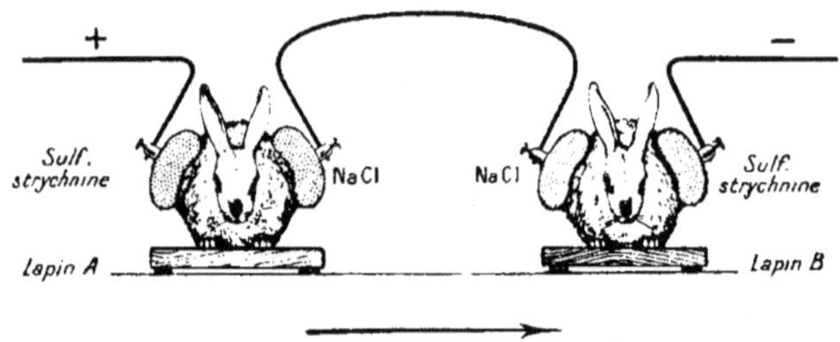

Lapin qui meurt.   Lapin qui survit.

Fig. 171. — Expérience de Leduc.

trode négative (fig. 171). Pour y arriver, elle pénètre dans le corps du lapin A sous l'anode, ce qui fait que le lapin ne tarde pas à être empoisonné. Pour une raison analogue, elle est retenue sous la cathode du lapin B ; en ce point, il n'y a que l'ion SO^4 qui pénètre.

Cette expérience prouve non seulement le transport des ions et leur pénétration dans l'organisme, mais elle élimine du même coup l'influence possible de l'introduction du poison par la peau. En effet, le contact de la strychnine avec le lapin B peut être continué pendant des heures sans que l'animal en soit incommodé.

Par contre, si l'on vient à *renverser le courant*, la strychnine chemine en sens inverse et le lapin B ne tarde pas à mourir.

4° **Dans l'organisme humain**. — L'organisme humain ne diffère pas essentiellement de l'organisme animal. Comme lui, c'est un *conducteur électrolytique*, c'est-à-dire une masse de tissus imbibés d'une solution étendue de chlorure de sodium (1). Toutes les fois

(1) Le sérum physiologique contient 5 grammes par litre de NaCl. On peut donc assimiler *schématiquement* l'organisme à une cuve électrolytique contenant une solution étendue de NaCl.

que le courant sera appliqué à un semblable organisme, il y aura déplacement des ions. L'ion chlore (anion) se rendra sous l'anode et l'ion sodium (cation) sous la cathode (fig. 172). Le milieu organique sera donc *modifié*.

Mais nous n'avons pas tenu compte du liquide qui imprègne les électrodes spongieuses. Ce liquide n'est conducteur que parce qu'il est électrolyte et à titre d'électrolyte (1) il donne naissance à des ions. Que vont devenir ces ions lorsque le courant passe ? Ils vont se comporter comme dans l'expérience de Leduc et *pénétrer* dans l'organisme. On aura réalisé l'*introduction électrolytique* et diadermique d'une substance médicamenteuse.

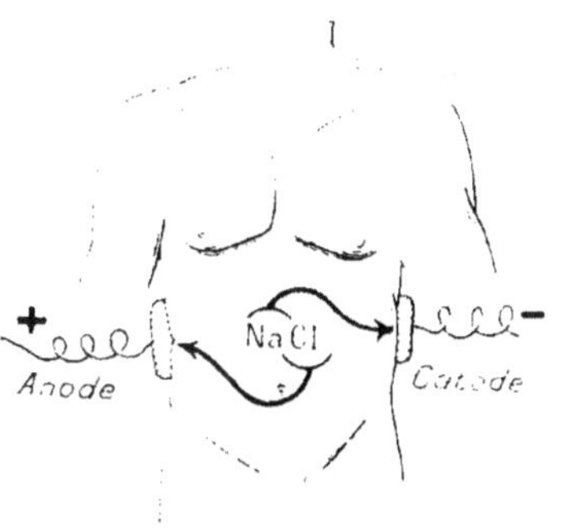

Fig. 172. — Effets de l'électrolyse sur l'organisme (déplacement des ions).

Considérons, par exemple, ce qui se passe dans le traitement électrique de la goutte (fig. 173). On place la jambe malade dans un bain

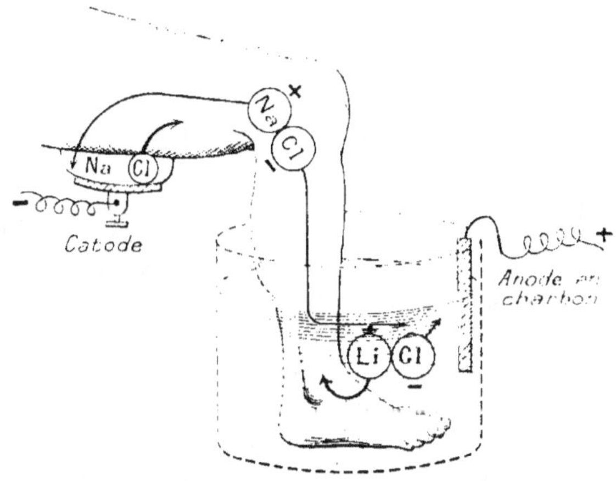

Fig. 173. — Marche des ions dans le traitement électrique de la goutte.

de chlorure de lithium (LiCl) à 2 p. 100, et on fait de ce bain une électrode-électrolyte en le reliant au pôle positif d'une source galvanique. Quant à la cathode, imbibée d'une solution étendue de NaCl,

(1) Les électrodes spongieuses sont donc des *électrodes-électrolytes*. Même lorsqu'on les mouille avec d· l'*eau ordinaire*, elles ne livrent passage au courant que parce que l'eau contient de petites quantités de sels. L'*eau pure* est extrêmement peu conductrice.

elle est appliquée sous la cuisse. Dès que le courant passe *dans le bain*, l'ion lithium chargé positivement se dirige vers la cathode, l'ion chlore chargé négativement va à l'anode.

Dans la jambe, l'ion Na se porte à la cathode et l'ion Cl à l'anode. *Sous la cathode*, l'ion Na est retenu et l'ion Cl pénètre dans les tissus. Il y a donc, en fin de compte :

1° Pénétration dans l'organisme de Li à l'anode, de Cl à la cathode ;

2° Sortie de l'organisme de Na à la cathode, de Cl à l'anode.

Le chlore éliminé est remplacé par celui qui est rentré; quant au sodium entraîné, il est remplacé par du lithium. Autrement dit, il y a eu *introduction dans les tissus d'un élément étranger : le lithium*.

Cette introduction a été démontrée par Labatut qui retrouva, dans l'urine d'un sujet, le lithium qu'on avait fait pénétrer par la peau; par Bordier et Crolas, qui non seulement retrouvèrent le lithium dans l'urine, mais dans le bain anodique, l'acide urique sorti des tissus.

Destot et Savy à la suite de Labatut, puis Leduc et son élève Gonzalez Quijano Sanchez (1902), et tout récemment enfin Bordet et Quilichini (1906) ont montré que la pénétration électrique des ions dans l'organisme n'était pas une simple conception théorique, mais un fait des plus réels.

Voies de pénétration des ions. Un ion entré peut-il sortir ? — Leduc et Gonzalez Quijano se sont demandé par quels points de la peau pénétrait le courant. Ils se sont adressé, pour cela aux *ions colorés* et, en particulier, à l'ion permanganique dont il est facile de suivre la trace à l'intérieur des tissus. Il résulte de leurs expériences que le dépôt coloré se fait au niveau des orifices glandulaires et le long des canaux de ces glandes, pourvu du moins que la *peau* soit *intacte*; c'est donc en ces points que pénètrent les ions et par suite le courant.

Mais il ne serait pas exact de croire qu'un ion une fois entré dans le corps peut toujours en ressortir. La réversibilité n'est pas constante : l'ion permanganique, par exemple, entre bien, mais *ne sort plus*. Ainsi, un courant *alternatif* qui arriverait à l'organisme par deux électrodes imprégnées de permanganate de potassium, ferait pénétrer *sous chacune* l'ion permanganique.

Dès maintenant, on doit donc rejeter, pour certains cas au moins, l'opinion qui voudrait que les courants alternatifs soient dépourvus d'action chimique sur les tissus.

Effets électrolytiques des ions sur les tissus. Réactions diverses des téguments. — Aussitôt que le courant passe, un échange et un transport d'ions se produisent : mais c'est surtout *au ni-*

veau des *électrodes* que leurs effets sont manifestes, car dans les plans profonds le milieu ne change guère, chaque cellule recevant de la précédente les ions qu'elle a cédés à la suivante. Il faut faire intervenir, de plus, la circulation, sur le rôle de laquelle nous insisterons plus loin.

Le Professeur Leduc et Gonzalez Quijano sont arrivés aux résultats suivants, en ce qui concerne les *effets immédiats* des ions sur la peau et le derme. Les ions OH et H altèrent rapidement les tissus ; les ions Ca, Ba, Fe, Cu sont douloureux ; l'ion CO^2 est très douloureux. L'ion salicyle est très bien toléré ; les ions cocaïne et stovaïne produisent l'anesthésie accompagnée d'œdème au niveau du point d'application des électrodes ; l'ion adrénaline diffuse et donne à la peau une blancheur ivoirine avec traînées de même coloration rayonnant autour de l'électrode.

Quant à ce qui concerne les *effets à distance* ou la réaction de la peau suivant les ions, les mêmes auteurs ont constaté qu'il existe d'abord un *stade de latence* très remarquable après lequel on constate les phénomènes suivants. L'ion *chrome* donne une escarrification qui dure trois semaines. Les ions *alcalino-terreux* provoquent une coloration blanche des téguments à laquelle succède un *œdème élastique* épais de 8 à 10 millimètres. Cet œdème ne tarde pas à s'indurer, forme une escarre *taillée à pic* comme les chancres syphilitiques et donne, au bout de trois semaines environ, une cicatrice indurée analogue à celle du chancre. L'ion *arsénieux* provoque l'apparition de phénomènes douloureux suivis d'une éruption bulleuse herpétiforme. L'ion SO^4 détermine la transformation de la peau en une surface parcheminée et comme vernie qui desquame après trois semaines. Enfin les ions *cocaïne* et *stovaïne* donnent un *œdème dur* suivi de paralysie vasculaire et enfin d'une desquamation en larges pellicules. Les tissus conservent longtemps une coloration jaune brunâtre.

Que deviennent les ions dans l'organisme ? — Le sort des ions dans l'organisme est une question de première importance pour l'électrothérapeute. Ce n'est pas tout de faire pénétrer un remède. Jusqu'à quelle profondeur le retrouve-t-on ? Reste-t-il sur place ou est-il emporté ?

Leduc a montré que la profondeur à laquelle pénètre le remède n'est pas très grande(1). En effet, les ions cheminent très lentement et il faut, pour les faire mouvoir, une force électromotrice notable maintenue pendant longtemps. A la suite de recherches récentes, Tuffier et Mauté n'ont pu déceler l'ion salicyle au delà des couches superficielles du derme.

(1) Recherches vérifiées par Iscovesco et Matza qui ont opéré *in vitro* sur de la gélatine salée.

Dès que les ions sont parvenus dans le tissu cellulaire sous-cutané, tout se passe en effet comme dans la troisième expérience de Chatzky, lorsqu'on laisse couler l'eau entre les deux pommes de terre. Le torrent de la circulation locale sanguine ou lymphatique, accéléré encore par le passage du courant, vient lécher les couches profondes du derme, imbibées de la substance médicamenteuse, et emporte cette substance dans l'organisme. C'est justement pour cela qu'on peut retrouver les ions *très loin* du point d'application, dans les urines par exemple. Il est donc très difficile de soutenir que le médicament pénètre dans la profondeur des muscles, des articulations, comme quelques-uns le soutiennent, comme plus encore le pensent.

Tout ce qu'on peut espérer de la pénétration des ions, c'est de porter *très près* de l'organe malade un agent modificateur, à *l'état naissant*. A peine arrivé sous le derme, cet agent nous échappe, et nous sommes obligés de nous contenter du badigeonnage un peu aveugle, que font, dans les tissus, le sang ou les humeurs chargés de l'ion actif. J'avoue que le remède est beaucoup plus voisin du mal que lorsqu'on l'absorbe par la bouche, mais je ne partage pas l'enthousiasme des partisans de la médication électrolytique [1] diadermique. De même que pour les rayons X, l'action efficace est *très rapidement limitée en profondeur*, quoique pour des raisons différentes.

Ce que la pénétration des ions a fait oublier, aussi bien au point de vue physiologique qu'au point de vue thérapeutique, c'est l'action du *courant galvanique* lui-même. S'il passe d'une électrode à l'autre et par les voies les plus courtes, c'est qu'un échange des ions *de l'organisme* se produit intense dans l'espace interpolaire. Et sous l'influence de ce mouvement, les capillaires se dilatent ou se contractent, la diapédèse se modifie, les mouvements amiboïdes des leucocytes s'accélèrent, la phagocytose s'exalte. Nous avons augmenté à l'aide d'une intervention extérieure, la puissance des procédés de *défense naturelle* de l'organisme ; il n'y a rien d'étonnant à constater dès lors une modification heureuse, souvent une guérison.

Cataphorèse. — Comme pour compliquer encore cette question assez complexe du transport des ions, certains auteurs parlent d'actions thérapeutiques dues à la cataphorèse. Ils se méprennent sur le vrai sens de ce terme. On appelle *cataphorèse*, le transport *en bloc*, et sans *décomposition*, des *molécules*, du pôle positif vers le pôle négatif.

[1] Zimmern a très justement fait remarquer que le mot *ionothérapie* est tout à fait impropre : un remède en solution, absorbé par les voies digestives, contient un grand nombre d'ions ; c'est faire aussi de l'ionothérapie. Dans ce sens très large, les homœopathes auraient été les premiers à profiter des propriétés des ions, puisque dans les solutions très diluées toutes les molécules sont dissociées en ions.

Porret a montré que si l'on divise, en deux parties, un vase, par une cloison ou une membrane poreuse, et que l'on verse le même liquide dans les deux cellules jusqu'au *même niveau* NN', il n'y a qu'à amener le courant continu par deux électrodes, pour voir le liquide baisser au pôle positif et *monter* au *pôle négatif* (fig. 174).

C'est à la cataphorèse que l'on doit, dans une région dont la circulation a été interrompue, la turgescence des tissus sous la cathode, leur flétrissure sous l'anode.

Actuellement, aucun fait certain ne permet de croire à une pénétra-

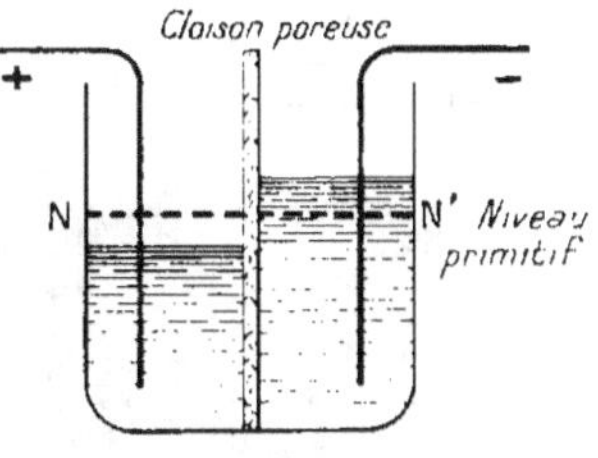

Fig. 174. — Phénomène de Porret (cataphorèse).

tion de molécules indivises dans l'intérieur des tissus. Combien plus satisfaisante pour l'esprit est la théorie des ions !

2° *Action physiologique*.

Action du courant galvanique sur les centres nerveux supérieurs : vertige voltaïque. — Nous venons de voir l'action intime, *physico-chimique*, du courant à travers les tissus ; envisageons maintenant son *action physiologique* sur les différents organes.

Depuis déjà longtemps, Purkinje, puis Brenner (1863), Erb (1869), ont signalé l'action du courant continu sur les centres nerveux supérieurs, mais c'est à Babinski que l'on doit les travaux les plus récents et les plus importants sur la question.

Si l'on applique, sur les apophyses mastoïdes ou aux tempes d'un sujet sain, deux électrodes spongieuses égales et qu'on élève peu à peu l'intensité du courant, on note un ensemble de phénomènes, les uns subjectifs, les autres objectifs.

Les *phénomènes subjectifs* que l'on constate, pour une intensité moindre que 3 milliampères en général, consistent en une sensation de *vertige* (1), de malaise. Le sujet a l'air hébété, il éprouve des nausées et semble craindre quelque catastrophe (fig. 175).

Les *phénomènes objectifs* ne se montrent, en général, que lorsqu'on élève encore l'intensité. Non seulement le sujet se sent incliné vers le *pôle positif*, mais il est véritablement *entraîné* vers ce pôle. Il y a mouvement de *rotation* et d'*inclination* de la tête en même temps que nystagmus (fig. 176).

____

(1) On croit voir tourner les objets autour de soi et devant soi.

Cet ensemble de symptômes constitue le **vertige voltaïque**. Il est dû très probablement à l'excitation, par les lignes de flux, des organes de l'oreille interne. En effet, le nerf acoustique n'est pas seulement le nerf de l'audition; par sa *branche vestibulaire* il est aussi le nerf du sens de l'espace, car il se distribue à l'utricule, au saccule et aux canaux semi-circulaires, dont on connaît le rôle dans la

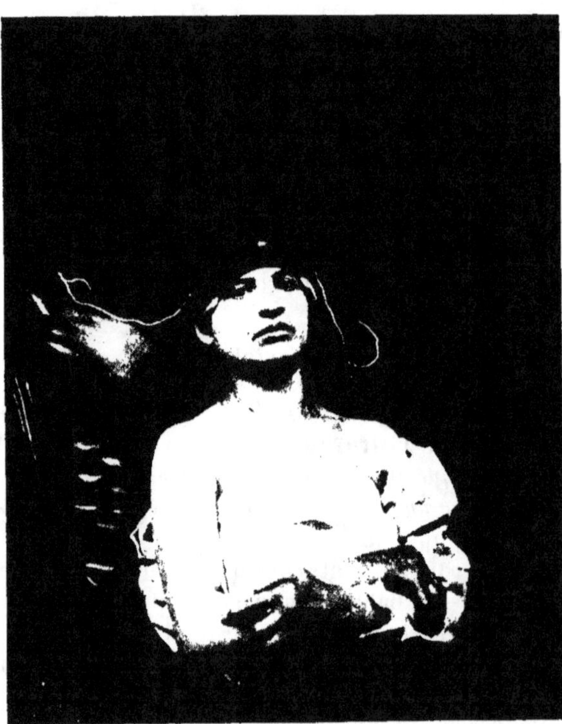

Fig. 175. — Galvanisation des centres nerveux supérieurs (courant faible).

fonction d'équilibration. Or, tout organe sensoriel répond, par une sensation spéciale qui le caractérise, à une excitation quelle qu'elle soit. Le courant électrique appliqué au nerf optique donne une sensation lumineuse, au nerf gustatif une sensation sapide, au nerf vestibulaire une réaction portant sur la fonction d'équilibration, le *vertige*.

Le pôle négatif semblant repousser la tête, alors que le pôle positif l'attire, il vaut mieux, pour la recherche du vertige voltaïque, placer une électrode de chaque côté de la tête, qu'une électrode à la tête et l'autre à la nuque.

Action sur les nerfs moteurs. — Si l'on applique, sur un nerf moteur, *deux* petites électrodes, l'une reliée au pôle positif, l'autre au pôle négatif d'une source galvanique, on ne tarde pas à constater des modifications de l'excitabilité du nerf. Il est plus excitable au voisinage du pôle négatif, on dit qu'il y a **catélectrotonus** : il l'est moins au voisinage du pôle positif (**anélectrotonus**).

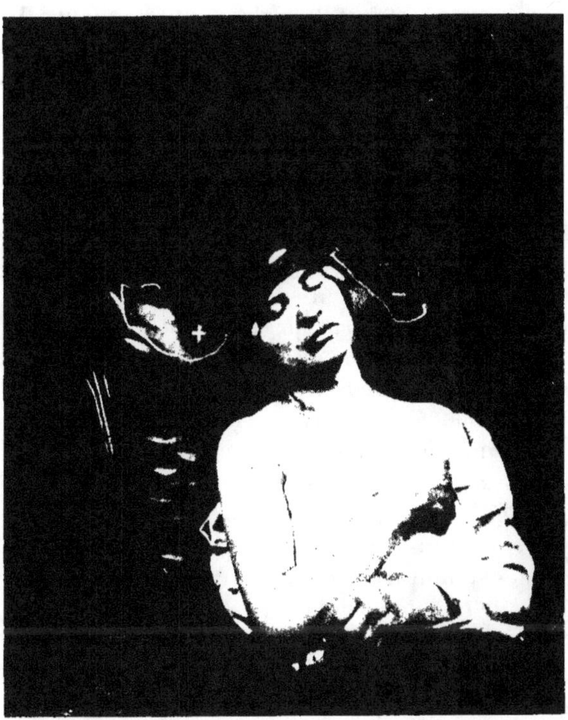

Fig. 176. — Galvanisation des centres nerveux supérieurs (courant plus fort : vertige voltaïque).

Il faut savoir que ces phénomènes, très nets lorsqu'on opère sur un nerf mis à nu, sont très difficiles à mettre en évidence lorsqu'on opère, comme chez l'homme, à travers les tissus. Les *phénomènes électrotoniques* ne nous retiendront donc pas longtemps.

Cependant, il est une *règle* qui souffre de rares exceptions dans la pratique électrothérapique : le *pôle négatif* est généralement *excitant*, *stimulant* des nerfs ; le *pôle positif* exerce, au contraire, sur eux, une action *calmante, déprimante*.

Aussi, toutes les fois que l'on voudra agir rapidement sur l'élément *douleur*, on placera l'anode sur le point douloureux ou dans une région plus périphérique ; s'il s'agit d'*accélérer les phénomènes trophiques* d'un organe stimulation de la sécrétion, de la sensibilité , on appliquera sur le point intéressé le pôle *négatif*.

Dans le cas où l'effet désiré ne serait pas obtenu au bout de quelques applications, on n'omettra pas, avant d'abandonner le traitement, de changer la polarité des électrodes. On pourra voir ainsi le pôle négatif être sédatif et le pôle positif excitant. Mais *ces cas sont rares*.

Action sur les nerfs sensitifs cutanés. — Lorsque le courant passe sous des électrodes spongieuses, on éprouve d'abord une sensation de *picotement* qui ne tarde pas à s'accompagner d'une sensation de *chaleur*. D'abord limités à la surface des électrodes pour un courant faible, ces phénomènes se manifestent dans la région du nerf sensitif dont le tronc passe sous l'électrode à mesure qu'on augmente l'intensité. Pour une intensité élevée, la sensation de brûlure devient difficilement supportable.

Les sensations ne sont *pas identiques aux deux pôles. Le pôle négatif* donne la sensation *la plus prononcée* et *la plus douloureuse*. Le pôle positif donne une sensation moins profonde, quoique la peau semble plus chaude [1]. Du reste, la sensation éprouvée aux deux pôles, diminue un peu avec le temps, comme s'il se produisait une *fatigue des nerfs sensitifs*. La sensation désagréable diminue plus rapidement sous l'électrode positive.

On éprouve, de plus, une sensation de pression très nette. Si les deux électrodes se font face et se trouvent placées de part et d'autre d'un membre, le membre semble *pris dans un étau*.

Action sur les nerfs vaso-moteurs. — Toute application de courant, sur un sujet sain, détermine une rougeur assez vive à l'endroit où les électrodes étaient appliquées. Cette rougeur peut persister plusieurs heures.

Si l'intensité du courant est très élevée, on voit de petits cercles rouges se former au niveau des orifices glandulaires et une sérosité s'y rassembler ; on a des **phlyctènes** qui peuvent se réunir et devenir assez étendues. On doit toujours les éviter au cours d'une application.

Bordier a étudié les actions vaso-motrices aux deux pôles et a trouvé que « l'élévation de température locale, due aux actions vaso-motrices du courant, n'a ni la même valeur, ni la même allure, à l'anode et à la cathode » [2].

---

[1] Cette différence de sensation aux deux pôles permet de différencier physiologiquement le pôle + et le pôle — d'une source galvanique.

[2] Bordier. De la sensibilité électrique de la peau. Paris. 1896.

L'accroissement thermométrique est toujours *plus grand* au *pôle positif* qu'au *pôle négatif*. De plus, la température *s'élève beaucoup plus vite* au pôle *positif* qu'au pôle *négatif*.

Action sur les nerfs gustatifs et salivaires. — Lorsque le courant électrique est appliqué au voisinage de la face, les lignes de flux du courant, rencontrant les nerfs gustatifs et salivaires, déterminent l'apparition d'un **goût spécial** et d'une **salivation** plus abondante.

Le *goût* est styptique, métallique : c'est « un goût de fer », suivant l'expression consacrée et très exacte. Il *apparaît* d'abord au *pôle négatif*.

Quant à la *salive*, elle est augmentée pour l'un et l'autre pôle ; mais, d'après Bordier, le pôle *positif* fait *saliver davantage* que le négatif.

Malgré l'augmentation du volume de la salive, elle resterait toujours alcaline et conserverait, quel que soit le pôle actif, la même teneur en sulfocyanure de potassium et en ptyaline.

§ 2. — Courant appliqué avec des électrodes métalliques : électrolyse des tissus.

Jusqu'ici, le courant n'arrivait à l'organisme que par des électrodes spongieuses (électrodes-électrolytes), voyons ce qui va se passer quand il n'y aura, en contact avec les tissus, qu'une ou deux *électrodes métalliques*.

Nous savons que le corps humain peut être assimilé à un *électrolyte* (solution aqueuse de NaCl à 5 p. 1000). Lorsque la dissociation ionique se produit et que le courant passe entre les électrodes *spongieuses*, il y a entrée dans l'organisme et sortie de certains ions : n'y revenons pas. Mais si les ions ne rencontrent à chaque pôle que des électrodes *métalliques*, ils perdent leurs charges électriques et redeviennent *atomes* avec toutes leurs affinités chimiques. Ils déterminent alors toute une série de phénomènes qui constituent **l'électrolyse des tissus.** Ces phénomènes sont particulièrement nets au voisinage des électrodes.

Avec Bergonié, nous distinguerons les effets primaires, secondaires et tertiaires de l'électrolyse.

1° *Effets primaires.* — Ils consistent dans la séparation des ions Na et Cl et leur réunion autour des électrodes.

On a :

$$NaCl = \overset{+}{Na} \text{ (cation) et } \overset{-}{Cl} \text{ (anion) (1)}$$

(1) On représente fréquemment la polarité des ions par le signe + ou — placé au-dessus de leur symbole.

2° *Effets secondaires*. — Au contact des électrodes, les ions se déchargent, deviennent atomes et réagissent sur le milieu ambiant (solution électrolytique ou électrode). Le sodium, en présence de l'eau, donne de la soude et il se dégage un gaz, de l'hydrogène :

$$2Na + 2H^2O = 2(NaOH) + H^2$$

Le chlore, en présence de l'eau, donne de l'acide chlorhydrique (1 et il se dégage de l'oxygène.

$$2Cl + H^2O = 2HCl + O$$

Il y a donc maintenant, à la cathode, une *base* et à l'anode, un *acide*.

3° *Effets tertiaires*. — Mais les produits chimiques ainsi formés vont réagir à leur tour sur les tissus vivants au sein desquels ils viennent de prendre naissance. Ils pourront les coaguler, les détruire, (ce sont là des actions tertiaires).

Et ce qu'il y a de particulièrement intéressant pour le médecin électricien, c'est que ces effets sur les tissus sont proportionnels aux *quantités* d'électricité qui les ont traversés. Or, comme la quantité est égale au produit de l'intensité par le temps, on pourra obtenir le même résultat avec une intensité deux fois moindre et un temps deux fois plus long. Ainsi, un courant de 0A,020, pendant dix minutes, produira les mêmes effets qu'un courant de 0A,040 pendant cinq minutes, car le produit I × t est le même dans les deux cas et égal à 20 coulombs. De cette façon, on pourra arriver au résultat cherché, *sans provoquer de phénomène sensitif* trop douloureux; la sensation étant d'autant plus désagréable que l'intensité est plus élevée, comme on l'a vu plus haut.

1. Méthodes applicables. — Pour utiliser les effets tertiaires de l'électrolyse, on peut se servir *d'une* ou de *deux* électrodes métalliques; on aura donc, suivant le cas, la méthode monopolaire ou la méthode bipolaire.

1° *Méthode monopolaire*. — Lorsqu'une aiguille en platine, par exemple, est enfoncée dans les tissus d'un animal, l'autre électrode étant une large électrode spongieuse placée en un autre point, quelle est la répartition des lignes de flux ?

Si le conducteur a partout la même résistance, elles s'écartent régulièrement dans toutes les directions FFF comme la lumière rayonne autour d'une étoile. Mais, à mesure qu'on se rapproche de l'électrode, la densité électrique est plus considérable, car l'unité de surface est rencontrée par un plus grand nombre de lignes de

---

(1) Sans compter toute une série de composés oxygénés du chlore.

flux. En réunissant entre eux les points ayant même densité, on a les lignes équipotentielles EE'E"E''' de plus en plus serrées à mesure qu'on se rapproche de l'électrode (fig. 177). C'est donc *au voisinage*

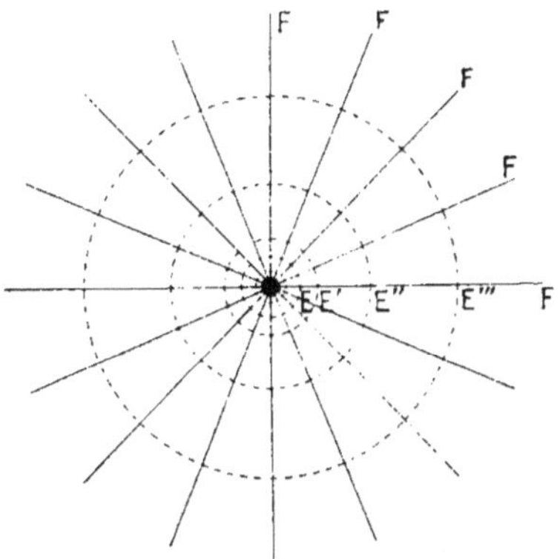

Fig. 177. — Électrolyse monopolaire, lignes de flux FFF; lignes équipotentielles EE'E".

de l'électrode que se produisent les actions tertiaires maxima, donc le *maximum d'effets* coagulants ou destructeurs.

2° **Méthode bipolaire**. — Ici, ce sont deux aiguilles métalliques que l'on introduit dans les tissus. Supposons une aiguille positive et l'autre négative placées à une petite distance l'une de l'autre. Les lignes de flux FFF (fig. 178) sont très nombreuses dans l'espace interpolaire; c'est là que la densité électrique est maxima. Il en résulte que les actions tertiaires sont intenses suivant la ligne la plus courte joignant les électrodes; on peut avoir là une véritable *section électrolytique* (Bergonié) lorsque l'intensité est assez grande.

2. Cas des électrodes solubles. — Le platine est-il nécessaire pour les électrodes métalliques?

S'il s'agit de l'électrode *négative*, la plupart des métaux peuvent servir, à l'exception cependant de l'aluminium, rapidement détruit par les substances basiques qui se forment à la cathode.

Dans la méthode bipolaire où l'une des aiguilles est *négative* et l'autre *positive*, il y a avantage à se servir de platine (1) pour les deux aiguilles, surtout pour la positive.

Cependant, il est des cas où l'on recherche la solubilité des électrodes. On emploie les **électrodes solubles**, au *pôle positif*, lorsqu'on veut remplacer l'action directe des produits tertiaires de

---

(1) Mieux encore, de platine iridié, aussi inattaquable et plus rigide.

l'électrolyse, sur les tissus, par des effets indirects provenant de l'attaque de l'électrode par ces produits tertiaires.

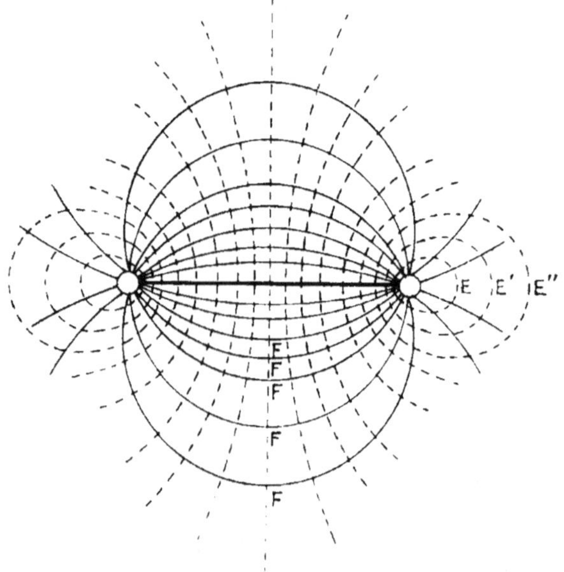

Fig. 178. — Électrolyse bipolaire, lignes de flux FF (traits pleins), lignes équipotentielles EE'E" (traits pointillés).

Ainsi, autour d'une aiguille positive de platine se formera une zone contenant des produits chlorés (fig. 179). Dans le cas d'une

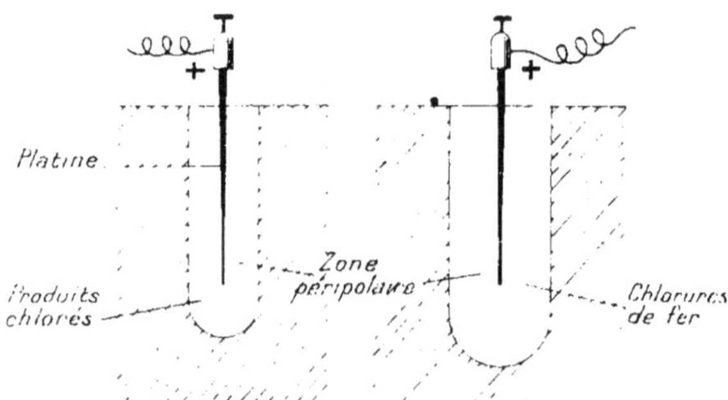

Fig. 179. — Électrode insoluble et électrode soluble.

On constate que la zone péripolaire de coagulation est plus large avec l'électrode de fer (électrode soluble).

aiguille de fer, ces produits chlorés réagiront à leur tour sur l'aiguille, à mesure de leur formation, et la zone péripolaire contiendra cette fois du chlorure de fer.

Dans le cas ci-dessus, l'action du chlorure de fer *renforce* l'action coagulante que possèdent déjà les produits chlorés à eux seuls mais à un degré médiocre, car l'acide chlorhydrique est un mauvais coagulant des albumines, et l'oxygène qui se dégage diminue la compacité du coagulum.

On a employé des anodes en *cuivre*, pour le traitement des granulations de la conjonctive, de l'ozène; des anodes en *argent*, pour les métrites gonococciques; des anodes en *zinc*, pour les hémorragies utérines; des anodes en *fer*, pour la cure des tumeurs anévrysmales.

3. Électrolyse du sang. — L'électrolyse du sang, ce tissu liquide qui baigne l'économie, va nous donner une idée très nette de ce qui se passe dans l'électrolyse des tissus en général.

Plongeons deux aiguilles de platine A et B dans un petit vase V contenant du sang frais défibriné (fig. 180) et faisons passer le courant pendant quelques instants. On ne tarde pas à noter la formation, au *pôle positif*, d'un caillot volumineux, noir, et de consistance assez dure: au pôle *négatif* d'un caillot mou, spongieux.

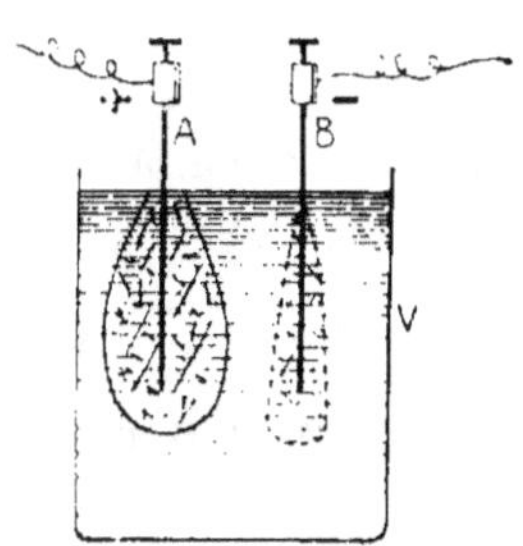

Fig. 180. — Électrolyse du sang. On voit le gros caillot positif.

Si l'on soulève sans secousse les deux aiguilles, l'aiguille positive entraîne son coagulum; du côté *négatif*, il *glisse* et tombe au fond du vase: il n'y avait donc *pas d'adhérence* au pôle négatif.

Cette remarque est mise à profit dans les cas d'électrolyse. Lorsqu'on éprouve de la peine à faire pénétrer une sonde électrolytique dans l'urèthre, il n'y a qu'à la relier au pôle négatif d'une source galvanique et à fermer le circuit par une électrode indifférente positive. La sonde glisse alors dans le canal comme si on l'avait savonnée.

Lorsqu'on éprouve de la peine à retirer un hystéromètre de la cavité utérine après une galvanisation positive, une aiguille des tissus après une électrolyse positive, *on renverse le courant* pendant quelques instants et l'hystéromètre comme l'aiguille viennent sans effort.

II. — ACTION DE L'ÉTAT VARIABLE.

Lorsqu'on rompt *brusquement* un circuit où le courant galvanique circulait d'une façon constante, on produit un *état variable d'ouver-*

ture. Si on ferme à nouveau le circuit, on a un *état variable de fermeture*.

Ces deux variations sont représentées dans la figure 181. Chacune

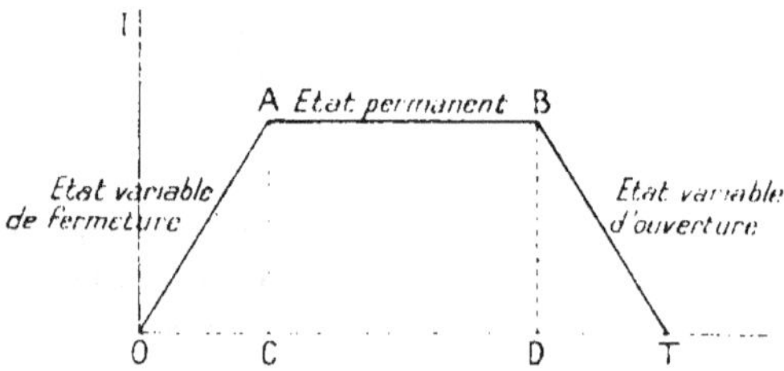

Fig. 181. — États variables du courant galvanique.

d'elles peut donner une **secousse musculaire** soit **directe** par excitation d'un muscle', soit **indirecte** par excitation de son nerf moteur .

§ 1. — **Excitation indirecte des muscles par les nerfs moteurs** .

Nous laisserons de côté les lois de Pflüger qui sont relatives à l'excitation des *nerfs* par la méthode *bipolaire*, d'abord parce qu'on les trouve dans tous les traités de physiologie, ensuite parce que la technique employée emploi de deux électrodes ne peut fournir des résultats bien concluants.

Excitons un nerf par la méthode **monopolaire**, et pour cela plaçons d'abord sur le nerf une petite électrode reliée au *pôle négatif*, puis sur un autre point de l'organisme une large électrode reliée au pôle positif. Nous constatons qu'avec un courant très faible le nerf n'est pas excité. Il ne répond pas, ni à la fermeture, ni à l'ouverture du courant. Pour une intensité suffisante, le nerf est excité, mais *seulement à la fermeture* du courant. On est arrivé au *minimum excitabile* ou **seuil de l'excitation**.

Faisons croître maintenant l'intensité d'une façon lente et *régulière* à l'aide d'un bon rhéostat et plaçons, dans le circuit, un inverseur, de façon à rendre à volonté négative ou positive l'électrode placée sur le muscle. On constate:

a, Pour une intensité *faible*, *une* seule secousse, à la *fermeture*, pour l'excitation *négative* du nerf.

b, Pour une intensité *moyenne*, *trois* secousses :

    1° Une forte, à la *fermeture*, et pour l'excitation *négative* du nerf ;

2° Une plus faible, à la *fermeture*, et pour l'excitation *positive* du nerf ;

3° Une très faible, à l'*ouverture*, et pour l'excitation *positive* du nerf.

c Pour une intensité *forte*, *quatre* secousses :

1° Une très forte (tétanique), à la *fermeture*, pour l'excitation *négative* du nerf ;

2° Une forte, à la *fermeture*, pour l'excitation *positive* du nerf ;

3° Une assez forte, à l'*ouverture*, pour l'excitation *positive* du nerf ;

4° Une fort légère, à l'*ouverture*, pour l'excitation *négative* du nerf.

Ce sont les résultats obtenus par le célèbre physiologiste allemand Erb. Il faut remarquer que la secousse musculaire correspondant à chaque état variable est *brève*, *rapide* : elle suit l'excitation, comme le bruit de la foudre suit l'éclair frappant le sol près de nous. Autrement dit, le **temps perdu** de la secousse musculaire est inappréciable : la courbe d'ascension et de descente ont leur durée physiologique : $\frac{1}{10}$ de seconde environ pour leur somme 1 .

Mais on peut noter plus simplement et plus rapidement les résultats de l'excitation d'un nerf moteur. Désignons par leur *lettre initiale* les mots *essentiels* à leur expression (2). On a :

Se = secousse.   Fe ou F = fermeture.
Ne ou N = négatif.   O = ouverture.
Po ou P = positif.   > ou < = plus grand ou plus petit que…

et il vient pour l'excitation par une intensité *forte* :

$$\text{Se Ne Fe} > \text{Se Po Fe} > \text{Se Po O} > \text{Se Ne O}$$

ou encore, en supprimant partout l'initiale du mot secousse et en abrégeant $\quad NF > PF > PO > NO.$

(1) Voy. plus loin : Action physiologique du courant faradique (fig. 181).

(2) Lorsqu'on lit les mémoires allemands sur l'excitation électrique des nerfs et des muscles, on trouve une *notation abrégée* différente de la nôtre. Voici la correspondance qui lèvera toute difficulté :

Secousse = Zukung = Se ou S = Z
Négatif = Katode = Ne ou N = k
Positif = Anode = Po ou P = An
Fermeture = Schliessung = Fe ou F = S
Ouverture = Offnung = O = O

De sorte qu'une *secousse*, au pôle *négatif* et à la *fermeture*, peut s'exprimer en abrégé, en français par : Se Ne Fe ou SNF ou NF ; en allemand par ZKaS ou par interversion des lettres KaSZ ; l'ordre des lettres peut en effet varier avec les auteurs.

Zimmern a fait très judicieusement remarquer que si l'ordre des secousses indiqué ci-dessus a la valeur d'une *loi générale*, il existe cependant quelques exceptions qu'il faut connaître. Assez souvent, lorsqu'on excite le nerf *médian*, le nerf *radial*, le nerf *péronier*, on constate que la PO se produit avec une intensité inférieure ou égale à celle que nécessite la PF. Il y a donc permutation de ces deux termes dans la formule normale qui devient :

$$NF > PO > ou \quad PF > NO$$

§ 2.   Excitation directe des muscles.

Lorsqu'on porte directement sur le muscle l'excitation électrique en produisant les états variables de fermeture et d'ouverture, on constate exactement le *même ordre* dans l'apparition des secousses à mesure que croît l'intensité. La *valeur* relative des secousses reste également la même.

On a donc, comme ordre *normal*, physiologique, des secousses [1] la formule

$$NF > PF > PO > NO$$

A l'état normal, les deux dernières secousses sont *très difficiles* à obtenir.

Pour les muscles comme pour les nerfs, Zimmern a signalé quelques *anomalies*. Elles tiennent le plus souvent ici à une *position défectueuse* de l'électrode excitatrice. Ainsi, on peut trouver la prédominance de PF sur NF inversion de la formule en dehors de tout état pathologique sur les muscles suivants : le deltoïde, le long supinateur, l'adducteur du petit doigt (membre supérieur), les fessiers, le vaste interne, le long péronier latéral membre inférieur .

§ 3.   Représentation graphique de la loi des secousses.

Bergonié a montré depuis longtemps (1887 qu'on devrait substituer à la notation littérale des résultats physiologiques ou pathologiques de l'excitation des nerfs et des muscles, une *notation graphique*. On y gagnerait ainsi en clarté et on permettrait d'embrasser d'un coup d'œil les différences d'excitabilité pour chaque pôle, pour l'ouverture et pour la fermeture du courant. On obtient ce mode de notation en

---

[1] Obtenues en excitant un muscle *normal*. L'étude des anomalies sera faite au chapitre de l'électrodiagnostic.

prenant deux axes rectangulaires. En ordonnées on porte la grandeur relative des secousses, en abscisses les intensités du courant excitateur. Enfin les courbes sont faites, suivant les pôles, d'une succession de signes + ou de signes —. On représente alors de la façon suivante la loi des secousses :

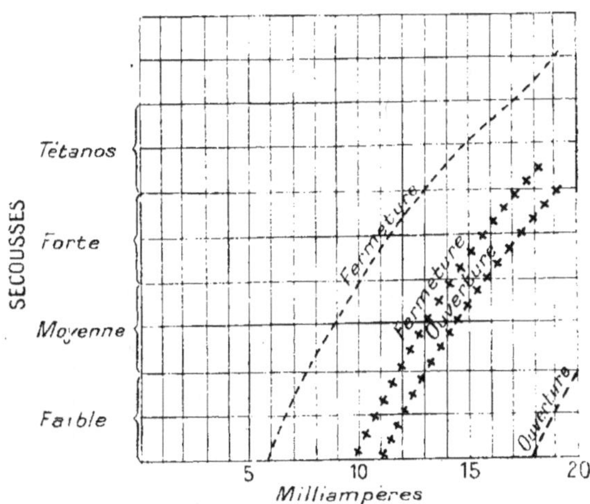

Fig. 182. — Graphique de la loi des secousses (Bergonié).

Actuellement, on peut même apprécier *en grammes*, à l'aide d'une *électrode dynamometrique* spéciale que nous avons présentée au Congrès de l'A. F. A. S. (Clermont-Ferrand, août 1908), la réponse du muscle à l'excitant électrique, ce qui dispense d'apprécier à l'œil l'intensité d'une secousse. Le graphique du Professeur Bergonié pourra donc porter en ordonnées une division en grammes.

Il est regrettable, qu'après vingt et un ans, l'idée du maître de Bordeaux ne soit pas encore adoptée par tous les électrothérapeutes.

§ 4. — Action de l'état variable sur les centres nerveux.

Pendant longtemps, on crut que les centres nerveux étaient inexcitables directement et qu'une excitation portée sur eux ne pouvait pas être transformée en secousses motrices par les organes périphériques. Les expériences de Fritz et Hitzig, puis de Ferrier et Albertoni établirent, contrairement à l'opinion de Vulpian, l'existence de zones épileptogènes. Mais François Frank et Pitres, en 1883, étendirent encore les découvertes précédentes en montrant que *toute la zone motrice corticale* est épileptogène.

En 1902, le Professeur Leduc reprit ces questions un peu oubliées et montra qu'on pouvait, au moyen du courant galvanique intermittent de basse tension, provoquer à travers la boîte crânienne l'**inhibition cérébrale** ou **narcose électrique**.

Pour la produire chez le lapin, on rase soigneusement la tête et le dos de l'animal. Sur la tête on place une petite cathode, sur le dos une grande anode (fig. 183). On met l'animal dans un circuit

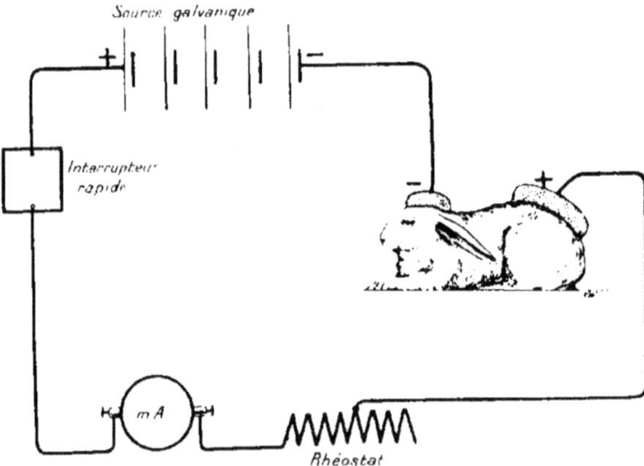

Fig. 183. — Schéma du dispositif pour la narcose électrique (Leduc).

galvanique comprenant un interrupteur rotatif rapide (1), un milliampèremètre et un rhéostat. Par la manœuvre du rhéostat on élève peu à peu l'intensité; l'animal se raidit, puis tombe sur le flanc et un *sommeil tranquille* se produit, accompagné d'*anesthésie générale*. On ne note de troubles ni dans la respiration, ni dans la circulation.

Zimmern et Dimier (1903) ont montré qu'il y a une relation intime entre l'épilepsie vraie et la narcose électrique. En effet, tant que le courant est interrompu d'une façon régulière, le *coma* dans lequel se trouve plongé l'animal persiste, mais si l'on vient à *faire varier brusquement* le courant, un **accès épileptoïde** éclate avec convulsions toniques, puis convulsions cloniques. Cet accès peut être empêché à l'aide du chloral (Gouin).

---

(1) Le courant qui provoque le plus facilement l'inhibition est un courant interrompu 100 fois par seconde et dont chaque période dure 1/1000 de seconde.

§ 5. — Action du courant rythmé sur les échanges nutritifs du muscle.

Il se produit, sous l'action de l'excitation du muscle par le
courant rythmé, une augmentation très nette de la nutrition de
ce tissu. Guilloz mesurait la quantité d'oxygène absorbé et la quantité d'anhydride carbonique exhalé par le muscle au repos, puis
par le muscle électrisé. Il trouva que le muscle *absorbait notablement plus d'oxygène* lorsqu'il était rythmiquement excité. On peu
penser, dès lors, quel rôle précieux pourra jouer le courant toutes les
fois qu'on aura affaire à un muscle dont la nutrition est ralentie.

CHAPITRE II

ACTION DU COURANT FARADIQUE

Le courant faradique appliqué à l'organisme est capable de déterminer des phénomènes **moteurs**, des phénomènes **sensitifs** et des phénomènes **vaso-moteurs**. Nous commencerons par l'étude des phénomènes moteurs parce que le courant faradique est la modalité électrique la plus fréquemment utilisée pour provoquer la contraction musculaire.

I.   PHÉNOMÈNES MOTEURS.

Nous verrons successivement l'effet d'un seul choc d'induction, de chocs plus rapprochés, de chocs très rapprochés, puis les effets physiologiques de la faradisation sur la nutrition.

A. **Secousse musculaire simple.** — On la provoque en lançant, dans le nerf moteur ou dans le muscle, un choc d'induction. Dans le cas d'excitation du nerf *excitation indirecte*, la secousse est beaucoup plus forte que dans le cas d'excitation du muscle *excitation directe*). Le nerf transmet en effet l'incitation motrice à toutes les fibrilles musculaires *à la fois*.

Quoiqu'une bobine d'induction donne *deux ondes* l'une à la fermeture, l'autre à la rupture du courant, nous avons vu que tout se passe comme si l'onde induite d'ouverture agissait seule. Il n'y aura donc qu'une secousse pour un aller et retour du trembleur.

Quelles sont la forme et la durée de la contraction musculaire ainsi provoquée? On les a déterminées en *analysant la secousse musculaire* au moyen du myographe de Marey combiné avec le diapason chronographe (pour l'inscription du temps) et le signal de Depretz pour indiquer le commencement de l'excitation musculaire par le courant. Comme tous ces appareils sont classiques en physiologie, nous retiendrons seulement le résultat (fig. 184). Au moment où le courant électrique atteint le muscle, en A, le muscle n'entre pas immédiatement en contraction. Le temps AB qui sépare le début de l'excitation du début de la contraction s'appelle la *période d'excitation latente* ou *temps perdu* du muscle. Il dure 1/100 de seconde, ainsi qu'on en peut juger par la courbe du diapason chronographe.

La courbe de la secousse, musculaire proprement dite se compose de deux parties :

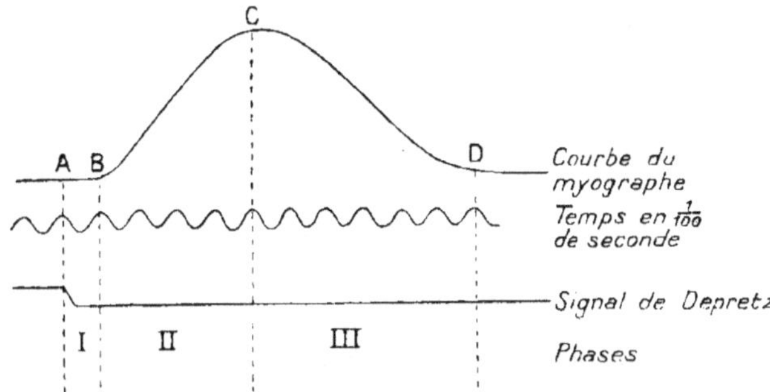

Fig. 184. — Tracé de la secousse musculaire normale.

a) Une partie ascendante BC, *période d'énergie croissante*, qui dure environ $\frac{4}{100}$ de seconde ;

b) Une partie descendante CD, *période d'énergie décroissante*, qui dure un peu plus longtemps, $\frac{6}{100}$ de seconde.

Lorsqu'on opère chez l'homme, on mesure non le raccourcissement du muscle, comme avec le myographe de Marey, mais son *gonflement*. Le biceps est le muscle qu'on choisit généralement pour l'expérience. Les résultats sont les mêmes et l'allure de la courbe est identique.

B. Successions de secousses. — Au lieu d'*une* secousse d'induction portée sur le muscle, lançons-en une *série* à intervalles

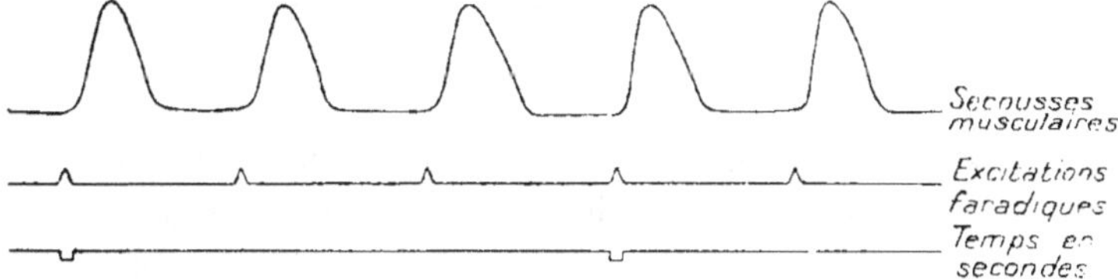

Fig. 185. — Successions de secousses musculaires espacées.

assez espacés. Chaque fois, le muscle va répondre par une secousse à l'excitant électrique, et l'on aura une courbe représentée par la figure 185.

Chaque secousse musculaire aura la forme de celle que nous avons représentée plus haut, mais nous n'aurons de secousses nettement distinctes les unes des autres qu'en laissant le muscle se reposer un temps au moins égal à sa contraction, soit $\frac{1}{10}$ de seconde.

Si la seconde excitation faradique atteint le muscle pendant le temps de la phase II ou III de la contraction (fig. 184), il n'y a pas une nouvelle secousse, mais un nouveau raccourcissement du muscle qui se traduit par un *ressaut de la courbe*.

Si la seconde excitation vient frapper le muscle pendant la phase I, il n'y a pas de ressaut nouveau de la courbe, la secousse reste unique, mais un peu plus forte.

Enfin, si l'on porte la seconde excitation sur le muscle pendant la phase I et $\frac{1}{20}$ de seconde après la première, on obtient le *raccourcissement maximum* du muscle.

C. **Fusion des secousses. Tétanos.** — Lâchons maintenant le trembleur de l'appareil faradique que nous aurons réglé de façon qu'il donne 12 à 15 interruptions à la seconde. Une série d'excitations vont se succéder sur le muscle et vont tomber sur lui au moment de la période d'énergie décroissante de chaque contraction. Le muscle n'a pas le temps de se relâcher pleinement; entre deux contractions, il reste raccourci et est atteint d'une sorte de tremblement particulier qui constitue un **tétanos physiologique incomplet** (fig. 186).

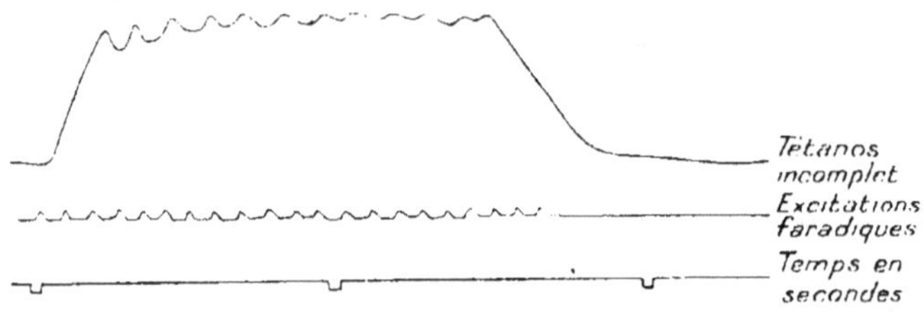

Fig. 186. — Fusion incomplète des secousses musculaires.

Enfin, si l'on serre la vis du trembleur de façon à obtenir vingt à trente excitations par seconde, le **tétanos physiologique complet** se produit. L'élasticité musculaire intervient ici et transforme un mouvement saccadé en un mouvement continu.

Lorsque le tétanos ne dure pas trop longtemps (trois secondes dans la figure 187), le muscle, au moment où l'excitation cesse, ne revient pas immédiatement à sa longueur primitive. Il reste quelque temps atteint d'un *tétanos partiel*.

Si le tétanos se prolonge sous l'influence des excitations, le muscle se relâche peu à peu de sa contraction, il se détend, c'est le phénomène de la **fatigue physiologique**.

A mesure que le nombre des excitations portées sur le muscle augmente, le tétanos devient de plus en plus énergique et de plus en plus parfait.

Cependant, dans ses mémorables recherches qui ont abouti à la découverte des propriétés des courants de haute fréquence, d'Ar-

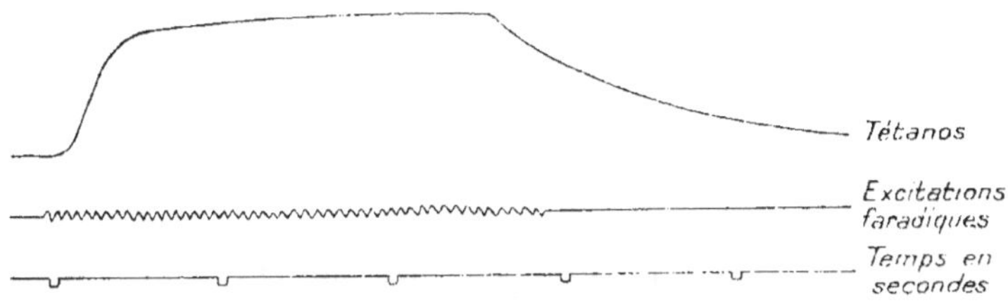

Fig. 187. — Fusion complète des secousses tétaniques.

sonval a montré qu'il y a une limite d'excitation à partir de laquelle la tétanisation n'augmente plus, mais va en diminuant pour disparaître. Cette limite est comprise entre 2 500 et 3000 excitations à la seconde.

Effets physiologiques de la faradisation. — C'est à Debédat 1894 que l'on doit les recherches les plus démonstratives à ce sujet.

Il procédait, sur un groupe de lapins, à la faradisation des muscles fémoraux postérieurs (biceps, demi-tendineux, demi-membraneux) d'un côté du corps et ne touchait pas à ceux de l'autre côté.

Pour bien montrer la différence qui pouvait exister entre les excitations rythmées et les excitations tétanisantes, il soumit une série de lapins au premier mode d'électrisation et une autre série au second. Il obtint les résultats suivants :

a) **Pour les excitations rythmées**, une *hypertrophie évidente* des muscles faradisés. De plus, les muscles avaient une structure microscopiquement normale, « les fibres étaient régulières, les noyaux de sarcoplasme se laissaient admirablement colorer par le carmin, ils étaient plus apparents que sur les muscles normaux; la striation était très nette, très régulière, le tissu interstitiel était à peine apparent et présentait çà et là quelques capillaires sanguins normaux. Pas de lipomatose du muscle : *l'hypertrophie* avait donc porté sur le *tissu musculaire lui-même* ».

b) **Pour les excitations tétanisantes**, une *atrophie de la substance musculaire* avec *lésions de la fibre musculaire* elle-même. Ces lésions étaient caractérisées : « 1° par des inégalités de coloration dans la continuité des fibres qui, sous l'influence du carmin, avaient pris par places une teinte variant du rouge vif au gris jaunâtre ; 2° par des troubles de la striation ; 3° par la déformation des fibres elles-mêmes qui étaient onduleuses et présentaient en certains points des cassures latérales et transversales. »

Ces résultats sont suffisamment éloquents par eux-mêmes ; ils contiennent cependant un enseignement. L'électricité n'est pas cet agent dont on a dit trop souvent « que s'il ne faisait pas de bien, il ne faisait pas de mal » ; on vient de voir qu'elle peut ruiner un muscle *sain*, combien plus facilement un muscle *malade*.

Et puisqu'il s'agit de courant faradique, répétons ce qu'ont déjà dit avant nous nos maîtres, que la plupart des appareils *portatifs* que l'on trouve entre les mains des malades sont des jouets, non des jouets inoffensifs, mais des *jouets dangereux*. Combien de paralysies faciales, pour ne citer que cette affection, ont été aggravées parce qu'on a fait faire au malade sans règle et sans soin « un peu d'électricité » ! Les malheureux, qu'un emploi intempestif d'un courant qui n'était pas indiqué a défigurés, montrent, hélas, partout où ils se trouvent, qu'on ne devient pas médecin, même médecin-électricien, parce qu'on a acquis une « petite boîte » chez le premier marchand venu.

II. — PHÉNOMÈNES SENSITIFS.

Lorsqu'on applique sur la peau une petite électrode reliée à l'un des pôles d'un appareil faradique, l'autre pôle étant rattaché à une électrode indifférente, on éprouve les sensations suivantes à mesure qu'on augmente le courant. C'est d'abord un chatouillement au seuil de l'excitation : **la sensation farado-cutanée**. Puis on ressent successivement un fourmillement, un picotement, enfin une sorte de brûlure. La sensation est devenue vraiment *douloureuse* ; elle augmente si l'on remplace l'électrode spongieuse par une électrode métallique (pinceau de Duchenne, fig. 188).

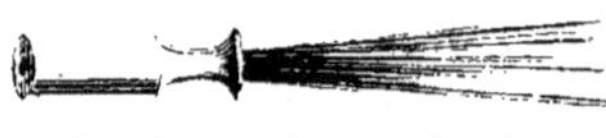

Fig. 188. — Pinceau faradique de Duchenne.

Bordier s'est demandé comment variaient les effets sensitifs avec la résistance des bobines induites ou, autrement dit, avec le diamètre du fil qui les constitue. Il a trouvé qu'avec une bobine à fil :

Gros (résistance 1 ohm) les effets sensitifs étaient *minima*.
Moyen (résistance 15 ohms) — *plus forts*.
Fin (résistance 1000 ohms) — *très forts*.

Comme d'autre part les muscles se contractaient mieux sous l'influence du courant de la bobine à *gros fil*, il est arrivé à cette conclusion que le *courant de quantité* bobine à gros fil est le meilleur pour exciter les *muscles* et les *nerfs moteurs*, le *courant de tension* (bobine à fil fin) le plus apte à produire des effets *sensitifs*. Toutes choses égales d'ailleurs, les phénomènes sensitifs dépendent encore du fonctionnement de l'interrupteur et de la façon dont se fait l'interruption.

Les phénomènes sensitifs ne sont pas égaux aux deux pôles de la bobine induite. Le pôle *négatif* donne une sensation plus forte que le pôle *positif*, d'où un procédé très simple pour **reconnaître les pôles** d'une bobine. On prend deux électrodes spongieuses, de même surface et bien imbibées d'eau tiède : on les applique sur deux régions symétriques du corps et l'on fait passer un courant faradique faible. L'électrode qui donne la *sensation la plus forte* est celle reliée au pôle *négatif*.

Si l'on ne change pas la polarité des fils amenant le courant primaire, la polarité du courant secondaire reste la même. En prenant soin de marquer des signes + et — les bornes d'arrivée et de sortie du courant primaire, on connaîtra donc la polarité de la bobine secondaire après une détermination faite une fois pour toutes.

L'étude de la sensibilité *électrique* de la peau avait fait espérer à quelques auteurs qu'elle différerait de la sensibilité à la piqûre ou à la pression, au moins dans les états pathologiques. L'événement n'a pas justifié ces espérances. On ne peut donc pas tirer de cette étude un élément nouveau pour le diagnostic.

III. — PHÉNOMÈNES VASO-MOTEURS.

Les phénomènes vaso-moteurs, déjà nets avec les électrodes spongieuses, sont très accentués avec les électrodes métalliques et en particulier avec le pinceau de Duchenne. À peine l'a-t-on appliqué sur la peau que l'on note une rougeur plus ou moins vive en même temps que se dessine le phénomène de la « chair de poule ». Ce **dermographisme électrique** peut être très accentué chez certains sujets, particulièrement chez les nerveux et les hystériques.

De plus, sous l'influence du courant faradique se produisent très probablement des actions réflexes et une *vaso-constriction* des vaisseaux *profonds*. C'est ce qui justifie l'emploi de cette modalité électrique et particulièrement des courants faradiques *de tension* comme procédé de *révulsion*.

CHAPITRE III

ACTION DU COURANT GALVANO-FARADIQUE

Nous nous occuperons surtout du courant galvano-faradique *en tension*, le plus employé dans les diverses applications médicales. On peut envisager successivement l'action de ce courant sur la **motricité**, sur la **sensibilité** et sur la **nutrition**.

§ 1. — Action sur la motricité.

Il faut distinguer avec soin l'action du courant galvano-faradique sur les muscles à fibres lisses (muscles de la vie végétative) et sur les muscles à fibres striées (muscles de la vie de relation).

Action sur les muscles à fibres lisses. — On peut exciter ces muscles soit avec la *cathode*, soit avec l'*anode* de la source galvano-faradique. On constate tout d'abord que l'action du courant mixte est plus énergique, *quel que soit le pôle excitateur*, que si l'on emploie séparément l'un des deux courants composants.

D'autre part, on remarque que le muscle à fibres lisses répond plus énergiquement lorsqu'on l'excite avec le pôle *positif* qu'avec le pôle négatif. On peut donc écrire SeNeFa $<$ SePoFe ou NF $<$ PF.

Enfin le muscle à fibres lisses, qui répond mieux au courant faradique de tension qu'au courant faradique de quantité (ce qui est une cause de souffrance pour le malade), répond plus facilement ici au courant galvano-faradique avec bobine à *gros fil*. On peut donc, de cette façon, obtenir sur la fibre lisse des effets moteurs *égaux* à ceux que donnerait le *seul* courant *faradique de tension* et avec des effets sensitifs beaucoup moindres.

Avec le courant galvano-faradique *en opposition*, les effets moteurs, quel que soit le pôle actif, sont beaucoup *moindres* que pour chaque courant constituant.

Action sur les muscles à fibres striées. — Les muscles à fibres striées se comportent absolument de la même manière que les muscles à fibres lisses, mais il n'y a pas pour eux excitation maxima au pôle positif. On a $NF > PF$.

Il est très difficile, aussi bien dans le cas des muscles striés que dans celui des muscles lisses, d'analyser l'action du courant galvano-faradique. Il y a à la fois mélange des effets ioniques et catélectrotoniques du courant galvanique et superposition de ces effets à ceux du courant induit et nous ignorons encore la part exacte qui revient à chacun de ces phénomènes dans les effets observés.

§ 2. — Action sur la sensibilité.

Les effets sur la sensibilité sont de même sens que ceux que nous venons de signaler pour la motricité, c'est-à-dire que les effets du courant faradique seul se trouvent *augmentés* par le courant galvano-faradique *en tension*, *diminués* par le courant galvano-faradique *en opposition*.

§ 3. — Action sur la nutrition.

Bordier a bien mis en lumière l'heureuse action trophique du courant galvano-faradique sur les muscles. Employé pendant *deux mois* d'une façon rythmée à raison de trois séances de dix minutes par semaine, ce courant a donné une augmentation considérable du volume des muscles du bras et de l'avant-bras.

Cette modalité électrique sera donc employée avantageusement pour exciter les muscles à fibres *striées* comme pour réveiller la tonicité des fibres *lisses*.

CHAPITRE IV

ACTION DES COURANTS ALTERNATIFS

Les courants alternatifs ont été beaucoup moins étudiés que les précédents. On peut envisager successivement leur *action physico-chimique* dans les tissus (action électrolytique), leur action sur la *sensibilité*, sur la *motricité*, et sur la *nutrition*.

§ 1. — Action électrolytique.

Nous avons signalé plus haut que des ions entrés dans l'organisme pouvaient parfois ne plus en sortir (ion permanganique). On pourra donc avoir un véritable transport avec pénétration des ions, malgré l'emploi de la voltaïsation sinusoïdale.

Les recherches de Ayrton et Perry, Manœuvrier et Chapuis sont démonstratives à cet égard. Labatut les a confirmées en produisant l'introduction de l'*ion pilocarpine* aux *deux pôles* d'un courant sinusoïdal.

Les actions électrolytiques pour un ion donné sont d'autant plus grandes que la *fréquence* du courant est *plus faible*, l'intensité restant constante.

§ 2. — Action sur la sensibilité.

L'action sur la sensibilité est minime, vu la régularité de la courbe du courant excitateur, autrement dit, la façon *régulière* dont croît et décroît son *intensité*.

Lorsque la fréquence augmente, les nerfs sensitifs sont plus vivement impressionnés : on reste toujours en effet infiniment loin des courants de *haute fréquence*.

§ 3. — Action sur la motricité.

Pour une fréquence peu élevée, c'est-à-dire avec des *ondes très étalées*, l'action sur les **muscles à fibres striées** est faible. Elle augmente avec la fréquence. Entre 30 et 100 périodes à la seconde on obtient un tétanos physiologique complet.

Les muscles à fibres lisses répondent bien au courant sinusoïdal, souvent mieux que les muscles striés (d'Arsonval), d'où des applications nombreuses à la thérapeutique.

§ 4. — Action sur la nutrition.

D'Arsonval a montré sur les animaux que le courant sinusoïdal appliqué dans un *bain* pouvait, sans provoquer aucun phénomène moteur, *augmenter les échanges* gazeux respiratoires : les globules sanguins absorbaient 20 p. 100 de plus d'oxygène.

Les applications thérapeutiques sur l'homme viennent confirmer les recherches du savant biologiste. La nutrition générale de certains obèses, de certains arthritiques, de sujets atteints de phosphaturie est remarquablement améliorée. L'examen des urines vient confirmer la transformation subjective (Thiellé).

Le mouvement et le transport des ions dans l'organisme permettent d'expliquer cette heureuse influence.

CHAPITRE V

ACTION DE LA FRANKLINISATION

Il y a à considérer dans la franklinisation l'effet des applications générales (bain statique) et l'effet des applications locales (souffle, étincelles, friction).

Nous les envisagerons successivement.

I. — EFFETS DU BAIN STATIQUE.

Lorsque le sujet est placé sur le tabouret isolant et est soumis au bain statique, il ne sent pas autre chose qu'un frémissement dans les cheveux qui se dressent sur la tête, et sur la figure, la *sensation* que donneraient des fils d'araignée. Un courant à haute tension circule dans le corps pendant tout le temps de l'application. Il produit des effets physiologiques variés : nous commencerons par les plus apparents.

Sécrétions. — Les sécrétions sont en général augmentées. La sueur perle au front du patient, ses mains transpirent.

Truchot a trouvé que la quantité d'urine émise était peu modifiée, mais que le coefficient d'oxydation (1) passait de 76 à 91, ce qui indique des combustions internes améliorées.

Yvon a montré que des bains courts et peu fréquents avaient sur l'organisme des effets favorables, mais que des bains longs et répétés pouvaient provoquer au contraire des effets absolument inverses : on voit alors *baisser l'urée* et augmenter l'azote total. Or, comme l'urée est le terme final de la transformation des albuminoïdes dans l'organisme, si l'urée baisse, c'est que les *combustions se font mal* quoique la machine humaine *brûle plus vite* (augmentation de l'azote total).

Ces recherches seraient à reprendre et à compléter, surtout en ce qui concerne l'action sur l'homme malade. Il y aurait lieu d'étudier

(1) On sait que ce coefficient est égal au rapport de l'urée à l'azote total.

aussi l'action du *bain positif* et du *bain négatif*. Certains auteurs, par analogie probablement avec ce qui se passe pour le courant galvanique, attribuent au bain positif des effets calmants, au bain négatif des effets excitants, mais rien jusqu'ici ne permet de confirmer une pareille manière d'envisager les faits.

Température. — La température centrale augmente après chaque bain statique et mieux encore après une série. Truchot l'a vue, sur lui-même, passer de 36°,6 à 37°,4 (température buccale) après 10 bains. Assez fréquemment les malades soumis au bain statique disent que le bain les réchauffe. L'élévation de température constatée par Truchot ne se maintient pas du reste et peu à peu la température revient à ce qu'elle était avant les applications.

Force dynamométrique. — Elle augmenterait légèrement d'après Truchot et diminuerait après une série de bains.

Combustions respiratoires. — D'Arsonval a montré que les combustions respiratoires sont augmentées aussi bien chez les animaux que chez l'homme. Il y a une plus grande quantité d'oxygène absorbé et d'acide carbonique exhalé. Malheureusement on n'a pas tenu compte de la présence d'une notable quantité d'ozone qui se trouve dans l'atmosphère que respirent les sujets en expérience (Zimmern) et qui pourrait causer des modifications respiratoires.

Tension artérielle. — Tous les électrothérapeutes admettent que le bain statique **augmente** la tension artérielle au moins chez les sujets qui sont voisins de la normale. Lutzenberger aurait vu au contraire la tension baisser chez les hypertendus.

Quant à la *fréquence du pouls*, elle augmenterait de 20 p. 100 et se maintiendrait à ce taux surélevé pendant une semaine environ après une série d'applications.

Action d'ensemble. — En résumé, l'action du bain statique paraît plutôt *stimulante* et *régulatrice*. Sous son influence, le sommeil devient plus profond ou plus calme (on voit des sujets s'endormir pendant l'application) ; l'appétit se réveille. Du reste, la plupart de ceux que Bouchard appelle les ralentis de la nutrition, semblent bénéficier de son action ; ils éliminent mieux leurs déchets et utilisent mieux les aliments ingérés par suite de combustions meilleures.

Cette action stimulante et régulatrice s'observe encore sur toute une série de malades atteints de dermatoses. L'amélioration de l'état général et les actions vaso-motrices puissantes du bain statique ont amené plus d'une fois la guérison de ces affections tenaces.

II. - EFFETS DU SOUFFLE.

Nous avons vu déjà qu'il peut y avoir un souffle positif ou un souffle négatif suivant la polarité du conducteur auquel est reliée la pointe.

À la suite de recherches importantes sur ce sujet, Bordier est arrivé aux conclusions suivantes :

1° Le vent *négatif* souffle plus fortement que le vent positif ;

2° La densité électrostatique est plus grande avec le souffle négatif, qu'avec le souffle positif ;

3° La *surface impressionnée* par le souffle est d'*autant plus grande* que l'*angle de la pointe est plus grand*. Une pointe est donc d'autant moins bonne pour le souffle qu'elle est plus aiguë. Une bonne pointe doit avoir un angle voisin de 90 degrés et même un peu plus fig. 108 .

Le souffle statique possède une action sur la température locale, sur la douleur, sur la nutrition.

Température locale. - La première sensation donnée par le souffle est une fraîcheur agréable. Elle correspond à un abaissement de la température locale. L'abaissement est *plus grand* avec le pôle *négatif* il souffle une « bise glaciale », disent certains malades). De plus, cette hypothermie *persiste davantage* avec le pôle *négatif*, après qu'on a suspendu l'action du souffle. Elle est bien supérieure à celle que produirait un simple souffle gazeux, et beaucoup plus durable.

Douleur. — Le souffle possède une action *analgésique* très nette qui a été largement mise à profit pour le traitement de certaines névralgies, de la migraine et de la céphalée neurasthénique. Il possède de plus des *propriétés antiprurigineuses* très actives.

Nutrition. — Le souffle, capable d'actions vaso-motrices, agit aussi sur les nerfs trophiques. Sous son action, de vieilles plaies atones se mettent à bourgeonner et se cicatrisent.

Il active les fonctions glandulaires et augmente d'une façon très nette la sécrétion lactée.

Enfin, probablement aussi par l'intermédiaire du système nerveux, il améliore et fortifie la voix chantée.

III. -- EFFETS DE L'ÉTINCELLE.

Lorsqu'une étincelle frappe les téguments, elle provoque une *douleur*, d'intensité variable, accompagnée d'une *secousse* musculaire et suivie de modifications de la région frappée. Nous distinguerons donc trois effets de l'étincelle : effets **sensitifs**, **moteurs** et **vaso-moteurs**.

Effets sensitifs.— Avec une petite étincelle on n'a qu'une sensation de *piqûre* ; avec de grandes étincelles, une sensation de piqûre et de *choc*.

La friction électrique, qui n'est qu'une pluie d'étincelles très ténues, donne l'impression d'une *brûlure superficielle*, légèrement *cuisante* et, du reste, fugitive.

Les étincelles, comme la friction, sont d'énergiques stimulants de la sensibilité cutanée et remplacent d'autant plus avantageusement, en certains cas, le courant faradique de tension qu'on n'est pas obligé de faire dévêtir le malade.

Effets moteurs. — On doit aux remarquables recherches de Bordier (1) les résultats suivants qui diffèrent suivant que l'excitation est *immédiate* ou *médiate* et suivant les conditions expérimentales dans lesquelles on se place. Ces résultats peuvent se résumer en un certain nombre de lois.

a. Influence du signe de l'étincelle. — Dans l'excitation *médiate*, l'étincelle négative provoque une contraction plus énergique que l'étincelle positive.

En considérant les graphiques de la contraction, on constate, de plus, que la courbe du *pôle négatif* (fig. 189) s'élève brusquement et

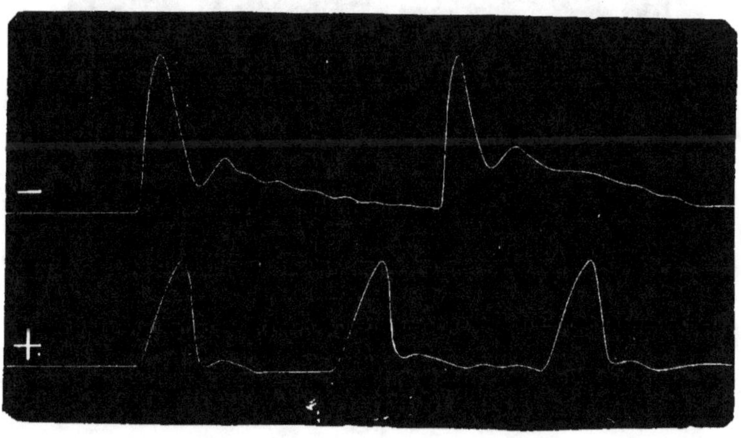

Fig. 189. — Influence du signe de l'étincelle sur la secousse musculaire (excitation médiate).

provoque un léger tétanos du muscle, tandis que celle du *pôle positif* (fig. 189) s'élève plus lentement et n'est pas suivie de tétanos. Que

(1) Bordier, Électrothérapie, 2ᵉ *édition*, p. 200.

Physiothérapie. I   13 l'excitation soit portée sur le muscle, chez l'homme, ou sur les nerfs, moteurs, chez les animaux grenouille , les résultats sont les mêmes.

Cette loi générale se rapproche de celle que nous avons signalée pour le courant galvanique de fermeture : NF $>$ PF.

b. **Influence de la longueur des étincelles.**— « La grandeur de la contraction musculaire est directement proportionnelle au *carré de la longueur* des étincelles » (excitation *médiate*).

c. **Influence du diamètre des excitateurs.** — Dans l'excitation *immédiate* « l'énergie de la secousse est *proportionnelle* au diamètre de l'excitateur » Bordier .

d. **Influence de la densité électrique.**— La grandeur de la contraction augmente *proportionnellement* à la densité électrique.

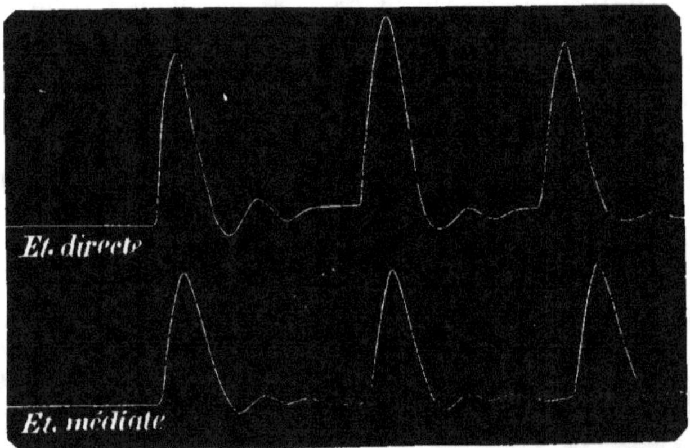

Fig. 190. — Influence de la densité électrique. Secousse plus forte pour l'étincelle directe (immédiate) que pour l'étincelle médiate (*Bordier*).

On le constate très nettement sur la figure 190. L'étincelle *directe* qui frappe la peau en un point minuscule, donne une *secousse forte*, car la densité électrique est très grande au point frappé. L'étincelle *médiate* provoque une *secousse plus faible*, car la surface cutanée recouverte par l'excitateur est relativement grande (donc densité faible). Et plus on augmente la grosseur de la sphère mise en contact avec la peau, dans ce dernier mode d'excitation, plus on diminue la densité électrique au niveau du point excité, et par suite plus la secousse s'affaiblit.

Si l'on excite un muscle atteint de réaction de dégénérescence, successivement avec le courant faradique, le courant galvanique et l'électricité statique, on peut constater que l'excitabilité faradique peut avoir disparu alors que l'étincelle statique donne encore une contraction nette et le courant galvanique une contraction forte.

L'excitabilité électrostatique survit donc à *l'excitabilité faradique.* Mais elle disparait en général avant l'excitabilité galvanique.

Effets vaso-moteurs.— Après qu'*une* étincelle a frappé la peau, on remarque une tache blanche au point touché, bientôt suivie d'une coloration rouge plus ou moins foncée. Si l'on insiste sur le même point et si l'on fait jaillir *une série* d'étincelles pendant plusieurs secondes, on détermine l'apparition de minuscules phlyctènes qui se cicatrisent en laissant subsister, assez longtemps après elles, une teinte brunâtre de l'épiderme. Ce sont là des phénomènes vaso-moteurs.

On doit encore à Bordier (1) une série d'intéressantes recherches sur cette question. Cet auteur a trouvé que l'étincelle provoquait *toujours* une *élévation de température locale* du point frappé. Mais cette élévation de température est *plus accentuée au pôle positif* qu'au pôle négatif, ce qui indique la prédominance des actions vaso-motrices au pôle positif. Il a signalé enfin que, dans certaines maladies (goitre exophtalmique, par exemple), les effets vaso-moteurs étaient tels que l'on pouvait tracer de véritables dessins sur la peau (*dermographisme électrique*).

(1) *C. R. Académie des Sciences,* avril 1895.

CHAPITRE VI

ACTION
DE LA FRANKLINISATION HERTZIENNE
COURANTS DE MORTON

La franklinisation hertzienne utilise la *décharge des condensateurs* excités par une source électrique à faible intensité mais à très haut potentiel (machine statique). On n'a guère étudié que l'action *sensitive* et *motrice* de cette modalité électrique.

Action sur la sensibilité. — Elle est *remarquablement faible, ce*

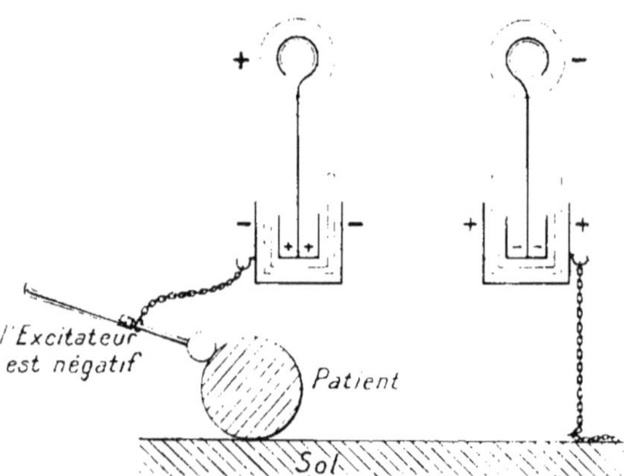

Fig. 191. — Dispositif de franklinisation hertzienne pour obtenir le maximum d'effet moteur.

qui a une *importance considérable* au point de vue pratique, puisqu'on peut obtenir, sans effet sensitif désagréable, de très bonnes contractions musculaires.

Action sur la motricité. — Les courants de Morton provoquent une *contraction énergique* des muscles *striés* comme des muscles *lisses*. A chaque étincelle éclatant entre les boules de l'excitateur, le sujet se trouve placé dans un champ hertzien et il ressent à la place de l'électrode une secousse puissante et *profonde*.

Bordier a montré, sur le chien, que l'électrisation *percutanée*, appliquée à l'aide de cette modalité électrique, provoquait des *contractions énergiques* de l'estomac ou de l'intestin (rectum), *organes à fibres lisses*.

Mais l'influence du signe de l'électricité dont est chargé l'excitateur appliqué sur la peau, a ici encore une grande importance. Lorsque l'excitateur est *négatif*, la secousse est notablement plus forte que lorsqu'il est positif.

Pour rendre l'excitateur négatif, il faut le suspendre à l'armature *externe* du condensateur relié au *collecteur positif* de la machine statique, ainsi que l'indique la figure 191.

La franklinisation hertzienne est le meilleur procédé dont dispose le médecin-électricien pour exciter, *à travers la peau*, des organes profonds tels que l'estomac, l'intestin.

CHAPITRE VII

ACTION DES COURANTS
DE HAUTE FRÉQUENCE

Les courants de haute fréquence peuvent être appliqués de diverses façons. Nous grouperons, pour plus de simplicité, les divers modes d'utilisation en :

Applications de quantité
- Applications directes.
- Autoconduction.
- Condensation.

Applications de tension
- Effluve.
- Aigrette.
- Étincelle.

I. — APPLICATIONS DE QUANTITÉ.

Que le sujet soit placé en dérivation sur le petit solénoïde (applications directes), qu'il soit entouré par le grand solénoïde (autoconduction), ou qu'il forme l'une des armatures d'un condensateur (lit condensateur), le premier phénomène qui attire l'attention, c'est qu'il n'y a *aucune excitation* du *système neuro-musculaire* et du *système neuro-sensitif*. Cependant, dans toutes ces applications, un courant alternatif à potentiel très élevé traverse l'organisme.

En effet, on peut en applications directes faire circuler dans le corps 3 000 milliampères à la fréquence de 1 million par seconde ; on peut mettre en circuit, avec le sujet en expérience, une lampe à incandescence de 100 bougies, 110 volts, et la voir s'allumer ; on peut enfin voir briller une lampe électrique qu'un sujet, placé dans le grand solénoïde, tient en arrondissant les bras : toutes expériences qui prouvent le passage d'un courant intense. Or, la *sensation* est *nulle* lorsque l'appareil fonctionne d'une façon parfaite.

C'est ce phénomène, déconcertant au premier abord, que nous allons tâcher d'expliquer.

Les courants de haute fréquence traversent-ils l'organisme? — La première théorie proposée pour rendre compte de ces faits fut que le courant ne pénétrait pas dans la profondeur de l'organisme, qu'il ne *circulait que par la surface* du corps. On voit, en effet, dans les conducteurs *métalliques*, le courant se localiser de plus en plus à la surface à mesure que la fréquence augmente.

Mais si ces courants cheminaient à travers l'épiderme, il est facile de calculer, d'après les lois d'Ohm et de Joule, que pour laisser passer 3 000 milliampères l'épiderme serait porté vu sa résistance à une température incompatible avec la vie (1). — D'autre part, le conducteur humain ne se comporte pas comme un conducteur métallique, mais comme un conducteur *électrolytique*. Dans un semblable milieu, à résistance élevée, le courant pénètre la *masse même* de l'électrolyte (d'Arsonval) et sa répartition est sensiblement égale en tous points.

Du reste, deux expériences typiques vont nous prouver que les courants de haute fréquence *pénètrent* bien dans la profondeur des tissus.

La première est de Maragliano. On ouvre la cavité thoracique d'un chien (fig. 192) et on applique contre la plèvre *pariétale*, à droite et à

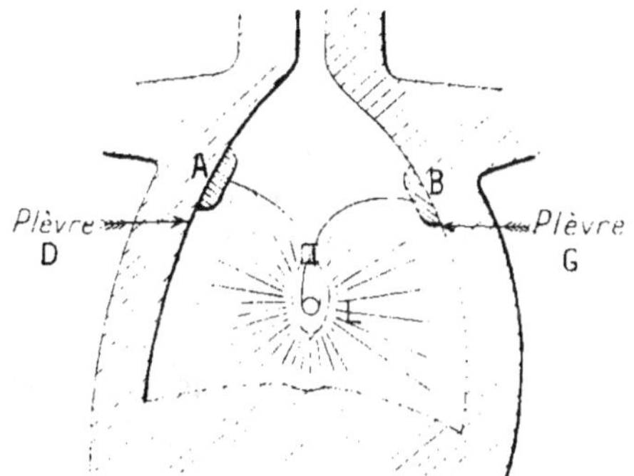

Fig. 192. — Expérience de Maragliano sur le chien.

gauche, deux petites plaques métalliques reliées à une lampe à incandescence L. Dès que l'animal est soumis à la haute fréquence, la lampe s'allume.

La seconde est de Oudin et montre que l'organisme humain est pénétré par les courants de haute fréquence, au moins quand on pratique l'*effluvation*. On place, entre les dents d'un sujet, un tube en verre épais traversé par un fil de cuivre AB qui le dépasse des *deux*

(1) Plus de 1000 degrés pour 1 ampère seulement (Bordier).

côtés (fig. 193). On prie alors le sujet de se mettre en relation avec l'extrémité supérieure du résonateur de Oudin en y appliquant la

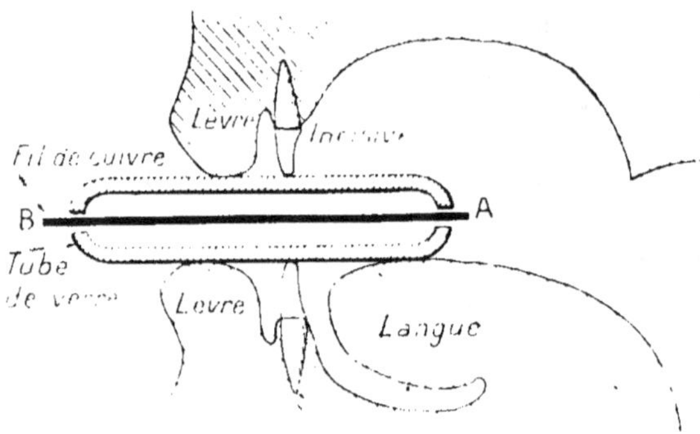

Fig. 193. — Dispositif schématique de l'expérience d'Oudin montrant la pénétration de l'organisme par les courants de haute fréquence.

main. A ce moment, il n'y a pas encore d'effluve en B. Vient-on avec la *langue* à toucher l'extrémité A, l'effluve jaillit en B. Si on retire la langue, l'effluve cesse.

Et s'il est besoin d'autres preuves, ajoutons, par anticipation, les heureux effets de la haute fréquence sur les combustions organiques, effets qui impliquent une influence profonde.

Deuxième explication de l'inexcitabilité des nerfs sensitifs et des nerfs moteurs par la haute fréquence. — La théorie précédente n'étant pas soutenable pour les raisons que nous venons de faire valoir, d'Arsonval proposa la suivante qui est généralement adoptée aujourd'hui.

Lorsque notre *nerf acoustique* est frappé par 18 ou 20 vibrations par seconde, il n'est pas excité (Auerbach). Si le nombre des vibrations dépasse 38000, il cesse également d'être excité. Il en est de même pour notre *nerf optique* qui est insensible pour les vibrations au-dessous de 393 trillions (rouge) et au-dessus de 728 trillions (violet). Ces nerfs de sensibilité spéciale ne répondent donc aux excitations que *dans des limites bien déterminées*.

Il en serait de même pour nos nerfs sensitifs et moteurs. Pour 20 à 30 excitations portées à la seconde sur un muscle, le tétanos commence ; entre 30 et 150, le tétanos devient parfait et augmente jusque vers 3500. Au-dessus de ce chiffre, le tétanos diminue ; à 10000 et plus, la secousse musculaire devient minime ; elle disparaît pour des excitations plus nombreuses.

Troisième explication de l'inexcitabilité des nerfs sen-

sitifs et des nerfs moteurs par la haute fréquence. — André Broca a proposé une autre explication qui ne manque pas d'originalité. La *théorie électro-magnétique* de la lumière conduit à regarder les ondes lumineuses et les ondes électriques comme formées par des vibrations périodiques de l'éther. La longueur d'onde seule est différente.

Or, les électrolytes sont plus ou moins transparents pour la lumière : pourquoi ne se laisseraient-ils pas traverser de la même manière par les ondes électriques de haute fréquence ?

Ainsi ce ne serait plus ni par conductibilité (1), ni par convexion que le corps humain donnerait passage aux oscillations électriques extrêmement rapides, mais par *rayonnement*. La portion du rayonnement électrique, absorbée par le corps, expliquerait les effets physiologiques produits.

Les courants de haute fréquence peuvent-ils tuer? — Étant donnée cette absence d'excitation des nerfs moteurs et sensitifs, ce n'est pas sans une certaine surprise que l'on entendit annoncer qu'il était possible de tuer de petits animaux par les courants de haute fréquence.

C'est ce qui résulte cependant des expériences de Bordier et Lecomte. Appliquant au lapin, au cobaye, au rat, des courants dérivés du petit solénoïde (applications directes), ils les ont vus mourir assez rapidement.

Les auteurs expliquent cette mort par *inhibition des centres nerveux respiratoires*. D'Arsonval au contraire incrimine l'énorme quantité de chaleur dégagée dans les membres servant de conducteurs, chaleur capable de coaguler les albumines et de causer des embolies.

André Broca, en soumettant une grenouille à l'autoconduction à l'aide d'un appareil très puissant, a pu déterminer chez elle des *accidents cardiaques* qui se sont terminés par la mort (2).

Ces recherches viennent apporter une preuve de plus que l'organisme est pénétré *profondément* par ces courants.

Envisageons maintenant l'action physiologique que peuvent produire les *applications de quantité*.

---

(1) On peut, en effet, envisager trois modes de propagation de l'électricité :

1° Par *conductibilité* (dans les conducteurs métalliques) ;

2° Par *convexion* (dans les électrolytes), les charges électriques sont transportées par les ions ;

3° Par *rayonnement* (à travers l'espace comme dans la télégraphie sans fil) par l'intermédiaire des ondes électriques.

(2) ZIMMERN, *Éléments d'électrothérapie clinique*. 2ᵉ édit., p. 365.

Actions physiologiques générales produites par les applications de quantité.

Nous étudierons plus particulièrement celles de l'*autoconduction* et de la *condensation*.

1° *Autoconduction*. — Expérimentant sur les animaux, d'Arsonval a constaté que l'autoconduction augmentait le *nombre* et l'*amplitude* des mouvements respiratoires. La quantité d'oxygène absorbé et d'anhydride carbonique exhalé croissait de façon notable. Sur lui-même la quantité de CO_2 rejeté en une heure s'élevait de 17 litres à 37. Il y avait donc **augmentation des échanges respiratoires**.

Comme conséquence, le poids de l'animal diminuait plus rapidement qu'à l'état normal :

Un cobaye $\begin{cases} \text{perdait 6 gr. en 16 heures normalement.} \\ \text{il perdit 30 gr. en 16 heures par l'autoconduction.} \end{cases}$

Un lapin $\begin{cases} \text{perdait 23 gr. en 8 heures normalement.} \\ \text{il perdit 48 gr. en 8 heures par l'autoconduction.} \end{cases}$

Les résultats de d'Arsonval ont été critiqués par Querton, mais ce dernier se servait d'un solénoïde à spires beaucoup trop nombreuses, par conséquent à self-induction énorme. De plus, les conditions expérimentales physiologiques étaient mauvaises, car les animaux étaient placés dans une atmosphère confinée qui allait en s'enrichissant en CO_2.

L'autoconduction **augmente la thermogenèse** d'une façon notable. D'Arsonval, opérant sur lui-même, et mesurant la chaleur dégagée au moyen de son anémo-calorimètre, trouva que la quantité de chaleur passait du simple au double.

Bordier et Lecomte, en soumettant des lapins à des séances journalières de 15 minutes, ont vu leur *puissance calorifique* moyenne passer de 2 519 calories à 2 722 pour un premier lapin et de 3312 à 3580 pour un second. Ces expériences sur les animaux permettent d'éliminer le rôle que l'on voudrait faire jouer à la suggestion.

Sur le **système vaso-moteur**, l'action est très discutée, ainsi qu'on va le voir. Généralement les sujets en expérience accusent une sensation de *chaleur* pendant l'application ; s'il existe un refroidissement des extrémités, il ne tarde pas à disparaître (sinon après la première, du moins après quelques applications).

D'après Moutier, on obtiendrait une diminution de la *tension artérielle* chez les sujets où elle dépasse la normale. La haute fréquence constituerait donc un traitement de l'hypertension artérielle et de la maladie dans laquelle on la rencontre le plus souvent, l'artério-sclérose.

L'importance de cette question et les débats retentissants auxquels elle a donné lieu nous obligent à exposer ici, un peu en détail, les opinions diverses et les expériences à ce sujet.

Moutier et Challamel, expérimentant sur 50 *artérioscléreux* de la maison de Nanterre, dont la tension artérielle variait entre 18 et 29 centimètres de mercure, ont pu, chez tous, ramener la tension artérielle à la normale au bout de quelques séances. Dans une séance ils ont noté des abaissements de 3, 4, 5, 6 et même 9 centi-mètres de mercure.

Hugo Gay (de Rome) a noté une diminution de la pression arté-rielle chez les neurasthéniques avec hypertension.

Doumer (de Lille) insiste pour qu'on utilise un appareil très puissant et constate des effets hypotenseurs.

Gidon (de Caen) et Le Gendre (de Paris) disent avoir constaté éga-lement l'effet hypotenseur de l'autoconduction.

Mais à l'étranger, et en particulier en Allemagne, la plupart des auteurs, Cohn, Bœdecker, From, Boruttau, affirment qu'ils n'ont pu retrouver les résultats de Moutier et concluent à une action *nulle* des courants de haute fréquence sur la tension artérielle.

La question en était là au moment du Congrès de Lyon [1] (août 1906). L'étude de l'action de la haute fréquence ayant été mise à l'étude, deux rapporteurs furent nommés, Doumer et Chanoz. Doumer concluait en reconnaissant un effet hypotenseur et faisait remarquer « que l'abaissement est progressif, que chaque séance ajoute son effet à la séance précédente et qu'on peut ramener à la normale les artérioscléreux très hypertendus ». Chanoz, sans aller aussi loin, se rangeait à l'avis de Moutier et Challamel.

Mais dans la discussion qui s'éleva, on put entendre Widal affirmer que, dans six cas étudiés avec le plus grand soin, il n'avait pu obtenir de diminution de la pression artérielle. Babinski, à plusieurs reprises, n'avait pu obtenir *aucun des effets* qui lui avaient été signalés. Larat, Dubois (de Saujon), Laquerrière et Delherm, après expérience, restaient indécis ou défavorables.

Aussi, le professeur Bergonié, dans son compte rendu du Congrès, disait : « On s'est un peu attrapé entre médecins-électriciens et médecins sans épithète : la haute fréquence et son action sur la pression artérielle a été quelque peu malmenée ; les uns disent ruinée, les autres consolidée, suivant le camp où on les prend. Une

---

(1) *Congrès de l'Association française pour l'avancement des sciences,* août 1906.

autorité s'est écriée : « Laissez-moi y croire encore » et une autre :
« Ça n'y fait rien. Si vous voulez mon opinion, je vous dirai que
je n'en ai pas encore de certaine. »

Pour trancher le différend autant que pour se faire une opinion,
Bergonié, en collaboration avec André Broca et Ferrié, chef du
service de la Télégraphie sans fil de la marine française, fit en
août 1907, à la Faculté de médecine de Paris, une série d'expériences.
Il y eut là un concours de notabilités et de bonnes volontés comme
on en vit rarement ; on trouvait réunis les médecins les plus dis-
tingués pour examiner les malades, et les techniciens les plus habiles
pour faire les mesures.

Quant à l'appareillage, il répondait bien aux desiderata de
Doumer, puisqu'il *dépassait en puissance* tous ceux utilisés jusqu'à
ce jour. La capacité était de 4 dixièmes de microfarad et le
transformateur pouvait utiliser sur cette capacité 13,5 chevaux-
vapeur. La différence de potentiel maxima aux bornes du solénoïde
d'auto-conduction était de 100 000 à 110 000 volts. L'intensité
maxima de chaque train d'ondes était d'environ 500 ampères (1).

Les appareils pour mesurer la pression artérielle étaient les
sphygmomanomètres de Potain, de Riva Rocci, de Vaquez. Des précautions minutieuses étaient prises pour écarter toute erreur ou
suggestion de la part des observateurs; par exemple, avec l'instrument de Potain, les lectures étaient faites par un autre observateur
que celui qui tâtait le pouls, et notées tacitement par lui.

Les résultats furent les suivants. Sur 45 applications, on en retint
39 seulement pour lesquelles il y eut concordance des instruments
de mesure ; sur ce nombre :

3 mesures étaient indécises ;

4 mesures donnaient un abaissement de pression ;

10 mesures donnaient une élévation de pression ;

21 mesures ne donnaient aucune variation de pression.

Et les expérimentateurs formulèrent cette conclusion : « Dans les
conditions bien définies dans lesquelles nous nous sommes placés,
*il n'y a aucune action des courants de haute fréquence sur la pression
artérielle.* »

Nous avons exposé d'une façon impartiale les deux théories en
présence. Les noms de ceux qui sont impliqués dans le débat nous
font un devoir de ne douter de la bonne foi ni des uns, ni des autres.
Comme le faisait remarquer d'Arsonval, les deux ordres de faits
existent. Il y a le plus grand intérêt à *expliquer la contradiction.*

---

(1) Nous ne donnons que quelques chiffres. Voy. pour plus de détails les *Archives d'électricité médicale*, 10 octobre 1907, p. 731.

« Pareille chose est arrivée jadis pour la sensibilité récurrente ; Magendie affirmait son existence ; Longet la niait. Claude Bernard montra que tous deux avaient raison, quand il eut établi le déterminisme du phénomène. »

L'autoconduction agit puissamment sur la **sécrétion urinaire**. Charrin a constaté qu'elle augmente les substances extractives de l'urine, l'urée en particulier, en même temps que la toxicité urinaire. Vinaj et Vietti (de Turin) ont montré qu'elle augmente l'acidité urinaire, l'azote total, l'urée et les phosphates. Elle produit donc une *exagération du métabolisme azoté*. Apostoli et Berlioz ont vu, sous son influence, le rapport de l'urée à l'acide urique *se rapprocher de la normale* $\frac{1}{40}$. Sommerville (de Glascow), Reale et de Renzi ont confirmé ces résultats dans ce qu'ils ont d'essentiel.

Mais les recherches les plus importantes sur ce point ont été faites par Dénoyès (1), Martre et Rouvière (Montpellier, 1901). Ils sont arrivés aux conclusions suivantes :

1° Les courants de haute fréquence augmentent le volume de l'urine, l'urée, l'acide urique, l'azote total, les sulfates, les phosphates, les chlorures ainsi que le *rapport azoturique* ;

2° Ils augmentent le *coefficient urotoxique*, mais cette augmentation de la toxicité est due à une augmentation de la toxicité de la molécule élaborée, plus qu'à une augmentation du nombre des molécules toxiques ;

3° Ils provoquent une augmentation de la diurèse moléculaire totale $\frac{\Delta V}{P}$ et de la diurèse des molécules élaborées $\frac{\delta V}{P}$. Ces modifications continuent à se manifester pendant quelques jours.

Les courants de haute fréquence peuvent agir également **sur les microbes et sur leurs toxines**. D'Arsonval et Charrin l'ont prouvé en utilisant soit les applications directes, soit l'autoconduction.

Ils soumirent, par exemple, de la toxine diphtérique placée dans un tube en U, à l'*action directe* des courants dérivés du petit solénoïde. Un système réfrigérant empêchait la température de dépasser 18 degrés (fig. 194). Dans ces conditions, la toxine électrisée *ne tuait plus* les petits animaux ; elle ne les rendait *même pas malades*. Bien mieux, la toxine électrisée pouvait servir de vaccin et *augmenter la résistance* des animaux auxquels on l'injectait.

Les mêmes auteurs prirent du *bacille pyocyanique*, facile à étudier à cause de sa fonction chromogène, et le soumirent aux *applications*

(1) Dénoyès, *Courants de haute fréquence.*

directes et à l'*autoconduction*. Les applications directes modifièrent seulement le bouillon de culture, sans influencer le microbe ni sa fonction chromogène (1 ; l'*autoconduction*, plus active, *influença le bacille lui-même*.

Suivant d'Arsonval lui-même, l'autoconduction serait le meilleur procédé électrique pour agir sur les infiniment petits ; c'est le seul, en effet, qui puisse développer un courant dans les particules les plus ténues telles que les corps microbiens. Chaque cellule joue, en effet, le rôle d'un conducteur induit fermé sur lui-même en court-circuit au moment où passe le courant dans le solénoïde.

En poursuivant des recherches dans la même voie, Bonome, Viola et Casciani ont pu atténuer la toxine streptococcique, d'Ar-

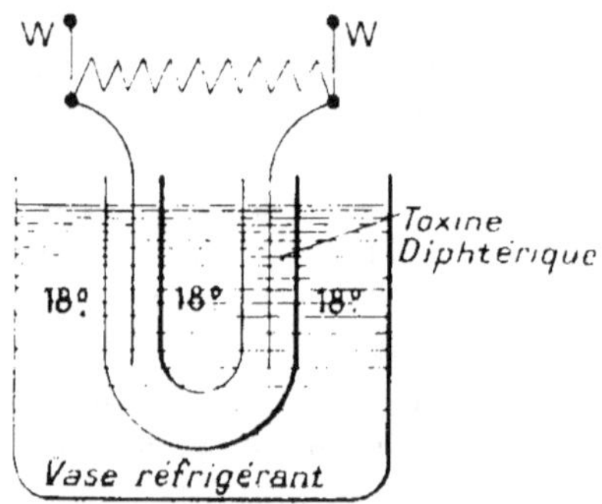

Fig. 194. — Expérience de d'Arsonval et Charrin sur la toxine diphtérique.

sonval et Phisalix les venins de cobra et de vipère, Sudnick (de Buenos-Ayres) le bacille de Koch. Il y a lieu de remarquer cependant que toutes ces expériences faites *in vitro* ne prouvent pas nécessairement qu'il en soit de même *in vivo*.

2° **Condensation.** — Les recherches sur ce mode d'application ont été moins nombreuses que pour l'autoconduction. Cependant Bonniot, en opérant *chez l'enfant*, a trouvé d'abord une *diminution* de la quantité de chaleur produite, puis une *augmentation très notable de la thermogenèse*. Bordier et Lecomte ont constaté chez le *lapin* une *diminution* de la puissance calorifique de l'animal.

Bonnefoy a noté, avec le lit condensateur, des actions vaso-motrices au moins aussi importantes qu'avec le grand solénoïde. Il préfère ce procédé à l'autoconduction pour *abaisser la tension artérielle* chez les arthritiques et les artérioscléreux.

(1) On la retrouvait intacte après réensemencement sur agar-agar.

Morton a signalé que le lit condensateur semble *influencer la sécrétion urinaire* plus rapidement que l'autoconduction. Il l'a vu faire augmenter le taux de l'urée et diminuer celui de l'acide urique.

II. — APPLICATIONS DE TENSION.

Lorsqu'un sujet est soumis à l'effluve, son corps entier est traversé par des oscillations électriques extrêmement rapides. On n'a qu'à approcher le doigt d'un point quelconque de son corps pour en tirer immédiatement des étincelles.

Nous avons vu que les applications de quantité n'avaient aucune action sur la motricité ; il n'en est pas de même pour les applications de tension.

Si l'on effluve les muscles d'un sujet en relation avec le sol, le sujet ressent des secousses très distinctes correspondant à chaque étincelle de l'éclateur. Vient-on à diminuer la longueur de l'effluve, les *muscles se contractent* nettement, mais d'une façon fort originale ; ce n'est plus la contraction en masse telle qu'elle est produite par le courant galvanique ou le courant faradique, mais une contraction partielle, faisceau par faisceau. C'est une *contraction fasciculaire*, pour employer l'expression très juste de Zimmern : on peut la constater facilement sur le deltoïde.

En rapprochant davantage l'excitateur de la peau, l'effluve fait place à une *étincelle* qui donne lieu d'abord à une contraction musculaire, puis à des **phénomènes vaso-moteurs**. Comme avec l'étincelle statique, on constate d'abord au point touché une *tache blanche* due à un spasme des capillaires de la peau ; en même temps, on note le phénomène de la « *chair de poule* ». Enfin, après un temps variable, l'anémie locale cesse et l'on voit une *zone d'érythème* lui succéder par suite d'une vaso-dilatation paralytique. Si l'on *multiplie les étincelles* au même point, on provoque l'apparition de *phlyctènes*, puis d'une véritable *mortification* des tissus. Cette mortification est suivie de phénomènes inflammatoires accompagnés d'élimination des points criblés par l'étincelle. On note une *lymphorrhée* abondante si l'étincelle a détruit les tissus superficiels ; la cicatrisation est très rapide. Appliqué aux tissus morbides, ce procédé porte le nom de *fulguration*. Nous y insisterons dans la partie thérapeutique.

Si l'on arrose d'étincelles la colonne vertébrale sans aller jusqu'à produire des phlyctènes, on provoque un *relèvement de la pression artérielle* (Moutier).

On peut aussi, soit avec l'effluve, soit avec les fines étincelles de condensation, provoquer une diminution de l'excitabilité qui peut aller jusqu'à l'**analgésie**. Cette analgésie peut durer depuis quelques minutes jusqu'à une demi-heure. Elle semble due à une véritable *inhibition* du système nerveux sensitif.

L'effluve possède enfin des **propriétés bactéricides** énergiques mises en évidence par Oudin et Barthélemy : destruction du *molluscum contagiosum*, guérison rapide de catarrhes gonococciques du col utérin et par Gailleton et Coignet : transformation de chancrelles en ulcérations simples promptement guéries.

TROISIÈME PARTIE

ÉLECTRODIAGNOSTIC

L'électrodiagnostic est l'ensemble des méthodes d'exploration de l'organisme basées sur l'emploi du courant électrique et l'étude de ses réactions en vue de l'établissement d'un diagnostic. L'électro-diagnostic comporte une suite naturelle, l'*électropronostic*, que l'on peut porter lorsqu'on a constaté le degré de gravité d'une réaction.

L'électrodiagnostic, dans l'esprit de beaucoup de médecins, ne comprend que l'examen électrique des nerfs et des muscles ; nous verrons que son domaine est beaucoup plus étendu puisqu'il embrasse l'otologie et une partie de la gynécologie.

Il prend chaque jour et à juste titre une importance plus grande, car il permet, dans beaucoup de cas d'*accidents du travail*, de faire la part de la lésion elle-même et celle de l'exagération, d'éliminer nombre de « sinistroses », de fixer la date probable de la guérison, de diriger convenablement un traitement.

Il est, en tout cas, aussi logique de procéder à cet examen que de faire une analyse d'urines, un sérodiagnostic, ou toute autre recherche de laboratoire. Nous dirons plus ; dans beaucoup de cas, l'examen électrodiagnostique prime les autres examens ; le négliger, c'est se priver volontairement d'un des procédés d'exploration les plus précis, c'est instituer souvent à l'aveugle une médication. On se souvient de l'adage : *ignota causa errat medicatio.*

Nous étudierons successivement :

1º L'électrodiagnostic basé sur les réactions des nerfs et des muscles lorsqu'on les excite électriquement ;

2º L'électrodiagnostic basé sur le vertige voltaïque ;

3º L'électrodiagnostic en gynécologie ;

4º L'électrodiagnostic basé sur les variations de résistance électrique du corps humain.

CHAPITRE PREMIER

ÉLECTRODIAGNOSTIC
BASÉ SUR LES RÉACTIONS DES NERFS ET DES MUSCLES

Nous en comprendrons toute la valeur si nous envisageons les causes qui peuvent produire une paralysie, par exemple. Elle peut provenir :

A) D'un trouble psychique, sans lésion anatomique appréciable, comme cela se voit dans les différentes névroses, l'hystérie, etc. ;

B) D'une lésion propre des muscles considérés, la lésion étant limitée au muscle et aux filets nerveux qu'il contient (myopathies diverses) ;

C) D'une lésion du nerf moteur sur son trajet entre les centres et les muscles, lésion par traumatisme (compression, écrasement, section) ou par intoxication (névrites, polynévrites, paralysies périphériques) ;

D) D'une lésion des centres nerveux portant soit sur les *neurones eux-mêmes*, soit sur leurs *conducteurs*.

Dans le premier cas, la *substance grise* est atteinte; on peut avoir : 1° Soit une lésion des cornes antérieures de la moelle (poliomyélites, πολιός : gris), 2° Soit une lésion des noyaux bulbaires (paralysie la bio-glosso-laryngée) 3° Soit une lésion des noyaux protubérantiels (ophtalmoplégies).

Dans le second cas, la *substance blanche* est touchée et l'on a les diverses leucomyélites λευκός = blanc) et l'ataxie locomotrice.

Le rôle de l'électrodiagnostic est de définir la nature de la paralysie et de préciser son degré.

Mais voyons d'abord la manière de procéder à un examen d'électrodiagnostic.

COMMENT ON DOIT PROCÉDER A UN EXAMEN D'ÉLECTRODIAGNOSTIC

Tout examen d'électrodiagnostic suppose la possession d'un certain nombre d'appareils et de connaissances théoriques, combinés

avec l'emploi d'une technique parfaitement déterminée. Il est suivi
d'une interprétation et d'une discussion des résultats obtenus. Nous
envisagerons successivement :

1. Ce qu'il faut avoir
2. Ce qu'il faut savoir } pour procéder à un bon examen
3. Ce qu'il faut faire   d'électrodiagnostic.
4. Comment il faut interpréter les résultats obtenus.

I. — CE QU'IL FAUT AVOIR.

Il faut disposer, avant tout, d'une *source* convenable de *courant faradique* et de *courant galvanique* et les avoir *à portée de la main*. Si l'on

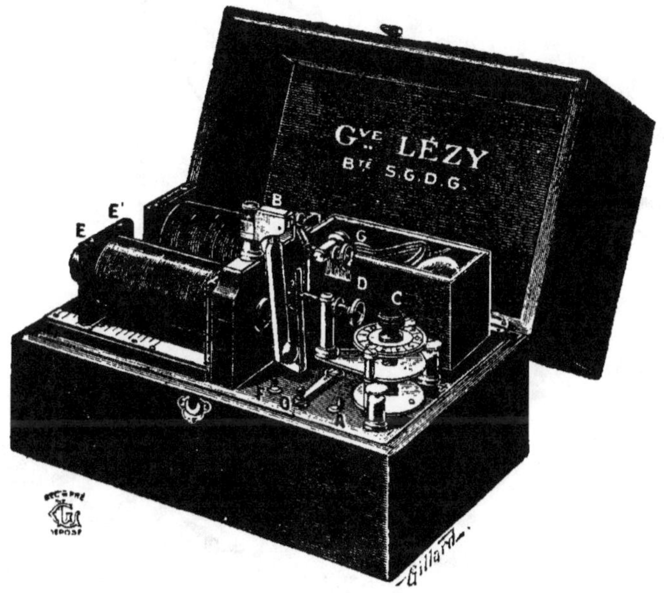

Fig. 195. — Appareil faradique transportable.

est obligé de procéder à l'examen, au domicile du malade, on se
servira d'appareils transportables faradiques (fig. 195) ou galvaniques (fig. 16 et 17).

Si l'on est chez soi, on utilisera avantageusement les tableaux de
forme table ou de forme pupitre (fig. 196).

Ils permettent très facilement, par un jeu de commutateurs, de
passer d'un courant à l'autre, d'inverser chacun d'eux sans avoir à
détacher les fils.

Le *courant faradique* devant rester constant pendant toute la durée de l'examen, il est nécessaire que la bobine qui le produit soit alimentée par une source peu variable. Il faut donc éliminer les

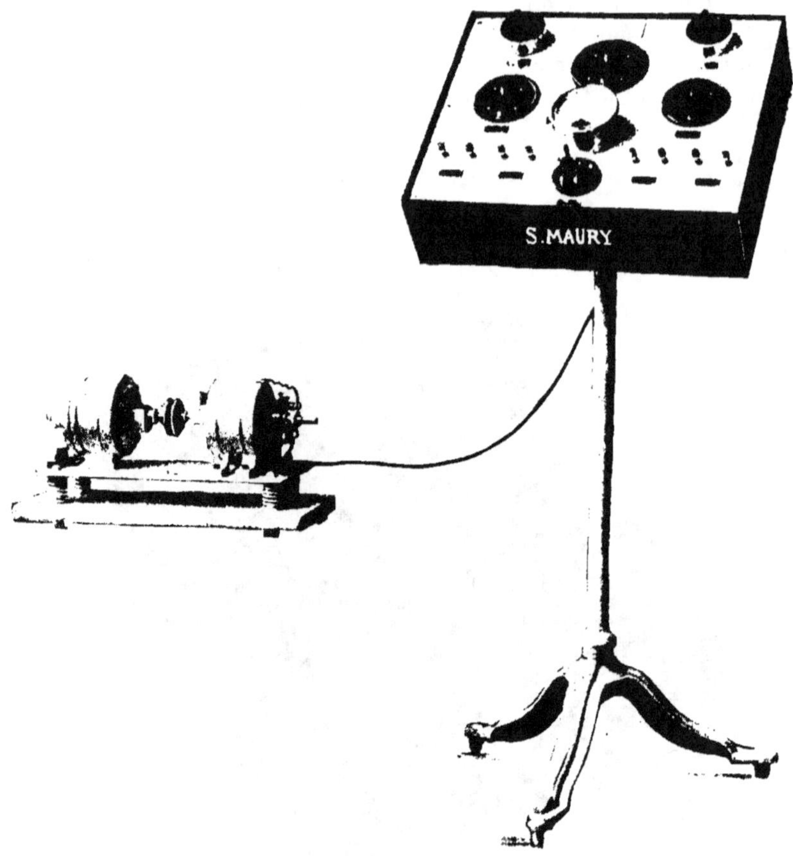

Fig. 196. — Appareil transportable forme pupitre (1).

piles, toutes les fois qu'on le peut, pour s'adresser aux accumulateurs.

Le courant *galvanique* sera gradué soit par un rhéostat, soit par un réducteur de potentiel. On rejettera donc absolument les collecteurs d'éléments, à cause de la brusque variation du voltage et de l'intensité qu'ils produisent.

(1) On voit, à gauche, le groupe électrogène de la figure 20, destiné à permettre le fonctionnement de l'appareil sur courant alternatif. Le groupe électrogène est monté sur des ressorts antitrépidants qui rendent absolument silencieuse la rotation, même à grande vitesse.

On mesurera l'intensité au moyen d'un *milliampèremètre* gradué au moins de 0 à 25 milliampères et indiquant les dixièmes de milliampère.

On disposera d'un *inverseur de courant* pour changer à volonté la polarité des conducteurs.

Les *électrodes* nécessaires sont des électrodes spongieuses.

On prendra une large électrode de 200 à 300 centimètres carrés de surface pour constituer l'électrode indifférente, et comme électrode active ou exploratrice, de petites électrodes-tampons (fig. 51) de 2 à 3 centimètres de diamètre pour les membres, de 1 centimètre de diamètre pour la face. Les électrodes exploratrices seront portées par un *manche-interrupteur*.

On disposera d'une quantité *d'eau chaude* suffisante pour bien imprégner les électrodes et de serviettes pour les essorer.

Quant au malade, il sera très bien installé s'il se trouve dans son lit, mais on tirera le lit de façon à pouvoir facilement circuler autour. Au cabinet du médecin, le patient sera étendu sur un divan ou mieux sur une *chaise longue* à dossier mobile.

L'*éclairage* de la salle sera toujours très bon pour pouvoir juger des moindres contractions musculaires. Si l'on opère le soir, on placera *de chaque côté* du lit une forte lampe à pétrole ou une lampe à incandescence de cinquante bougies.

La *température* de l'appartement ne sera pas inférieure à 20 degrés, le malade devant rester partiellement dévêtu pendant un temps assez long.

Enfin on placera, à proximité du malade, une petite table avec *papier* et *crayons*, de façon à pouvoir noter au cours de l'examen les résultats obtenus.

II. — CE QU'IL FAUT SAVOIR.

Indépendamment du maniement des appareils, que l'on doit connaître d'une façon parfaite avant de tenter le moindre examen d'électrodiagnostic, il faut savoir où l'on doit appliquer l'électrode active pour obtenir la *secousse maxima* (point moteur) et se souvenir des *réactions normales* des nerfs et des muscles au courant électrique.

Points moteurs. — Duchenne de Boulogne est le premier qui a donné des indications précises sur la position des points d'excitation optima des nerfs et des muscles.

Mais ses recherches ont été reprises et précisées par un grand nombre d'auteurs, en particulier par Ziemssen, Eichhortz, Erb, Onimus, Castex, Chatzki. Chacun de ces auteurs a publié une série de tableaux des points moteurs.

Chatzki a cependant signalé les points faibles de ces tableaux et certaines difficultés de leur adaptation à l'électrodiagnostic. En effet :

« 1° Les parties symétriques du corps ne sont pas développées également chez l'homme. Un côté (généralement le droit) est plus développé que l'autre.

« 2° La proportionnalité des parties varie chez les différents individus. Cela dépend des particularités de race et principalement des occupations professionnelles de l'individu. Ces dernières provoquent souvent des altérations non seulement dans les groupes musculaires, mais aussi sur le squelette même.

« Généralement, un médecin opère sur des malades dont les muscles, par suite des altérations pathologiques, présentent des écarts sérieux avec la normale. »

Ainsi, malgré leur précision, les tableaux actuellement publiés sont insuffisants, car *ils ne représentent pas les points moteurs dans leurs rapports avec la conformation anatomique* ; aussi adoptons-nous entièrement la manière de voir du Dr Zimmern qui s'exprime ainsi : L'une des périodes les plus ardues dans l'éducation du médecin-électricien est, sans conteste, celle où il se consacrera à l'étude de ces points moteurs. Les débutants s'imaginent volontiers qu'il suffit de se livrer à des exercices d'exploration sur leurs propres muscles, en s'aidant des planches classiques d'Erb, de Castex (1), etc. A notre avis, cette méthode est beaucoup plus compliquée, beaucoup moins sûre, que celle qui consiste à habituer de bonne heure l'esprit à faire abstraction de la peau, et à se représenter l'anatomie topographique de la région sous-jacente.

« La dissection mentale de la région à explorer, par les nombreux points de repère qu'elle fournit, facilite de beaucoup la mémoire de ces points d'élection et permet, à la main qui tient l'électrode, d'acquérir rapidement la sûreté et la précision qu'exige leur découverte. »

Cependant, pour guider dans cette étude délicate, nous reproduisons les tableaux classiques de Castex. Ils ont été légèrement modifiés par l'accentuation des reliefs musculaires et l'indication en noir des points d'excitation des nerfs accessibles.

On en fera des planches murales du plus haut intérêt en les agrandissant et en les coloriant suivant le procédé méthodique que nous avons indiqué au Congrès de Lyon (2). On adoptera pour cela les signes conventionnels suivants :

1° Pour les *nerfs sensitifs*, un cercle *blanc* entouré d'une couronne

(1) Voir les figures 197 et suivantes.

(2) Nogier, Nouveau mode de représentation méthodique des points moteurs (*Congrès de Association française pour l'avancement des sciences*, Lyon, 1906).

bleue quel que soit le nerf considéré. Le cercle est placé au point sensitif optimum du nerf.

2° Pour les *nerfs moteurs*, un cercle *coloré* entouré d'une couronne *rouge*, quel que soit le nerf considéré. Ce cercle est coupé d'une *bande colorée* longitudinale indiquant le trajet du nerf dans sa partie la plus voisine de la surface cutanée. La couleur de la bande est identique pour les nerfs faisant partie du même groupe ou du même plexus : le *violet* pour les nerfs craniens, le *bleu* pour le plexus cervical, le *vert* pour le plexus brachial, le *jaune* pour le plexus lombaire, l'*orangé* pour le plexus sacré, le *noir* pour les nerfs qui ne rentrent pas dans les plexus sus-indiqués.

3° Pour les *muscles*, un cercle coloré muni d'un petit appendice *coloré*. La couleur de l'appendice (qui n'est que la représentation terminale du nerf moteur) est *la même que celle du plexus* d'où sort le nerf. La couleur du cercle est identique à celle adoptée pour le cercle du nerf moteur correspondant. Quand un muscle reçoit une innervation double, le cercle est partagé en deux moitiés dont les couleurs sont celles des deux nerfs moteurs. En un mot, chaque muscle porte la couleur du nerf ou des nerfs qui le commandent et son appendice indique immédiatement de quel plexus émane ce nerf.

On conçoit, dès lors, combien devient claire la notation des points moteurs.

Les divers territoires nerveux apparaissent avec une netteté incomparable : l'indication des trajets nerveux sert de memento anatomique, et si l'on a pris soin d'ombrer les reliefs musculaires, on se rappelle plus facilement leurs fonctions et leurs insertions.

POINTS MOTEURS DE LA TÊTE ET DU COU (fig. 197).

A. Tronc du **nerf facial** (on parvient à l'exciter avec une fine électrode et un courant assez fort au-dessous du pavillon de l'oreille, entre l'apophyse mastoïde et le condyle du maxillaire inférieur).
B. Branche supérieure du nerf facial.
C. Branche moyenne du nerf facial.
D. Branche inférieure (le point d'excitation se trouve au niveau de l'angle de la mâchoire).
E. Nerf **auriculaire postérieur**.
F. Nerf **du trapèze**.
G. Nerf **phrénique**.
H. Plexus brachial (**point d'Erb**). Ce point est situé à 2 ou 3 centimètres au-dessus de la clavicule, à 1 travers de doigt du bord postérieur du sterno-cléido-mastoïdien. En l'excitant on fait contracter le deltoïde, le biceps, le brachial antérieur, le long supinateur et le grand pectoral.

I. Nerf **circonflexe**.
J. Nerf du **grand pectoral**.
1. Muscle **frontal**.
2. — **sourcilier**.
3. — **pyramidal**.
4. — **orbiculaire des paupières**.
5. – **transverse du nez**.
6. — **élévateur de l'aile du nez et de la lèvre supérieure**.
7. — **élévateur de la lèvre supérieure**.
8. — **zygomatiques**.
9. — **buccinateur** (l'exciter en dedans de la bouche).
10. — **orbiculaire des lèvres**.
11. — orbiculaire (partie supérieure).
12. — orbiculaire (partie inférieure).

Territoire du nerf facial.

Pendant l'excitation le sujet doit ouvrir légèrement la bouche.

13. — de la **houppe du menton**.
14. — **carré du menton**.
15. — **triangulaire des lèvres**.
16. — **peaucier**.
17. Muscle **temporal**.
18. — **masséter** (au niveau de l'échancrure sigmoïde du maxillaire inférieur).
19. — **mylo-hyoïdien**.

Territoire du nerf trijumeau (maxillaire inférieur).

20. Muscle **sus-hyoïdien**.
21. — **omo-hyoïdien**.

Territoire du nerf hypoglosse.

22. Muscle **sterno-mastoïdien**.
23. — **trapèze**.

Territoire du nerf spinal.

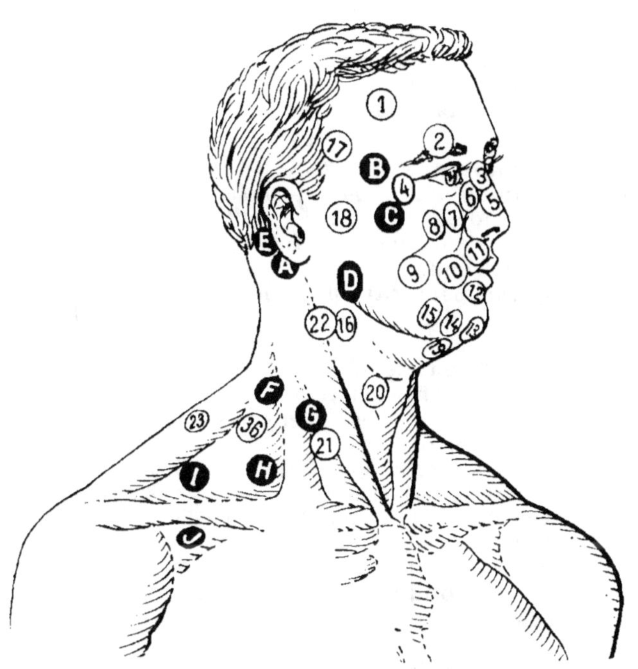

Fig. 197. — Points moteurs de la tête et du cou.

POINTS MOTEURS DU TRONC, FACE ANTÉRIEURE ET FACE POSTÉRIEURE (fig. 198).

A.   Nerf **facial** (tronc).
E.   Nerf **auriculaire postérieur**.
J.   Nerf du **grand pectoral**.
K.   Nerf du **grand dentelé**.

24 et 25. Muscle **trapèze**.   *} Territoire des branches postérieures des*
26.   —   **splénius**. *} nerfs cervicaux.*
27.   Muscle **deltoïde** (portion antérieure).
28.   —   (portion postérieure).
29.   Muscle **petit rond**.
30.   —   **grand pectoral** (sur le trajet d'une ligne
                 fictive qui prolongerait le bord antérieur du
                 creux axillaire).
31.   —   **grand dentelé** (il y a un point moteur pour
                 chaque digitation et on ne peut atteindre
                 que les digitations inférieures).   *Territoire*
32 et 33.   —   **grand rond**.   *du*
34 et 35.   —   **sous-épineux** (au niveau du milieu de la   *plexus*
                 fosse sous-épineuse).   *brachial.*
36.   —   **angulaire de l'omoplate** (voir fig. 197).
37.   —   **rhomboïde**.
38 et 39.   —   **grand droit**.
40.   —   **grand oblique**.
41.   —   **sus-épineux** (en pointillé, parce qu'on ne
                 peut exciter ce muscle que lorsque le tra-
                 pèze est atrophié).

                                                                      Territoire
42.   Muscles de la **masse commune**.   *des nerfs*
                                                                      dorsaux.

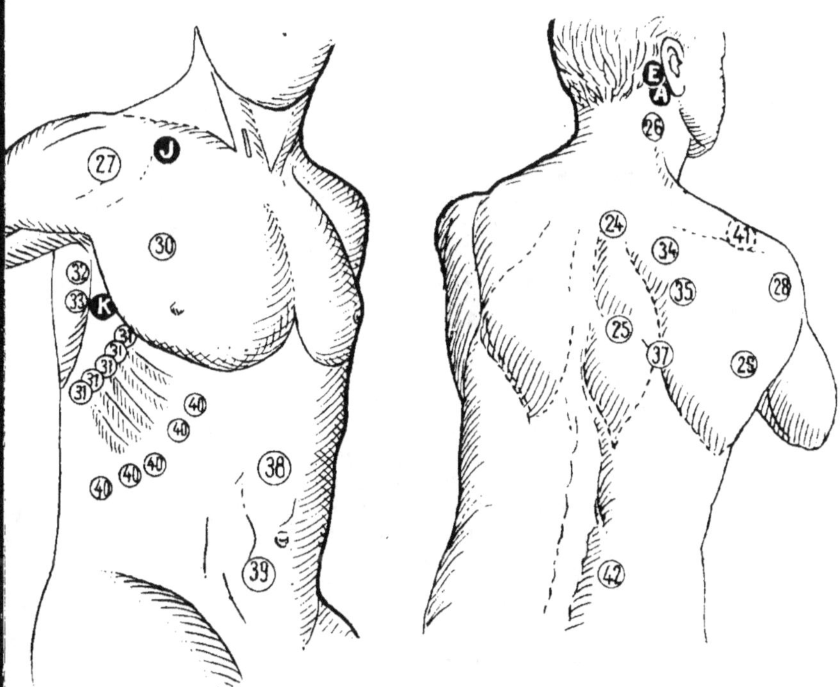

Fig. 198. — Points moteurs du tronc, face antérieure et face postérieure.

POINTS MOTEURS DU MEMBRE SUPÉRIEUR, FACE POSTÉRIEURE ET FACE ANTÉRIEURE (fig. 199).

L.   Nerf **musculo-cutané** (entre les deux chefs du biceps ou un peu en dedans).

M.   — **median** (bord interne du biceps).

M'.   — médian, au coude (en dedans du tendon du biceps).

M''.   — médian, au poignet (au niveau des tendons des palmaires et entre eux).

N.   — **cubital**, au coude (dans la gouttière épitrochléo-olécranienne).

N'.   — cubital, au poignet (en dehors du tendon du cubital antérieur).

1. Muscle **biceps**.

2.   — **coraco-brachial**.

3.   — **brachial antérieur** (généralement on excite en même temps le nerf médian : se servir d'une petite électrode que l'on pousse sous le bord interne du biceps).   *Territoire du nerf musculo-cutané.*

4   — brachial antérieur, bord externe (cf. fig. 200).

5.   — **rond pronateur**.

6.   — **grand palmaire**.

7.   — **petit palmaire**.

8.   — **fléchisseur superficiel auriculaire et annulaire**.

9.   — fléchisseur superficiel **index**.

10.   — fléchisseur superficiel **médius**.   *Territoire du nerf médian.*

11.   — **fléchisseur propre du pouce**.

12.   — **court fléchisseur du pouce**.

13.   — **court abducteur du pouce**.

14.   — **lombricaux** (utiliser une petite électrode).

15. Muscle **cubital antérieur**.

16.   — **fléchisseur profond** (auriculaire et annulaire).

17.   — **palmaire cutané**.

18.   — **court fléchisseur du petit doigt** (au-devant de l'apophyse de l'os crochu).   *Territoire du nerf cubital.*

19.   — **court adducteur du petit doigt** (sur le côté interne du pisiforme).

20.   — **adducteur du pouce**.

21. Muscles **lombricaux**.

22.   — **interosseux dorsaux**.

23. Muscle **triceps**, longue portion.

24.   — triceps, **vaste interne**.   *Territoire du nerf radial.*

26.   — **long supinateur** (au niveau du pli du coude, au-dessous de l'épicondyle).

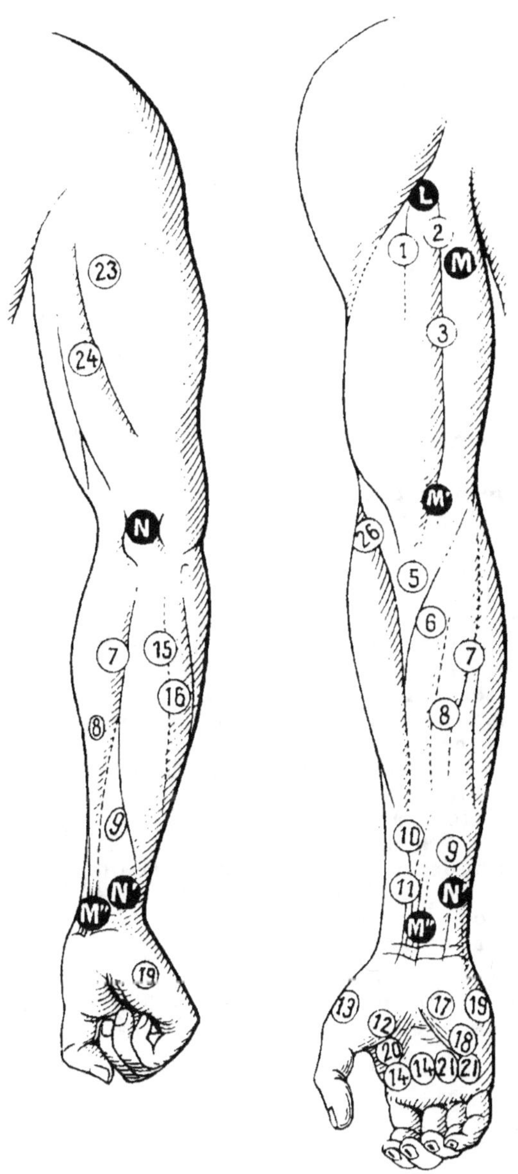

Fig. 199. — Points moteurs du membre supérieur, face postérieure
et face antérieure.

POINTS MOTEURS DU MEMBRE SUPÉRIEUR, FACE EXTERNE
(fig. 200).

R. **Nerf radial** (le point moteur se trouve sur le bord externe de l'humérus, entre l'insertion inférieure du deltoïde et l'épicondyle) : pour l'exciter, il faut souvent se servir d'une petite électrode qu'on enfonce entre le brachial antérieur et le vaste externe.

4. Muscle **brachial antérieur.** } *Territoire du nerf musculo-cutané.*

25. Muscle **triceps (vaste externe).**
27. — **premier radial.**
28. — **deuxième radial.**
29. — **anconé.**
30. — **court supinateur.**
31. — **cubital postérieur.**
32. — **extenseur commun des doigts** (1), **médius.**
33. — **extenseur propre du petit doigt.**
34. — **extenseur commun des doigts, annulaire.**
35. — **extenseur commun des doigts, index.**
36. — **extenseur propre de l'index.**
37. — **long extenseur du pouce** (appuyer fortement l'électrode).
38. — **long abducteur du pouce** (placer l'électrode excitatrice sur le bord externe du radius à l'endroit où le muscle fait saillie).
39. — **court extenseur du pouce.**

Territoire du nerf radial.

(1) On peut exciter *simultanément* les faisceaux se rendant à chaque doigt en prenant une électrode assez large.

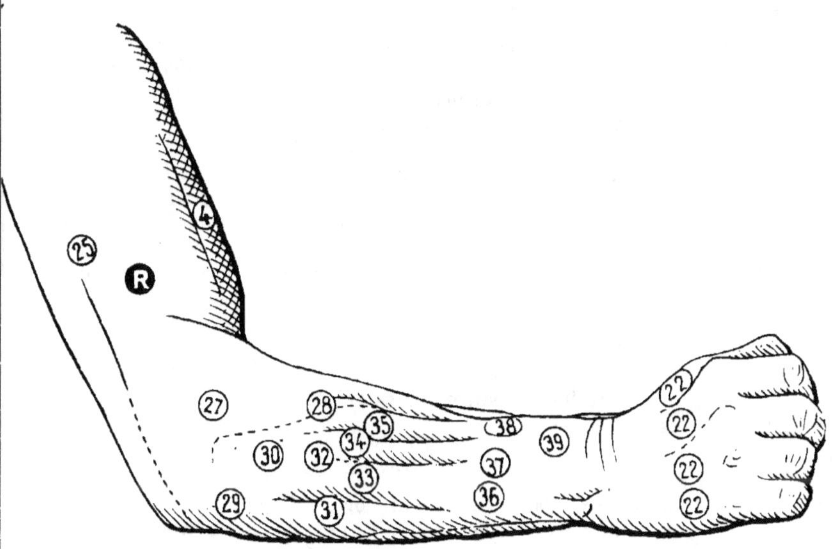

Fig. 200. — Points moteurs du membre supérieur, face externe.

POINTS MOTEURS DU MEMBRE INFÉRIEUR
FACE INTERNE ET FACE EXTERNE (fig. 201).

Q. Nerf **crural** (au-dessous de l'arcade de Fallope, en dehors de l'artère).

S″. Nerf **poplité externe** (en arrière de la tête du péroné).

T. Nerf **tibial postérieur**.

1. Muscle **couturier**.

2.   —   **droit antérieur**.

3.   —   **vaste interne**.

4.   —   **vaste externe**.

5.   —   **pectiné**.

} *Territoire du nerf crural.*

6. Muscle **premier adducteur**.

7.   —   **droit interne**.

8.   —   **troisième** ou **grand adducteur**

} *Territoire du nerf obturateur.*

9. Muscle **tenseur du fascia lata**.

10.   —   **moyen fessier** (voir fig. 202).

} *Territoire du nerf fessier supérieur.*

16. Muscle **jambier antérieur**.

17.   —   **extenseur commun des orteils**.

18.   —   **extenseur propre du gros orteil**.

20.   —   **court péronier latéral** (au milieu de la face externe de la jambe).

21.   —   **pédieux** (au-dessous et en avant de la malléole externe).

24.   —   **soléaire** (difficile à exciter; appliquer fortement l'électrode sur le bord externe des jumeaux).

26.   —   **fléchisseur commun des orteils**.

27.   —   **adducteur du gros orteil**.

28.   —   **court fléchisseur du petit orteil**.

29. Muscles **interosseux**.

} *Territoire du nerf grand sciatique.*

FACE POSTÉRIEURE (fig. 202).

S. Nerf **sciatique** (au-dessous du bord inférieur du grand fessier, légèrement plus près de l'ischion que du grand trochanter; difficilement accessible chez les sujets gras).

S′. Nerf **sciatique poplité interne** (au milieu du pli transversal du creux poplité).

8. Muscle **troisième** ou **grand adducteur**.   } *Territoire du nerf obturateur.*

10. Muscle **moyen fessier**. | *Territoire du nerf fessier supérieur.*

11. Muscle **grand fessier**. | *Territoire du nerf petit sciatique.*

12. Muscle **biceps**, longue portion.

13.   —   —   courte portion.

14.   —   **demi-tendineux**.

15.   —   **demi-membraneux**.

22.   —   **jumeau externe**.

23.   —   **jumeau interne**.

24.   —   **soléaire**.

25.   —   **fléchisseur propre du gros orteil**.

} *Territoire du nerf grand sciatique.*

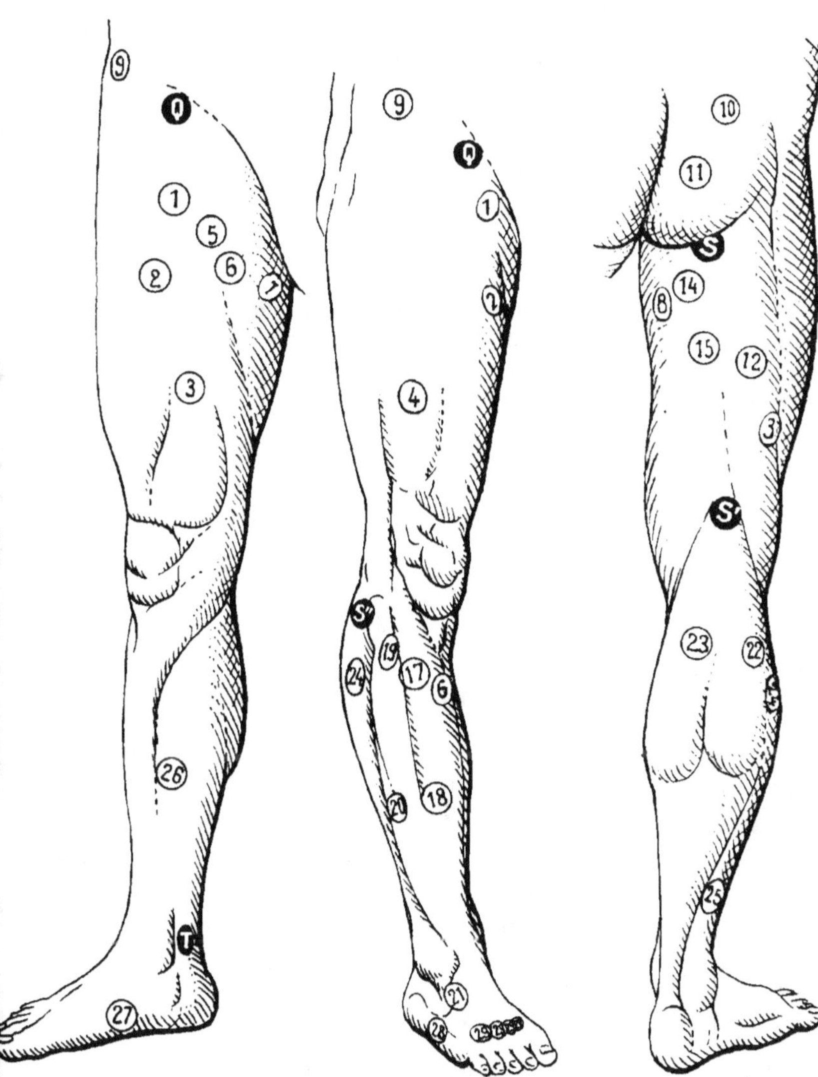

Fig. 201. — Points moteurs du membre inférieur, face interne
et externe.

Fig. 202. — Points moteurs
du membre inférieur
face postérieure.

Réactions normales des nerfs et des muscles. -- Nous rappellerons brièvement ce que nous avons vu, lorsque nous nous sommes occupés de l'électrophysiologie.

Le *courant faradique*, appliqué avec une intensité suffisante sur le tronc d'un *nerf moteur*, provoque la contraction en masse de tous les muscles innervés par ce nerf. Ainsi, l'excitation du nerf radial au-dessus du coude produit la contraction de tous les muscles supinato-extenseurs.

Appliqué directement sur un *muscle*, le courant provoque la contraction de ce muscle seul.

La contraction offre cette caractéristique d'être excessivement *brusque* et *brève*.

Le *courant galvanique* rythmé provoque également, à l'ouverture et à la fermeture, une série de secousses qui apparaissent dans l'ordre suivant à mesure qu'on élève l'intensité :

a Pour les *nerfs moteurs* :

Secousse au pôle négatif et à la fermeture du courant.
Secousse au pôle positif   —   — .
Secousse   —   et à l'ouverture du courant.
Secousse au pôle négatif   —   — .

ce que résume la formule suivante :

$$SNF - SPF > SPO - SNO$$

ou en abrégé :

$$NF - PF > PO - NO$$

b) Pour les *muscles*, l'ordre est le même et est représenté de la même façon :

$$NF - PF > PO > NO$$

c La contraction du muscle est toujours *vive*, *instantanée*, « rapide comme l'éclair » (Erb).

Dans un certain nombre d'états pathologiques, ces réactions se trouvent modifiées, soit dans leur ordre, soit dans leur forme, et constituent les *réactions anormales* que nous apprendrons à connaître.

III. — CE QU'IL FAUT FAIRE.

Position du malade. — Le malade que nous supposerons par exemple atteint d'une paralysie traumatique du nerf radial droit, est confortablement installé dans la position *couchée*, sur une chaise longue. La position couchée est préférable pour mettre tous les muscles dans le *relâchement*. Elle est plus favorable également à la mise en place de l'électrode.

Position des électrodes. — Suivant la méthode d'examen employée, la position des électrodes est variable.

Dans la **méthode monopolaire**, qui est la plus fréquente, on applique l'électrode indifférente dans la région dorsale, au-dessous de la nuque. On choisit cette région à cause du contact parfait qui existe à ce niveau entre les téguments et l'électrode. Et lorsqu'on a adopté un emplacement pour l'électrode, on doit l'appliquer toujours au même point.

Dans la **méthode bipolaire** (que l'on n'emploie que dans les cas où l'excitation monopolaire n'excite pas le muscle étudié d'une façon assez nette), on supprime l'électrode indifférente. Les deux électrodes sont alors actives et sont constituées par de petits tampons de 2 centimètres de diamètre que l'on applique aux extrémités du corps charnu du muscle.

Examen proprement dit. — Tout étant prêt, on commence l'examen suivant la *méthode monopolaire* et avec le *courant faradique*, afin de ne pas polariser les muscles.

On porte d'abord l'électrode active sur les nerfs, puis sur les muscles *du côté sain* (s'il s'agit de lésions unilatérales), on passe ensuite au côté malade.

L'examen faradique terminé et les résultats notés, on examine nerfs et muscles au *courant galvanique*, toujours en commençant par le côté sain, s'il y en a un.

Comme rien ne vaut un exemple, nous allons procéder systématiquement à l'examen d'électrodiagnostic du malade que nous avons choisi atteint de *paralysie du nerf radial droit*, par écrasement de ce nerf au niveau de la gouttière de torsion de l'humérus.

a) *Courant faradique*. — Le point d'excitation du NERF RADIAL, sur lequel nous devons porter tout d'abord l'électrode active, est situé à égale distance entre l'épicondyle et l'insertion inférieure du deltoïde, sur le côté externe du bras. On l'atteint facilement en cherchant à enfoncer l'électrode dans l'interstice compris entre le bord antérieur du vaste externe et le brachial antérieur.

Du *côté sain*, l'excitation de ce point donne une contraction *légère* des muscles supinato-extenseurs, pour une division du chariot égale à 6, par exemple.

Nous portons l'électrode du côté droit et nous constatons que, même pour un courant faradique plus fort (divisions 8, 9, 10, correspondant à un engainement de plus en plus complet des deux bobines), aucune contraction musculaire n'apparaît.

Engainons complètement les deux bobines, nous disposons du courant maximum et cependant aucun des muscles innervés par le radial ne se contracte. Cependant le courant est assez puissant pour amener *par diffusion* une contraction des muscles du point d'excitation. *Le nerf radial est donc inexcitable par le courant faradique.*

Excitons maintenant les MUSCLES long supinateur, cubital postérieur, extenseur propre du petit doigt, extenseur commun des doigts, long et court extenseur du pouce, long abducteur du pouce, qui reçoivent du radial leurs filets nerveux. Du côté sain, tous se contractent pour un courant correspondant à la division du chariot. Du côté malade, aucun n'entre en contraction même pour le courant faradique maximum. Nous notons : *abolition de l'excitabilité faradique des muscles,* dans le territoire du radial droit.

b) *Courant galvanique.* — Le NERF RADIAL *sain*, excité par le courant galvanique, donne une contraction des muscles qu'il innerve pour une intensité de 3 milliampères. Le nerf radial *traumatisé* reste inexcitable, même avec un courant beaucoup plus intense. Il y a donc *abolition de l'excitabilité galvanique* du nerf radial.

Portons sur les MUSCLES long supinateur, extenseurs communs des doigts du *côté sain*, l'électrode active. Ils entrent en contraction pour une intensité de 3 milliampères à la fermeture du courant et au pôle négatif. Il faut 3^{mA},8 pour provoquer la secousse à la fermeture et au pôle positif, ce qui correspond à la formule normale NF > PF. Enfin la secousse musculaire possède ses caractères physiologiques essentiels, la vivacité, la brièveté. L'examen des autres muscles du territoire radial donne les mêmes résultats.

Du *côté malade*, il faut arriver à 8 milliampères pour provoquer sur ces muscles l'apparition d'une secousse musculaire avec le pôle négatif et à la fermeture. Si l'on renverse le courant de façon à rendre l'électrode *positive*, une secousse notablement plus forte se produit et il faut ramener l'intensité à 5 milliampères pour retrouver le seuil de l'excitation.

Enfin, la secousse obtenue est traînante, paresseuse ; elle se produit comme à regret.

Nous concluons donc : 1° à une *diminution de l'excitabilité galvanique* des muscles ; 2° à une *anomalie dans l'ordre des secousses* PF > NF ; 3° à un *ralentissement de la secousse.*

Notre examen d'électrodiagnostic est terminé. Il sera exact si les électrodes ont bien été placées, chaque fois, aux points d'excitation optima et si nous avons déterminé, pour chaque secousse, le *seuil de l'excitation* du nerf ou du muscle.

IV. — COMMENT INTERPRÉTER LES RÉSULTATS OBTENUS.

Mais ce n'est pas tout d'avoir procédé correctement à l'examen, il faut encore l'interpréter. Ce travail suppose la connaissance préalable des réactions anormales que l'on peut rencontrer, et de leur signification. Nous étudierons successivement les **réactions anormales élémentaires**, puis leur groupement, pour former les *syndromes* des **réactions de dégénérescence**.

I. — RÉACTIONS ANORMALES ÉLÉMENTAIRES.

La réponse du nerf ou du muscle à l'excitation électrique peut différer de la normale en ce qu'elle est *plus forte* ou *moins forte*; on a des **modifications quantitatives** de l'excitabilité. Elle peut aussi en différer par une modification dans l'*ordre* normal des secousses et dans leur *forme*; ce sont les **modifications qualitatives**. Nous verrons successivement les modifications quantitatives et qualitatives pour le courant faradique et le courant galvanique.

§ I. — Courant faradique.

A. Modifications quantitatives de l'excitabilité faradique.

1° *Augmentation de l'excitabilité*. — Elle est caractérisée par ce fait, qu'il faut un courant notablement moins intense qu'à l'état normal pour produire la **contraction minima** du muscle (soit qu'on l'excite par son nerf moteur, soit qu'on l'excite directement). On dira qu'il y a *hyperexcitabilité faradique* toutes les fois qu'il faudra engainer *moins* les deux bobines pour obtenir sur le muscle malade une contraction *égale* à celle du côté sain.

On rencontre, en général, l'augmentation de l'excitabilité dans les maladies où l'on trouve une exagération des réflexes tendineux ou bien des contractures : *paralysies cérébrales récentes, tétanos, hémichorée, crampes professionnelles* (des pianistes, des violonistes, des écrivains), *tabes au début, maladie de Little, athétose, neurasthénie médullaire*.

2° *Diminution de l'excitabilité* (*réaction de Duchenne*). — Beaucoup plus fréquente que la réaction précédente, elle est caractérisée par l'augmentation du courant excitateur pour produire la **contraction minima** du muscle malade. On dira qu'il y a *hypoexci-*

tabilité faradique toutes les fois qu'il faudra engainer *plus* les deux bobines pour obtenir sur le muscle malade une contraction *égale* à celle du côté sain. Il faudra donc toujours commencer par l'examen du côté sain *(règle générale)*.

On la rencontre dans les *paralysies cérébrales anciennes*, dans le *tabes ancien*, dans les *paralysies hystériques anciennes*, la *sclérose en plaques*, les diverses *myélopathies* à la période d'état, la *paralysie agitante*, les *névrites périphériques*, les *atrophies musculaires réflexes*, les *atrophies consécutives* à la *compression* d'un tronc nerveux ou à une *névralgie*, les *paralysies périphériques rhumatismales* ou *a frigore* paralysie faciale légère, les *myopathies primitives*. On peut la constater *associée* à des modifications *qualitatives* de l'excitabilité galvanique dans les maladies qui présentent le syndrome « réaction de dégénérescence ».

3° **Abolition de l'excitabilité.** — C'est le stade ultime de la réaction de Duchenne. Même en engainant *complètement* l'une sur l'autre les deux bobines de l'appareil faradique, on n'arrive pas à provoquer de contraction musculaire pas plus par l'excitation directe que par l'excitation indirecte).

Dans la recherche de cette réaction, il faut bien remarquer qu'un courant très intense s'irradie dans les régions voisines de l'électrode active et donne la plupart du temps une contraction des *muscles voisins* de celui que l'on étudie. On ne devra donc pas prendre un ébranlement *transmis* au muscle malade pour une contraction du muscle lui-même et conclure ainsi faussement à une persistance de l'excitabilité, alors qu'elle a disparu.

On constate l'abolition de l'excitabilité faradique des muscles dans les cas de *myopathies avancées*, de *vieilles atrophies réflexes*. On peut constater aussi l'abolition de l'excitabilité faradique des nerfs et des muscles dans les cas où ces nerfs et ces muscles présentent la réaction de dégénérescence complète que nous apprendrons à connaître.

Tant qu'il n'existe que de l'augmentation ou de la diminution de l'excitabilité faradique (modifications *purement quantitatives*), il n'y a pas de réaction de dégénérescence à proprement parler.

B.**Modifications qualitatives de l'excitabilité faradique.** — Elles peuvent revêtir diverses formes. Nous envisagerons :

1° La réaction myasthénique de Jolly ;

2° La réaction myotonique de Thomsen ;

3° La lenteur de la secousse faradique.

1° **Réaction myasthénique de Jolly.** — En 1868, Benedikt [1]

<hr>

1) Benedikt. Elektrotherapie, p. 54 et 210. Wien. 1868.

signala, au cours des lésions cérébrales, une *réaction d'épuisement* très particulière; mais il faut arriver à Jolly (1894) pour voir bien étudiée et bien définie la *réaction myasthénique*.

Elle se manifeste de la façon suivante. Si l'on excite à l'aide d'un courant *faradique tétanisant* (trembleur à marche rapide) soit un muscle, soit son nerf moteur, il se produit, *en quelques secondes*, les phénomènes de fatigue musculaire qui ne succèdent d'ordinaire au mouvement volontaire prolongé qu'après de *longues minutes*. On voit la contraction musculaire *s'affaiblir rapidement* et *graduellement* après chaque excitation, pour disparaître *complètement*.

Après une période de *repos*, le muscle récupère sa contractilité. De même, après qu'il est épuisé par un courant d'une intensité donnée, il donne encore quelques secousses *si l'on augmente* beaucoup l'intensité du courant (en engainant davantage les deux bobines).

Cette réaction constitue un symptôme des plus importants et presque caractéristique de la *myasthénie grave pseudo-paralytique* (1). Cette maladie présente le tableau clinique suivant : « parésie d'intensité variable accompagnée de *fatigue* et *d'épuisement* des muscles dans le domaine des nerfs moteurs oculaires, du facial, du glosso-pharyngien, du pneumogastrique, du trijumeau et de l'hypoglosse, pouvant s'étendre aux muscles à innervation spinale du cou, du tronc et des membres » (Marinesco).

La *fatigue* est le trait fondamental de tous ces troubles moteurs. Elle suit rapidement la contraction des muscles malades. Sous l'influence de la volonté, les *muscles obéissent* tout d'abord, mais peu après la contraction devient de plus en plus faible, filiforme pour ainsi dire. Elle devient même *impossible*, quel que soit le bon vouloir du malade : la *fatigue est invincible* (2).

Le *repos* prolongé suffisamment rend les mouvements possibles, puis l'épuisement se manifeste à nouveau. Aussi *le matin*, après le repos nocturne, les troubles moteurs sont-ils *minima*. Ils sont, par contre, accusés *au maximum* sur les muscles dont l'action est continue, *ceux des globes oculaires* en particulier. Il en résulte une ophtalmoplégie externe qui donne aux malades atteints de myasthénie grave pseudo-paralytique un *facies* particulier : ils ont les

____

(1) Cette maladie porte aussi le nom de *maladie d'Erb* parce que ce physiologiste l'avait signalée et bien étudiée dès 1878.

(2) Les physiologistes ne sont pas d'accord sur le point de savoir quelles sont les substances dont l'accumulation dans le muscle réalise la *fatigue*. On a pensé tour à tour à CO_2, à l'acide paralactique, à une toxine spéciale (Weichardt). Les recherches de Kronecker et de Fletcher inclinent à croire que la cause principale de la fatigue résiderait dans l'*accumulation de matières légèrement oxydables*.

globes oculaires fixes et immobiles et fixent les différents points de l'espace en tournant la tête.

La réaction myasthénique est comme l'opposé de la réaction myotonique que nous verrons bientôt. Elle n'est pourtant *pas absolument spécifique* de la maladie d'Erb elle existe dans quelques cas *rares* de maladie de Basedow, de poliomyélites chroniques, de paralysies hystériques et de neurasthénies traumatiques . Cependant, comme l'a très bien signalé Marinesco, dans aucune autre affection du système nerveux central et périphérique, ni dans aucune autre forme de myopathie, la réaction de Jolly ne présente la netteté qu'elle offre dans la myasthénie grave pseudo-paralytique.

Cette réaction serait due à un trouble du substratum chimique des muscles et particulièrement à un *défaut d'oxydation*. Marinesco a pu, en anémiant par la bande d'Esmarch le bras d'une personne *saine*, constater au bout d'une demi-heure la réaction myasthénique caractéristique. L'excitation faradique maintenue sur le biceps ne pouvait le faire contracter au bout de dix minutes. Par le *repos*, le muscle recouvrait sa contractilité.

La *stase hyperémique* méthode de Bier , qui réalise l'arrêt de la circulation veineuse, est aussi un excellent procédé expérimental pour produire la *réaction myasthénique* chez un *sujet normal*.

Il faut savoir que la réaction de Jolly peut être *partielle* dans la maladie d'Erb : on constate alors un *simple affaiblissement* de la contraction musculaire sans qu'il y ait un épuisement complet.

2° **Réaction myotonique de Thomsen.** — La réaction myotonique est, pour ainsi dire, l'opposé de la réaction myasthénique. Mais elle n'est *pas simple*, elle constitue à proprement parler un *syndrome*.

Elle est constituée par une *excitabilité normale* du nerf, par une *hyperexcitabilité faradique et galvanique* du muscle accompagnées des modifications *qualitatives* suivantes :

1° La secousse au courant *galvanique* tend à se produire *plus facilement* au pôle *positif*. On a donc PF NF ou PF > NF ;

2° La secousse musculaire est lente (fig. 204), elle tend à devenir *tonique* et se *prolonge* au delà de l'excitation. Des secousses, même peu fréquentes, donnent le tétanos, alors qu'elles donnent des contractions espacées (fig. 203) sur un muscle normal.

Cette réaction est un des symptômes les plus importants de la *maladie de Thomsen* 1876 ou myotonie congénitale qui consiste dans une raideur spasmodique atteignant les muscles à *fibres striées* au début des mouvements *volontaires* et disparaissant après.

3° **Lenteur de la secousse faradique.** — Un muscle excité par

le courant faradique peut donner, s'il présente une altération pathologique, une secousse *ralentie, traînante*. En général, on néglige ces

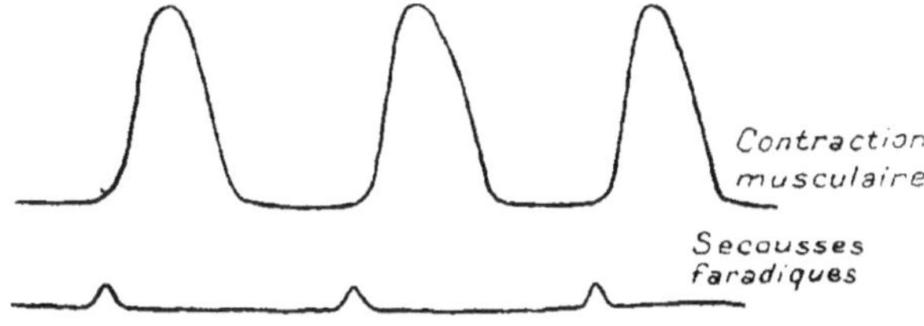

Fig. 203. — Secousses musculaires normales.

modifications qualitatives et on n'observe que celles qui peuvent se

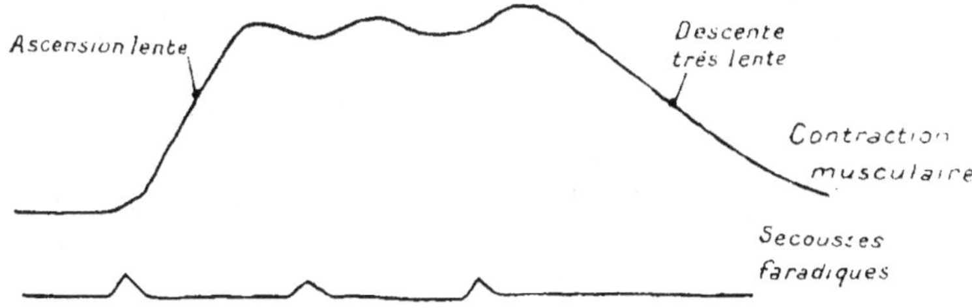

Fig. 204. — Lenteur de la contraction et fusion des secousses (réaction myotonique).

produire dans ce sens avec le courant *galvanique*, comme nous le
verrons bientôt.

§ 2. — Courant galvanique.

**A. Modifications quantitatives de l'excitabilité galva-
nique. — 1º** *Augmentation de l'excitabilité*. - Elle se manifeste,
lorsqu'elle n'est pas accompagnée de modifications qualitatives,
dans les mêmes cas que l'augmentation de l'excitabilité faradique,
c'est-à-dire dans la plupart des affections où l'on trouve des réflexes
tendineux exagérés (1).

2º *Diminution de l'excitabilité.* — Elle est caractérisée par la
nécessité où l'on se trouve d'augmenter l'intensité du côté malade
pour arriver à la *contraction* minima.

Elle se manifeste dans les mêmes cas que la diminution de l'excitabilité faradique. Elle la *précède* même, lorsque les cordons nerveux

---

(1) On peut la noter aussi dans des cas où il n'y a pas d'hyperexcitabilité faradique, où
l'excitabilité faradique est même *abolie* ; mais dans ces cas, il existe des modifications *qualitatives* de l'excitabilité (réaction de dégénérescence).

moteurs ont été traumatisés ou lorsque les cornes antérieures de la moelle sont touchées.

Lorsqu'elle est *accompagnée* de modifications *quantitatives* de l'excitabilité, elle caractérise les phases terminales de dégénérescence des nerfs et des muscles.

3° **Abolition de l'excitabilité.** — Dernier terme de la réaction précédente, l'abolition de l'excitabilité galvanique présente une *gravité particulière*. Lorsque le muscle ne répond plus au courant galvanique à l'excitation de son point moteur, c'est que la presque totalité des fibres musculaires est détruite. Et si la contraction ne se manifeste pas par l'excitation au niveau du *tendon* réaction longitudinale le muscle est fonctionnellement mort.

Comme nous le faisions remarquer plus haut, si l'excitation du nerf ou du muscle donne *seulement* une augmentation ou une diminution de l'excitabilité galvanique (modifications *quantitatives*) il n'y a pas de réaction de dégénérescence.

B. **Modifications qualitatives de l'excitabilité galvanique.** — Ces modifications qualitatives ont une *valeur bien plus grande* que les précédentes, tant au point de vue *diagnostique* qu'au point de vue *pronostique*, puisqu'elles comprennent les *modifications de la forme* de la secousse musculaire caractérisant la réaction de dégénérescence.

Les modifications qualitatives de l'excitabilité galvanique peuvent se présenter de plusieurs manières, constituant autant de réactions pathologiques spéciales. Nous étudierons successivement par ordre d'importance :

1° La réaction d'Erb ;

2° La réaction de Remak-Doumer ;

3° La réaction de Rich ;

4° La réaction de Remak (lenteur de la secousse).

1° **Réaction d'Erb.** — Nous savons, pour l'avoir vu en électrophysiologie, que lorsqu'on excite un nerf ou muscle *normal* par le courant galvanique, on note une secousse plus forte au pôle *négatif* et à la *fermeture* qu'au pôle positif à la fermeture, ce que nous avons exprimé de la façon suivante :

$$\text{Se NF} \quad \text{Se PF} \qquad \text{ou} \qquad \text{NF} \quad \text{PF}$$

Au contraire, si l'excitation est portée sur un *nerf* dégénérant suivant le *mode wallérien* après section, par exemple , on constate que l'écart qui existe normalement entre NF et PF diminue. Il y a bientôt *égalité polaire*

$$\text{PF} = \text{NF}$$

et lorsque la dégénérescence de la fibre nerveuse est assez accentuée, on a *inversion de la formule normale* PF > NF.

Il n'y a que les *altérations des filets nerveux moteurs* qui puissent faire naître cette réaction. *Jamais dans les affections purement musculaires* on ne trouve de modification qualitative de la formule normale NF > PF. Comme l'a très bien montré le célèbre physiologiste Erb, à qui l'on doit cette découverte, toutes les fois qu'on trouve l'*égalité* polaire ou l'*inversion* de la formule, on peut être sûr que le cylindraxe, le tube à myéline ou les tissus interstitiels sont *profondément lésés* (ex. : névrites graves).

L'altération du filet *nerveux moteur*, décelée par cette réaction, se trouve au point excité et en aval de lui; elle est indépendante de l'état du nerf en amont.

La *recherche de cette réaction* se fait de la façon suivante : on relie l'électrode active (ou excitatrice) au *pôle négatif* de la source galvanique et on l'applique sur le *point moteur* du muscle.

On élève peu à peu l'intensité du courant, tout en pratiquant des interruptions. Il arrive un moment où l'on constate une *légère secousse* à la *fermeture.*

On note l'intensité au milliampèremètre.

Sans modifier en rien cette intensité, on renverse alors le courant (au moyen de l'inverseur) de façon à *rendre positive* l'électrode active.

Si la secousse musculaire *disparaît* ou subsiste à l'*état imperceptible*, il n'y pas de réaction d'Erb.

Si la secousse est *augmentée* ou *égale* à celle qu'on avait avant de renverser le courant, on a

$$PF > NF \qquad \text{ou} \qquad PF = NF$$

la réaction d'Erb existe.

Pour juger de la différence d'excitabilité aux deux pôles, on abaisse alors peu à peu l'intensité (1) pour ramener la *secousse minima* au pôle *positif*. On note l'intensité et on la compare à celle relevée pour le pôle négatif. On a ainsi par exemple 4ᵐᵃ pour l'excitation négative et 2,5ᵐᵃ pour l'excitation positive, ce qui est une autre façon de vérifier la formule PF > NF.

2° **Réaction de Remak-Doumer.** — C'est Remak qui signala le premier, en 1876, que les muscles, dans un cas de paralysie saturnine, se contractaient comme d'ordinaire au pôle *négatif* et à la *fermeture*, mais *de plus en plus énergiquement*, à mesure qu'on *s'éloignait* du *point moteur* normal pour se rapprocher du *tendon.*

____
(1) En manœuvrant le rhéostat liquide ou le réducteur de potentiel.

Doumer, en 1891, dans deux cas de paralysie infantile ancienne où l'on ne pouvait obtenir de secousses en plaçant l'électrode au point moteur, parvint à faire contracter les muscles en portant l'électrode sur leurs *insertions inférieures*.

Huet confirma les recherches précédentes et les compléta en montrant que, pendant toute la durée de la réaction de dégénérescence, il était beaucoup plus facile de faire contracter le muscle en le faisant traverser, *dans toute sa longueur*, par le courant, qu'en appliquant le courant au point moteur.

Wertheim-Salomonson, puis Ghilarducci (1895) reprirent les observations précédentes et les confirmèrent. Ghilarducci proposa pour cette réaction spéciale le nom de *réaction de dégénérescence à distance* que l'on écrit en abrégé DRd.

Il serait plus exact peut-être d'employer le terme de *réaction longitudinale*, car la réaction de dégénérescence, comme nous le verrons, ne consiste pas en un signe, mais dans un *ensemble* de signes.

La *recherche de cette réaction* se fait en plaçant l'électrode active d'abord sur le point moteur d'élection du muscle. On apprécie la secousse à la *fermeture*, puis tout en faisant des interruptions, on déplace l'électrode en la rapprochant du tendon. Si la secousse devient plus énergique, on dit qu'*il y a réaction de Remak-Doumer*. Ce qui caractérise donc cette réaction c'est le *déplacement du point moteur* normal vers les insertions du muscle (fig. 203).

La réaction de Remak-Doumer se manifeste *très tôt* après l'altération du nerf moteur frappé de dégénérescence ou de mort. Deux ou trois jours après la lésion du nerf, elle est déjà manifeste. Elle n'exclut nullement la réaction d'Erb et l'on constate la PF > NF ou PF > NF sur le *point moteur déplacé*. Elle *survit à la réaction d'Erb*, c'est-à-dire que l'on peut constater, après guérison, NF > PF, alors que le point moteur est toujours voisin du tendon.

Elle peut *évoluer* de deux façons, suivant que la lésion nerveuse se répare ou s'accentue. Se répare-t-elle, on voit le point moteur *revenir du tendon vers sa place normale* (pronostic favorable, fig. 203). Le nerf est-il frappé de mort irrémédiable, le point moteur se *rapproche de plus en plus du tendon*, il s'y fixe et l'on voit la secousse donnée par l'excitant électrique devenir de plus en plus faible (pronostic défavorable). La *mort du muscle* s'achève en même temps que s'éteint son *excitabilité galvanique* (l'excitabilité faradique avait à ce moment depuis longtemps disparu).

Indice d'une dégénérescence *profonde* du muscle, la réaction de Remak-Doumer s'accompagne de la *lenteur de la secousse* à chaque

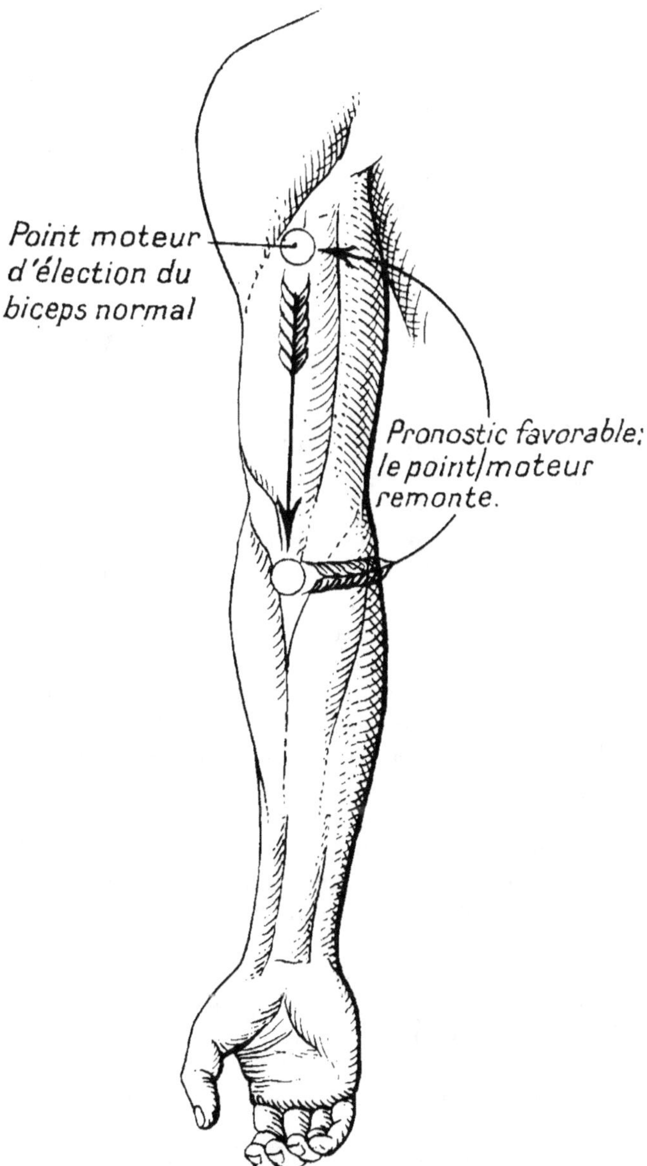

Fig. 205. — Déplacement du point moteur du biceps dans la *réaction longitudinale*.

On le voit émigrer peu à peu le long de la flèche verticale pour se fixer quelque temps
au niveau du tendon.

excitation. Cette lenteur s'accentue avec l'augmentation de la dégénérescence.

La réaction longitudinale est la *dernière* réaction que l'on puisse constater sur un muscle malade, c'est donc l'*ultime manifestation de la contractilité* musculaire.

3° **Réaction de Rich.** — Cette réaction, beaucoup moins étudiée que les précédentes, repose sur l'observation de la contraction musculaire au *pôle négatif seulement*, mais à la *fermeture* et à l'*ouverture* (1). L'ordre physiologique des secousses pour le courant galvanique est le suivant :

$$NF - PF - PO - NO$$

On voit par là que les secousses obtenues avec le pôle négatif sont aux *extrémités* de la formule. Elles sont normalement *aussi distantes que possible*. Nous avons même fait remarquer qu'en élevant progressivement l'intensité, ce n'était *qu'avec peine* qu'on obtenait la secousse NO.

Or, il existe des cas pathologiques *où les secousses de NF et de NO tendent à devenir égales*. Lorsque, l'électrode active étant *négative*, on constate *deux secousses* presque égales lorsqu'on appuie sur le bouton du manche interrupteur et lorsqu'on le lâche, ou bien lorsque l'aiguille du métronome interrupteur plonge dans le mercure et en émerge, on dit qu'il y a *réaction de Rich*.

Pour fixer les idées, sur un nerf *normal* il faut, par exemple, 2^{mA} pour obtenir la *secousse minima* avec NF et de 15 à 20^{mA} pour NO; sur un nerf présentant la réaction de Rich, il faudra 2^{mA} pour NF et 3^{mA} pour NO. On voit nettement la tendance à l'égalité polaire.

D'après Bordier (2), « cette réaction, très facile à mettre en évidence, pourrait s'appeler *réaction de compression* : elle se manifeste toutes les fois que le membre auquel appartient le nerf exploré est comprimé. Il est probable que les anomalies qualitatives de l'excitabilité galvanique, qui constituent cette réaction, sont dues à une altération du nerf, produite par une irrigation sanguine insuffisante. Cependant, dans les cas pathologiques où l'on trouve cette réaction, on ne peut pas toujours saisir la cause de cette altération sanguine ».

4° **Réaction de Remak** (Lenteur de la secousse). — La *forme* de la secousse musculaire, dans les diverses réactions que nous venons d'étudier, a une IMPORTANCE CAPITALE en électrodiagnostic.

Nous savons qu'un muscle *normal* répond *instantanément* pour

<hr>

(1) Elle a été signalée pour la première fois par Richard Geigel.
(2) Bordier, Électrothérapie, 2ᵉ édit., p. 232.

l'œil ($\frac{1}{100}$ de seconde) à l'excitant électrique et que sa contraction *totale* (période d'énergie croissante et décroissante) dure $\frac{1}{10}$ de seconde, ce qui correspond pratiquement à l'instantanéité [1]. On peut donc dire de cette secousse qu'elle est brusque, énergique, qu'elle débute et cesse instantanément, qu'elle est « *rapide comme l'éclair* » (Erb).

Il n'en est pas de même pour un muscle atrophié ou un muscle dont le nerf est dégénéré. La secousse présente une *augmentation du temps perdu*, elle est lente, traînante, paresseuse, presque vermiculaire. La courbe donnée par le myographe montre une *augmentation de la durée du raccourcissement* musculaire, une *ascension* et *une descente lente*, enfin une *diminution de sa hauteur* maxima.

Ces phénomènes, caractéristiques de la réaction de Remak, se

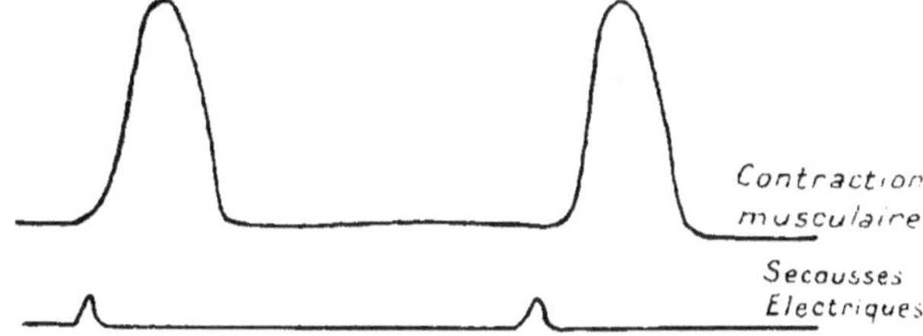

Fig. 206. — Secousse musculaire normale (schématique).

voient nettement sur la figure schématique 207 par comparaison à

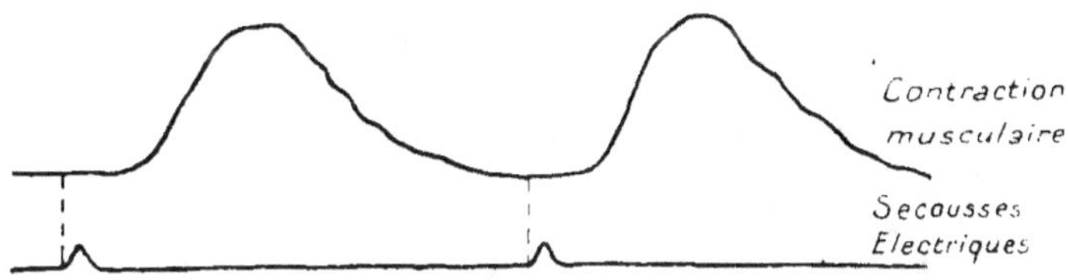

Fig. 207. — Secousse d'un muscle atteint de dégénérescence (schématique).

la secousse normale (fig. 207). On les voit aussi sur la courbe vraie (fig. 208) empruntée à Erb.

---

(1) Les praticiens qui ne disposeraient pas d'appareils pour l'inscription graphique, et c'est la majorité, ont un bon moyen de se rendre compte de la *rapidité* d'une contraction musculaire *normale*. On prend un appareil photographique, on place l'aiguille de l'obturateur sur la vitesse $\frac{1}{10}$ de seconde et, mettant l'œil à la place du verre dépoli ou de la plaque sensible, on braque l'appareil sur le ciel. L'*éclair* que l'œil aperçoit lorsqu'on fait jouer l'obturateur a la durée d'une secousse musculaire physiologique.

La *secousse ralentie* est un des caractères les plus importants des syndromes *de dégénérescence*. C'est elle qui *signe le diagnostic* ; il

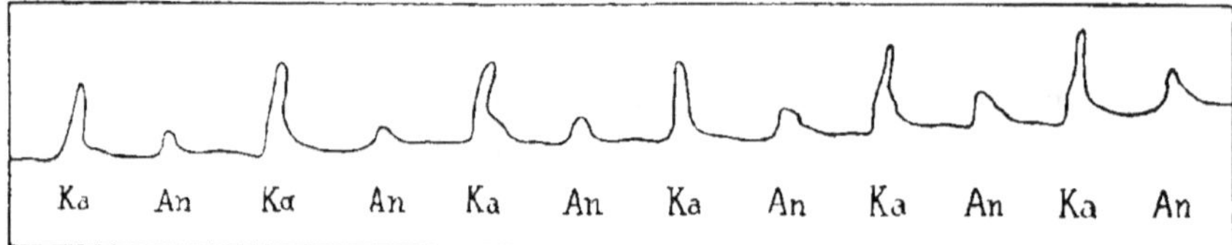

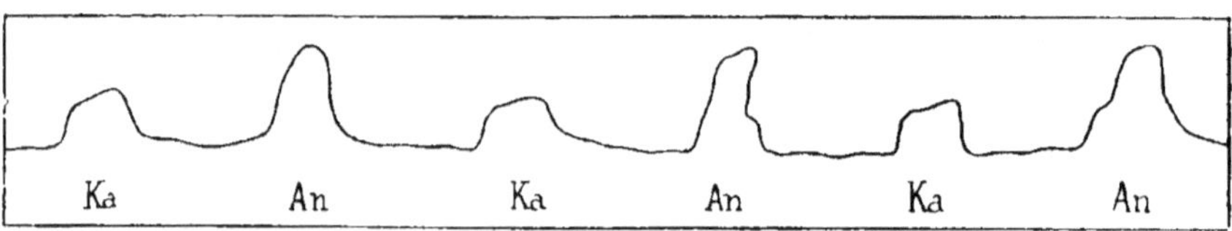

Fig. 208. — Secousses à la fermeture d'un muscle normal. Secousses ralenties et inversées d'un muscle en dégénérescence (Erb).

suffit de la constater en même temps qu'une légère diminution de l'excitabilité faradique du muscle pour affirmer la réaction de dégénérescence.

II. — GROUPEMENT DES MODIFICATIONS ÉLÉMENTAIRES DE LA CONTRACTILITÉ (*Réactions de dégénérescence*).

On entend dire couramment qu'un muscle présente *la réaction de dégénérescence* et quelques-uns entendent par là une diminution de l'excitabilité faradique ; d'autres, plus nombreux, croient pouvoir la nier tant qu'ils n'ont pas trouvé l'inversion de la formule PF > NF.

Les uns et les autres sont dans l'erreur parce que la réaction de dégénérescence ne consiste pas *dans un seul signe*, mais dans un *groupement* de signes, autrement dit, elle forme un *syndrome*.

C'est aux recherches de Duchenne de Boulogne, reprises par Baierlacher en 1859, puis par Ziemssen, Remak et Erb, que l'on doit la découverte des relations qui unissent les altérations histologiques des nerfs et des muscles aux modifications quantitatives et qualitatives de l'excitabilité électrique.

En Allemagne, la *réaction de dégénérescence* s'appelle *Entartungsreaction* et s'écrit en abrégé EaR. Chez nous, on emploie l'abréviation DR. on dit même souvent, pour se conformer à la mode des initiales, « la DR ».

Il y a à considérer successivement :

A. La réaction de dégénérescence complète ;

B. La réaction de dégénérescence partielle ;

C. Leur cause anatomique et leur signification ;

D. Leur distribution et leur intensité ;

E. Leurs étapes.

Nous terminerons cet exposé en étudiant la *manière de noter* une réaction de dégénérescence et en considérant quelle peut être *l'utilité d'une semblable recherche*.

1º **Réaction de dégénérescence complète**. — Le syndrome qu'on a coutume de désigner sous ce nom comprend le groupement des réactions élémentaires suivantes :

1º Abolition de l'excitabilité faradique et galvanique du *nerf* ;

2º Abolition de l'excitabilité *faradique* du *muscle* ;

3º Augmentation ou diminution de l'excitabilité *galvanique* du *muscle* :

On note, de plus, les *modifications qualitatives* suivantes dans la contraction musculaire :

4º Inversion de la formule PF $>$ NF, ou l'égalité polaire NF $=$ PF, ou la formule physiologique NF $>$ PF.

5º Secousse lente, traînante, paresseuse *(signe capital*. Ce n'est que lorsque *tous ces signes* existent, qu'ils présentent une indiscutable évidence, qu'on peut affirmer la réaction de dégénérescence *complète*.

2º **Réaction de dégénérescence partielle**. — Mais souvent les lésions du nerf moteur et du muscle ne sont pas arrivées à un stade de dégénérescence aussi avancé. Le nerf et le muscle sont encore excitables par un courant intense. On a alors l'ensemble clinique suivant :

1º Diminution de l'excitabilité faradique et galvanique du *nerf* ;

2º Diminution de l'excitabilité faradique du *muscle* ;

3º Augmentation ou diminution de l'excitabilité galvanique du muscle.

On note de plus, comme *modifications quantitatives* dans la contraction musculaire :

4º Inversion de la formule PF $>$ NF ou égalité polaire PF $=$ NF ou formule normale NF $>$ PF ;

5º Secousse lente, traînante, paresseuse *(signe capital*.

On voit qu'il est un signe *qui ne manque jamais* au tableau que nous venons de tracer, c'est la *secousse lente*. Sans elle, on ne peut pas affirmer la réaction de dégénérescence ; on doit donc prêter la plus grande attention à sa recherche.

Mais, avant d'aller plus loin, résumons dès maintenant en un tableau synoptique l'ensemble des réactions élémentaires qui peuvent se présenter au cours d'un examen d'électrodiagnostic.

TABLEAU SYNOPTIQUE DES RÉSULTATS D'UN EXAMEN D'ÉLECTRODIAGNOSTIC.

Cas	Élément	Point de vue	Résultat	Réaction
1er Cas	Le *nerf* et le *muscle* présentent :	Au point de vue *quantitatif.*	1. Hyperexcitabilité faradique et galvanique. ou 2. Hypoexcitabilité faradique et galvanique.	Pas de réaction de dégénérescence.
		Au point de vue *qualitatif.*	*Aucune modification* : la secousse reste brusque, rapide comme l'éclair.	
2e Cas	Le *nerf* présente :	Au point de vue *quantitatif.*	Hypoexcitabilité faradique et galvanique.	Réaction de dégénérescence *partielle.*
	Le *muscle* présente :	Au point de vue *quantitatif.*	1. Hypoexcitabilité faradique. 2. Hyper ou hypoexcitabilité galvanique.	
		Au point de vue *qualitatif.*	1. Secousse lente. 2. Inversion de la formule PF NF. / Égalité polaire PF = NF. Formule norm. NF > PF. 3. Migration du point moteur.	
3e Cas	Le *nerf* présente :	Au point de vue *quantitatif.*	Abolition de l'excitabilité faradique et galvanique.	Réaction de dégénérescence *complète.*
	Le *muscle* présente :	Au point de vue *quantitatif*	1. Abolition de l'excitabilité faradique 2. Hyper ou hypoexcitabilité galvanique.	
		Au point de vue *qualitatif.*	1. Secousse lente. 2. Inversion de la formule PF > NF. / Égalité polaire PF = NF. / Formule norm. NF _ PF. 3. Réaction longitudinale.	
4e Cas	Le *nerf* présente :	Au point de vue *quantitatif.*	Abolition de l'excitabilité faradique et galvanique.	Réaction de dégénérescence *absolue* (dégénérescence anatomique complète).
	Le *muscle* présente :	Au point de vue *quantitatif* et *qualitatif.*	1. Abolition de l'excitabilité galvanique. 2. Abolition de l'excitabilité faradique. } au point moteur. 3. Abolition de l'excitabilité tendineuse (plus de réaction longitudinale).	

3° **Cause anatomique et signification de la réaction de dégénérescence.** — Dans quel territoire anatomique faut-il localiser les lésions qui sont la cause de la réaction de dégénérescence? Les recherches de physiologie expérimentale et d'anatomie pathologique permettent de répondre à ce sujet d'une façon catégorique. *La réaction de dégénérescence partielle ou complète ne s'observe que*

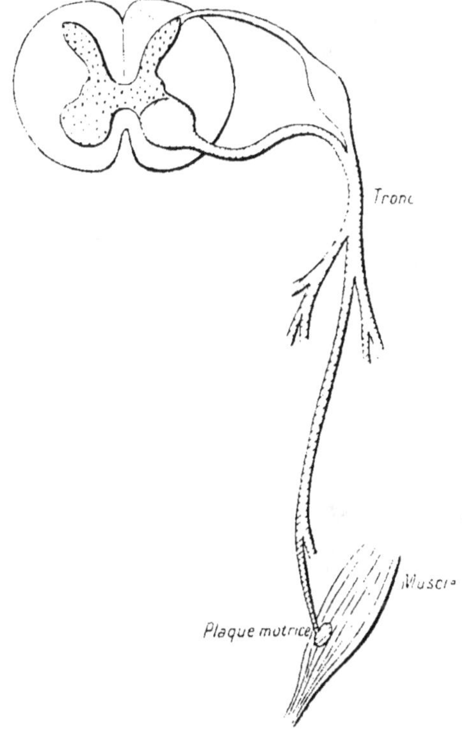

Fig. 209. — Une lésion des cornes antérieures, des racines antérieures et des nerfs moteurs (régions ombrées de hachures) peut *seule* donner la *réaction de dégénérescence*.

lorsque le neurone moteur périphérique ou son prolongement cellulifuge ont été altérés : c'est-à-dire dans les lésions des noyaux moteurs bulbaires, des cornes antérieures, des racines antérieures et des nerfs moteurs (tronc et branches) (fig. 209). Jamais une lésion des centres nerveux supérieurs ou une lésion propre du muscle ne donne la réaction de dégénérescence.

Dès lors, lorsqu'on hésite entre deux affections ayant leur siège sur l'un ou sur l'autre de ces organes, la constatation de la DR tranche immédiatement le différend. Ainsi, un malade présente des symptômes communs à la névrite périphérique et au tabes : on constate la DR, le tabes est immédiatement éliminé. Entre paralysie cérébrale, paralysie hystérique ou paralysie névritique, la DR permet de se prononcer en faveur de la paralysie névritique.

On objectera qu'on rencontre parfois la réaction de dégénérescence dans des maladies où les *faisceaux blancs* de la moelle ou bien les *cornes postérieures* sont atteints, ainsi dans la sclérose latérale amyotrophique, dans la syringomyélie, l'hématomyélie. Mais la constatation de la DR indique, tout simplement ici, la *propagation* du processus morbide au territoire anatomique indiqué dans la figure 209. Jamais la lésion *seule* des faisceaux blancs ou des cornes postérieures ne peut donner la réaction de dégénérescence.

Si donc la réaction de dégénérescence *existe*, on peut affirmer, avec une **absolue certitude**, une lésion anatomique grave du territoire indiqué figure 209. Si elle *manque*, peut-on conclure aussi sûrement à son intégrité et doit-on rechercher ailleurs que dans le neurone moteur périphérique et son prolongement cellulifuge le substratum de la maladie ? Il n'en est rien. Une *altération légère*, soit des centres nerveux moteurs, soit de leurs dépendances nerveuses, peut fort bien ne donner lieu qu'aux modifications signalées dans le tableau synoptique de la page 242 1ᵉʳ cas , c'est-à-dire à des modifications *purement quantitatives*. On *ne manquera pas de signaler au médecin traitant cette particularité afin d'éviter une erreur de diagnostic.*

4° Distribution et intensité de la réaction de dégénérescence. — Il en est de la description que nous venons de faire de la réaction de dégénérescence et de ses divers degrés, ce qu'il en est de la description schématique des maladies-types dans les traités de pathologie : la clinique ne nous offre pas souvent des exemples aussi simples.

Tantôt les cornes antérieures de la moelle sont frappées de dégénérescence dans leur totalité et la DR est absolue dans tout le territoire dépendant de ces centres ; tantôt c'est un certain nombre de cellules dans les cornes antérieures qui ont dégénéré et l'on a une distribution irrégulière de la DR ‛certains muscles sont frappés, d'autres, voisins, sont indemnes ; tantôt *plusieurs troncs* nerveux sont touchés à la fois, mais de façon *partielle*; il y a dans ces trois cas *une ou plusieurs racines* du plexus anatomiquement dégénérées : la distribution de la DR est **radiculaire**. Tantôt *un seul tronc* est touché et les muscles seuls qui en dépendent : la distribution de la DR est **funiculaire** ex. : paralysie radiale saturnine‛. Tantôt *certains filets* terminaux d'un tronc nerveux sont atteints : la distribution de la DR est **terminale**. Tantôt, enfin, certaines *ramifications* *nerveuses*, particulières à certains faisceaux d'un même muscle, ont seules dégénéré : la distribution de la DR est fasciculaire (fig. 210).

Mais, dans chacune de ces diverses distributions, l'intensité de la DR peut être différente, suivant le muscle considéré. A côté d'un muscle présentant la DR *complète*, un autre peut présenter la

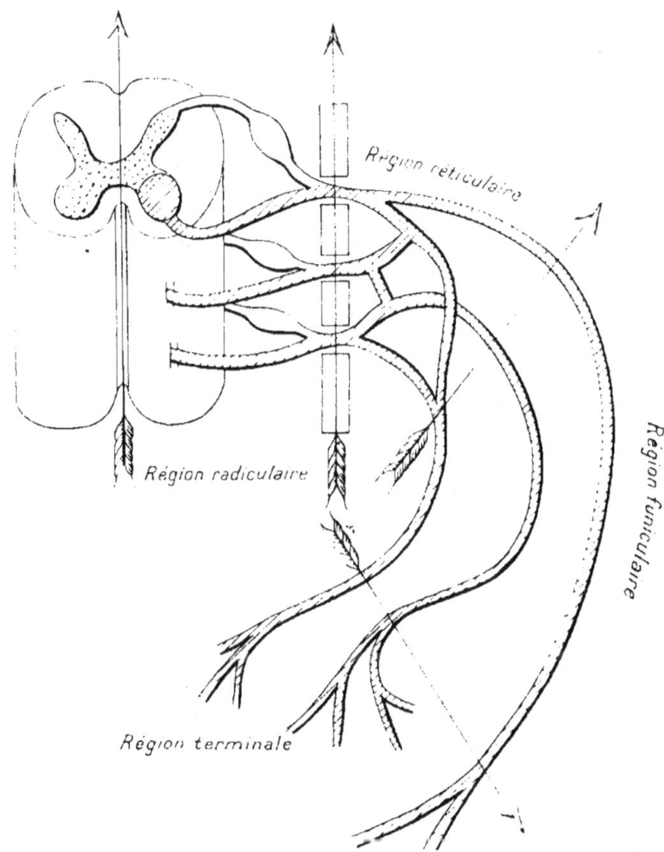

Fig. 210. — Schéma de la distribution de la réaction de dégénérescence. Chacune des régions indiquées peut être atteinte en totalité ou en partie.

DR *partielle*, un troisième, des *traces de DR*. Tout dépend de l'état dans lequel se trouvent les fibres nerveuses élémentaires constituant le tronc nerveux. Aux fibres intactes correspondent des réactions musculaires normales, aux fibres peu atteintes la DR partielle, aux fibres fortement dégénérées la DR totale.

Tout se passe dans un nerf comme dans le cas d'un faisceau de fils conducteurs reliés à autant d'appareils récepteurs télégraphiques différents image des muscles). Si le faisceau de fils vient à être détérioré (à s'oxyder par exemple) certains des appareils récepteurs ne recevront plus le courant électrique abolition de l'excitabilité ; ils correspondront aux fils détruits; d'autres fonctionneront très mal réaction de dégénérescence complète , ils correspondront aux fils presque détruits ; d'autres fonctionneront médiocrement réaction de dégénérescence partielle), ils correspondront aux fils peu altérés ; enfin quelques-uns fonctionneront très bien réaction normale , ils correspondront aux fils intacts.

5° **Étapes de la réaction de dégénérescence.** — Considérons le cas d'un des troncs nerveux de la figure 210 que nous aurons *sectionné* dans la région funiculaire. Il va dégénérer suivant le *mode wallérien* et va nous offrir toutes les étapes de la réaction de dégénérescence dans les cas les plus graves. Examinons de jour en jour l'excitabilité du *nerf* et des *muscles* qui en dépendent, nous constatons :

a *Pour le nerf :* une *augmentation de l'excitabilité* galvanique et faradique du nerf pendant deux à trois jours (1) environ, qui fait place rapidement à une *diminution* de l'excitabilité, suivie d'une *abolition* vers le dixième jour ;

b *Pour le muscle :* 1° une *diminution de l'excitabilité faradique* qui va s'accentuant pour faire place à de l'*inexcitabilité* au bout du deuxième septénaire ;

2° Une *diminution de l'excitabilité galvanique* pendant le premier septénaire, suivie d'une *augmentation de cette excitabilité* pendant le deuxième septénaire. Cette hyperexcitabilité s'accompagne ou non de la réaction d'Erb (PF > NF) et de la réaction de Rich ; elle dure quelques jours à plusieurs semaines et fait place peu à peu à une *nouvelle diminution de l'excitabilité* qui se termine par l'*inexcitabilité finale*.

La courbe suivante, que nous empruntons à l'excellent traité de Guilleminot (2), résume la succession des phénomènes.

Elle montre encore que les secousses disparaissent dans l'ordre suivant : PO, puis NO, puis NF. Celle qui subsiste le plus longtemps est PF. Mais ces secousses ne se montrent plus qu'à l'excitation du tendon *réaction longitudinale* pendant les derniers stades. La réaction longitudinale disparaît à son tour : c'est le signe de la mort du muscle.

---

(1) Le peu de durée de cette période d'hyperexcitabilité nerveuse fait que cette réaction n'est généralement pas constatée.

(2) Guilleminot. Électricité médicale. 2e *édition*.

Enfin, elle permet de montrer à chaque période de quoi se compose le syndrome réaction de dégénérescence. C'est ainsi qu'à partir du quatorzième jour toutes les excitabilités sont abolies, sauf l'excitabilité galvanique du muscle qui s'accompagne de la *lenteur de la secousse*.

Mais, en clinique, les phénomènes ne se passent heureusement pas toujours comme dans le cas d'une section nerveuse. Au lieu de suivre une marche inexorablement *progressive*, la DR peut subir des **modifications régressives**, étapes vers la guérison. Ces modifications sont caractérisées par une tendance des réactions pathologiques à se rapprocher des réactions physiologiques. Pour les énumérer, nous n'avons qu'à suivre de droite à gauche les courbes de la figure 211. On voit le point moteur revenir lentement du tendon au point optimum ; la secousse devient moins lente, moins traînante, la réaction d'Erb et de Rich (si elles existent) disparaissent. Enfin, l'excitabilité galvanique et faradique du *nerf*, l'excitabilité faradique du *muscle* (1) reparaissent et vont en augmentant.

En général, la *contractilité volontaire se manifeste à nouveau* lorsque les réactions ont une tendance à revenir à la normale.

(1) Il est à remarquer que l'excitabilité faradique du nerf *disparaît* avant celle du muscle et *reparaît* avant elle.

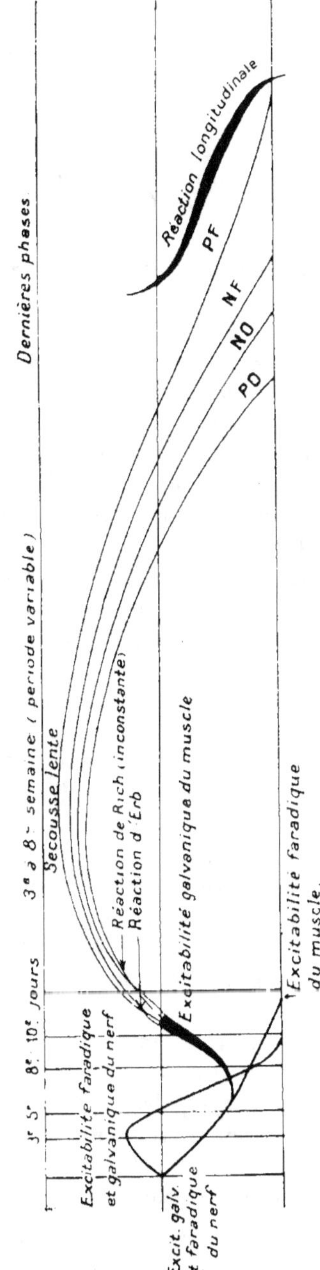

Fig. 211. — Graphique des étapes de la réaction de dégénérescence complète (d'après Guilleminot).

De sorte qu'on peut voir ce curieux phénomène : un membre ayant récupéré *toutes ses fonctions* et présentant encore sur ses muscles la *réaction de dégénérescence*. La DR finit par disparaître à la longue, mais pendant très longtemps, *pendant des années*, on peut trouver, sur les nerfs et les muscles du côté qui a été guéri, le souvenir des lésions antérieures sous forme d'une *diminution de l'excitabilité*. La *réparation* des lésions, lorsqu'on a constaté la réaction de dégénérescence, est toujours *extrêmement lente* et dure très souvent des mois.

6º Manière de noter un examen d'électrodiagnostic.
Il y a deux façons de rendre compte d'un examen d'électrodiagnostic. La *première*, consiste à noter en langage courant les différentes réactions que l'on a constatées en signalant leur intensité. Il est inutile de faire figurer sur un pareil compte rendu le nombre de milliampères correspondant à la secousse de chaque muscle, ce serait compliquer inutilement les choses.

Il faut bien se souvenir, en effet, que l'examen électrique est souvent demandé par des confrères peu au courant de l'électrologie médicale. Il faut autant que possible éviter de leur transmettre des résultats par trop techniques. Et, pour parler avec Rabelais, puisque nos recherches nous ont donné « l'os médullaire », brisons-le pour en extraire à l'usage des autres « la substantifique moelle ».

Mais il existe un *second procédé*, le procédé *graphique* imaginé par le Professeur Bergonié, que nous avons décrit déjà en électrophysiologie. Il est simple, il parle aux yeux et se passe de tout commentaire. On reporte sur une feuille, réglée pour cela, la grandeur relative de chaque secousse et l'intensité nécessaire pour la produire.

Soit à noter, par exemple, la réaction d'un muscle qui présentait à la fois de la *diminution de l'excitabilité galvanique*, la *réaction d'Erb* typique et la *réaction de Rich*. On a le graphique de la figure 212.

On n'a qu'à le comparer à celui de la figure 182, qui représente la loi des secousses, pour voir la différence.

7º Utilité de la recherche des réactions électriques. -
Ce que nous avons dit jusqu'ici, au point de vue de l'établissement ou de la confirmation d'un diagnostic à l'aide des réactions électriques, suffit à prouver leur utilité. N'auraient-elles que l'avantage de faire cesser l'embarras fréquent des cliniciens entre les troubles moteurs d'origine organique et les troubles moteurs d'origine fonctionnelle (1) que l'électrodiagnostic serait justifié.

Mais l'électrodiagnostic s'impose encore dans un grand nombre de

---

(1) Dans l'hystérie et dans les troubles moteurs qui l'accompagnent, on ne trouve *jamais* la *DR*.

cas comme le seul moyen de fixer le *pronostic* d'une affection et d'en diriger scientifiquement le *traitement*.

Pronostic. — En général, une simple modification *quantitative* de l'excitabilité indique une affection légère ; une *DR partielle*, une affection déjà très sérieuse ; une *DR complète*, une affection très grave.

Mais cette comparaison des différents degrés de l'excitabilité ne peut servir utilement au pronostic que si l'on compare des cas différents d'une *même maladie*. Dire que le pronostic est aussi mauvais

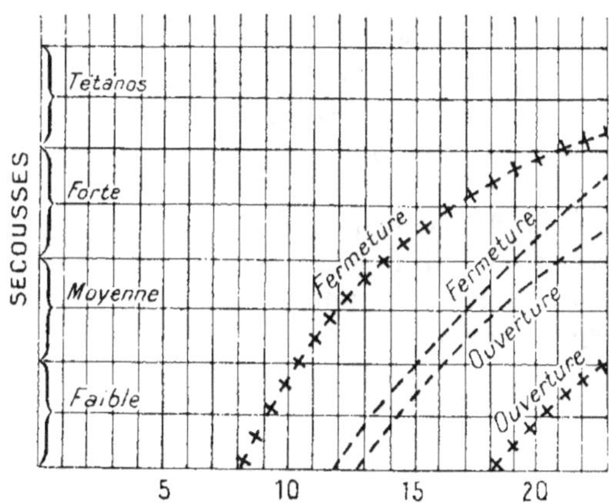

Fig. 212. — Représentation graphique d'un examen électrique.

dans un cas de névrite grippale et de névrite traumatique présentant toutes les deux une DR complète, serait commettre une grave erreur.

Dans d'autres cas, la constatation d'une DR, même légère, pourra faire porter un pronostic très sévère, dans la *syringomyélie* par exemple, où elle donnera une preuve de l'extension de la maladie, de sa propagation aux faisceaux moteurs.

De l'appréciation du *degré de la lésion*, on pourra tirer d'utiles données sur la *durée* probable de la maladie et sur sa *curabilité* ou son *incurabilité*.

Il existe même certains cas (paralysie faciale et paralysie infantile) où l'examen d'électrodiagnostic sera le *seul moyen* d'être renseigné d'une façon certaine sur l'évolution de la maladie.

Traitement. — Comment traiter avec fruit, ou même sans danger, une paralysie, si l'examen électrique des muscles n'a pas été fait ? Appliquera-t-on le courant faradique, le courant galvanique ou une autre modalité électrique ? On s'imagine trop communément que tous les courants se valent au point de vue des effets physiologiques. Il n'en est rien : il existe une « véritable posologie » électrique et des indications très nettes d'employer un courant à l'exclusion d'un autre : c'est l'électrodiagnostic qui trace ces indications. Par exemple, *toute paralysie présentant le syndrome réaction de dégénérescence ne devra jamais être traitée* par le *courant faradique*, et l'on devra se défier surtout du courant faradique *de tension* (bobine à fil fin). La négligence de cette précaution fondamentale a été la cause trop fréquente, hélas, de paralysies incurables, d'atrophies définitives, ou de contractures permanentes.

Enfin, en suivant l'*évolution* de la DR, on peut, suivant les cas, abandonner un courant pour en prendre un autre, les associer, diminuer ou augmenter leur intensité, modifier le nombre des excitations dans l'unité de temps ou le nombre d'applications par semaine, suspendre au besoin le traitement.

Pour toutes ces raisons, l'étude attentive des réactions électriques des muscles et des nerfs doit prendre de plus en plus en clinique une importance de premier ordre.

CHAPITRE II

ÉLECTRODIAGNOSTIC
BASÉ SUR LE VERTIGE VOLTAÏQUE

L'étude du vertige voltaïque et des réactions auditives chez des sujets présentant une affection de l'oreille est une des applications, trop peu connue encore, de l'électrodiagnostic.

Elle mériterait certainement beaucoup mieux car, ainsi que l'ont affirmé Bergonié et Roques (1) au Congrès tenu à Lyon 1906 par l'Association française pour l'Avancement des Sciences :

1° L'électrodiagnostic peut révéler la *nature* névropathique ou organique de bien des otopathies, et, chez les malades névropathiques avérés, établir la part qui revient à la névropathie et celle qui est due aux lésions organiques.

2° L'électrodiagnostic permet d'apprécier l'*importance*, l'*étendue* des lésions et de déterminer *quelles régions* de l'oreille sont affectées.

Mais l'étude des réactions auriculaires a besoin d'être simplifiée et d'être rendue pratique, pour laisser de côté tout ce qui n'intéresse que le physiologiste et ne retenir que les points indispensables au diagnostic. La simplification des méthodes d'examen donnera, du reste, plus de tranquillité au malade pendant l'exploration et, par conséquent, plus de facilité pour apprécier ses sensations et les exprimer. L'examen électrique est en effet souvent désagréable, quelquefois même accompagné de quelques douleurs; « il aura donc d'*autant plus de valeur* qu'il sera *plus simple, plus rapide, plus supportable* ».

Tout diagnostic comporte la recherche des symptômes et l'appréciation des résultats, d'où deux divisions logiques :

1° Ce qu'il faut rechercher et comment il faut le rechercher;

2° Comment il faut observer et interpréter les résultats.

(1) Ce chapitre était déjà écrit quand a paru l'intéressant article du Dr Roques, *État actuel de l'Électrodiagnostic dans les otopathies* (*Archives d'électricité médicale*, 25 juillet 1908). En présence du lumineux exposé de notre collègue et ami, nous n'avons pas hésité à remanier de fond en comble ce que nous avions composé. Nous le prendrons pour guide, c'est à dire l'estime dans laquelle nous tenons son travail.

I. — CE QU'IL FAUT RECHERCHER ET COMMENT IL FAUT LE RECHERCHER.

Nous devons chercher à provoquer des réactions en rapport avec le double rôle dévolu à l'oreille : fonction d'*audition* et fonction d'*équilibration*. Sans entrer dans le détail des réactions signalées par Brenner, Hitzig, Erb, Babinski et Leduc, il nous suffira de savoir :

Pour l'audition :

a Si le sujet entend des bruits ou des sons inaccoutumés lorsque le courant passe ;

b A quel moment il les perçoit ;

c Dans quelle oreille.

Pour l'équilibration :

a Si le sujet a du vertige quand le courant passe ;

b A quel moment il apparaît ;

c Dans quel sens il *se sent* tomber ;

d Dans quel sens *il s'incline* réellement et *involontairement*. Ce dernier signe est la *seule manifestation objective* au cours de l'examen.

§ 1. — Courants et instruments nécessaires.

Les courants nécessaires sont le courant *faradique* et le courant *galvanique*. On disposera donc d'un appareil pouvant donner ces deux courants et permettant de les interrompre au moyen d'un *métronome interrupteur*. Si l'on ne possède pas cet instrument, un simple *interrupteur à manette* suffira.

Le courant galvanique sera réglé au moyen d'un *réducteur de potentiel* (1) ou d'un *rhéostat liquide* (celui du Professeur Bergonié par exemple, ou le nôtre dont la commande pneumatique peut se faire *à distance*).

L'électrode à employer est celle du Dr Roumaillac (fig. 213).

Cette électrode se compose d'un disque en ébonite, de 4 centimètres de diamètre et de 4 millimètres d'épaisseur, traversé

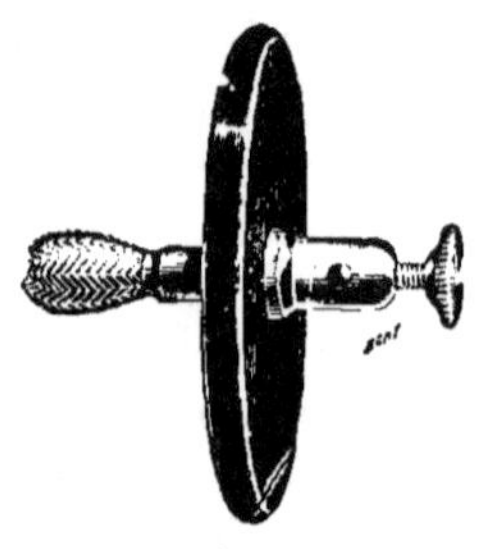

Fig. 213. — Électrode auriculaire de Roumaillac.

par une petite tige conductrice. D'un côté se trouve la borne destinée à recevoir le fil conducteur et de l'autre, l'*excitateur* proprement dit de 2 centimètres de longueur.

(1) Notre *réducteur de potentiel à liquide* (fig. 36) est appelé à rendre ici les plus signalés services, car il se manœuvre sans bruit, sans à-coups et donne un courant aussi faible qu'on le désire.

La base de l'excitateur est entourée de caoutchouc ou de gutta-percha pour éviter le passage du courant dans les parties externes de l'oreille. Son extrémité est ovoïde et porte de petites saillies destinées à retenir la ouate dont on entoure l'électrode avant de l'utiliser.

§ 2. — Position du malade et de l'opérateur.

La position du malade et de l'opérateur a *la plus grande importance*, car on ne peut compter sur des résultats exacts et comparables que lorsqu'on a employé une technique précise et uniforme.

Le *malade* à examiner est *assis*, le *dos tourné* aux appareils électriques. De cette façon, la simulation et la suggestion seront éliminées puisque toutes les manœuvres se feront hors de son champ visuel. Son *visage* est convenablement éclairé par une bonne lumière, soit naturelle, soit artificielle.

Le *médecin* se place devant le malade.

Il doit *voir tout le visage* du sujet et pour cela *ne pas intercepter* la lumière; il doit aussi être *assez rapproché des appareils* placés derrière le sujet, pour pouvoir les manœuvrer tous facilement et sans bruit en étendant le bras.

La lumière est non seulement nécessaire pour bien noter l'*apparition du vertige*, mais aussi pour examiner à chaque instant l'*expression physionomique* du sujet. Le doigt sur les appareils et l'œil sur le malade, on jugera par les contractions de ses traits si le courant passe faible ou fort. Les réactions du *nerf facial* à l'excitant électrique serviront, pour un observateur exercé, à corroborer dans une certaine mesure l'exactitude des phénomènes subjectifs décrits par le malade.

§ 3. — Technique expérimentale.

Il y a à envisager celle qui convient à la *recherche des sensations auditives* et celle qui convient à la *recherche du vertige*.

1º *Recherche des sensations auditives.* — L'excitateur de l'électrode de Roumaillac ayant été entouré de *ouate* imbibée d'*eau tiède*, on l'introduit dans l'oreille droite en tirant le pavillon en haut, en arrière et en dehors, de façon à rendre rectiligne le conduit auditif.

On maintient l'électrode en place au moyen d'une bande de caoutchouc assez large, percée d'un trou pour laisser passer la borne de l'électrode et faisant le tour de la tête. Il ne faut *pas tenir l'électrode à la main*; on pourrait par des mouvements involontaires fausser les résultats.

On place ensuite *dans le dos*, au-dessous de la nuque, une *large électrode spongieuse*: c'est l'électrode indifférente.

Alors, en commençant par le **courant faradique**, on pratique une série de fermetures et d'ouvertures du courant, en faisant croître peu à peu l'intensité.

On note la division du chariot au moment où la *sensation auditive* est perçue. S'il ne se produit pas de sensation, on note son *absence* dès que l'intensité du courant cesse d'être supportable.

On passe ensuite à l'autre oreille (oreille gauche), en opérant de la même manière.

Au courant faradique succède l'emploi du **courant galvanique**. Pour *chaque pôle* et successivement pour chaque oreille, le médecin pratique une série de fermetures et d'ouvertures du courant. *Il observe uniquement ce qui se passe à la fermeture*. En faisant croître peu à peu l'intensité, il arrive un moment où la *sensation auditive* apparaît. On note l'*intensité* qui la détermine pour *chaque pôle* et *pour chaque oreille* (il est bon pour cela d'avoir un milliampèremètre gradué *en dixièmes* de milliampère). Comme pour le courant faradique, on note son *absence* s'il ne se produit *pas de sensation* en élevant l'intensité du courant au *maximum tolérable*.

Quoique le *timbre du son* ait une importance minime, on fera bien de le noter.

En *résumé*, la recherche des réactions auditives fournira le petit tableau suivant :

Oreille D. — Courant faradique...........................
            Courant galvanique. { Pôle positif...........
                              { Pôle négatif.... ....
Oreille G. — Courant faradique.
            Courant galvanique. { Pôle positif...........
                              { Pôle négatif...........

2° **Recherche du vertige voltaïque**. — Deux électrodes spongieuses de *même surface* (1) et également imbibées d'eau tiède seront *simultanément* placées sur les deux tempes (fig. 175) ou en avant et un peu au-dessus du tragus (Babinski) ou sur les deux apophyses mastoïdes.

Comme il est de la plus haute importance que la tête du sujet soit libre (afin de bien constater l'inclinaison de la tête), on maintient les électrodes en place au moyen d'une *bande de caoutchouc*.

Par la manœuvre de l'interrupteur, le médecin provoque des fermetures et des ruptures du courant, tout en augmentant progressivement l'intensité. Il note, *à la fermeture seulement*, si le vertige se

<hr>

(1) Si on emploie des électrodes en forme de bouton, on les prendra de 2 à 3 centimètres de diamètre.

produit (1), avec quelle intensité de courant et de quel côté le sujet *se sent tomber*, avec quelle intensité de courant et de quel côté sa tête *s'incline réellement*.

On commencera la recherche du vertige en rendant *positive* l'électrode appliquée sur le *tragus droit* et on observera ce qui se passe *de ce côté*. Les résultats notés, on *renversera* le courant, on rendra *positive* l'électrode appliquée sur le *tragus gauche* et on procédera comme plus haut.

Le résultat de l'examen sera donc *résumé* par le tableau suivant :

Tragus D soumis au pôle *positif* :
> Sensation de vertige à (intensité en mA) *vers* (indiquer le pôle).
> Vertige objectif ou inclination de la tête à intensité, *vers* (indiquer le pôle).

Tragus G soumis au pôle *positif* :
> Sensation de vertige à (intensité), *vers* (indiquer le pôle).
> Vertige objectif ou inclination de la tête à (intensité), *vers* (indiquer le pôle).

Comme l'a fait remarquer Roques, « les observations ainsi recueillies suffisent à donner *tous les renseignements indispensables* pour l'électrodiagnostic ». Il s'agit maintenant de les interpréter.

II. — COMMENT IL FAUT OBSERVER ET INTERPRÉTER LES RÉSULTATS.

Nous rappellerons d'abord brièvement les *réactions normales* que nous avons vues au chapitre de l'Électrophysiologie ; nous étudierons ensuite les *réactions pathologiques*.

§ 1. — Réactions normales.

Chez les sujets normaux, on constate principalement :

1° Que les sensations **auditives** ne sont *pas obtenues* dans 80 à 90 p. 100 des cas avec une intensité galvanique comprise entre 0 et 6^{mA}.

Si on en obtient, c'est d'abord à la *fermeture* et au pôle *négatif*, puis pour une intensité plus forte à l'*ouverture* et au pôle *positif*.

Le *bruit* se produit *du côté que l'on excite*.

2° Que le **vertige voltaïque** se produit, au contraire, très *facilement* ;

Qu'il s'accompagne de *sensation de chute* et *d'inclination de la tête* avec *rotation* du côté du pôle *positif* ;

____

(1) Il s'agit là du *vertige subjectif*. On doit donc demander au malade à *chaque interruption* : Sentez-vous quelque chose ? Qu'éprouvez-vous ?

Qu'il est déterminé par de *très faibles intensités* 2 à 8 milliampères en moyenne.

§ 2. — **Réactions pathologiques**.

Elles concernent *l'audition* et *l'équilibration*.

I° **Audition**. — On peut se trouver en présence de deux cas :

1° Il ne se manifeste point de réactions auditives ;

2° Les réactions auditives se produisent.

1° *On ne note point de réactions auditives.* Si l'on a tout lieu de penser (examen de l'otologiste, interrogatoire du malade) que le sujet n'a pas l'oreille absolument saine, l'absence de réaction dénote :

ou une lésion très minime,

ou une surdité hystérique,

ou une surdité tabétique.

Si le malade est atteint depuis longtemps d'une surdité organique sérieuse, on conclura au contraire à une *dégénérescence complète* du nerf (pronostic très grave).

2° *Les réactions auditives se produisent.*

Le **courant faradique** donne plus souvent une sensation auditive chez les sujets qui ont *l'oreille malade* que chez les sujets qui ont l'oreille saine. Ce courant, d'après le D⁻ Roques, « excite les *muscles* de la chaîne des osselets soit directement, soit indirectement, par l'intermédiaire de leurs nerfs, du facial par exemple qui, on le sait, envoie un filet au muscle de l'étrier, *le muscle qui écoute*, comme dit Toynbee. Or, des muscles qui se contractent *font du bruit*. Ce bruit, trop faible pour être perçu dans des conditions ordinaires, est suffisant pour être entendu par une oreille mise en état d'*hyperexcitabilité* » par une *cause pathologique*.

Le *timbre des sons* entendus ressemble à un « *bourdonnement sui generis*, généralement décrit ou imité à peu près de la même façon par la plupart des malades ».

Le **courant galvanique** donne, dans les cas d'*otite*, des sensations auditives avec une faible intensité de courant. Généralement c'est le *pôle négatif* à la *fermeture* qui produit le son, d'autres fois c'est le *pôle positif*. Jusqu'à présent on ne peut pas dire que ce soit le signe d'une lésion plus grave, quoiqu'il y ait là quelque chose qui rappelle la formule d'Erb.

Le *timbre des sons* est beaucoup plus variable avec le courant galvanique qu'avec le courant faradique. On n'y attache pas d'importance.

En résumé, avec l'un comme avec l'autre courant, les réactions auditives ne se produisent généralement que sur les *oreilles malades, hyperexcitables.*

Lorsqu'on excite une oreille soit au *courant faradique,* soit au *courant galvanique,* il peut se faire que la réaction auditive se produise dans l'oreille opposée. On appelle ce phénomène la RÉACTION PARADOXALE. Il démontre l'hyperexcitabilité de *l'oreille opposée* à celle qu'on excite. La réaction paradoxale indique donc que l'oreille qui perçoit le bruit réactionnel est, dans le cas de lésion unilatérale, l'oreille malade, et qu'elle est, dans le cas de lésion bilatérale, l'oreille la plus atteinte (Roques).

D'où peut provenir cette hyperexcitabilité? — De deux causes : ou d'une *conductibilité plus grande* des tissus de l'oreille, ou d'une *irritabilité plus grande* du nerf.

Cette conductibilité plus grande se trouve réalisée dans la *furonculose* du conduit auditif externe, dans l'*otite moyenne,* surtout *avec épanchement,* dans l'*hyperémie de l'oreille interne (labyrinthe).*

Quant à l'irritabilité plus grande du nerf, on la rencontre dans l'*otite interne,* dans la *névrite* avec hyperémie du nerf auditif, dans toutes les affections qui augmentent la pression intracranienne (*tumeurs de l'encéphale, méningites, traumatismes cérébraux).*

Comme le fait très justement remarquer le Dr Roques, cette hyperexcitabilité, qui est d'ordinaire de mauvais augure, en raison de la *gravité* de la lésion qu'elle décèle, peut quelquefois devenir *rassurante.* Ainsi, sa constatation dans les vieilles otites labyrinthiques indique que le nerf *n'est pas absolument dégénéré,* ce qu'on peut toujours redouter.

2° Équilibration. — Lorsque le vertige voltaïque se produit d'une *façon normale,* de même que l'inclination et la rotation de la tête, on en peut conclure ou que le sujet est *sain,* ou que sa *surdité* (si elle existe) est de *cause psychique,* ou encore que sa *surdité* est bien due à une *lésion organique,* mais à une lésion *qui n'intéresse pas le labyrinthe* (canaux semi-circulaires, utricule, saccule, nerf acoustique).

Les modifications pathologiques du vertige sont *une augmentation de la résistance au vertige* qui ne se produit plus qu'avec 12, 15, 20 milliampères, et une *anomalie dans le sens de l'inclination et de la rotation de la tête.* Pour bien comprendre ce qui se passe dans ce dernier cas, il nous faut encore considérer un sujet normal.

Lorsqu'on procède chez un sujet dont les oreilles sont saines, à la recherche du vertige, on constate un mouvement d'inclination et de rotation de la tête du côté du *pôle positif* (fig. 214, I).

Si l'on vient à changer la polarité des électrodes, la tête s'incline du côté opposé, puisque le pôle positif a changé de côté, fig. 214, II.

Le déplacement de l'axe, passant par le milieu de la face, peut se

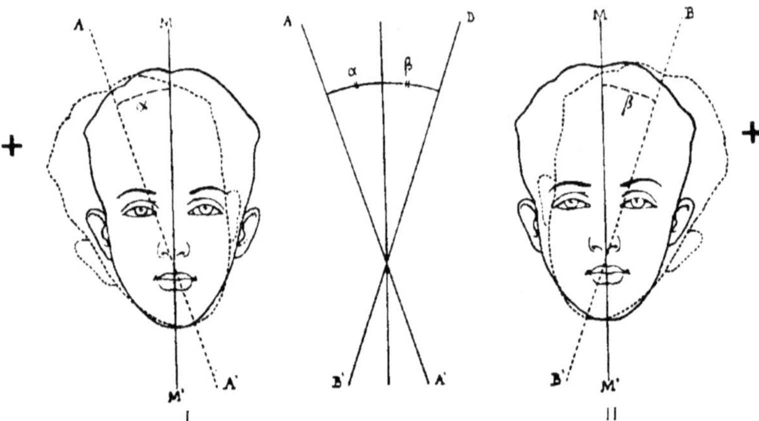

Fig. 214. — Inclinaison égale de la tête à droite et à gauche du côté du pôle positif chez un sujet normal.

mesurer par un certain angle α (fig. 214, I) et β (fig. 214, II). L'expérience prouve que les angles α et β *sont égaux*.

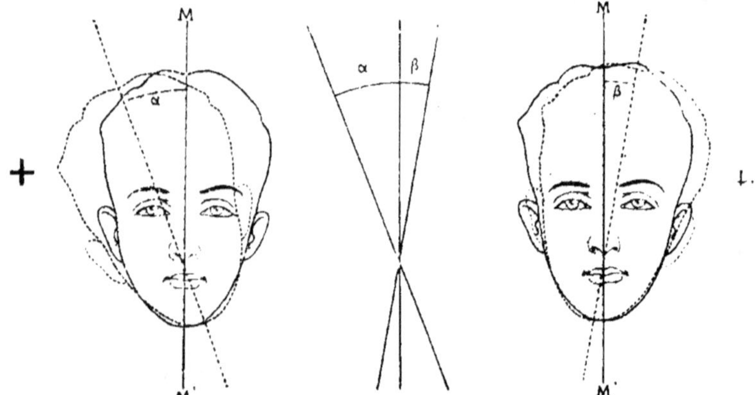

Fig. 215. — Inclinaison inégale (α > β) de la tête à droite et à gauche chez un sujet atteint de lésion de l'oreille droite (le côté malade est ombré).

Si l'on recherche, au contraire, le vertige chez un sujet atteint de lésions d'*une seule oreille* (lésion unilatérale), on constate que l'*inclinaison et la rotation* sont *plus accentuées* du côté *malade*. L'importance du pôle est moins grande alors que celle de la maladie (fig. 215).

Dans le cas de *lésions bilatérales*, l'inclinaison et la rotation prédominent également d'*un même côté*, le côté de *l'oreille la plus malade*. Parfois l'inclination se fait en arrière ou ne se produit pas.

Signification des troubles du vertige voltaïque. — La signification des troubles du vertige voltaïque est très importante. Le vertige voltaïque ne présente, en effet, *d'anomalies* que lorsqu'il existe une *lésion de l'appareil labyrinthique* qui est l'organe préposé à l'équilibration. En ce cas, on peut affirmer, à coup sûr, quelque chose d'anormal du côté des canaux semi-circulaires, de l'utricule, du saccule ou des terminaisons de la branche vestibulaire du nerf acoustique.

Si l'on constate *l'impossibilité de déterminer le vertige*, même avec les plus fortes intensités tolérables, il faut en conclure que les *organes labyrinthiques d'équilibration* sont détruits.

La résistance au vertige est augmentée par l'augmentation de *pression intracranienne*. Elle diminue lorsqu'on diminue cette pression par ponction lombaire. *L'augmentation de résistance au vertige* peut donc servir de confirmation à un diagnostic de *tumeur intracranienne*.

Pour résumer les résultats de l'électrodiagnostic en otologie, nous empruntons au Dr Roques le tableau ci-contre (p. 260) qui en fixe l'ordre et en facilite le souvenir. Nous n'en avons modifié que quelques points de détail.

Comme pour l'électrodiagnostic neuro-musculaire, tous les signes observés ne peuvent servir à un diagnostic exact que par leur combinaison. Leur groupement constitue de véritables *syndromes*. Ainsi, la facilité de production des réactions auditives est commune aux otites moyennes et aux otites internes, mais dans les otites moyennes on a un vertige normal et dans les otites internes, une grande résistance au vertige. On pourrait donc tracer des formules schématiques, caractérisant chaque cas, telles que celles-ci :

Réactions auditives faciles accompagnées de vertige normal = otite moyenne ou affection inflammatoire ayant respecté l'appareil vestibulaire.

Réactions auditives faciles accompagnées de résistance au vertige = otite interne *labyrinthique*.

Pour mieux faire comprendre ce qu'on peut espérer de semblables recherches, nous prendrons quelques exemples que nous analyserons. Mais voyons d'abord comment se fait la **notation de l'examen** d'une façon à la fois claire et rapide.

Par analogie avec les signes employés par les médecins-auristes pour résumer leurs observations, nous utiliserons les abréviations suivantes (1) :

---

(1) Ce sont les abréviations proposées par le Dr Roques.

TABLEAU SYNOPTIQUE DES RÉSULTATS DE L'ÉLECTRODIAGNOSTIC EN OTOLOGIE.

Reactions.   **Signification.**

Pas de réaction auditive......
1. État normal chez 80 à 90 p. 100 des sujets sains.
2. Troubles hystériques. / Troubles tabétiques.
3. Dégénérescence *complète* des terminaisons du nerf acoustique.

Fonctions

Audition

Réactions auditives (bruits ou sons avec une *intensité très faible* : 0 à 6 milliampères en moyenne).....

Hyperexcitabilité de l'oreille résultant :

A. D'une conductibilité plus grande des tissus.
- Furonculose du conduit auditif.
- Épanchements.
- Otite moyenne (avec hypérémie — interne.. / perémie)

— Névrite avec hyperémie.
— Otite interne.

B. D'une irritabilité plus grande du nerf.
- Tumeurs intracrâniennes.
- Méningites.
- Traumatisme de la tête.

L'oreille *qui perçoit le bruit est l'oreille lésée* que ce soit l'oreille excitée ou celle du côté opposé (réaction *paradoxale*).

Qui augmentent la pression intracranienne.

Équilibration

Vertige *subjectif* et *objectif* à moins de 8 milliampères. Entraînement vers le pôle *positif*..
1. État normal.
2. Troubles hystériques. / Troubles tabétiques.
3. Otites externes. / Otites moyennes. / Otites internes...

Mais avec participation de *l'appareil cochléaire seul*, l'appareil vestibulaire restant intact.

Vertige *subjectif* et *objectif* ne survenant qu'au dessus de 10 milliampères en moyenne. Entraînement maximum vers *l'oreille malade* (lésion unilatérale) ou *la plus malade* (lésion bilatérale).....

Otite interne.
- Atteignant les canaux semi-circulaires et leurs ampoules ;
- Atteignant l'utricule ;
- Atteignant le saccule.

Augmentation de la pression intracranienne : tumeurs, etc.

Pas de vertige, même avec les plus fortes intensités tolérables........
Si le labyrinthe est malade. — Destruction de tous les organes labyrinthiques d'équilibration et dégénérescence *totale* du nerf.

AR = Réactions auditives.
VR = Réactions de vertige.
Od = Oreille droite.
Og = Oreille gauche.
Td = Tragus droit.
Tg = Tragus gauche.
σ = Sensation auditive.

F = Courant faradique.
G = Courant galvanique.
Po = Pôle positif.
Ne = Pôle négatif.
N. subj = Vertige subjectif.
V. mvt = Mouvement objectif dû au vertige.

« L'absence de réaction est indiquée par le mot *Néant* après lequel il faut toujours sous-entendre la remarque suivante : « *Avec l'intensité maxima supportable.* » La direction de l'entraînement subi pendant le vertige est marquée par le mot *vers* suivi de l'indication du pôle, ou, s'il y a lieu, par les mots : *de sens indéterminé*. La prédominance d'un pôle se traduit par la formule Ne > Po ou Ne < Po suivant que la réaction auditive est mieux perçue au pôle positif ou au pôle négatif.

« Pour les intensités, on conserve la notation habituelle : le nombre suivi de l'indication *mA*. Le timbre d'un son ne peut être indiqué que par le mot correspondant, mis entre parenthèses, après le signe σ. »

Voici maintenant quelques exemples :

1er *Exemple*.   **— AR —**

O.d.F : Néant.
    G : Po : Néant.
       Ne : Néant.
O.g.F :   Néant.
  G. Po :   Néant.
   Ne :   Néant.

Fiche 1
Sujet sain.
Réactions normales.

— VR —

T.d. sous Po : V. subj. à 2^{mA}, vers Po.
           V. mvt. à 3^{mA}, vers Po.
T.g. sous Po : V. subj. à 2^{mA}, vers Po.
           V. mvt. à 4^{mA}, vers Po.

Cette fiche montre l'impossibilité d'obtenir des réactions auditives avec l'intensité maxima tolérable et, par contre, la facilité avec laquelle s'obtiennent soit le vertige subjectif, soit l'inclination de la tête (1). Le mouvement se fait toujours vers le pôle positif. Tout est donc normal.

---

(1) Les variations entre 2 à 4 mA pour passer du vertige subjectif au vertige objectif ne sont pas pathologiques.

Une fiche, exactement semblable pour la partie AR et qui porterait *Néant* pour toute la partie VR serait extrêmement grave puisqu'elle indiquerait la destruction fonctionnelle du labyrinthe et la dégénérescence complète du nerf.

2ᵉ *Exemple.*   **— AR -**

    O.d.F : Néant.

       G. Po : σ à 3^{mA}
       Ne : σ à 1^{mA} $Ne > Po$

    O.g.F : σ (bruissement).

       G. Po : σ (bruit métallique) à 1^{mA}
       Ne : σ (bruit métallique) à 1^{mA} $Ne = Po.$

— VR —

T.d. sous Po : V. subj. à 1^{mA}, vers Po.
              V. mvt. à 1^{mA}, vers Po.

T.g. sous Po : V. subj. à 2^{mA} de sens indéterminé.
              V. mvt. à 3^{mA}, vers Po.

> Fiche II.
> Otite moyenne double sans lésion de l'oreille interne.

Il y a otite *double* à cause de la facilité à obtenir les réactions auditives des deux côtés. L'otite est *moyenne* parce que le conduit auditif externe s'est montré sain à l'examen et parce que la facilité à obtenir le vertige prouve que l'oreille interne est intacte.

3e *Exemple.*   **— AR —**

    O.d.F : Néant.

       G. Po : σ (sonnette) à 1^{mA}.
       Ne : σ (sifflement) à 1^{mA}.   (avec $Ne > Po$

    O.g.F : Néant.

       G. Po : σ (sifflement) à 2^{mA}.
       Ne : σ (sifflement) à 2^{mA}.   (avec $Ne > Po$

— VR —

    T.d. sous Po : Néant.
    T.g. sous Po : Néant.

> Fiche III.
> Otite double labyrinthique.

Il y a otite *double* à cause de l'hyperexcitabilité auditive des deux côtés. L'otite est *labyrinthique* à cause de la résistance au vertige.

4e *Exemple.*   **— AR —**

 O.d.F : Néant.

  G.Po : σ (sifflement) à 2^{mA}.

   Ne : σ (sifflement) à $0^{mA},5$.

 O.g.F : Néant.

  G.Po : σ (sifflement) à 2^{mA}, *mais avec réac- Fiche IV.*
   tion paradoxale : le sifflement Otite labyrinthique
   est entendu par O.d.   de l'oreille
   Ne : σ : mêmes remarques que ci-dessus. droite.

— VR —

 T.d. sous Po : V. subj. : à peine éprouvé à 20^{mA}.
    V. mvt. : imperceptible.

 T.g. sous Po : V. subj. : net à 1^{mA}.
    V. mvt. : net vers Po.

Il y a *otite unilatérale* puisqu'il y a *hyperexcitabilité auditive* d'un *seul côté*. La lésion siège *à droite* à cause de l'hyperexcitabilité à ce niveau et de la réaction paradoxale — c'est l'oreille droite qui entend quand on excite la gauche. Enfin la lésion est *labyrinthique*, car il y a *résistance au vertige* à droite et vertige normal à gauche.

On pourrait multiplier les exemples. Ceux que nous avons donnés suffisent pour montrer que, dans bien des cas, l'électrodiagnostic, à lui seul, peut fournir un diagnostic précis. Quelle valeur n'aura pas celui du médecin auriste lorsqu'il sera *confirmé* par l'examen des réactions électriques de l'oreille !

Dans tous les cas **d'accidents du travail** où l'oreille a été lésée, l'examen d'électrodiagnostic prend une *importance de premier ordre*, soit pour dépister la simulation, soit pour établir la réalité d'une lésion, sa nature, son degré. Nous disons plus, *il s'impose* au même titre que la radiographie dans un cas de fracture. En effet, en dehors des signes subjectifs, cet examen comporte un signe *objectif* : l'inclination et la rotation de la tête ; c'est ce qui en fait son incontestable et considérable valeur. On peut appliquer à ce signe objectif tout ce que Babinski dit de *l'augmentation de la résistance au vertige* : « Ce dernier caractère permet de distinguer la surdité hystérique où le vertige est normal, de la surdité organique liée à des lésions de l'oreille interne ; il peut être *le seul signe objectif* permettant d'établir le diagnostic et mérite, par conséquent, d'être connu aussi bien des auristes que des neurologistes. »

Dans quelques circonstances, rares il est vrai, l'électrodiagnostic pourra être en contradiction avec l'avis du médecin auriste. Il est difficile de dire, en ces cas, à qui doit rester le dernier mot : il est nécessaire d'étudier de très près les *raisons possibles du desaccord*, et de cette recherche jaillira la vérité. Du reste, les cas les plus difficiles sont les moins graves en général, ceux qui sont à la limite de l'état normal et de l'état pathologique et où il est difficile de dire s'il y a hyperexcitabilité auditive ou augmentation de la résistance au vertige.

difficile de dire, en ces cas, à qui doit rester le dernier mot : il est nécessaire d'étudier de très près les *raisons possibles du desaccord*, et de cette recherche jaillira la vérité. Du reste, les cas les plus difficiles sont les moins graves en général, ceux qui sont à la limite de l'état normal et de l'état pathologique et où il est difficile de dire s'il y a hyperexcitabilité auditive ou augmentation de la résistance au vertige.

CHAPITRE III

ÉLECTRODIAGNOSTIC EN GYNÉCOLOGIE

Très peu employée, en gynécologie, pour assurer un diagnostic, l'électricité mériterait certainement beaucoup mieux, car dans un nombre de cas assez grand elle permet d'éviter les laparotomies dites exploratrices qui sont assurément plus aléatoires qu'un examen électrique. Il faut distinguer dans l'électrodiagnostic gynécologique l'emploi du *courant faradique* et celui du *courant galvanique*.

Courant faradique. — Lorsqu'une douleur ovarienne est hystérique, purement hystérique, elle est généralement calmée d'une façon rapide par le courant faradique. Dans ce cas, le diagnostic est signé et toute intervention opératoire doit être rejetée.

Il est des cas, cependant, où, comme l'a fait remarquer Albert Weill, on voit des douleurs anciennes, *sine materia*, et dues à l'hystérie, résister à la faradisation.

On peut donc avoir, comme résultat consécutif à cinq ou six applications faradiques, le résultat suivant :

La douleur cesse ou s'atténue...	L'affection des ovaires est hystérique.	Pas d'intervention chirurgicale.
La douleur persiste ou augmente.........	Il existe une lésion organique des ovaires.	Intervention chirurgicale.
	L'affection est hystérique (cas rares)....	Intervention à discuter.

Courant galvanique. — Le courant galvanique, appliqué dans l'utérus à l'aide d'une électrode en métal ou en charbon, suivant la méthode d'Apostoli, renseigne la plupart du temps sur l'état des annexes (trompes et ovaires).

Au Congrès de Bruxelles (1892), Apostoli a posé les conclusions cliniques suivantes :

1º Tout utérus qui supporte bien 100 à 150 milliampères et qui ne donne lieu après l'application à aucune réaction inflammatoire est un utérus tolérant : sa périphérie est saine et l'état des annexes ne comporte par conséquent aucune intervention chirurgicale.

2º Tout utérus qui ne supporte pas ou qui supporte mal 50 milliampères et qui donne lieu à des phénomènes inflammatoires après l'intervention est un utérus dont la périphérie est suspecte.

3° Tout utérus interrogé galvaniquement à 20 ou 30 milliampères, qui supporte mal cette intensité ou qui réagit après l'opération, est un utérus dont la périphérie est profondément atteinte.

4° Si l'intolérance va en augmentant même pour des doses faibles 20 à 30 milliampères, la lésion est trop grave généralement pour que les annexes puissent être conservées.

5° Si l'intolérance va en s'atténuant et si les symptômes douloureux s'amendent, il faut différer une intervention chirurgicale ; dans ce cas la malade est une hystérique, ou bien il existe une lésion annexielle en voie de régression.

Lorsqu'on a un examen d'électrodiagnostic gynécologique à faire, on commence par un courant faible : 20 à 30 milliampères. S'il n'y a pas de douleur, on élève lentement l'intensité à 50 milliampères. Si cette intensité est bien tolérée, on renvoie la malade au surlendemain, en la priant de prendre sa température le soir de l'intervention et la journée qui suit. A son retour, s'il n'y a eu *aucune élévation* de température, aucune douleur et pas de frissons, on fait une nouvelle galvanisation intra-utérine en allant jusqu'à 100 et même 150 milliampères. Et si cette deuxième épreuve est bien supportée, on peut affirmer, dans l'immense majorité des cas, que les annexes sont saines.

Il est bien entendu que, pour ces recherches, la malade sera dans la *position couchée*, étendue sur le dos, les cuisses et les genoux fléchis, absolument comme si elle devait être examinée au spéculum.

Toutes les précautions d'asepsie seront prises comme pour toute intervention gynécologique : savonnage des parties génitales externes, injection vaginale, stérilisation de l'électrode intra-utérine, nettoyage soigné des mains de l'opérateur. On s'exposerait non seulement à des *accidents graves* en négligeant ces précautions, mais on courrait le risque de formuler un *diagnostic erroné* en attribuant à l'électricité une élévation de température et des phénomènes inflammatoires qui ne seraient que la conséquence d'une infection d'origine exogène.

On évitera de procéder à un examen d'électrodiagnostic gynécologique chez les malades qui présentent des inflammations aiguës franches du péritoine ou chez celles qui pourraient offrir la possibilité d'une grossesse 1).

---

1) Cette dernière remarque doit rester profondément gravée dans l'esprit des électrothérapeutes lorsqu'on vient leur demander un examen d'électrodiagnostic gynécologique. Certaines femmes, hantées par l'idée de se faire avorter, n'hésitent pas à tromper sciemment le médecin sur leur état.

CHAPITRE IV

ÉLECTRODIAGNOSTIC
BASÉ SUR LA RÉSISTANCE ÉLECTRIQUE
DU CORPS HUMAIN

L'électrodiagnostic basé sur la résistance électrique du corps humain est assurément la partie la plus délicate de cette science. Disons tout de suite que les médecins spécialisés seront seuls appelés à faire ces recherches, car elles nécessitent non seulement l'emploi d'appareils spéciaux et compliqués, mais elles réclament une grande habitude des mesures précises.

Ce qui indique bien la grandeur des difficultés avec lesquelles on se trouve aux prises, c'est l'écart considérable entre les chiffres donnés par les divers auteurs. Pour certains, la résistance du corps humain varie de 260 à 1250 ohms (d'Arman), pour d'autres, elle est comprise entre 100 000 et 300 000 ohms (Gartner), pour d'autres encore, cette résistance dépasse 1 million d'ohms. Un tel désaccord n'est pas étonnant quand on pense qu'il n'est tenu aucun compte dans les diverses mesures de la surface des électrodes, de leur place, de leur nature.

C'est pour ces raisons qu'il nous faut étudier quelle est la nature du conducteur vivant et quelle est la cause de la résistance des tissus, avant d'envisager les méthodes de mesure à employer.

I. — QUELLE EST LA NATURE DU CONDUCTEUR VIVANT ?

Le conducteur vivant n'est pas un conducteur homogène ; nous avons déjà eu l'occasion d'y insister à propos de l'électrolyse. C'est un conducteur électrolytique hétérogène. Le courant circule d'autant plus facilement dans les tissus qu'ils sont plus imprégnés de liquide, plus riches en ions.

Aussi voit-on la résistance être minima pour les muscles et maxima pour les os, ainsi qu'il résulte du tableau suivant :

	Résistances relatives.	Teneur en eau
Muscles	1	78 p. 100
Tendons	1,8 à 2,5	62 —
Nerfs	1,6 à 2,4	70 —
Cartilages	1,8 à 2,3	66 —
Os	16 à 22	7 —

On constate que la teneur en eau décroît progressivement à mesure que la résistance augmente.

Et comme les liquides ne sont conducteurs que par les ions qu'ils contiennent, c'est, au fond, à une *étude de la migration des ions dans le corps humain que se ramène toute la question de la résistance électrique de l'organisme* (Frankenhauser, Leduc).

II. — A QUOI EST DUE LA RÉSISTANCE DES TISSUS ?

C'est au Professeur Leduc que revient l'honneur d'avoir mis au point la question de la résistance des tissus. Il a montré que les solutions colloïdales qu'ils contiennent, que les membranes d'enveloppe, offrent au mouvement des ions une résistance variable. La *résultante de cette entrave* au mouvement des ions par les divers tissus est la *résistance électrique* du corps entier.

Or, on ne peut nier que l'**épiderme** ne soit le premier et le principal obstacle à la pénétration du courant dans l'organisme. La couche cornée qui le recouvre, en fait, lorsqu'il est sec, un isolant analogue au verre ou à la paraffine. Cette couche est en effet très pauvre en ions et est imprégnée par le produit huileux des glandes sébacées.

L'épiderme devient meilleur conducteur lorsqu'il s'imprègne d'ions. Ce phénomène se produit *naturellement* sous l'influence de la sécrétion des glandes sudoripares qui amène à la surface de la peau, humidité et substances électrolytiques (NaCl). Il se produit *artificiellement* lorsqu'on applique sur l'épiderme une électrode spongieuse (électrode-électrolyte). Un double mouvement d'entrée et de sortie d'ions, lié au passage du courant électrique, s'établit aussitôt : il va en augmentant jusqu'à ce que les diverses couches de l'épiderme soient *saturées d'ions*. Pendant toute la période qui précède la saturation, la résistance va en diminuant ; elle devient constante au moment où la saturation est effectuée.

On doit donc s'attendre, pour ces raisons, à trouver une résistance d'autant plus forte, toutes choses étant égales d'ailleurs, que l'épiderme est *plus épais* (plante des pieds, paume des mains), qu'il est *plus sec*, qu'il est *moins riche en glandes sudoripares* et *plus riche en glandes sébacées* (1).

Une expérience classique de Jolly montre bien la part considérable qui revient à l'épiderme dans la résistance totale du corps humain. Il détermina d'abord la résistance de l'organisme chez une jeune fille au moyen de deux électrodes spongieuses de surface connue. Il trouva 190 000 ohms. Ayant enlevé, à l'aide d'un vésicatoire, la peau sous l'une des électrodes, il vit la résistance tomber à 640 ohms. Il faut moins retenir dans ces résultats les chiffres donnés, que l'*écart énorme* entre les deux résistances, avec et sans épiderme.

III. — ESTIMATION SIMPLE DE LA RÉSISTANCE

Le médecin non spécialisé nous saura gré de lui donner le moyen de se rendre compte de la résistance électrique du corps et même de l'estimer au moyen d'une méthode graphique. L'appareillage nécessaire n'exige qu'une source de courant galvanique de 6 à 10 volts *bien constante* 2 et un milliampèremètre gradué en dixièmes de milliampère ; c'est-à-dire qu'il existe chez tous ceux qui disposent d'un appareil à courant continu.

Plaçons, comme le recommande Leduc, autour du *mollet* du sujet en expérience, « une grande électrode formée de huit épaisseurs d'un tissu de coton hydrophile de 10 centimètres sur 20 centimètres $\left(\text{imbibée d'une solution de chlorure de potassium au } \frac{1}{100}\right)$. Recouvrons ce tissu d'une plaque de plomb laminé de mêmes dimensions et incurvée dans le sens de la longueur. Fixons le tout à l'aide d'une bande de caoutchouc, après avoir réuni à la plaque de plomb un fil conducteur.

A la face antérieure de l'*avant-bras* et à sa partie moyenne, fixons, de même, une petite électrode formée d'un disque en plomb doublé de huit épaisseurs de coton hydrophile imbibé de la même solution de chlorure de potassium à $\dfrac{1}{100}$.

Fermons enfin le circuit sur une pile P, en intercalant un milliampèremètre, ainsi que l'indique le schéma de la figure 216. Nous constatons nettement trois phénomènes successifs :

1° Au moment précis où nous fermons le circuit, il passe un certain nombre de milliampères : 1,5 par exemple ;

____

(1) On voit la conductibilité devenir meilleure, si l'on enlève le sébum au moyen d'un savonnage ou d'un lavage avec une solution alcoolique.

(2) On donnera pour cela la préférence aux accumulateurs.

2° L'aiguille du galvanomètre se déplace ensuite progressivement vers la droite et marque 2, 3, 4, 5 milliampères ;

3° Au bout d'un certain temps d'ascension, elle se fixe à une valeur qu'elle ne dépasse pas, 5 milliampères par exemple. Quoique la loi d'Ohm $I = \dfrac{E}{R}$ ne soit pas exactement applicable à l'organisme, puisque l'organisme ne peut être assimilé à un conducteur métallique, elle nous indique cependant que l'intensité ne peut augmenter dans

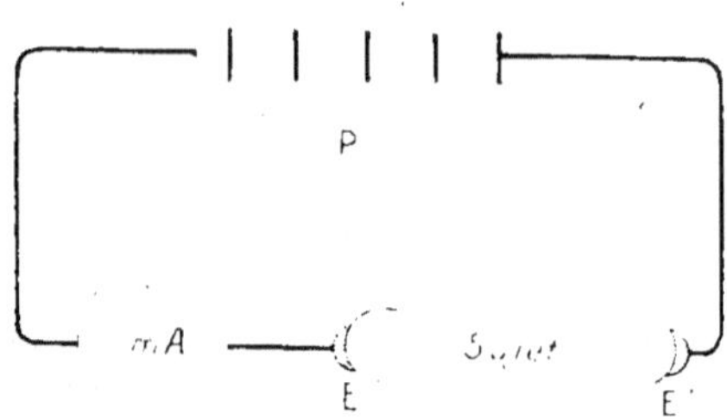

Fig. 216. — Dispositif expérimental pour la détermination de la conductibilité du corps.

un circuit, si la force électromotrice reste fixe (ce qui est le cas ici), qu'à la condition que la résistance diminue. Nous conclurons donc :

1° Qu'à la faible intensité initiale correspond la *résistance initiale* : elle est *maxima* ;

2° Qu'à l'augmentation progressive de l'intensité correspond un *état variable de décroissance* de la résistance ;

3° Qu'à l'intensité maxima qui persiste avec la même valeur correspond la *résistance minima* ; c'est l'état permanent.

Si nous avons relevé de minute en minute les intensités en milliampères, nous avons obtenu tous les éléments d'une courbe dite **courbe de conductibilité** Huet. Une telle courbe a la même signification qu'une courbe de résistance, puisque la conductibilité $\left(\dfrac{1}{R}\right)$ est l'inverse de la résistance et ne nécessite pas l'emploi d'un ohmmètre.

La courbe de la figure 217 montre très clairement les étapes du phénomène. Elle a été obtenue avec un courant de 10 volts [1]. Elle conserve sensiblement la même forme et la même allure chez les sujets sains.

---

[1] Leduc recommande, pour les recherches de ce genre, de se servir toujours d'un courant de 6 volts.

L'état permanent obtenu avec un voltage déterminé correspond à un minimum de résistance, mais ce minimum n'est qu'un *minimum*

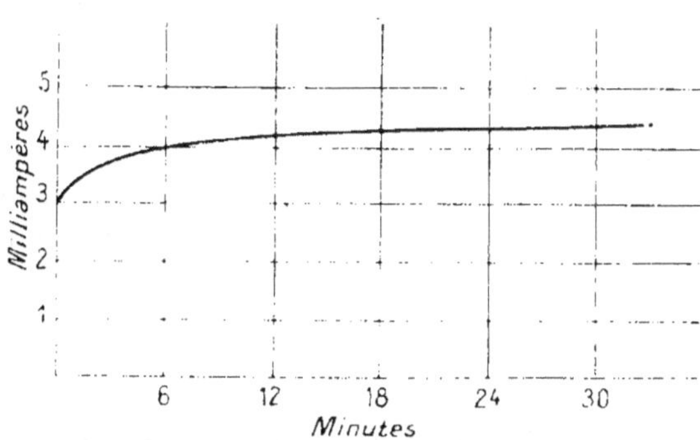

Fig. 217. — Courbe de conductibilité sur un sujet sain (d'après Huet).

relatif. Il existe un *minimum absolu* que l'on obtient en augmentant graduellement le voltage de la source galvanique. Ce minimum

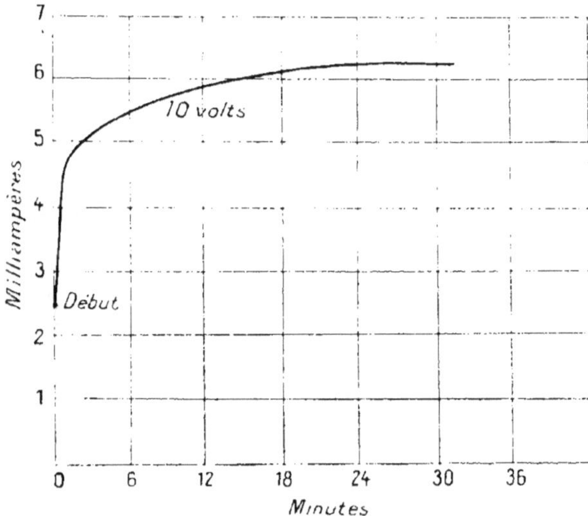

Fig. 218. — Courbe de conductibilité dans la maladie de Basedow. Les électrodes étaient placées dans la région sternale et dans la région interscapulaire. Le galvanomètre avait une grande résistance = 840 ohms (D'après Huet).

absolu n'ayant pas d'importance spéciale en électrodiagnostic, nous n'en parlerons pas plus longuement.

Si l'on établit, de même, des courbes de conductibilité chez des *sujets malades*, on voit les graphiques obtenus différer notablement de la courbe normale, en plusieurs points. D'abord, la résistance initiale peut être beaucoup moins grande qu'on ne le voit généralement d'où intensité plus forte pour un même voltage ; ensuite la période variable de décroissance peut être abrégée ou augmentée, enfin la différence qui sépare la résistance initiale de la résistance finale peut être très notablement réduite. La courbe de la figure 218 relevée dans un cas de maladie de Basedow montre bien la résistance initiale faible et la chute rapide de la résistance pour aboutir bientôt au minimum relatif.

IV. — MESURE DE LA RÉSISTANCE.

Parmi les différentes méthodes qui ont été proposées pour mesurer la résistance, nous n'en retiendrons que deux à cause de leur exactitude, la *méthode de Weiss* et la *méthode de Bergonié*.

1° **Méthode de Weiss.** — Elle utilise la méthode du pont de Wheatstone que l'on dispose de la façon suivante fig. 219. Dans

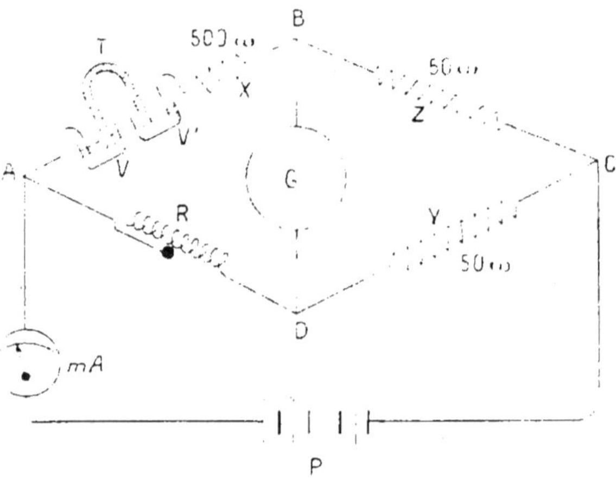

Fig. 219. — Mesure de la résistance des tissus par la méthode de Weiss (schéma).

deux vases V et V' contenant de l'eau salée, on fait plonger les parties du corps de l'animal ou de l'individu dont on veut mesurer la résistance ; à la suite, on place une résistance X de 500 ohms. Cet ensemble constitue la *première branche* AB du pont. La *seconde branche* BC et la *troisième* CD sont constituées par deux résistances Z et Y de 50 ohms chacune. Enfin, la *quatrième branche* AD comprend un rhéostat à curseur et à grande résistance R, gradué en ohms.

C'est sur lui qu'on agit pour ramener au zéro le galvanomètre G intercalé entre les points B et C. On réunit les extrémités A et C à une source de courant galvanique P et on dispose entre P et A un milliampèremètre qui mesure l'intensité traversant le circuit.

Pour faire une détermination de résistance, après avoir placé le sujet en T, on lance le courant. Le galvanomètre G dévie; par la manœuvre de R, on le ramène au zéro. A ce moment on a équilibré dans le pont et l'on peut écrire en désignant par T la résistance à mesurer :

$$\frac{T + X}{R} = \frac{Z}{Y}$$

mais puisque nous avons $Z = Y$, il vient :

$$T + X = R \qquad \text{et} \qquad T = R - X.$$

Pour connaître la résistance des tissus, il suffit donc de retrancher de la valeur R, la valeur de X (500 ohms). Supposons qu'on lise 3 700 ohms sur le rhéostat R, on a pour T

$$T = 3\,700 - 500 = 3\,200 \text{ ohms.}$$

Weiss s'est assuré que la force électromotrice de polarisation au niveau des électrodes n'intervient pas (1).

Si l'on veut étudier la *résistance comparative de deux régions* du corps (jambe droite et jambe gauche par exemple), on place sur la région sacrée un tampon relié au point A et l'on fait plonger chaque jambe du sujet dans les vases V et V'. Tout se passe donc comme si l'une des jambes J' se trouvait dans la branche AB du pont et l'autre J dans la branche AD. On peut donc écrire (quand le galvanomètre est au zéro) :

$$\frac{J' + X}{J + R} = \frac{Z}{Y}.$$

Mais comme $Z = Y$,

$$J' + X = J + R$$

enfin

$$J' - J = R - X.$$

(1) Lorsqu'on veut un résultat absolument exact, il est nécessaire de tenir compte de la *force électromotrice de polarisation interpolaire*. Weiss et Mergier l'ont déterminée chez l'homme :

Pour un courant de 1,5 milliampère, elle est de 0,5 à 0,9 *volt* ;

Pour un courant de 2,25 milliampères, elle est de 0,96 à 1,47 *volt*.

La différence entre la résistance des deux jambes sera l'excès de R sur 500 ohms.

2° **Méthode de Bergonié**. — La méthode de Bergonié peut s'appeler *méthode clinique* à cause de sa simplicité. Elle ne nécessite aucun calcul et donne immédiatement la valeur en ohms de la résistance. Elle repose sur le principe des réducteurs de potentiels potentiomètres déjà indiqué plus haut.

Le courant continu d'une station centrale à 110 volts est fermé sur un circuit comprenant : 1° un fil enroulé en spirale et dont la

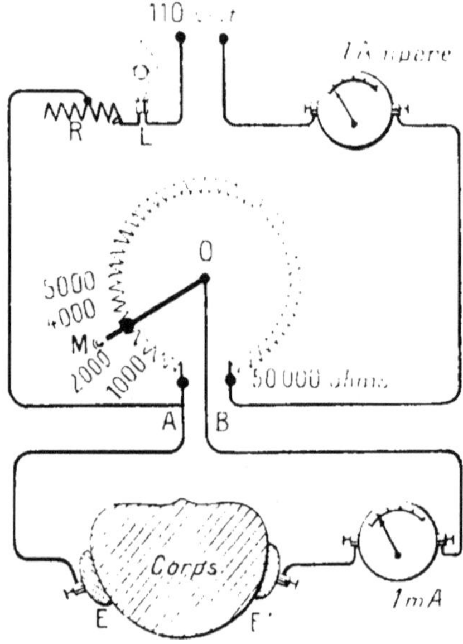

Fig. 220. — Mesure de la résistance du corps par la méthode de Bergonié (schéma).

résistance est exactement 50 ohms; 2° une lampe L de 32 bougies et 55 volts; 3° un ampéremètre; 4° un rhéostat R de quelques ohms (fig. 220). Par la manœuvre de ce rhéostat, on règle le courant de telle sorte qu'il passe exactement *1 ampère* dans le circuit.

Sur le fil enroulé en spirale, on prend en A, une dérivation allant au sujet sur lequel on applique les deux électrodes E et E'. On relie E' à un milliampéremètre et l'autre borne de cet instrument à l'axe O d'un curseur mobile OM. Par la manœuvre de la manette M, on amène l'intensité dans le circuit comprenant le malade à *1 milliampère* exactement. A cet instant, la résistance X des tissus placés entre E et E' est (d'après la loi d'Ohm : $R = \dfrac{E}{I}$)

$$X = \frac{E}{0^A,001} \quad \text{ou} \quad E \times 1000.$$

Comme la chute de potentiel de A en B est de 50 volts, elle est de 25 volts pour la moitié de la course de la manette M, de 12^v,5 pour le quart de la course. Si l'on divise de 0 à 50 toute la course de la manette, on a une graduation en volts ; si on multiplie par 1000 chacune des indications, on a une graduation *en ohms* allant de 0 à 50000 ohms. C'est cette dernière graduation que porte l'appareil du Professeur Bergonié.

Pour mesurer une résistance avec cet appareil, il n'y a donc, après avoir appliqué les électrodes EE' sur le malade, qu'à manœuvrer M jusqu'à ce qu'on obtienne très exactement *1 milliampère*. La résistance se lit immédiatement en face de la position du curseur.

On déduit de la résistance totale trouvée celle des électrodes que l'on détermine en les superposant.

L'avantage de cette méthode est d'être rapide et de n'utiliser qu'un courant très faible (1 milliampère), ce qui évite les perturbations dues aux effets vasomoteurs.

V. — VARIATIONS DE LA RÉSISTANCE ÉLECTRIQUE DANS CERTAINS ÉTATS PATHOLOGIQUES.

Les principales maladies dans lesquelles on a signalé des variations de la résistance peuvent être divisées en maladies où la résistance est *augmentée* et maladies où la résistance est *diminuée*.

1° **Maladies où la résistance est augmentée**. — Vigouroux a signalé, dès 1879, que l'**hystérie** est une maladie dans laquelle la résistance est plus grande qu'à l'état normal. Charcot a montré toute l'importance de ce symptôme qui a été confirmé récemment par les travaux de d'Arman. Cependant Spehl et Sano n'ont pas toujours trouvé d'augmentation de la résistance dans l'hystérie sans troubles mentaux.

Il y a, en effet, d'après les recherches de d'Arman, une augmentation considérable de la résistance dans la **folie hystérique**. Alors que dans l'hystérie on trouve en moyenne 8 400 ohms, dans la folie hystérique la résistance peut atteindre 32 400 ohms.

De nombreux auteurs ont noté des augmentations de la résistance dans diverses maladies :

L'épilepsie et surtout l'épilepsie *avec aliénation* d'Arman, Boccolari et Borsari ;

La *mélancolie dépressive* Vigouroux, d'Arman, Séglas ; dans la forme anxieuse, il y aurait une résistance voisine de la normale;

Les *affections unilatérales du système nerveux*, par exemple l'hémiplégie organique. Dubois a vu la résistance être sept fois plus grande du côté malade [1] que du côté sain ;

La *poliomyélite de l'adulte* et la *paralysie infantile*. On note une augmentation de résistance sur les muscles malades ;

Les *états fébriles* (Silva et Pescarolo) et les *états cachectiques*;

Le *diabète* (Bergonié) ;

La *sclérodermie* (Eulenbourg). Les points fortement atteints de sclérose sont les plus résistants; les points légèrement atteints sont moins résistants qu'à l'état normal.

2° Maladies où la résistance est diminuée. — C'est Vigouroux qui, en 1888, signala que la diminution de résistance électrique est fréquente dans la **maladie de Basedow** (goitre exophtalmique). Elle est assez constante pour constituer le *signe de Vigouroux*, et Charcot a cru pouvoir faire de ce symptôme physique un des traits caractéristiques de cette maladie.

On note en général les trois particularités suivantes, bien visibles sur la courbe de conductibilité de la figure 218 :

a) La résistance au début est plus faible qu'à l'état normal ;

b) La période d'état variable (pendant laquelle la résistance décroit) est très courte ;

c) Le minimum relatif de résistance (état permanent) est bien plus faible que celui qu'offrent les sujets normaux dans les mêmes conditions expérimentales.

La diminution de résistance n'est pas locale, elle est *générale*; elle se manifeste même dans les *formes frustes* et à ce point de vue sa recherche peut rendre les plus grands services pour signer un diagnostic hésitant.

Pour expliquer cette diminution de résistance, on a proposé plusieurs théories. Pour les uns, les phénomènes de vaso-dilatation, plus intenses dans la maladie de Basedow, suffiraient à en rendre compte (Vigouroux, Silva); pour d'autres, plus nombreux, la diminution de résistance serait due à la transpiration que l'on note très fréquemment chez les basedowiens (Eulenburg, Séglas, Cardew, Leube). A cette cause viendrait s'ajouter une desquamation plus abondante de la peau.

[1] S'il y a diminution de la température locale du côté malade, la résistance est en général augmentée

On peut dire, en adoptant les idées nouvelles de Leduc sur les causes de la résistance du corps, que la sueur amène à la surface de la peau une quantité d'ions plus grande qu'à l'état normal qui facilite le passage du courant. L'imbibition de l'épiderme et son imprégnation en ions sont, du reste, facilitées par sa desquamation et sa faible kératinisation.

Quoique la diminution de résistance soit une règle générale dans la maladie de Basedow, il existe cependant des cas où la résistance est *augmentée*. On constate cette particularité lorsqu'il y a association d'une autre maladie, telle que l'hystérie où la résistance est supérieure à la normale.

C'est l'affection prédominante qui règle en général les variations de résistance électrique.

A côté de la maladie de Basedow, on a signalé plusieurs autres maladies où l'on trouvait une résistance inférieure à la normale. Mais comme tous les auteurs ne sont pas d'accord sur ce point, on ne peut faire rentrer ces constatations encore incertaines dans un chapitre d'*électrodiagnostic*.

QUATRIÈME PARTIE

ÉLECTROTHÉRAPIE CLINIQUE

De jour en jour, les applications de l'électricité à la thérapeutique se font plus nombreuses et les revues spéciales sont remplies de beaux exemples de guérisons. Si nous indiquions tous les cas pathologiques où l'électricité a pu donner, dans certaines circonstances, d'heureux résultats, nous aurions une double crainte, d'abord que l'on crût que nous considérons l'électricité comme une panacée universelle, ensuite que l'on s'imaginât que nous avons manqué de sincérité lorsqu'on constaterait à l'essai des améliorations insignifiantes ou des insuccès.

Un livre de thérapeutique, pour être vraiment utile, doit être l'exposé des méthodes qui, *dans la grande majorité des cas*, guérissent une maladie ou tout au moins l'améliorent d'une façon considérable. Le médecin, en le consultant, doit pouvoir compter sur les indications qu'il renferme, le thérapeute doit y trouver la *méthode pratique* pour arriver aux résultats exposés.

Pour ces raisons, ne sera-t-on pas étonné de voir omises nombre de maladies, épilepsie, maladie de Parkinson, amyotrophie de la forme Charcot-Marie, tuberculose pulmonaire, par exemple, où l'électricité ne donne qu'exceptionnellement des résultats sérieux et que l'on trouve cependant mentionnées dans les traités classiques d'électrothérapie.

Notre silence, sur les maladies que nous ne mentionnons point, ne signifie pas cependant qu'elles ne peuvent être justiciables de l'électrothérapie ; il indique tout simplement, qu'actuellement du moins, l'électricité ne peut ni les améliorer sensiblement ni, à plus forte raison, les guérir.

Nous exposerons les différentes maladies justiciables de l'électricité dans l'ordre où on les rencontre le plus communément et, pour mettre plus de clarté dans la description, nous les grouperons suivant les grands systèmes ou les grandes fonctions de l'économie. Nous verrons ainsi successivement :

1° Les maladies du système musculaire ;
2°   —   du système nerveux moteur et sensitif ;
3°   —   du système articulaire et osseux ;
4°   —   de l'appareil circulatoire ;
5°   —   de l'appareil digestif ;
6°   —   de l'appareil respiratoire ;
7°   —   de l'appareil génito-urinaire chez l'homme ;
8°   —   de l'appareil génito-urinaire chez la femme ;
9°   —   dues à un ralentissement de la nutrition ;
10°   —   de la peau ;
11°   —   des yeux ;
12°   —   des fosses nasales ;
13°   —   de la bouche ;
14°   —   du larynx ;
15°   —   de l'oreille.

Dans la description du traitement des maladies de chacune de ces catégories, nous commencerons toujours par l'exposé des méthodes *les plus simples* application du courant galvanique, faradique, galvano-faradique lorsqu'on peut les utiliser. De cette façon, le médecin non spécialisé verra immédiatement s'il peut se charger lui-même du traitement, soit chez lui, soit au domicile de son client.

Lorsque plusieurs modalités électriques peuvent être employées avec succès, nous les présenterons dans l'ordre même où nous avons étudié les divers courants dans la partie électrotechnique.

Pour chaque courant nous indiquerons la méthode à adopter, la façon de diriger le traitement, les résultats que l'on peut espérer obtenir et même le pourcentage moyen des guérisons d'après les meilleurs auteurs.

Les appareils spéciaux qui auraient mal trouvé leur place dans les généralités seront décrits en détail avec la manière de les utiliser. Nous chercherons toujours à faire disparaître, dans l'esprit de celui qui nous lira, toute difficulté ou même toute hésitation.

CHAPITRE PREMIER

MALADIES DU SYSTÈME MUSCULAIRE

MYOPATHIES PRIMITIVES

Généralités cliniques. — Indépendamment des maladies du muscle, consécutives à des altérations du système nerveux que nous verrons plus loin, il existe des maladies *primitives* du système musculaire où le système nerveux ne semble pas en cause : ce sont les atrophies myopathiques primitives progressives. On peut en distinguer quatre types principaux :

1° La *myopathie pseudo-hypertrophique* du type Charcot-Duchenne, maladie de la première enfance, que l'on peut voir débuter avant même que l'enfant ait marché. Elle débute par les membres inférieurs (mollet), puis suit une marche *ascendante* et *symétrique*. « L'enfant paraît avoir une musculature d'athlète. » L'hypertrophie des muscles n'est qu'apparente : elle est due à une abondante prolifération conjonctive, d'abord fibreuse, ensuite graisseuse. Les tendons contrastent avec les muscles par leur petit volume.

2° La *myopathie atrophique progressive* du type Landouzy-Dejerine, maladie de la seconde enfance et plus fréquente chez les garçons. Elle débute par la face, puis envahit progressivement les épaules, les membres supérieurs à partir de la racine, enfin les membres inférieurs. La marche de la maladie est très lente, symétrique. On ne note jamais d'hypertrophie ou de pseudo-hypertrophie.

3° La *myopathie atrophique progressive* du type Leyden-Möbius qui ne diffère de la précédente que parce que la maladie commence par les membres inférieurs et suit une marche ascendante.

4° La *myopathie atrophique juvénile* d'Erb qui débute par les muscles de la ceinture, des épaules, des bras et qui respecte en général les mains.

Électrodiagnostic. — Comme l'affection semble limitée aux muscles, on doit s'attendre à ne pas rencontrer de réaction de dégénérescence; c'est ce qui arrive en effet.

L'excitabilité faradique est diminuée; il en est de même pour l'excitabilité galvanique. Souvent l'hypoexcitabilité fait place, à la longue, à l'inexcitabilité.

Traitement. — Le traitement est très long. On peut employer le courant galvanique, le courant faradique ou le courant galvano-faradique. Ce dernier est particulièrement à recommander.

Courant galvanique. — Si l'affection siège aux membres inférieurs, on place une grande électrode sur les lombes. On la relie au pôle +. Les pieds plongent dans un pédiluve relié au pôle —.

Si l'affection siège aux membres supérieurs, on place à la nuque la grande électrode + ; les mains plongent dans un manuluve —.

On atteindra lentement 15 à 20 milliampères ; on laissera le courant passer quinze minutes et on ramènera doucement l'intensité à zéro.

Si la face est atteinte, on place l'électrode + à la nuque et sur la face une électrode 1 de chaque côté reliée au pôle —. Intensité 5 à 8 milliampères seulement, en assurant une croissance du courant absolument régulière (par une manœuvre lente du rhéostat ou du réducteur de potentiel .

Courant faradique. — L'application galvanique terminée, on passe à l'application du courant faradique. Pour cela, on laisse l'électrode du dos en place, mais on se sert, comme deuxième électrode, d'un petit tampon que l'on place successivement sur les points moteurs des muscles atteints.

Le courant doit être du faradique de quantité bobine induite à gros fil ; l'engainement des deux bobines sera juste suffisant pour provoquer la contraction du muscle. On rythmera les excitations à la main ou mieux avec le métronome, de façon à éviter la fatigue.

Chaque muscle sera excité une vingtaine de fois.

Courant galvano-faradique. — C'est le *courant de choix* dans le traitement des myopathies. On choisira une bobine faradique à gros fil et on réglera l'intensité galvanique et faradique, de façon à obtenir une légère secousse des muscles.

Un métronome, placé dans le circuit, donne des interruptions lentes. Si l'on dispose d'un interrupteur rythmique rhéostatique Bergonié, Bordier, il est préférable de l'employer, afin d'éviter la fatigue résultant d'un tétanos soutenu.

La technique est la même que pour l'application du faradique seul.

Lorsqu'on emploie le courant galvano-faradique, il est inutile de le faire précéder d'une application de courant continu.

---

(1) L'électrode de Bergonié qui sert pour le traitement de la névralgie du trijumeau et que nous verrons plus loin, convient parfaitement ici.

Direction du traitement. — Les séances ont lieu tous les jours ou tous les deux jours, si l'on a des raisons de penser que des séances trop rapprochées puissent fatiguer les muscles. Tous les deux ou trois mois, interrompre un mois.

Le traitement doit être continué *pendant des années*. On juge de la patience qu'il faut au médecin et de celle que doit avoir l'entourage du malade.

Résultats. — Ils sont minimes dans la plupart des cas : on n'arrive qu'à retarder la marche de l'atrophie. Cependant Müller est arrivé à *guérir* un malade atteint de myopathie pseudo-hypertrophique après cinq ans de traitement, à raison de 200 séances par an. Albert Weill a obtenu, chez une enfant de onze mois, *l'arrêt* de la maladie dans un cas analogue.

ATROPHIES MUSCULAIRES EN GÉNÉRAL

Qu'il s'agisse d'atrophies traumatiques, d'atrophies chirurgicales ou d'atrophies abarticulaires, il y a un certain nombre de considérations d'ordre général qu'il est nécessaire de présenter tout d'abord.

L'atrophie est constituée par une diminution du nombre des fibrilles musculaires et le traitement a pour objet de ramener ce nombre à la normale.

Un traitement rationnel sera donc celui qui augmentera les échanges organiques au niveau du muscle, en le soumettant à une gymnastique progressive. Or, il suffit de se reporter aux expériences de Chauveau sur la thermodynamique animale et aux recherches de Debédat en électrophysiologie, pour constater que pendant la contraction musculaire le muscle absorbe plus d'oxygène, qu'il dégage plus d'anhydride carbonique, qu'il produit plus de chaleur et que son poids ne tarde pas à augmenter.

L'électricité est donc le meilleur agent pour déterminer la contraction musculaire, puisque c'est le seul qui permette, en dehors de l'influx nerveux, d'exciter profondément les fibrilles du muscle.

Le massage, exécuté dans de bonnes conditions, peut assurément rendre des services, mais nous ne l'avons jamais vu se montrer aussi efficace que les courants rythmés. Il serait cependant supérieur au courant faradique de tension que donnent trop souvent les appareils portatifs et qui, employé sans règle ni mesure, augmente l'atrophie au lieu de la faire disparaître.

Il faut, en effet, veiller avec le plus grand soin à ne *pas produire l'épuisement musculaire* ; aussi, dans le traitement d'une atrophie quelconque, y a-t-il lieu de *rythmer le courant* employé. La période de repos doit être égale à celle d'excitation.

On fatiguera le muscle moins vite encore, si on arrive *progressivement* à l'intensité requise pour son excitation, en utilisant les *interrupteurs rythmiques rhéostatiques* que nous avons décrits au chapitre de l'électrotechnique.

Le meilleur excitant de la fibre musculaire est le *courant faradique de quantité*; mais, dans certains cas, le muscle répond mal ou ne répond plus aux excitations de ce courant. Il faut alors utiliser les périodes variables du courant galvanique. Mais pour éviter les effets électrolytiques au niveau des électrodes, Bordier recommande de se

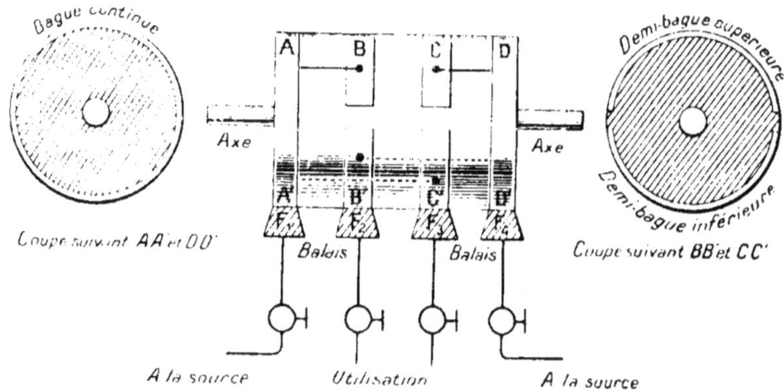

Fig. 221. — Renverseur de Ruhmkorff dans l'appareil de Truchot.

servir des *alternatives voltiennes* (fig. 53) qu'on obtiendra au moyen d'un renverseur rythmique de Bergonié et Huet (fig. 52).

Si l'on veut enfin se placer dans les meilleures conditions pour exciter les muscles atrophiés, il est avantageux de produire les alternatives voltiennes au moyen de l'**appareil de Truchot.**

Cet appareil, très simple, se compose d'un petit renverseur de Ruhmkorff monté sur l'axe d'un moteur électrique dont on peut faire varier la vitesse jusqu'à 40 ou 60 tours par seconde. Le renverseur proprement dit est constitué par deux bagues continues AA' et DD' fixées sur un cylindre isolant et reliées à quatre demi-bagues B et C, B' et C' de la façon qu'indique la figure 221. On remarque que, par suite des connexions, la demi-bague B' est négative lorsque B est positive et qu'il en est de même pour C et C'. Lors donc qu'on amène par les frotteurs F_1 et F_4 un courant galvanique constant aux bagues extrêmes, le courant recueilli par les frotteurs F_2 et F_3 sur les demi-bagues médianes est du galvanique *interrompu* et *renversé* plusieurs fois à la seconde, aussitôt que le renverseur est mis en mouvement.

Ainsi que le fait remarquer Bordier (1), le courant obtenu dans ces conditions donne, au lieu d'une simple secousse à la fermeture du courant, une véritable *tétanisation*, comparable à celle que produisent les courants faradiques.

« Les avantages des alternatives voltiennes sont les suivants :

1° La contraction musculaire ainsi obtenue est beaucoup plus active que la simple secousse produite par les courants continus simplement rythmés ;

2° Les alternatives voltiennes diminuent ou suppriment complètement l'action électrolytique du courant et enlèvent toute crainte d'escarre ;

3° Enfin, que le muscle présente ou non le syndrome de dégénérescence plus ou moins complètement, on n'a pas à s'en inquiéter, puisqu'il sera sollicité successivement par des excitations positives ou négatives et répondra à l'une ou à l'autre. »

Ajoutons, en terminant, que le circuit d'utilisation doit comprendre un rhéostat à liquide pour graduer l'intensité et un métronome interrupteur qui assurera le repos rythmique du muscle.

ATROPHIES MUSCULAIRES D'ORIGINE TRAUMATIQUE, CHIRURGICALE OU ARTICULAIRE

Généralités cliniques. — Un muscle contusionné peut s'atrophier ; il en est de même des muscles immobilisés à la suite d'une luxation, d'une fracture.

On voit encore des atrophies musculaires se produire à la suite de lésions inflammatoires articulaires. Phénomène remarquable, ce sont ordinairement les *extenseurs* qui sont frappés (triceps brachial lorsque le coude est malade, triceps fémoral pour le genou, jambier antérieur pour l'articulation tibio-tarsienne). Aussi faut-il toujours penser à l'articulation voisine lorsqu'on constate l'atrophie des extenseurs d'un segment de membre. Tant que les phénomènes inflammatoires articulaires persistent, il ne faut guère compter sur la guérison de l'atrophie.

Électrodiagnostic. — On trouve régulièrement une diminution de l'excitabilité faradique qui peut revêtir tous les degrés jusqu'à l'abolition de l'excitabilité. L'excitabilité galvanique est diminuée, mais on ne rencontre *pas de réaction de dégénérescence* (à moins qu'il n'y ait une lésion des nerfs surajoutée).

(1) Bordier, Électrothérapie, 2e édition, p. 386.

Le résultat de l'examen d'électrodiagnostic permet de donner le pronostic de la maladie, ce qui a la plus grande importance dans les accidents du travail. Pour une légère hypoexcitabilité faradique, la guérison demande deux à trois semaines. Pour une hypoexcitabilité moyenne, il faut compter deux à trois mois. Pour une hypoexcitabilité très accentuée, le traitement doit être poursuivi pendant plusieurs mois.

Tout réveil de la lésion articulaire amène une rechute qui retarde encore la guérison.

Traitement. — Le traitement est le même pour ces diverses atrophies : courant galvanique d'abord, puis courant faradique ou galvano-faradique dans la même séance. Si l'on ne dispose que du courant faradique, il peut suffire, mais la guérison est un peu plus lente.

Courant galvanique. — On place une large électrode spongieuse sur la région médullaire correspondant au membre malade, pour combattre l'irritation spinale qui, d'après Charcot, aurait sa source dans l'articulation malade. Une électrode hémicylindrique, bien capitonnée de ouate, est fixée sur l'articulation. On laisse passer 10 à 15 milliampères, pendant dix minutes, en évitant les secousses à l'ouverture et à la fermeture du courant.

Courant faradique. — On procède ensuite à la faradisation rythmée des muscles atrophiés avec le courant de quantité (bobine à gros fil). L'électrode dorsale reste en place et l'électrode active est constituée par un petit tampon circulaire ou rectangulaire que l'on place successivement sur les points moteurs des divers muscles. Le métronome doit battre lentement. On excite chaque muscle pendant deux minutes au début du traitement et on élève progressivement ce chiffre jusqu'à cinq minutes. La contraction musculaire peut être plus forte que dans les myopathies primitives.

Courant galvano-faradique. — On emploie ce courant exactement comme le faradique. Il s'agit, bien entendu, du courant galvano-faradique en tension avec bobine *à gros fil*. L'électrode appliquée sur les muscles est reliée au pôle *négatif*.

Direction du traitement. — Les séances sont faites trois fois par semaine jusqu'à la guérison. Toutes les fois qu'on ne craint pas de réveiller la lésion inflammatoire articulaire, il faut recommander au malade de faire entre les applications des exercices gymnastiques.

Résultats. — Les résultats sont excellents et le membre ne tarde pas à recouvrer toutes ses fonctions. On constate cependant, assez longtemps encore après la guérison, un reste d'atrophie des muscles qui ont été malades.

PARÉSIE DU LONG PÉRONIER LATÉRAL

PIED PLAT VALGUS DOULOUREUX

Généralités cliniques. — Duchenne de Boulogne faisait du pied plat valgus douloureux le résultat d'une parésie du long péronier latéral dont la fonction est, comme on le sait, de maintenir la courbure plantaire. J. Guérin, Lefort, Tillaux incriminent le relâchement des ligaments du tarse. La plupart des auteurs se rallient cependant à la théorie de l'*impotence fonctionnelle* de Duchenne.

Il faut se souvenir que la maladie comporte *deux périodes* : la première, pendant laquelle le long péronier latéral est parésié et où l'on note un certain degré de *varus* (1) par suite de la prédominance de l'action du jambier antérieur ; la seconde, pendant laquelle le pied se place en *valgus* par suite de la contracture du court péronier latéral et de l'extenseur commun des orteils : parfois même le long péronier latéral lui-même semble contracturé.

L'électrisation est surtout utile à la *première période* de la maladie.

Traitement. — A la première période, indépendamment du repos au lit, du port de chaussures maintenant le pied (brodequins), et munies à l'intérieur d'une semelle convexe en liège contenant la voûte du pied (Le Fort), la *faradisation* ou la *galvano-faradisation* rythmée du long péronier latéral sera formellement indiquée.

A la deuxième période, on agira de même, *s'il n'y a pas de contracture du long péronier*. Si elle existe, on utilisera seulement la *galvanisation* du membre malade.

1ʳᵉ période : Faradisation ou galvano-faradisation. — Grande électrode indifférente sur la région lombaire, *petite* électrode active sur le point moteur du long péronier. L'électrode pourra être maintenue en place au moyen d'une bande en caoutchouc. Courant lentement rythmé et produit par une bobine à gros fil. Intensité

---

(1) Toutes les fois que le pied ne repose plus sur le sol par ses points d'appui normaux et qu'il contracte une attitude *vicieuse* et *permanente*, on dit qu'il y a PIED BOT.

On distingue comme grandes variétés de pieds bots :

Le *pied bot équin* (*equus*, cheval) dans lequel le pied est en extension forcée, et repose sur le sol par son extrémité antérieure seulement ;

Le *pied bot talus* (*talus*, talon) dans lequel le pied est en flexion forcée et s'appuie sur le sol par le talon ;

Le *pied bot valgus* (*valgus*, tourné en dehors) dans lequel la face plantaire regarde en dehors ; le pied est renversé sur son bord interne ;

Le *pied bot varus* (*varus*, tourné en dedans) dans lequel la face plantaire regarde en dedans ; le pied est renversé sur son bord externe.

Le plus souvent il y a combinaison de ces divers types.

suffisante pour obtenir une bonne secousse musculaire. Séance de dix minutes en moyenne.

Au lieu de cette technique couramment employée et recommandée, nous nous sommes souvent trouvé beaucoup mieux d'opérer comme Duchenne, en utilisant l'excitation bipolaire du muscle une électrode en bouton à chacune de ses extrémités.

2ᵉ période : Galvanisation. — Grande électrode positive sur les lombes : cathode constituée par un pédiluve où plonge le pied malade. Intensité : 10 à 12 milliampères, sans interruptions ni secousses, pendant quinze minutes.

Direction du traitement. — Les séances auront lieu tous les deux jours, même tous les jours si le malade accuse un mieux notable après quelques séances espacées. On espacera les applications en adoptant uniquement l'excitation faradique *bipolaire* si la maladie a tendance à passer la deuxième période.

Résultats. — La combinaison du traitement électrique avec les méthodes indiquées plus haut donne les meilleurs résultats. Le traitement électrique, correctement appliqué, est même capable de guérir, *à lui seul*, cette douloureuse et gênante affection.

PARÉSIE DU TRICEPS SURAL

PIED CREUX TALUS

Généralités cliniques. — Lorsque le triceps sural a perdu son action, l'extension du pied ne se fait plus, dans l'articulation tibio-tarsienne, qu'avec une grande faiblesse. Le talon s'abaisse progressivement et, en même temps, l'avant-pied s'infléchit sur l'arrière-pied.

Duchenne, à qui l'on doit cette explication du pied creux talus, a décrit le premier une autre variété du pied bot : le pied creux valgus, par contracture du long péronier.

On distingue le pied creux talus, du pied valgus que nous venons d'indiquer, « par la chute du talon, par l'impossibilité ou la difficulté d'étendre le pied dans l'articulation tibio-tarsienne, ou de faire saillir le tendon d'Achille en étendant le pied avec effort (1) ».

Il est utile de bien distinguer ces deux affections, car le traitement est différent pour chacune.

Traitement. — Le *pied creux talus* guérit par la faradisation du triceps sural les deux jumeaux et le soléaire, accompagnée ou non

---

(1) DUCHENNE, L'électrisation localisée. 3ᵉ *édition*, p. 1045.

de galvanisation du membre malade ; le *pied creux valgus* par contracture du long péronier, se traite par la faradisation du muscle antagoniste, le jambier antérieur. Faradiser le muscle contracturé serait augmenter la déformation du pied.

Courant galvanique. — La technique est la même que celle employée pour le pied plat douloureux (voir plus haut).

Courant faradique. — On peut employer la méthode *monopolaire* avec grande électrode lombaire et petite électrode active placée successivement sur les points moteurs du soléaire et des deux jumeaux, ou la méthode *bipolaire* avec deux petites électrodes-tampon placées aux extrémités des muscles à faire contracter. La technique de l'un et de l'autre procédé a été expliquée à l'occasion du pied plat.

Direction du traitement. — Les séances auront lieu tous les jours jusqu'à la guérison.

Résultats. — Le traitement est quelquefois assez long (plusieurs semaines), mais les résultats sont bons. Duchenne a publié plusieurs guérisons par le seul traitement électrique. Le port d'une chaussure orthopédique est à recommander entre les applications.

MYALGIES EN GÉNÉRAL

Généralités cliniques. — Les myalgies consistent en des douleurs musculaires d'origine rhumatismale. Certaines localisations habituelles des myalgies ont reçu des noms particuliers. Ainsi la myalgie des muscles du cou (trapèze et sterno-mastoïdien) s'appelle *torticolis*, la myalgie du grand pectoral se nomme *myalgie pectorale* ou *pleurodynie*, la myalgie des muscles lombaires, *lumbago*.

Ces maladies ne sont pas graves en général, mais elles sont très douloureuses. Elles ne doivent pas être négligées sous peine de voir apparaître ultérieurement des atrophies avec toutes leurs conséquences fonctionnelles. Le traitement sera donc institué aussitôt que possible : plus précoce sera le traitement et plus rapides seront les résultats.

Traitement en général. — Comme il s'agit de faire disparaître des phénomènes douloureux, on utilisera de préférence la *galvanisation*. Le pôle positif (anode) sera l'électrode active, c'est-à-dire celle que l'on placera sur les points douloureux. On sait, en effet, que ce pôle détermine un état d'anélectrotonus pendant lequel les nerfs sont moins excitables. L'électrode indifférente sera placée en un autre point du corps; on la reliera au pôle négatif.

Comme on doit atteindre des intensités relativement élevées, on redoutera les escarres et on mettra tout en œuvre pour les éviter. Le *sachet-électrode* capitonnant l'électrode spongieuse rendra les plus grands services.

La galvanisation aura encore l'avantage d'activer, au niveau des muscles malades, les échanges ioniques et, par suite, de modifier heureusement la nutrition ralentie à ce niveau par la localisation rhumatismale.

Si la myalgie est prise tout à fait au début (1), on obtiendra souvent une guérison plus rapide encore qu'avec le courant galvanique, en

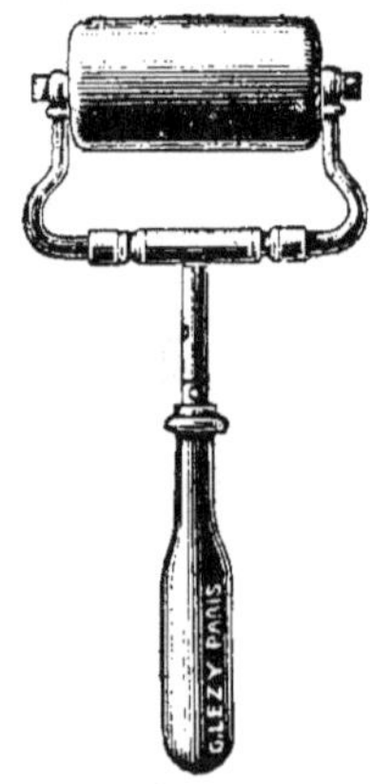

Fig. 222. — Électrode-rouleau spongieuse.

appliquant la *franklinisation avec étincelles*. L'application est douloureuse, les étincelles devront être longues et bien nourries. Le malade se plaint, proteste, crie parfois ; il faut continuer à diriger sur la partie douloureuse un flux d'étincelles pendant quinze minutes environ.

On peut rendre l'application moins pénible en divisant ce temps par quelques petites pauses de vingt à trente secondes.

S'il s'agit d'une **myalgie ancienne avec atrophie** musculaire et phénomènes de névrite, le traitement est naturellement beaucoup plus long. On emploie alors la *faradisation* ou la *galvano-faradisation*. Au lieu d'appliquer le courant d'une façon stable, il est préférable d'utiliser l'*application labile*. Pour cela, l'électrode active est constituée par une *électrode-rouleau* (fig. 222) que l'on promène sur les masses musculaires malades.

L'électrode indifférente est une large électrode spongieuse placée en un autre point du corps.

LUMBAGO

Généralités cliniques. — Le lumbago est une affection douloureuse des muscles de la région lombaire survenant sous l'influence du froid, d'un effort ou de la diathèse rhumatismale.

Traitement. — On traite généralement le lumbago par le courant galvanique. Si le lumbago vient de se déclarer, on utilise la franklinisation avec étincelles : si le lumbago est ancien et s'accompagne d'atrophie des muscles sacro-lombaires, on a recours à la faradisation

(1) Le cas se présente rarement, car le malade commence à utiliser tous les remèdes classiques avant de recourir au traitement électrique.

ou à la galvano-faradisation, ainsi que nous l'avons dit pour le traitement des myalgies en général.

Technique de la galvanisation. — On place une électrode spongieuse de 120 à 150 centimètres carrés sur la région douloureuse et on la relie au pôle +. Sur l'abdomen, on dispose une large électrode négative de 400 à 500 centimètres carrés. On élève *lentement* et progressivement l'intensité jusqu'à obtenir 60, 70, 80, même 100 milliampères si les électrodes sont bien capitonnées ; on laisse passer le courant pendant un temps variant de trente à quarante-cinq minutes ; on ramène enfin, sans secousse, le courant à zéro.

La plus grande attention est ici nécessaire pour éviter des escarres, à cause de l'intensité élevée et de la longueur de l'application. L'emploi du sachet-électrode empêchera cet accident.

Ainsi que le fait remarquer Guilleminot, si le lumbago est *purement rhumatismal*, on peut hâter encore la guérison en employant *l'ionisation salicylée*. La technique est la même que pour la galvanisation simple, avec cette différence que l'on imbibe l'électrode de 120 à 150 centimètres carrés d'une solution de salicylate de soude à 1 p. 100 et qu'on la relie au *pôle négatif* (afin de faire pénétrer l'anion salicyle).

Technique de la franklinisation. — Pour appliquer les étincelles frankliniennes, on réalise le dispositif de la figure 109, mais on remplace la pointe figurée sur le schéma par l'excitateur à étincelles de la figure 103. Le malade est assis sur un tabouret, sans dossier, qui permet d'atteindre facilement le point malade. Nous avons vu plus haut la durée de la séance : quinze minutes en moyenne.

Technique de la faradisation ou de la galvano-faradisation. — La faradisation ou la galvanisation des muscles sacro-lombaires se fait suivant le procédé exposé au traitement des myalgies en général. L'application est d'une vingtaine de minutes.

Direction du traitement. — Les séances de galvanisation sont faites tous les deux jours ; il en est de même pour l'ionisation salicylée, la faradisation et la galvano-faradisation.

C'est tous les jours au contraire, et même deux fois par jour si on le peut, qu'on applique les étincelles frankliniennes : au début de la maladie il faut agir vite et énergiquement.

Résultats. — Les résultats du traitement sont bons et rapides. Un lumbago, traité dans la première semaine, guérit généralement après cinq à six applications.

TORTICOLIS

Généralités cliniques. — Le torticolis est une myalgie intéressant le trapèze et le sterno-mastoïdien. Il est produit par une mauvaise position pendant le sommeil, le plus souvent par le froid. Il existe une *forme aiguë*, passagère, et une *forme permanente* qui s'accompagne de rétraction musculaire.

Il faut distinguer soigneusement les muscles atteints, car on rencontre assez souvent des contractures douloureuses du rhomboïde, du trapèze, du splénius considérés isolément. Un bon diagnostic est la condition essentielle d'un bon traitement.

Traitement. — Tout à fait au début de l'affection, on peut employer les étincelles frankliniennes, un peu plus tard la galvanisation. Dès que la contracture s'est établie, on ajoute la faradisation rythmée des *muscles antagonistes*.

Courant galvanique. — On place une grande électrode — au-dessous de la nuque et on relie au pôle + une *électrode-rouleau*. On promène alors pendant quinze minutes cette électrode sur les muscles douloureux, en appuyant un peu, de façon à ajouter à l'action du courant une sorte de massage. L'intensité est de 12 à 15 milliampères. On évite de soulever le rouleau afin de ne pas donner de secousse au malade.

Courant faradique. — On laisse la grande électrode du dos et on remplace le rouleau par une petite électrode-tampon avec laquelle on excite les *muscles antagonistes* de ceux qui sont contracturés. Le courant est rythmé lentement. L'application est de cinq minutes par muscle.

Direction du traitement. — Les séances ont lieu tous les jours. Si la guérison n'est pas entière au bout de six applications, espacer de deux en deux jours.

Résultats. — La guérison ne tarde pas à se produire ; elle est d'autant plus rapide qu'on est intervenu plus tôt.

CHAPITRE II

MALADIES DU SYSTÈME NERVEUX MOTEUR ET SENSITIF

Nous verrons successivement les maladies du système nerveux central et les maladies du système nerveux périphérique, justiciables de l'électrothérapie. Nous envisagerons les affections de l'encéphale, du bulbe, de la moelle, des nerfs ; les troubles trophiques d'origine nerveuse, enfin les anesthésies.

PARALYSIE D'ORIGINE CÉRÉBRALE

HÉMIPLÉGIE

Généralités cliniques. — L'hémiplégie peut être la conséquence soit d'une *intoxication* (urémie, diabète), soit d'une *maladie infectieuse* (paludisme, syphilis), soit le plus souvent d'une *hémorragie cérébrale*. C'est ce type d'hémiplégie que nous étudierons en détail.

Bouchard a montré que la cause de l'hémorragie cérébrale réside dans la rupture des *anévrysmes miliaires* qui se sont formés sous l'influence d'une endo-périartérite diffuse. Cette affection essentiellement *héréditaire* se traduit par des symptômes *primitifs* et des symptômes *secondaires*.

1° Les *symptômes primitifs* de l'hémorragie cérébrale sont ou l'*apoplexie* ou l'*hémiplégie*. L'apoplexie qui est la perte totale du mouvement et du sentiment, est plutôt rare. Généralement l'*hémiplégie* ouvre la scène, soit brusquement, soit progressivement. Dans ce dernier cas, le malade peut assister à son hémiplégie qu'il voit s'installer avec une parfaite lucidité d'esprit.

L'hémiplégie, qui est par définition la paralysie d'un côté du corps, *siège du côté opposé à l'hémorragie*. Ainsi, pour une hémorragie de l'hémisphère cérébral gauche, c'est le côté droit de la *face* et les *membres* du côté droit qui sont paralysés.

A la face, l'orbiculaire des paupières est généralement respecté, ce qui n'existe pas dans les paralysies périphériques du nerf facial.

Si l'on constate une *hémiplégie alterne* Gubler, paralysie des membres à gauche et de la face à droite, par exemple, il s'agit d'une lésion, ou de la protubérance, ou du bulbe.

La *durée* de l'hémiplégie est variable. Souvent on voit le mouvement reparaître spontanément au bout de quelques jours, de quelques semaines. Dans d'autres cas rares, on voit subsister une *hémiplégie flasque*, mais le plus souvent on voit s'établir une *contracture* des membres paralysés.

Au nombre des symptômes primitifs, on peut encore citer l'*hémianesthésie*. Elle indique que la capsule interne est altérée dans son segment postérieur où passe justement le faisceau sensitif. Elle est plutôt rare dans l'hémorragie cérébrale et ne nécessite aucune intervention particulière de l'électrothérapeute.

2° Les *symptômes secondaires* sont : la *contracture*, le *tremblement*, l'*hémichorée*, l'*athétose*.

Il faut bien distinguer les contractures qui apparaissent de un à trois mois après l'hémorragie cérébrale (*contracture secondaire*) des contractures qui se manifestent après la période apoplectique (*contractures primaires*). Ces contractures précoces ne nécessitent aucun traitement électrique et se dissipent d'elles-mêmes.

Revenons aux *contractures secondaires*. Elles sont toujours *très graves*, souvent *permanentes et incurables*. Elles résultent de la sclérose descendante du faisceau pyramidal. Elles sont précédées de prodromes utiles à connaître, sensation de raideur, *exagération des réflexes tendineux* du côté paralysé. La contracture des muscles hémiplégiés de la face fait changer de côté la déviation des traits et peut faire croire, si l'on n'y prête attention, à une paralysie alterne.

Il est de la plus extrême importance de prévenir la famille de l'hémiplégique de cette redoutable éventualité des contractures, pour ne pas être accusé ensuite d'avoir aggravé l'état du malade. C'est pourquoi il est important d'interroger journellement les réflexes et surtout ceux de *fléchisseurs des membres supérieurs*, les premiers atteints d'ordinaire. Si ces réflexes s'exagèrent, la contracture n'est pas éloignée.

Un traitement électrique *correctement appliqué* n'a jamais provoqué de contractures, mais il ne faut pas entendre certainement par « traitement électrique » les électrisations aveugles faites par l'entourage du malade à l'aide d'appareils faradiques à fil fin. Le courant faradique de tension, appliqué sans mesure, et avec une intensité trop forte, fatigue les muscles et peut avoir les plus fâcheux résultats.

Les tremblements, l'hémichorée, l'athétose (1) ne nécessitent aucune intervention particulière du médecin-électricien.

Électrodiagnostic. — La lésion organique étant centrale, on ne constate jamais sur les muscles la réaction de dégénérescence.

Dans les deux ou trois premières semaines, on note de l'hyperexcitabilité galvanique et *faradique*. Avec le temps, cette hyperexcitabilité fait place à de l'hypoexcitabilité galvanique et faradique.

Traitement. — Faut-il électriser les hémiplégiques, quand le faut-il et comment?

Répondre à ces trois questions, c'est tracer d'une exacte façon la ligne de conduite à suivre dans cette maladie.

1° Il est nécessaire d'électriser les hémiplégiques, d'abord, pour faciliter dans la mesure du possible la réparation des lésions cérébrales produites par l'épanchement, ensuite pour préserver les muscles de l'atrophie qui ne tarderait pas à suivre leur inaction.

2° Il ne faut recourir à l'électricité ni trop tôt ni trop tard; ni trop tôt, de peur de voir se former un nouveau foyer hémorragique; ni trop tard, de peur de trouver des muscles trop atrophiés pour être facilement restaurés. Le meilleur moment pour intervenir est la *période d'état*, environ un mois après le début de l'hémiplégie.

3° Quelle modalité électrique faut-il employer? Les anciens auteurs préconisaient l'*électricité statique* (bain statique suivi d'étincelles). Nous croyons que c'est une mauvaise méthode qui expose à des accidents. On sait que le bain statique fait croître la tension artérielle; n'est-il pas dangereux de soumettre à un surcroît d'effort des artères qui viennent de donner une preuve de leur fragilité? C'est donc à la *galvanisation* et à la *faradisation de quantité* que nous nous adresserons uniquement.

Chaque application électrique comprend la *galvanisation* du cerveau et des membres paralysés, puis la *faradisation* des muscles atteints. En cas de contracture, il faut supprimer immédiatement tout courant faradique et ne faire plus que de la galvanisation.

Galvanisation transcérébrale. — Préconisée par Erb et par Remak et, après eux, par la majorité des auteurs allemands, la galvanisation cérébrale n'a vraiment acquis, en France, droit de cité, qu'après les expériences de Leduc.

Cet auteur a fait justice des deux opinions contradictoires qui retardaient l'application de l'électricité aux maladies cérébrales: la première, que le cerveau n'était pas accessible aux courants élec-

____

(1) L'*athétose* consiste dans des mouvements incessants des doigts et des orteils

triques ; la seconde, que les courants électriques étaient très dangereux au voisinage du cerveau.

La seule précaution à prendre est d'*éviter toute variation brusque* de l'intensité du courant et d'appliquer le courant d'une façon *bien symétrique* aux deux moitiés du cerveau.

On place, sur le front, une *large cathode* courbe, doublée de seize épaisseurs de coton hydrophile ou d'un *sachet-électrode*. Après avoir vérifié qu'elle dépasse bien symétriquement la ligne médiane de chaque côté, on fixe l'électrode avec une large bande de caoutchouc. L'électrode indifférente, reliée au pôle +, est placée à la nuque d'une façon également symétrique.

On élève alors *très lentement* l'intensité, sans secousse. C'est ici qu'il faut rejeter absolument les collecteurs d'éléments pour s'adresser à de bons rhéostats ou à des réducteurs de potentiel. Le réducteur à liquide sera parfait : c'est le procédé de graduation que nous avons toujours vu préféré par les malades. La vitesse de variation du courant est plus désagréable que l'intensité elle-même : il est donc nécessaire de rendre aussi longues que possible les périodes variables de croissance et de décroissance. L'intensité maxima est de 30 à 40 milliampères que l'on maintient pendant une demi-heure.

Galvanisation périphérique. — Après qu'on a ramené au zéro l'intensité du courant dans l'application précédente, on procède à la galvanisation des membres paralysés. Pour cela, laissant en place l'électrode de la nuque, on remplace l'électrode frontale par un manuluve, puis par un pédiluve dans lesquels on fait plonger l'extrémité du membre paralysé [1]. Le courant est amené alors à une intensité variant entre 5 et 10 milliampères et y est maintenu pendant dix minutes pour chaque membre.

Faradisation périphérique. — La faradisation des muscles atteints ne doit être faite que si la *paralysie est flasque* et s'il n'y a pas menace de contracture. On place une large électrode indifférente sur la nuque ou la région lombaire, suivant qu'il s'agit du membre supérieur ou du membre inférieur, et on excite successivement chaque muscle, pendant deux ou trois minutes, à l'aide d'une électrode-tampon placée sur son point moteur. Le courant doit être du faradique de quantité, rythmé d'une façon lente.

On termine l'application par la faradisation *au rouleau* de tout le membre paralysé. Là, on ne fera pas d'interruptions, mais l'application

---

[1] On peut appliquer à la fois le courant au bras et à la jambe en reliant le manuluve et le pédiluve au pôle négatif au moyen d'un fil bifurqué. Les électrodes plongeant dans l'eau doivent être en charbon. L'intensité à employer est de 10 à 20 milliampères.

devra être courte pour éviter la tétanisation des muscles et, par suite, leur fatigue.

Quelques auteurs conseillent d'employer à la place du faradique le galvano-faradique. Il n'y a pas d'indication bien formelle à préférer un courant à l'autre.

Direction du traitement. — Les applications doivent être faites tous les deux jours. On aura obtenu *tout ce qu'on peut espérer* au bout de quatre à six semaines de traitement : à ce moment, il faudra suspendre les applications électriques.

Résultats. — On ne peut évidemment pas faire revivre les tissus morts, on ne peut très probablement pas non plus faire résorber l'épanchement sanguin, mais on peut, comme l'a dit Leduc, « légitimement espérer favoriser la réparation des tissus malades. Le courant continu, appliqué suivant la technique exposée plus haut, est le plus sûr moyen, que possède la médecine, d'agir sur la nutrition des cellules cérébrales ».

On obtient généralement une amélioration, mais elle est parfois très minime. On peut noter tous les degrés. Quelquefois on arrive seulement à une légère modification dans la circulation et dans la température locale du membre ; d'autres fois, on voit le malade recouvrer un certain nombre de mouvements ou exécuter avec plus de force et de précision ceux qu'il avait conservés.

MALADIES DU BULBE, DE LA PROTUBÉRANCE, DU CERVELET

On désigne, depuis Wernicke, sous le nom de *polioencéphalites* les lésions des noyaux gris bulbo-protubérantiels. Si la lésion a atteint les noyaux protubérantiels, on a la polioencéphalite supérieure qui constitue *l'ophtalmoplégie nucléaire*; si les noyaux bulbaires sont touchés, on a la polioencéphalite inférieure qui a pour expression symptomatique la *paralysie labio-glosso-laryngée*.

Que ces formes soient chroniques ou qu'elles soient aiguës, il n'y a rien à tenter, actuellement du moins, au point de vue électrothérapique.

Aussi, toutes les fois qu'on se trouvera en face d'un ensemble de symptômes faisant penser à une maladie du bulbe ou de la protubérance, fera-t-on bien de s'abstenir. Dans les cas douteux, on ne déconseillera une intervention électrique qu'après avoir prié un confrère d'examiner le malade, afin d'assurer le diagnostic.

Les lésions cérébelleuses ne sont pas davantage justiciables d'une intervention électrique (1).

MALADIES DE LA MOELLE

Toutes les affections médullaires ne peuvent pas tirer bénéfice d'une médication électrique. Il en est cependant un certain nombre, ayant un retentissement sur le système moteur périphérique, que l'on peut espérer améliorer dans de très notables limites.

Nous verrons successivement.

1° Dans les lésions médullaires *aiguës* : la paralysie infantile et la poliomyélite antérieure aiguë de l'adulte ;

2° Dans les lésions *chroniques* : le tabes, la maladie de Friedreich, la syringomyélie, la maladie de Little.

PARALYSIE INFANTILE

Généralités cliniques. — La paralysie infantile est une poliomyélite aiguë. Elle se développe chez les enfants de un à trois ans. Elle débute *brusquement* par une période *fébrile* et *paralytique* ; elle se termine par une période *chronique*, *apyrétique* et *atrophique* (Gombault). La paralysie frappe *d'emblée* les parties qui doivent être atteintes, ou les quatre membres (ce qui est rare), ou un bras et une jambe, ou les membres inférieurs seulement (paraplégie). La localisation à une jambe est la plus fréquente.

Après un temps variable, la maladie semble rétrocéder lentement et la « *dernière expression* » de la maladie, si l'on peut dire, est une paralysie de l'*extenseur des orteils*, des *péroniers latéraux*, du *jambier antérieur*, parfois du *triceps* au membre inférieur, du *deltoïde* au membre supérieur.

A la paralysie succède une *atrophie* qui peut porter, non seulement sur les *muscles* paralysés, mais sur les *os* sous-jacents, sans que l'une entraîne l'autre cependant.

La résultante de ce processus est une *déformation* des membres. On observe le pied bot, la main bote, la claudication. Certains malades deviennent culs-de-jatte.

____

(1) On est d'autant plus souvent sollicité d'intervenir dans ces maladies, que la thérapeutique ordinaire se montre impuissante. On fera comprendre au malade ou à son entourage que l'électricité n'est nullement indiquée dans son cas.

Si l'insistance du malade était telle qu'on ne pût se dispenser de tenter quelque chose, on ne le fera qu'après avis d'un confrère compétent et après avoir bien fait entendre qu'il ne s'agit que *d'un essai thérapeutique*.

L'anatomie pathologique montre une atrophie des cellules motrices des cornes antérieures de la moelle, ainsi qu'une altération des racines antérieures des nerfs.

Électrodiagnostic et électropronostic. — C'est deux semaines environ après le début de la maladie que l'on doit procéder à un examen électrique.

On peut constater une *simple diminution* de l'excitabilité faradique des muscles atteints; dans ce cas, le pronostic est favorable et la guérison prochaine peut être envisagée (deux mois environ).

On peut aussi rencontrer une *réaction de dégénérescence* soit complète, soit partielle, sur un certain nombre de muscles paralysés. Le pronostic est alors très sérieux; mais, tirer de là une conclusion ferme sur ce qu'il adviendra à l'avenir, serait aller beaucoup trop loin. On ne peut évaluer l'*impotence future* du membre *qu'après plusieurs examens* d'électrodiagnostic. En effet, deux cas peuvent se produire dans l'*évolution de la DR*.

Si l'on constate qu'après une certaine période d'état, les signes de la DR vont en régressant (secousse moins lente, marche progressive vers l'ordre normal des secousses, tendance à la disparition de la réaction longitudinale), on peut espérer un *retour partiel à la motilité volontaire*. Il persistera un *certain degré d'atrophie*, mais elle sera relativement modérée.

Si l'on assiste, au contraire, à une accentuation de tous les signes de DR, si l'on voit la réaction longitudinale devenir de plus en plus nette, et si l'on constate l'évanouissement progressif de l'excitabilité galvanique, même avec 25 ou 30 milliampères, il y a les plus grandes présomptions pour que le *muscle* soit *définitivement perdu*. En remontant à l'origine du mal, on peut conclure que les cellules médullaires correspondantes sont totalement détruites.

Guilleminot a fait remarquer que « dans les paralysies spinales aiguës, il y a une grande augmentation de la résistance électrique, mais que cette résistance se modifie rapidement par le passage du courant ». Le courant, en effet, favorise l'hyperémie et, comme conséquence, les phénomènes ioniques s'accomplissent avec une activité croissante.

COMMENT PROCÉDER A L'EXAMEN D'ÉLECTRODIAGNOSTIC? — Il semble superflu de parler encore de la façon de procéder à l'examen des muscles dans la paralysie infantile après toutes les indications données au chapitre de l'Électrodiagnostic.

C'est qu'il ne s'agit plus ici de technique physique, il s'agit de technique morale, si j'ose m'exprimer ainsi. On amène à votre cabinet un enfant atteint de paralysie infantile; les parents sont émus, l'enfant épouvanté. Dès que vous avez prononcé le mot « électricité », l'enfant vous regarde avec terreur; il se met à crier à la moindre tentative d'examen. C'est ici qu'il faut user de tact, de patience, d'habileté pour gagner la confiance du bébé. Être médecin, c'est bien : c'est mieux d'être père de famille en ces occasions. Un brin de tendresse pour ces petits ne saurait nuire à notre gravité coutumière et je partage l'avis de Michelet qu'entre deux médecins égaux en savoir, le meilleur est celui qui aime le mieux.

Du reste, « apprivoiser l'enfant » ce n'est pas perdre un temps précieux, c'est en gagner et l'on verra venir à une séance suivante la vraie, la mine joyeuse et l'air réjoui, le jeune client qui menaçait de vous donner naguère mille difficultés. On pourra procéder en toute tranquillité à l'examen d'électrodiagnostic.

Traitement. — Le traitement doit être institué *dès les premiers jours qui suivent la fin de la période fébrile*. C'est un tort de temporiser plusieurs semaines.

Le traitement de la paralysie infantile comprend l'application du courant galvanique, d'abord sans interruption, puis d'une façon rythmée. La technique à adopter est la suivante.

Galvanisation continue. — On place, sur le renflement médullaire atteint, une large électrode + spongieuse de 100 centimètres carrés et l'on fait plonger l'extrémité du membre, ou des membres atteints, dans un bain d'eau tiède relié au pôle —. On débite alors progressivement 10 milliampères au plus, et on laisse passer le courant pendant quinze à vingt minutes.

Telle est la *technique classique* que l'on trouve exposée et appliquée partout. Elle n'est vraiment à recommander que pendant les quinze premiers jours du traitement. Plus tard, comme elle est un peu aveugle et oblige le courant à passer aussi bien dans les muscles malades que dans leurs antagonistes, ce qui, pour certains auteurs, favoriserait la contracture de ces derniers, il est bon de la modifier de la façon suivante :

On laisse dans le dos l'anode de 100 centimètres carrés, mais on remplace le bain négatif par une électrode hémicylindrique placée sur la partie la plus périphérique des muscles paralysés.

Zimmern, plus prudent encore, préfère employer la *méthode bipolaire*. Pour cela, on fixe aux extrémités des groupes de muscles malades des électrodes courbes, ainsi que le montre la figure 223. De cette façon, le courant n'atteint pas les muscles antagonistes. Comme dans le cas du bain, on emploie 10 milliampères pendant quinze à vingt minutes.

Galvanisation rythmée. — Lorsque la période fébrile a complètement disparu, on fait suivre l'application de courant continu d'une application de courant rythmé. Il y a deux façons d'opérer, suivant qu'on emploie la méthode monopolaire ou la méthode bipolaire.

Dans la méthode *monopolaire*, lorsque le bain galvanique est terminé, on rattache le fil qui vient de la cathode à une petite électrode-tampon avec laquelle on excite les muscles. Si les muscles étaient plus excitables avec le pôle +, on renverserait le courant.

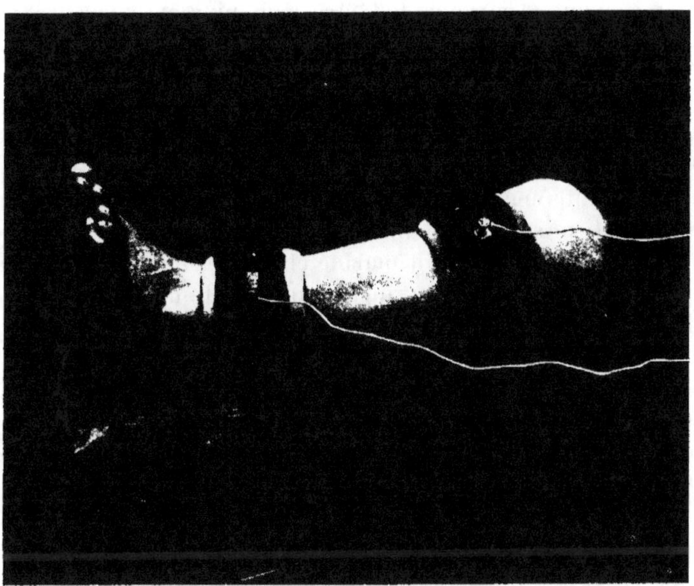

Fig. 223. — Galvanisation d'une jambe atteinte de paralysie infantile.

Dans le cas où l'on aurait constaté l'existence de la réaction longitudinale, on placerait l'électrode excitatrice *sur le tendon*. Le courant doit être *lentement* rythmé et l'intensité juste suffisante pour produire la contraction musculaire. On se bornera à l'excitation des muscles paralysés, *en évitant les antagonistes*.

Dans la *méthode bipolaire*, on laisse les électrodes dans la position représentée figure 223, et on substitue au courant continu le courant galvanique rythmé, à raison de 15 excitations par minute. La durée de l'application est de deux à cinq minutes.

Faradisation rythmée. — Dans le cas où la paralysie est légère et où les muscles sont encore excitables par le courant faradique, on peut employer ce courant. Le courant sera donné par une bobine à gros fil et sera *lentement* rythmé.

On évitera avec soin, dans le traitement de la paralysie infantile, d'employer le courant *faradique non rythmé* et surtout le courant *faradique de tension* (bobine à fil fin).

Direction du traitement. — Les applications seront faites trois par semaine et seront accompagnées tous les quinze jours d'un examen d'électrodiagnostic qui renseignera sur l'évolution de la maladie.

Le traitement électrique doit être poursuivi avec persévérance pendant *des mois*, quelquefois pendant *des années*, et le médecin devra user de toute son autorité pour qu'on donne au traitement la durée nécessaire. Au bout de trois mois cependant, on fera une suspension de quinze jours; au bout de six mois une suspension de quatre semaines. On laissera ensuite un mois de repos après chaque période de traitement de trois mois.

L'électricité ne sera abandonnée que lorsqu'on se sera parfaitement assuré, par l'examen du petit malade et par des recherches électro-diagnostiques, qu'il n'y a eu aucune amélioration depuis des mois, aussi bien du côté de la motilité volontaire que de la contractilité électrique.

Même si l'on est appelé à traiter une paralysie infantile après qu'on a utilisé tous les autre modes de traitement, si peu efficaces comme l'on sait, il ne faut pas désespérer et appliquer avec méthode le traitement indiqué plus haut. Il peut y avoir, au milieu de fibres musculaires complètement dégénérées, un certain nombre de fibres saines. « Dans ce cas, les fibres musculaires saines peuvent devenir le noyau de nouveaux faisceaux musculaires, et même d'un nouveau muscle » sous l'influence de l'électricité bien appliquée (Duchenne).

On ne négligera aucun des moyens capables d'aider l'influence de la médication électrique. *Au début* de la maladie, on terminera chaque séance par un *massage léger* du membre malade et par la mobilisation passive des articulations. *Plus tard*, quand la motilité volontaire commencera à reparaître, on conseillera la *gymnastique* suédoise, des *mouvements* simples, des *bains salés* ou une cure à Salies-de-Béarn pendant la belle saison. On fera sur les muscles des *frictions alcoolisées*, surtout pendant les périodes de suspension du traitement.

Résultats. — Les guérisons définitives et *complètes* sont très rares, mais on obtient le plus souvent une amélioration notable. Albert Weill, après avoir traité une série de cas, dit qu'il n'a pas vu, *après dix mois de traitement*, de muscles complètement inexcitables.

Ce n'est qu'en dernier ressort qu'on aura recours au traitement chirurgical orthopédique.

POLIOMYÉLITES ANTÉRIEURES AIGUES DE L'ADULTE

Généralités cliniques. — C'est à Duchenne que l'on doit la description de ces myélites qui se cantonnent dans la région des cornes grises antérieures.

Les poliomyélites aiguës de l'adulte se divisent en *paralysie spinale aiguë de l'adulte* et *paralysie générale spinale antérieure*.

La *paralysie spinale aiguë de l'adulte* rappelle beaucoup la paralysie infantile. Duchenne en a fait le premier la remarque : « J'ai cru longtemps, dit-il, que la symptomatologie de la paralysie atrophique de l'enfance ne se rencontrait pas chez l'adulte ; mais, ayant observé quelquefois chez celui-ci cette même symptomatologie, j'en ai conclu naturellement que la paralysie devait être produite par la même lésion anatomique. Cette considération m'a donc engagé à la désigner sous le nom de : paralysie spinale antérieure aiguë de l'adulte, ou par atrophie des cellules antérieures. »

La *paralysie générale spinale antérieure* diffère de la précédente en ce que la *paralysie* débute par les membres inférieurs et se généralise bientôt à *tous les muscles* du corps, à l'exception de ceux de la face. La paralysie est flasque, la sensibilité persiste, les réflexes tendineux n'existent plus. A la paralysie, succèdent des *atrophies* qui ne tardent pas à frapper tous les muscles paralysés. Puis, après un temps variable, la *guérison* se produit d'une façon *progressive* et *complète*. La marche de la maladie, qu'on la considère à la période d'aggravation ou de rémission, est *très lente*.

Traitement. — Le traitement électrique de ces deux affections se fera de la façon suivante :

Pour la première, on appliquera celui de la paralysie infantile sur lequel nous avons insisté plus haut :

Pour la seconde, on fera successivement la galvanisation continue puis rythmée des membres inférieurs et des membres supérieurs.

Galvanisation continue. — On place une large anode de 150 centimètres carrés sur la région lombaire ou à la nuque, suivant qu'il s'agit des membres inférieurs ou des membres supérieurs. On met ensuite, au-dessus de la cheville ou autour du poignet, des électrodes hémicylindriques que l'on relie au pôle négatif. On débite enfin lentement 20 milliampères environ pendant quinze minutes. Après la galvanisation du membre inférieur, on passe à la galvanisation du membre supérieur.

Galvanisation rythmée. — Après que la galvanisation continue est terminée, on procède à la galvanisation rythmée en excitant modérément, avec le pôle qui donne la contraction maxima, les divers muscles paralysés. On peut employer, suivant les cas, la méthode d'excitation monopolaire ou bipolaire.

Résultats. — Dans la *paralysie spinale aiguë de l'adulte*, les résultats que l'on peut espérer sont de même ordre que ceux que nous avons signalés pour la paralysie infantile ; la guérison complète est rare.

Dans la *paralysie générale spinale antérieure*, au contraire, la guérison est la règle. Elle est même *complète* sans intervention thérapeutique, mais l'électrisation, convenablement pratiquée, hâtera beaucoup le retour à la santé.

TABES DORSALIS
OU ATAXIE LOCOMOTRICE PROGRESSIVE

Généralités cliniques. — L'ataxie locomotrice progressive est le résultat d'une sclérose (induration suivie d'atrophie) dont les différents sièges sont l'encéphale, le bulbe et la protubérance, la moelle épinière, le grand sympathique et les nerfs. La lésion *constante* et *caractéristique* est celle du *système spinal postérieur* : elle commence en général au niveau de la région lombaire.

Il existe des formes *rapides* qui évoluent en douze à dix-huit mois à côté des formes *lentes* dont la durée est de six à vingt ans. Il y a même des *tabes bénins* (Charcot) qui peuvent s'améliorer et même guérir.

Guilleminot a très judicieusement fait observer « qu'on a trop tendance à regarder le tabes comme une maladie contre laquelle toute thérapeutique, et en particulier la thérapeutique électrique, est impuissante. Le tabes n'est pas toujours fatal. En outre, il faut savoir que si l'on ne peut agir sur le tissu sclérosé, il est une phase de la maladie où les lésions semblent porter *seulement sur les capillaires*, et même lorsque le tissu conjonctif ou lamineux a envahi les cordons postérieurs, les cylindraxes persistent longtemps encore indemnes ; *l'électricité peut être alors un des agents les plus efficaces.* Même quand la maladie suit son cours fatal, il est des processus successifs, des envahissements secondaires, des *névrites* consécutives qui peuvent être enrayés par un traitement bien dirigé. Il ne faut donc pas considérer le tabétique comme un malade auquel l'électrothérapeute n'apporte que l'espoir passager, et vite déçu, d'un soulagement. *A toutes les phases, mais surtout au début, son intervention peut être utile* ».

Il est cependant une faute qu'il ne faut pas commettre : c'est de faradiser les muscles du malade à la première période de la maladie. A ce moment, non seulement les muscles n'ont pas perdu leur force, mais ils jouissent même d'un *excès d'activité*. Ce n'est que l'incoordination motrice qui empêche les malades de profiter de leur force pour se tenir debout, pour se mouvoir. En effet, l'anatomie pathologique enseigne que le système neuro-sensitif est seul touché *au début* de la maladie : il n'y a *pas d'altération des cornes antérieures de la moelle*.

Électrodiagnostic. — Pendant une période assez longue, les réactions électriques des muscles restent normales. Mais lorsque l'altération primitive du système neuro-sensitif s'est accompagnée de l'altération secondaire du système neuro-moteur, on voit la réaction de dégénérescence s'accuser. Elle correspond à l'altération *tardive* des cellules des cornes antérieures.

Traitement. — Le traitement classique, depuis longtemps préconisé contre le tabes, est la *galvanisation de la moelle* ; on y ajoutera la *galvanisation du ganglion sympathique cervical*.

Galvanisation de la moelle. — On applique une électrode de 150 centimètres carrés à la nuque et une autre de même surface à la partie inférieure de la colonne vertébrale. On élève alors progressivement l'intensité et on laisse passer 20 à 25 milliampères pendant dix minutes.

Le sens du courant n'a aucune importance, ainsi que l'a démontré le Professeur Teissier, de Lyon.

Si le malade présente des *douleurs fulgurantes* dans les membres inférieurs, on pourra ajouter l'application suivante, ainsi que l'a indiqué Guilleminot. On place une grande anode de 300 à 400 centimètres carrés à la nuque, on applique ensuite sous la cuisse ou sur le mollet de chaque côté une grande cathode. On réunit ensemble ces deux électrodes par un fil conducteur souple. On fait passer 10 à 40 milliampères pendant dix minutes.

Galvanisation du ganglion sympathique cervical. — On laisse à la nuque l'électrode de l'application précédente et on la rend positive par la manœuvre de l'inverseur. On applique alors une cathode de 10 centimètres carrés environ (électrode-tampon) sur le *bord du sterno-mastoïdien* et on fait passer 8 à 10 milliampères pendant cinq minutes.

Direction du traitement. — On fera trois applications par semaine et on continuera pendant longtemps le traitement sans se lasser.

Du reste, dans un traitement aussi long que celui du tabes il est tout à fait admissible de modifier et le nombre des séances et le mode opératoire de façon à obtenir le meilleur résultat.

Résultats. — On obtient, dans 10 p. 100 des cas environ, une très grande amélioration, si l'on en croit Lewandowski. « Le réflexe rotulien reparaissait : on ne voyait plus aucun symptôme de la maladie et la guérison pouvait être contrôlée plusieurs années après, dans des cas que des neurologistes éminents considéraient comme désespérés. »

Hélas ! à côté de ces 10 p. 100 de ces cas très heureux, il y en a beaucoup où l'on n'obtient qu'une très légère amélioration qui porte surtout sur les douleurs, les troubles oculaires et la faiblesse des membres. Quelques cas, rares il est vrai, ne sont même pas améliorés d'une façon appréciable.

MALADIE DE FRIEDREICH

Généralités cliniques. — Tandis que le tabes était une affection *médullo-cérébrale*, la maladie de Friedreich est une affection *médullo-cérébelleuse*. C'est une affection de l'enfance et l'on voit la maladie atteindre au même âge les membres d'une même famille. C'est donc une maladie héréditaire, dans laquelle la sclérose frappe les faisceaux de Goll, de Burdach, le faisceau cérébelleux direct et les faisceaux latéraux.

Traitement. — On n'a pas à s'occuper en général des douleurs fulgurantes ; elles sont très rares dans cette maladie.

Pour lutter contre les différents symptômes de la maladie troubles de la démarche, de la station, mouvements athétoïdes, nystagmus, atrophie musculaire, plusieurs auteurs ont appliqué le courant électrique exactement de la même manière que pour l'ataxie locomotrice. On fera donc la galvanisation médullaire de façon à faire profiter le malade de l'action trophique du courant. Cette application stabile terminée, on passe à l'application labile du courant.

Application labile du courant galvanique. — Le malade étant dévêtu, on fixe sous les cuisses deux cathodes hémicylindriques reliées entre elles. On réunit alors le pôle *positif* au rouleau galvanique que l'on promène sur la colonne vertébrale et de chaque côté pendant dix minutes. L'intensité à employer est de 10 à 15 milliampères (1). Les séances ont lieu trois fois par semaine.

---

(1) Dans les affections telles que le tabes, la maladie de Friedreich, pour lesquelles la thérapeutique ordinaire se montre si impuissante, il y aurait lieu d'essayer les applications de courant continu, prolongées pendant des heures, avec une intensité moyenne. Il nous a toujours semblé que la galvanisation médullaire pendant *quelques minutes* était un peu illusoire.

Direction du traitement. — Le traitement est très long et doit être poursuivi avec volonté et persévérance, surtout si l'on constate des traces d'amélioration. Il est d'autant plus logique d'appliquer l'électricité dont on connaît les effets profonds sur les tissus, « qu'aucune médication ne semble avoir donné jusqu'ici de résultat dans cette maladie » (Dieulafoy). On fera, au début, des applications journalières.

Résultats. — On a publié des améliorations (Rauzier, Deschamps, Ladame) ; il ne faut pas compter sur une guérison complète.

SYRINGOMYÉLIE

Généralités cliniques. — La syringomyélie, qui est une maladie de la jeunesse et qui est plus fréquente chez les *jeunes garçons*, est le résultat d'un gliome résultant de l'exagération des éléments névrogliques et se développant aux dépens des cordons postérieurs.

Elle est caractérisée par des *troubles sensitifs* particuliers, *anesthésie* des membres supérieurs, puis des membres inférieurs, tantôt en manchette, tantôt en gigot. Il y a *dissociation de la sensibilité* : la sensibilité tactile est conservée, la sensibilité au froid, à la chaleur, à la douleur est abolie. On note encore des troubles moteurs (atrophies musculaires) et des troubles trophiques (panaris à répétition, glossy-skin ou peau lisse.

Électrodiagnostic. — Il ne peut guère donner de renseignement utile dans cette maladie. Les muscles qui présentent de l'atrophie peuvent montrer de la DR.

Traitement. — Le traitement est destiné à modifier la nutrition de la moelle : c'est donc au courant galvanique que l'on doit s'adresser tout d'abord. Pour combattre les atrophies musculaires, on utilise le courant galvanique rythmé ou, mieux, les alternatives voltiennes (Voy. page 283).

Galvanisation de la moelle. — On place deux électrodes de 150 centimètres carrés, l'une sur la nuque, l'autre au bas de la colonne vertébrale, et l'on augmente progressivement l'intensité du courant jusqu'à 60, 70 et même 100 milliampères, de façon à influencer la moelle. « On se rappellera, en effet, que le canal osseux où est logé la moelle épinière, possède une grande résistance et qu'avec un courant faible on n'atteindrait pas le but qu'on se propose » (Bordier).

Direction du traitement. — On fera trois applications par semaine et, comme le traitement est très long, on fera tous les trois mois une pause de deux à trois semaines.

Résultats. — Les résultats sont souvent bien minimes. Si l'on constate la plus petite trace d'amélioration, il faut sans hésitation continuer le traitement.

MALADIES DES NERFS

Nous verrons successivement, parmi les maladies des nerfs proprement dites, les névrites, les polynévrites, les paralysies périphériques, les névralgies. Dans ces affections, un traitement électrique bien compris peut souvent conduire à la guérison : c'est dire que l'électricité se montre là un agent thérapeutique de premier ordre.

NÉVRITES PÉRIPHÉRIQUES

Généralités cliniques. — Les névrites périphériques sont la conséquence de la dégénérescence de petits troncs nerveux musculaires et cutanés. Plus les nerfs sont petits, plus la dégénérescence est accentuée.

Les traumatismes, les maladies infectieuses (tuberculose, fièvre typhoïde, grippe, diphtérie, syphilis, etc.) ; les substances toxiques (plomb, arsenic, oxyde de carbone) peuvent occasionner les névrites ; il faut y ajouter les poisons que fabrique l'individu dans certains cas (auto-intoxication des diabétiques, urémiques, goutteux, cancéreux) et une autre cause fréquente : le froid.

La névrite est caractérisée par des troubles *sensitifs, moteurs* et *trophiques* portant sur un nerf isolé ou sur un groupe de nerfs. Si les névrites sont généralisées et accompagnées de *paralysies symétriques*, on dit qu'il y a polynévrite. Nous aurons l'occasion d'y revenir plus loin.

Électrodiagnostic. — L'importance de l'électrodiagnostic est capitale pour les névrites et l'on peut dire que tout traitement, *quel qu'il soit du reste*, appliqué à cette affection sans la recherche préalable des réactions électriques est un traitement irrationnel et illogique.

Aucun procédé clinique ne permet, en effet, de se rendre compte de la valeur fonctionnelle exacte du nerf et du muscle. L'électrodiagnostic permet au contraire, ainsi que l'ont fait ressortir Zimmern et Delherm [1] :

1° De préciser souvent un diagnostic hésitant ;

2° D'aider à la localisation de la lésion ;

3° De donner des indications capitales pour le pronostic ;

4° De servir de base au traitement rationnel à instituer.

[1] *Gazette des hôpitaux,* 25 avril 19..

Envisageons successivement chacun de ces avantages :

1° Hésite-t-on entre névrite ou myopathie ? L'existence de la DR partielle ou totale permet d'éliminer la seconde affection.

Certaines névrites, au début, peuvent être confondues avec un mal de Pott commençant : la DR avec hypoexcitabilité incline à penser qu'il s'agit de névrite ; l'absence de DR et l'hyperexcitabilité plaideraient, au contraire, en faveur du mal de Pott.

De même, dans un cas où le tabes pourrait être suspecté, la constatation d'une réaction de dégénérescence partielle ou complète indique qu'il s'agit en réalité d'une névrite seule ou d'une névrite associée au tabes.

« L'électrodiagnostic, enfin, doit toujours être *rigoureusement* effectué dans toutes les paralysies consécutives aux *accidents du travail*. Le sujet est-il atteint d'une « paralysie de l'indemnité » ou d'une « paralysie organique » ? Voilà la question. La clinique ne peut pas la résoudre. L'électrodiagnostic le fera. S'il n'y a pas de troubles de la contractilité ou s'ils sont peu accusés, il y a probabilité pour la première hypothèse. S'il y a des troubles plus accusés, réaction de dégénérescence incomplète ou complète, la paralysie est organique à coup sûr. — Le cas peut être plus complexe encore. Un hystérique saturnin alcoolique fait une paralysie radiale. *Quid causa ?* A défaut de la clinique impuissante, l'électrodiagnostic nous permettra d'affirmer qu'il y a des troubles marqués de la contractilité, qu'il y a paralysie organique. »

2° L'électrodiagnostic aide à préciser la région atteinte. L'hyperexcitabilité faradique et galvanique ne fera jamais penser à une névrite, mais indiquera que la lésion intéresse le faisceau pyramidal dans le cerveau ou dans la moelle. La DR indiquera que le neurone moteur périphérique est touché et l'on aura le choix entre poliomyélite, syringomyélie ou névrite suivant les autres signes cliniques.

3° L'électrodiagnostic sert à établir le *pronostic*. Si la DR n'existe pas, pas plus que la réaction longitudinale, il y a toutes probabilités pour que l'affection guérisse en quelques semaines. Si l'on constate la DR, c'est en général par mois qu'il faut compter pour arriver à la guérison.

Cependant il est nécessaire d'apporter quelques correctifs à cette règle trop générale. D'abord, c'est que la constatation de la DR dans des névrites différentes peut avoir une signification différente. Ainsi, les névrites saturnines, malgré l'existence de la DR complète, sont relativement bénignes, tandis que les névrites infectieuses avec DR sont beaucoup plus graves. Nous y insisterons plus loin. D'autre part, une névrite chez un jeune sujet a beaucoup plus de chances de guérir vite que chez un sujet âgé. Enfin, une névrite, même sans DR, ou avec trace de DR, a des chances de se prolonger indéfiniment et même d'arriver à l'incurabilité si la cause (saturnisme, glycose, alcool) continue à exercer ses effets.

On peut signaler en terminant une particularité curieuse qu'il faut bien connaître : entre deux groupes de muscles également frappés, certains se répareront beaucoup moins vite que d'autres ; c'est le cas des extenseurs et du deltoïde.

Conclusions fermes à tirer de l'électrodiagnostic. — Il ne faudrait pas croire qu'un seul examen d'électrodiagnostic pratiqué à une période quelconque d'une névrite permet de porter un avis ferme sur le pronostic de la maladie.

Il faut que la névrite *ait cessé de progresser* et qu'elle soit arrivée à sa période d'état. Et comme on ignore le plus souvent à quel stade elle se trouve, il est nécessaire de la suivre pendant quelque temps en faisant des examens électrodiagnostiques. Parfaitement renseigné, on pourra se prononcer sur la gravité de la maladie, sur l'incapacité qu'elle entraîne, sur la rapidité avec laquelle se fera la guérison.

4° L'électrodiagnostic trace la *ligne de conduite* à suivre pour le *traitement.* « Faire un traitement électrique d'une névrite sans électrodiagnostic préalable, est une absurdité que nous voyons, du reste, se produire journellement dans la pratique courante ; » ainsi s'expriment Zimmern et Delherm et nous adoptons entièrement leur avis. Ils continuent : « A la suite d'un examen clinique plus ou moins approfondi, on a décidé de *faire de l'électricité* et, naturellement, la petite boîte faradique à trembleur rapide qui, pour beaucoup encore, constitue l'alpha et l'oméga de toute l'électrothérapie, entre en jeu, quelle que soit la forme de la névrite, que les muscles réagissent à ce courant, ou que leur degré de dégénérescence les ait rendus aussi excitables à ce courant que les muscles d'un cadavre ! »

Les exemples abondent de malades faradisés ainsi pendant des mois, alors que leurs muscles ne réagissent absolument pas au courant faradique.

Quelle que soit la névrite à traiter, il y a un certain nombre de règles générales qui sont tracées par l'électrodiagnostic et qu'il faut bien connaître :

a. Lorsque les muscles sont encore excitables au courant faradique, on peut employer le *courant faradique* pour l'excitation musculaire ;

b. Si les muscles sont inexcitables au courant faradique, il faut employer le *courant galvanique* ;

c. Enfin si les muscles, tout en restant excitables au courant faradique, présentent la réaction de dégénérescence partielle (contraction lente à l'excitation galvanique) il faut encore *galvaniser*.

Traitement. — Le traitement doit être commencé de bonne heure, dès que les phénomènes fébriles et les accidents aigus ont disparu.

S'il existe des *phénomènes douloureux*, et ils sont fréquents, on utilise la galvanisation ; plus tard, lorsque la névrite est à sa *période d'état*, on combat les troubles trophiques par le courant faradique rythmé (s'il est indiqué), ou par le courant galvanique rythmé. Les courants ondulés, à l'aide des interrupteurs rythmiques rhéostatiques sont encore préférables.

Courant galvanique. — On fait plonger le membre atteint, bras ou jambe, dans un pédiluve ou dans un manuluve, relié au *pôle positif* de la source galvanique. On place dans le dos, au niveau du renflement médullaire correspondant, une large cathode, et l'on élève progressivement l'intensité jusqu'à 30 à 40 milliampères. On laisse passer le courant pendant vingt minutes et on ramène *lentement* l'intensité à zéro.

Si l'on ne pouvait se servir de bain de jambe ou de bain de bras pour une raison ou pour une autre, on entourerait le membre malade, au-dessus du poignet ou au-dessous du mollet, avec deux électrodes hémicylindriques que l'on réunirait au *pôle positif*.

Courant faradique. — Lorsque les phénomènes douloureux se sont dissipés, il faut se hâter de lutter contre l'atrophie musculaire.

Dans le cas où il n'y a pas de réaction de dégénérescence, on emploie le courant faradique *rythmé* avec bobine à gros fil (courant de quantité). Il vaut mieux utiliser l'excitation bipolaire de façon à éviter la rétraction des muscles antagonistes. Les excitations sont suffisamment espacées pour ne pas fatiguer les muscles.

Courants faradiques ondulés. — À l'excitation par les courants faradiques, on devra préférer, toutes les fois que la chose sera possible, l'excitation par les courants ondulés. L'emploi d'un interrupteur rythmique rhéostatique, de Bordier ou de Bergonié, permettra de les obtenir facilement, de même que l'appareil de Gaiffe.

L'avantage des courants ondulés est d'exciter le muscle d'une façon progressivement croissante : on réalise aussi exactement que possible la contraction physiologique.

L'excitation par les courants ondulés se fait de la même manière que les courants faradiques : la méthode bipolaire est la meilleure.

Galvanisation rythmée, avec chocs espacés. — C'est la méthode classique la plus à la portée du médecin non spécialisé. Il y a deux façons de l'appliquer. Ou bien on place dans le dos une large électrode et on excite successivement chaque muscle avec une petite électrode-tampon reliée au pôle négatif, ou bien, si l'on constate que le courant a tendance à exciter les antagonistes des muscles malades, on se sert de deux tampons que l'on place aux extrémités du muscle.

La galvanisation rythmée peut être avantageusement remplacée, surtout lorsque les muscles présentent la DR complète, par la *galvanisation ondulée*. Bordet a fait remarquer à ce propos que si l'intensité, sur un muscle sain, doit être élevée au maximum en une fraction de seconde, sur un muscle dégénéré, le temps de croissance de l'intensité peut être de deux secondes et demie environ. La contraction se produisant d'une manière graduelle, le muscle n'est pas brutalement secoué, ce qui est un avantage énorme dans les cas d'atrophie.

Direction du traitement. — A moins d'indications spéciales, on fait trois applications par semaine et on continue jusqu'à suppression des douleurs et guérison de l'atrophie. Si le traitement se prolonge, on fait tous les deux mois une suspension de traitement de quinze jours. Si l'on constate des contractures au cours du traitement, il faut immédiatement supprimer les courants rythmés ou ondulés pour n'employer que le courant galvanique sans interruption.

Résultats. — Les résultats sont bons en général et l'on voit la névrite guérir, pourvu que la cause ait disparu. La guérison est parfois longue à obtenir.

NÉVRITE SCIATIQUE

Généralités cliniques. — La névrite sciatique se distingue de la névralgie du même nerf par l'existence des troubles habituels dans les névrites : troubles dans la motilité, dans la température du membre, dans les réactions électriques des muscles. On voit survenir progressivement une atrophie des muscles de la cuisse et de la jambe.

Traitement. — A la période douloureuse, on emploiera le *courant galvanique* suivant la technique indiquée plus haut pour le traitement des névrites en général.

On peut ajouter à l'application stabile une *application labile*. L'électrode — est alors reliée à une électrode-rouleau avec laquelle on badigeonne les muscles malades pendant dix minutes avec 10 milliampères environ.

Dénoyès et Bordier recommandent de se servir des courants de *haute fréquence en applications directes*. On place une large électrode auc. en plomb ou en étain, sur la région lombaire et on la réunit à l'une des extrémités du petit solénoïde de *haute fréquence*. W par exemple. L'autre électrode, hémicylindrique, également nue, est fixée au-dessous du mollet. On la réunit par un fil souple à la borne W' de l'autre extrémité du solénoïde (fig. 153 . On met ensuite en activité l'appareil et l'on peut, dans ces conditions, faire passer dans le circuit 200 à 1000 milliampères, suivant la puissance de l'installation. Les applications sont de dix à quinze minutes tous les deux jours.

Résultats. — On voit s'améliorer progressivement les phénomènes douloureux puis les troubles vaso-moteurs et les troubles trophiques. On obtient généralement la guérison, à la condition de prolonger suffisamment le traitement. Plus la névrite est ancienne, plus il faut d'efforts pour arriver à en être maître.

POLYNÉVRITES

Généralités cliniques. - Les polynévrites ne diffèrent pas essentiellement des névrites, mais elles offrent ce caractère d'être généralisées. Les *paralysies* qui les accompagnent sont *symétriques* et sont en général plus accentuées sur les muscles extenseurs. Les muscles des extrémités des membres sont, en général, plus atteints que ceux de leur racine. Mais le mal ne tarde pas à gagner et à s'étendre aux membres supérieurs. Les *troubles de la sensibilité* précèdent et accompagnent les paralysies ; les douleurs sont surtout vives par la pression des muscles et des nerfs. Les *réflexes tendineux sont abolis*. Les *atrophies musculaires* ne tardent pas à se manifester : on les voit accompagner la paralysie des divers muscles. Le délabrement musculaire est parfois si étendu que les membres ont parfois l'aspect squelettique. Malgré cela, la santé générale reste excellente.

On fera la plus grande attention à ne pas confondre les polynévrites avec des maladies beaucoup plus graves qui peuvent la simuler, le tabes en particulier.

Électrodiagnostic. — On rencontre généralement la DR dans les polynévrites ; elle est partielle ou complète ; elle fait cependant défaut dans la polynévrite diphtérique. Nous insisterons sur les particularités intéressantes à propos de quelques types de polynévrites.

Traitement. — Le traitement est exactement le même que celui des névrites, seulement comme les phénomènes pathologiques sont *symétriques*, il est bon, pour diminuer la longueur des séances, de traiter dans un premier temps les deux membres supérieurs et dans un second temps les deux membres inférieurs. On place alors, sur le renflement médullaire correspondant, une large électrode négative, et aux extrémités des membres, des électrodes positives de même surface. On peut aussi utiliser la méthode des bains à deux cellules ou à quatre cellules. Le courant à employer est le galvanique.

Dans tous les cas, comme pour les névrites du reste, on n'appliquera le traitement que *lorsque la cause de la maladie aura cessé d'agir*.

Résultats. — Les résultats du traitement sont bons. Dieulafoy cite l'exemple d'un jeune homme de vingt-cinq ans atteint de polynévrite alcoolique et que plusieurs médecins considéraient comme atteint de tabes. Il fut *complètement guéri* en six mois par un traitement électrique méthodiquement dirigé.

POLYNÉVRITE ALCOOLIQUE

Généralités cliniques. — La polynévrite alcoolique commence généralement par le membre inférieur. On constate des troubles de la sensibilité fourmillements, crampes musculaires, douleurs lancinantes, brûlantes). Bientôt la polynévrite devient motrice ; les extenseurs des orteils, les péroniers, le jambier antérieur, les muscles du pied sont surtout frappés ; parfois aussi les muscles des membres supérieurs sont pris. Lorsque le malade marche, il *steppe*, c'est-à-dire qu'il met le pied en extension et les orteils en flexion.

Électrodiagnostic. — La DR se montre d'une façon incomplète et assez tardive ; elle est toujours plus accentuée du côté des extenseurs.

Traitement. — Le traitement se résume en *galvanisation continue* avec anode à la périphérie du membre, si les douleurs sont vives, et en *faradisation* ou en *galvanofaradisation* rythmée, si l'on cherche à combattre uniquement les phénomènes paralytiques ou atrophiques. Les *courants ondulés* peuvent rendre aussi les plus grands services. Toutes ces applications se font comme pour les névrites simples.

Direction du traitement. — On fait les séances tous les deux jours et on continue jusqu'à ce que la guérison soit obtenue.

Résultats. — Lorsque la cause est supprimée et que le traitement est fait régulièrement dans de bonnes conditions, on peut compter sur la guérison. Nous en avons cité plus haut un exemple.

POLYNÉVRITE SATURNINE

Généralités cliniques. — La polynévrite saturnine est plus motrice que sensitive, quelquefois même les *troubles de la sensibilité* sont *nuls*.

On distingue plusieurs types de cette polynévrite :

1º Le type *brachial*, dans lequel le deltoïde, le biceps, le brachial antérieur et le long supinateur sont touchés ;

2° Le type *antibrachial* où les extenseurs des doigts et les radiaux sont touchés, à l'exception de l'anconé, des supinateurs et parfois du long abducteur du pouce ;

3° Le type *inférieur* qui atteint les extenseurs des orteils, le long et le court péronier, le jambier antérieur.

On n'oubliera pas de rechercher dans les anamnèses les signes de l'intoxication plombique, coliques de plomb, liséré gingival de Burton, cachexie.

Électrodiagnostic. — La recherche des réactions électriques montrera l'existence de la DR ; elle est *précoce* dans cette maladie et en général complète.

Cette recherche servira à distinguer la polynévrite saturnine d'une paralysie radiale, puisque dans la première on ne trouvera pas la DR sur les extenseurs qui sont frappés au contraire dans la paralysie radiale.

Malgré l'existence de la DR, le pronostic de la polynévrite saturnine est en général *bénin*, quoique la maladie soit assez longue.

Traitement. — Le traitement de la polynévrite saturnine se fait, dans ses grandes lignes, comme celui des névrites ; on emploiera donc le *courant galvanique* en applications continues, puis le *courant galvanique rythmé* ou le *galvano-faradique rythmé* sur les muscles atrophiés.

Galvanisation continue. — Si l'on a affaire au type brachial ou antibrachial, on met à la nuque une large électrode de 150 à 200 centimètres carrés et on la relie au pôle positif (1). L'électrode négative constituée par une cathode hémicylindrique sera placée sur la face antéro-inférieure du bras (type brachial) ou sur la face dorsale du poignet et de la main (type antibrachial). On veillera à donner à cette cathode une surface assez grande (100 centimètres carrés au moins) et à la capitonner soigneusement avec de la ouate hydrophile ou avec un *sachet-électrode* de façon à obtenir un bon contact et à éviter des escarres.

Dans le type inférieur, on applique l'électrode positive sur la

---

(1) On emploie ici le pôle positif pour l'électrode indifférente et le pôle *négatif* pour l'électrode *active* parce que la polynévrite est plus motrice que sensitive.

Rappelons la *règle générale de la polarité des électrodes* suivant les divers cas que l'on aura à traiter :

1° Toutes les fois qu'il s'agit de combattre des phénomènes *douloureux*, névralgiques, on place l'anode (électrode positive) sur les points les plus périphériques du nerf atteint. On sait que le pôle positif diminue l'excitabilité du nerf (anélectrotonus).

2° Toutes les fois qu'il y a lieu d'enrayer des phénomènes d'atrophie, de paralysie, c'est la cathode (électrode négative) qui doit être placée à la périphérie. Le pôle négatif, en effet, est résolutif pour les inflammations chroniques, il est antisclérosant et augmente l'excitabilité du nerf (catélectrotonus).

région lombaire et l'électrode négative sur la face antéro-externe du pied, du cou-de-pied et de la jambe 100 centimètres carrés environ.

On applique alors le courant continu avec une densité de $\frac{4}{10}$ c'est-à-dire en employant 4 milliampères par 10 centimètres carrés de cathode utilisée. On fait des séances de quinze à vingt minutes.

A cause de la difficulté qu'il y a à bien fixer les cathodes à l'ex-

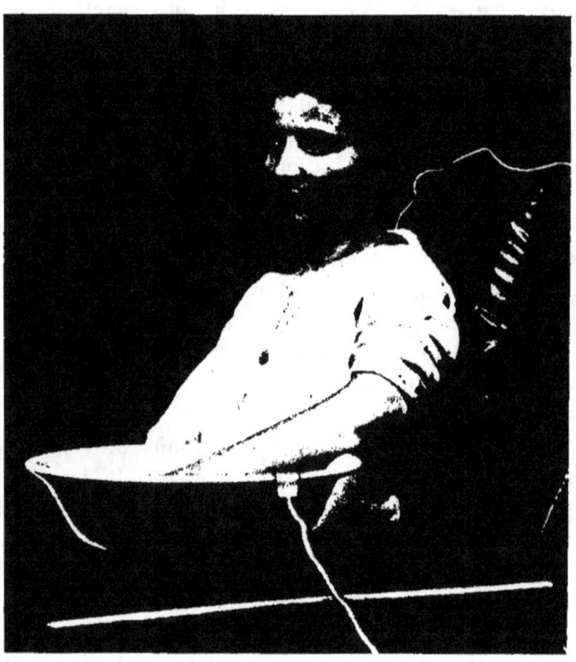

Fig. 224. — Traitement de la polynévrite saturnine par le bain-électrode.

trémité de l'avant-bras ou de la jambe, nous préférons souvent employer le *bain-électrode* fig. 224.

Comme on le voit, le membre malade plonge dans un bain d'eau chaude relié au pôle *négatif* de la source galvanique.

Suivant la région atteinte, on choisit un récipient de forme différente. Le seul inconvénient de la méthode est de faire passer le courant aussi bien dans les muscles paralysés que dans leurs antagonistes, ce qui pourrait favoriser la prédominance des seconds sur les premiers.

Galvanisation ou galvano-faradisation rythmée. — A la suite de l'application du courant continu, on procède à l'excitation des muscles au moyen du courant rythmé. Deux cas peuvent se présenter :

1° Les muscles ne sont plus excitables par le courant faradique ou le courant galvano-faradique. On fait alors appel au courant galvanique lentement rythmé ou ondulé une seconde de repos pour une seconde d'excitation).

On choisit pour l'électrode active la polarité qui donne l'excitation maxima ; c'est généralement la polarité positive qui convient, puisque les muscles présentent la réaction d'Erb PF > NF. Si la dégénérescence était assez accentuée pour qu'on ne pût pas obtenir de secousse par l'excitation du point moteur, on rapprocherait progressivement l'électrode active du tendon, de façon à obtenir la secousse maxima.

2° Les muscles sont excitables au courant galvano-faradique. On se sert alors du courant galvano-faradique rythmé.

L'électrode active est reliée au pôle négatif de la pile, montée elle-même en tension avec la bobine Voy. fig. 63 . On place sur le circuit un métronome ou mieux un interrupteur ondulant du genre de ceux que nous avons décrits page 50.

Dans le premier comme dans le deuxième cas, les applications sont assez courtes pour ne pas fatiguer les muscles. Deux à trois minutes pour chaque muscle suffisent.

Direction du traitement. — On fait pendant les huit premiers jours du traitement des applications journalières de courant continu, puis on associe le courant rythmé à cette application et on ne fait plus les séances que tous les deux jours.

Résultats. — Les résultats du traitement sont bons, mais ils ne sont pas toujours rapides. Suivant la gravité de la polynévrite, la guérison sera obtenue en quelques semaines, ou en deux à trois mois.

POLYNÉVRITE ARSENICALE ET HYDRARGYRIQUE

Généralités cliniques. — Dans les cas d'intoxication lente et chronique par l'arsenic ou le mercure, on peut constater des névrites isolées ou plus rarement des polynévrites.

Les nerfs périphériques sont d'abord touchés, ainsi que les muscles ; avec le temps, on voit même les cornes antérieures de la moelle être intéressées.

La polynévrite arsenicale est plus grave en général que la polynévrite hydrargyrique.

Électrodiagnostic. — On rencontre fréquemment l'abolition de l'excitabilité faradique avec DR complète.

Traitement. — Il est absolument identique à celui que nous avons décrit pour la polynévrite saturnine.

Résultats. — La polynévrite arsenicale est longue et ne guérit pas toujours complètement. Jolly a vu, dans un cas, les troubles de la motilité et l'atrophie commencer seulement à diminuer après quatre mois de traitement ; aucune amélioration ne s'était produite au niveau des péroniers.

La polynévrite hydrargyrique a une évolution beaucoup plus rapide. La guérison complète est presque toujours la règle.

PARALYSIES PÉRIPHÉRIQUES EN GÉNÉRAL

Généralités cliniques. — Il semble logique d'étudier, après les névrites et les polynévrites, les diverses paralysies périphériques ; en effet, beaucoup de ces paralysies sont le résultat d'un processus névritique. L'existence de ces paralysies dans les névrites nous a même obligé à indiquer, par avance, le traitement approprié pour les combattre.

Mais il existe, outre les névrites, des causes nombreuses de paralysies périphériques (froid, compression, maladies infectieuses, etc.), il est donc nécessaire de grouper ensemble ces diverses paralysies.

Comme leur nom l'indique, les paralysies dont nous allons nous occuper sont nettement localisées dans un territoire nerveux *périphérique*. Leur siège est dans le neurone moteur périphérique et, à ce titre, elles seront susceptibles de présenter la DR, si l'on se souvient de ce que nous avons dit au chapitre de l'Électrodiagnostic.

Électrodiagnostic. — Dans toutes les paralysies périphériques l'examen des réactions électriques a une *importance de premier ordre*, non seulement au point de vue du diagnostic, mais surtout au point de vue du pronostic.

Nous résumerons ici tout ce qui peut se rapporter aux paralysies périphériques *en général*, réservant les remarques spéciales pour le paragraphe consacré à chaque maladie.

Tout d'abord, il ne faut pas se hâter de faire un pronostic de la maladie après un seul examen électrique précoce. S'il est utile de rechercher les réactions des muscles deux ou trois jours après la paralysie, il est bon d'être prévenu que ces réactions sont *bien différentes* de celles que l'on constatera huit à dix jours après. Pour s'en souvenir, il n'y a guère qu'à se reporter à la courbe de la figure 211.

Supposons en effet que trois examens d'électrodiagnostic, faits à quelques jours d'intervalle, nous aient montré des lésions qui vont rapidement en s'accentuant ; la paralysie sera certainement plus grave qu'une autre qui se manifestera par des réactions anormales plus lentes et par conséquent moins sérieuses.

On peut distinguer quatre degrés dans la façon dont les nerfs sont frappés ; à chacun de ces degrés correspond un pronostic différent.

Premier degré. — Il y a une simple diminution de l'excitabilité faradique et galvanique du nerf et des muscles qui sont sous sa dépendance. La secousse reste brusque, rapide comme l'éclair. Il n'y a aucune modification dans l'ordre normal des secousses galvaniques.

Le *pronostic* est bon : la paralysie est bénigne et peut être guérie en deux à trois semaines environ.

Deuxième degré. — Le nerf présente une diminution de l'excitabilité faradique et galvanique. Les muscles sont moins excitables au courant faradique et offrent, au point de vue qualitatif, une secousse lente, avec réaction d'Erb fréquente. De plus, le point moteur normal commence à émigrer dans la direction du tendon.

Le *pronostic* est plus sévère à cause de la DR partielle.

Deux mois à deux mois et demi de traitement sont nécessaires pour arriver à la guérison.

Troisième degré. — Le nerf présente une abolition de l'excitabilité faradique et galvanique. Les muscles ne sont plus excitables au courant faradique et présentent en général de l'hypoexcitabilité galvanique. On constate une secousse traînante et paresseuse accompagnée de réaction longitudinale. La réaction d'Erb est très fréquente.

Le *pronostic* est grave et la guérison, si elle se produit, demande toujours plusieurs mois. Souvent la guérison reste incomplète.

Quatrième degré. — Le nerf et le muscle sont inexcitables, aussi bien par le courant faradique que par le courant galvanique.

Il y a bien peu de chances pour que la paralysie guérisse ; cependant il ne faut jamais être trop affirmatif : on a vu des paralysies périphériques guérir malgré des réactions très mauvaises et un pronostic très défavorable.

Traitement. — Le traitement aura un double objet, combattre la cause du mal et lutter contre l'atrophie musculaire consécutive à la paralysie. Le courant galvanique répondra à la première indication, les courants rythmés à la seconde. On sera guidé dans le choix du courant rythmé par les examens d'électrodiagnostic.

Courant galvanique. — L'emploi du courant galvanique est destiné à lutter contre les phénomènes névritiques qui accompagnent presque toujours les phénomènes paralytiques. S'il existe des phénomènes douloureux, on place le *pôle positif* au point où le nerf a été lésé ; si les phénomènes paralytiques ne sont pas accompagnés de douleurs, on rend *négative* l'électrode placée sur le trajet du nerf atteint. L'électrode indifférente est appliquée au niveau du renflement médullaire correspondant.

On emploie une densité de courant de $\frac{1}{3}$ environ, soit 30 milliampères pour une électrode de 100 centimètres carrés (1) : l'application a une durée moyenne de quinze minutes.

Courants rythmés. — Dès que les phénomènes douloureux se sont dissipés, on s'adresse aux courants rythmés pour lutter contre l'atrophie musculaire.

Si l'étude des réactions électriques a indiqué une paralysie du premier degré, on utilise le courant faradique ou *galvano-faradique rythmé*. Au contraire, dès qu'il existe trace de réaction de dégénérescence, il vaut mieux employer le courant *galvanique rythmé*. Ce courant est du reste le seul applicable dans les formes graves de paralysie, puisque l'excitabilité faradique a disparu.

La règle générale est de ne pas employer des intensités trop fortes, de façon à ne pas faire contracter trop énergiquement les muscles malades et de ménager entre les excitations une période de repos suffisante pour ne pas les épuiser.

Autres modalités électriques. — Pour les paralysies périphériques qui tardent à s'améliorer sous l'influence du seul traitement galvanique, Bordier recommande l'électricité statique. On appliquera les étincelles sur les muscles malades, mais d'une façon *médiate* plutôt qu'immédiate.

On peut s'adresser à la franklinisation hertzienne, en employant le dispositif de la figure 116. On règle le débit de la machine de façon à n'avoir, entre les boules polaires B et B', que 5 à 6 étincelles par seconde. Quant à l'excitateur tenu à la main, on le promène sur les muscles paralysés en utilisant une sorte de mouvement de reptation.

PARALYSIE FACIALE

Généralités cliniques. — La paralysie faciale peut être d'origine *centrale* ou d'origine *périphérique*. Mais, comme l'a fait remarquer

(1) Lorsque nous parlons de *densité électrique*, il faut toujours se rappeler qu'elle est relative à la plus petite des deux électrodes, donc à l'électrode *active*.

Dieulafoy, cette division est insuffisante et l'on peut distinguer quatre variétés de paralysie faciale :

1° Paralysie d'origine périphérique ;

2° Paralysie d'origine intratemporale ;

3° Paralysie d'origine bulbo-protubérantielle ;

4° Paralysie d'origine cérébrale.

Cette division a la plus grande importance, car ce n'est guère que dans la *première variété* que l'électricité pourra rendre des services. Il est donc de la plus haute importance de faire un diagnostic exact de la maladie.

Dans la paralysie d'origine *périphérique*, *tout un côté* de la face est généralement paralysé (le facial supérieur est touché aussi bien que l'inférieur). Des *douleurs* précèdent ou accompagnent le début de la maladie dans la moitié des cas. On constate que la *mimique* est abolie dans l'hémi-face paralysée, il n'existe plus de rides, la peau du front ne se plisse plus, l'occlusion de l'œil est impossible, le malade ne peut ni siffler ni souffler.

Dans la paralysie d'origine *intra-temporale*, outre les signes paralytiques précédents, on note des altérations du goût, la paralysie de la luette, une déviation de la langue et parfois une exaltation de l'ouïe du côté atteint.

Dans la paralysie d'origine *bulbo-protubérantielle*, la paralysie d'une moitié de la face est *complète*, mais on note une hémiplégie des membres du *côté opposé*.

Enfin, dans la paralysie d'origine *cérébrale*, la paralysie n'atteint le plus souvent que le *facial inférieur* (l'orbiculaire des paupières n'est généralement pas touché). Cette paralysie s'accompagne de l'hémiplégie des membres *du même côté*.

Électrodiagnostic. — Dans les cas douteux, un sérieux examen d'électrodiagnostic lèvera toute hésitation.

Constate-t-on la DR ou des traces de DR, la paralysie faciale centrale est éliminée : il s'agit d'une paralysie *périphérique*. Si l'on ne trouve pas la DR, il s'agit d'une paralysie d'origine *centrale* ou d'une paralysie *périphérique bénigne*.

Au point de vue de la gravité et du pronostic, on peut diviser en trois grandes classes les paralysies faciales périphériques. Disons à ce propos que l'*électrodiagnostic* est le seul moyen d'être renseigné sur l'époque probable de la guérison.

1° *La paralysie est sans DR*. — La forme qui ne comporte pas de DR et pas de modification de l'excitabilité faradique est une forme *très légère*. Le *pronostic* est très favorable : la guérison se produit en deux ou trois semaines.

2° *La paralysie s'accompagne de **DR** partielle*. — Lorsque la DR partielle se montre et qu'un examen pratiqué au bout de *quinze jours*, après le début de la maladie, montre la secousse lente accompagnée des modifications quantitatives et qualitatives indiquées à la page 242 (deuxième cas), le *pronostic* est moins bon.

La paralysie peut guérir, mais ce n'est qu'au bout de deux à trois mois qu'on peut espérer le retour de la motilité secondaire. Il faut compter souvent six mois pour arriver à la guérison complète.

3° *La paralysie s'accompagne de **DR** complète*. — On constate dans la paralysie faciale avec DR complète, l'abolition de l'excitabilité faradique et galvanique du *nerf facial*. Les *muscles* sont inexcitables au courant faradique ; par contre, l'excitabilité galvanique est *augmentée* (1) et l'on constate, avec la secousse *lente*, soit l'ordre normal des secousses, soit la réaction d'Erb.

Le *pronostic* est extrêmement grave. Souvent dix à douze mois de traitement sont nécessaires pour voir reparaître la contractilité volontaire. Parfois, au bout de dix mois, la contractilité volontaire n'est pas encore revenue ; en ce cas, la guérison est très aléatoire.

Un signe important rendra les plus grands services pour aider à diagnostiquer les paralysies faciales *graves* : c'est le SIGNE DE CH. BELL (1824) qui a été étudié à nouveau par Bordier et Frenkel (1897). Voici comment le décrit Bordier : « Lorsqu'on engage un malade atteint de paralysie faciale périphérique grave à fermer lentement les yeux..., on constate que l'œil du côté sain se ferme énergiquement, tandis que du côté malade, après une très légère diminution de la fente palpébrale, le globe oculaire, resté visible à l'observateur, se porte d'abord *en haut* et légèrement *en dehors*, pendant que la paupière finit par s'abaisser d'une certaine quantité variable avec le degré de paralysie du muscle orbiculaire des paupières.

Dans les cas de paralysie faciale périphérique présentant la réaction de dégénérescence *complète*, le malade ne peut abaisser la paupière supérieure sans dévier en même temps l'œil en haut et légèrement en dehors ; au contraire, chaque fois que la réaction de dégénérescence est *incomplète*, quand il y a seulement simple diminution et non pas abolition de l'excitabilité faradique, la contraction de l'orbiculaire est possible pendant que le malade continue à fixer un objet placé en avant et sur l'horizontale passant par son œil.

Lorsque la guérison ne doit pas survenir, on voit peu à peu s'installer l'hypoexcitabilité galvanique qui s'aggrave de jour en jour

---

(1) Il est remarquable de constater combien longue est la période d'hyperexcitabilité galvanique dans les paralysies de Bell. Elle dure parfois autant que la maladie elle-même.

pour aboutir à l'*inexcitabilité* absolue (quatrième cas du tableau page 242). La terminaison de la maladie est alors l'*atrophie* d'une moitié de la face ou plus fréquemment la *contracture secondaire permanente*.

LA CONTRACTURE. — SA GRAVITÉ. — MOYENS DE LA PRÉVOIR. — EST-ELLE DUE A L'ÉLECTRISATION ? — Tandis que la contracture est extrêmement rare lorsque la paralysie faciale est d'origine centrale, elle est fréquente lorsqu'il s'agit de paralysie périphérique. C'est une complication *redoutable* qu'il faut toujours avoir présente à l'esprit et qu'il faut savoir dépister à sa naissance.

Duchenne a parfaitement décrit et étudié, de 1851 à 1855, les contractures secondaires. Nous lui emprunterons la description des signes qui permettent de *prévoir* l'apparition des contractures.

La contracture est prochaine :

1° *Lorsqu'on voit survenir un spasme dans un des muscles paralysés de la face, sous l'influence de son excitation artificielle* (faradisation à intermittences rapides ou friction sur la muqueuse buccale) :

2° *Lorsqu'un des muscles paralysés, privé de sa contractilité électrique, recouvre rapidement sa force tonique et dans un ordre différent de l'ordre normal.*

Pour Duchenne, l'ordre normal de retour des muscles à la tonicité est le suivant : le buccinateur, le grand zygomatique, le petit zygomatique, l'élévateur commun de l'aile du nez et de la lèvre supérieure,... le triangulaire des lèvres, le releveur de la houppe du menton, l'orbiculaire des lèvres, le frontal et le sourcilier, le triangulaire du nez et le dilatateur de l'aile du nez. « Ces détails ont une importance réelle, car si un de ces muscles paralysés de la face reprend plus rapidement que d'ordinaire sa tonicité (dans le premier septénaire) et surtout quand ce muscle retrouve cette propriété, pour ainsi dire avant son tour, ce phénomène, heureux en apparence, est le commencement d'une contracture qui ne tarde pas à accentuer les traits plus qu'à l'état normal, puis à s'aggraver progressivement » (Duchenne).

A ces signes de contracture prochaine on peut encore ajouter cette remarque faite par Huet : lorsqu'on commande au malade de fermer énergiquement les yeux, on voit la commissure labiale et l'aile du nez attirées invinciblement en haut et en dehors : il y a production de *mouvements associés*.

La contracture semble d'abord rétablir la régularité des traits, puis les accentue au delà de l'état normal. « Ainsi le petit zygomatique arrondit, en la creusant, la ligne naso-labiale et donne une expression chagrine ; le grand zygomatique élève la commissure et donne une

expression de gaieté ; le carré des lèvres renverse et abaisse de son
côté la lèvre inférieure ; l'orbiculaire palpébral diminue l'ouverture
des paupières ; ou la face est comme crispée par le froid sous l'influence de la rétraction en masse de tous les muscles paralysés »
(Duchenne).

Heureusement la contracture atteint rarement *tous* les muscles
paralysés ; mais on voit, par contre, assez souvent les muscles contracturés *se rétracter*, ce qui cause une gêne considérable dans les
mouvements de la face.

On a souvent accusé l'électricité de déterminer des contractures.
Cette accusation n'est valable que pour des traitements *mal faits* et
pour des électrisations pratiquées avec des courants faradiques de
tension. A tous les exemples qu'on a cités, nous en ajouterons un
seul, personnel. Une jeune fille atteinte de paralysie faciale grave
reçoit de trois médecins l'avis de s'électriser. Elle loue un appareil faradique et, dans l'espoir de guérir plus vite, elle se faradise à outrance.
Ce courant était tellement intense que l'application à la face donnait
des irradiations *jusque dans le bras droit*. A ce régime ne tardent pas
à se montrer des signes de contracture accompagnés de douleurs
paroxystiques très vives. Effrayée, la malade va trouver un confrère,
médecin des hôpitaux, qui la blâme d'employer un courant aussi
fort et nous l'adresse pour un examen sérieux. Nous constatons une
réaction de dégénérescence complète avec *inexcitabilité absolue* des
muscles au courant faradique, tandis que l'excitabilité galvanique
subsiste. C'étaient ces muscles *inexcitables* que l'on faradisait *depuis
quatre mois*. Après de semblables erreurs thérapeutiques, l'apparition
de la contracture secondaire n'est pas étonnante.

Mais dans toute *paralysie faciale grave* la contracture peut survenir,
malgré toutes les précautions qu'on aura prises pour l'éviter. C'est
une *complication naturelle* dont il faudra toujours prévenir la famille
ou malade.

Traitement. — Le traitement ne doit pas être commencé immédiatement après le début de la maladie. On attend une quinzaine de
jours, tout en pratiquant des examens d'électrodiagnostic. Lorsqu'on
est fixé sur la gravité de la paralysie faciale, on procède à l'application du courant continu puis des courants rythmés.

Galvanisation continue. — On applique sur la face l'électrode
ci-faciale de Bergonié [1] en ayant soin que le contact soit parfait en
tous points avec la peau. On a soin de placer au-dessous de l'oreille,
au point d'émergence du nerf facial, un petit tampon de ouate

mouillée que l'on fixe à l'électrode. A cause des trois prolongements de l'électrode, le nerf facial dans son entier (facial supérieur, moyen et inférieur) sera traversé par les lignes de flux du courant.

On place ensuite, dans le dos, une large électrode de 150 à 200 centimètres carrés, que l'on relie au pôle positif. L'électrode faciale doit être *négative*, suivant la règle générale donnée plus haut, puisqu'il s'agit d'augmenter l'excitabilité du nerf.

L'intensité du courant est amenée progressivement à 8 ou 10 milliampères et maintenue pendant dix minutes. On évite avec soin toute rupture brusque.

Au début du traitement, et pendant douze à quinze jours, on fait des applications journalières sans dépasser, en intensité et en durée, les chiffres que nous avons donnés.

Immédiatement après la galvanisation continue, on procède à l'excitation des muscles paralysés ; on utilise pour cela les courants rythmés.

Faradisation rythmée. — Avec une petite électrode-tampon, on fait contracter successivement chacun des muscles paralysés. Bien entendu, on n'utilise le courant faradique que si l'examen d'électrodiagnostic a montré que les muscles répondent encore à ce courant. C'est toujours au faradique de quantité que l'on s'adresse et l'on règle le métronome pour obtenir des secousses suivies d'une période égale de repos. L'intensité du courant est juste suffisante pour obtenir la contraction musculaire. Le nombre d'excitations est de 8 à 10 par muscle.

Galvanisation rythmée. — Toutes les fois qu'il y a DR partielle ou DR totale, on laisse de côté le courant faradique pour s'adresser exclusivement au galvanique rythmé. On relie l'électrode excitatrice au pôle qui donne la meilleure contraction. Il doit être rythmé lentement, et ce que nous avons dit à propos du courant faradique s'applique également ici.

Conduite a tenir en cas de contractures. — Si le malade qui vient se faire soigner présente des contractures ou si, au cours d'un traitement, on constate les symptômes avant-coureurs de cette redoutable complication, *il faut supprimer immédiatement* les courants *rythmés* et se borner aux applications de courant continu en n'employant plus que 3 à 5 milliampères et en reliant au pôle — l'électrode de la face pour diminuer l'excitabilité des filets nerveux. Si, malgré ces précautions, la contracture semblait faire des progrès, il serait préférable de suspendre toute application électrique.

Direction du traitement. — Pendant le premier mois du traitement, on fera des applications quotidiennes ou au moins trois applications par semaine. On fera ensuite une suspension de dix jours et on continuera ainsi en alternant le traitement avec des périodes de repos jusqu'à ce que la guérison ou une amélioration très notable se soit produite.

Tous les trois mois on se trouvera bien de faire une pause de trois semaines.

Pour favoriser le retour des mouvements volontaires, on engagera le malade à faire chaque jour des exercices de rééducation motrice : il s'exercera à fermer les yeux, à serrer les lèvres, à siffler. Un malade qui pourra siffler correctement pourra être considéré comme guéri.

Résultats. — Qu'il s'agisse de paralysie faciale *a frigore*, de paralysies faciales névritiques, otitiques ou traumatiques, on peut *toujours espérer* la guérison ; mais elle ne se produit pas toujours et reste assez souvent incomplète, surtout lorsqu'on a constaté la DR complète.

Si l'on veut obtenir un résultat aussi rapide et aussi complet que possible, il ne faut pas se borner à l'électrisation seule. Il est nécessaire de faire disparaître le facteur étiologique de l'affection (syphilis, tuberculose, diabète, alcoolisme) et d'employer pour cela une thérapeutique appropriée.

A mesure que la guérison s'accentue, on voit régresser les réactions électriques pathologiques et disparaître peu à peu le signe de Bell sur lequel nous avons attiré l'attention.

PARALYSIE RADIALE

Généralités cliniques. — La paralysie du nerf radial peut se produire sous l'influence de causes diverses : froid, compression, élongation, contusion, déchirure ou section. Il faut la distinguer de la paralysie qui se produit sous l'influence de l'intoxication plombique, la *paralysie saturnine* [1], qui présente ce trait caractéristique que les *muscles long et court supinateur ne sont jamais paralysés*. D'autre part, dans la paralysie saturnine, les lésions sont en général *bilatérales*, au contraire de la paralysie radiale ordinaire qui est unilatérale.

La période paralytique est précédée le plus souvent de troubles sensitifs, fourmillements et engourdissement. Puis la paralysie se dessine peu à peu et s'installe. L'attitude de la main est alors caractéristique : elle pend inerte au bout de l'avant-bras et si on commande

[1] Voir plus haut : Polynévrite saturnine.

au malade de la redresser, il soulève l'avant-bras, sans modifier la position de la main. Le poignet ne peut effectuer aucun mouvement de latéralité.

Les muscles paralysés sont :

Le triceps brachial ;

Les supinateurs indemnes dans la paralysie saturnine

Le premier et le deuxième radial externe ;

L'extenseur commun des doigts ;

L'extenseur propre du petit doigt ;

Le cubital postérieur ;

L'anconé ;

Le long abducteur du pouce ;

Le long et le court extenseur du pouce ;

L'extenseur propre de l'index.

Électrodiagnostic. — Les réactions observées peuvent être très variables suivant la nature et la gravité de la paralysie.

Dans la *paralysie radiale a frigore* on note seulement une légère diminution de l'excitabilité faradique des muscles sans DR. Il en est de même dans les paralysies *par compression légère* tête reposant sur le bras pendant le sommeil.

Dans les paralysies *par compression grave*, par *écrasement*, on trouve la DR partielle ou la DR totale, mais la DR totale est rare.

La distribution des réactions électriques anormales fixe sur le lieu de la lésion. Tous les muscles situés au-dessous offrent des réactions pathologiques ; les muscles placés au-dessus conservent leur excitabilité normale.

Traitement. — C'est le traitement classique indiqué à propos des paralysies périphériques. On se trouvera bien d'employer, pour la *galvanisation*, le bain électrode. Le bain sera constitué par une cuvette en porcelaine ou mieux par un bassin en tôle émaillée dans lequel on plongera le membre malade. L'eau du bain sera reliée au *pôle négatif*.

On terminera la séance par l'*excitation méthodique* et *rythmée* des muscles paralysés, soit au moyen du courant *faradique de quantité* s'il n'y a pas de trace de DR, soit par le courant *galvanique rythmé* s'il y a DR.

Direction du traitement. — Les applications auront lieu trois à quatre fois par semaine et seront continuées jusqu'à la guérison.

Résultats. — Les résultats sont bons, mais il faut plus ou moins de temps pour arriver à la guérison.

PARALYSIES RADICULAIRES

Toute altération notable des nerfs rachidiens, entre leur sortie de la moelle et leur intrication pour former les divers plexus, peut déterminer des paralysies.

A cause de la localisation de la lésion, on les a nommées *radiculaires* (Voy. fig. 210).

Il peut y avoir autant de variétés de paralysies radiculaires qu'il y a de plexus cervical, brachial, lombaire, sacré. Malheureusement il n'y a que les paralysies radiculaires du *plexus brachial* qui soient bien connues, grace, du reste, à des travaux récents. Ce sont elles que nous étudierons exclusivement.

PARALYSIES RADICULAIRES DU PLEXUS BRACHIAL

Généralités cliniques. — Le plexus brachial, qui innerve les muscles du membre supérieur, est formé par les quatre premières paires cervicales et par la première paire dorsale. Les muscles du moignon de l'épaule sont aussi sous sa dépendance, ainsi que les muscles sous-clavier, grand dentelé, angulaire, rhomboïde, pectoraux, grand dorsal.

La *cause* de ces paralysies est variée. C'est tantôt une chute violente sur l'épaule, tantôt un cal vicieux comme dans les cas de fracture de la clavicule, tantôt une hypertrophie ganglionnaire, tantôt un abcès (mal de Pott), tantôt un traumatisme obstétrical, chez le nouveau-né.

La paralysie peut être **totale**. Dans ce cas, l'excitation du *point d'Erb* (H. fig. 197) par le courant électrique ne provoque aucune contraction.

La paralysie peut être **partielle**. On distingue alors deux types principaux :

1º Dans le *type supérieur*, bien étudié par Duchenne et Erb, la paralysie frappe le deltoïde, le biceps, le brachial antérieur et le long supinateur qui tirent leur innervation des cinquième et sixième nerfs cervicaux. Assez souvent on note aussi la paralysie du sus-épineux et du sous-épineux. On ne constate ni trouble sensitif, ni trouble cutané, ni trouble oculo-pupillaire alors que ces phénomènes sont *fréquents* dans la paralysie *totale*.

2º Le *type inférieur* (type Klumpke) est extrêmement rare. La paralysie commence en général à être totale, puis aboutit, par régression, à la paralysie du *nerf cubital*. Cette paralysie est accompagnée d'atrophie.

Mais souvent on trouve, à côté de ces types bien caractérisés, des types mixtes : dans ces derniers cas, la localisation exacte de la lésion est des plus difficiles.

Électrodiagnostic. — Les paralysies radiculaires sont très remarquables par la *fréquence de la DR*. On la rencontre presque toujours, soit *partielle*, soit *totale* et elle peut se montrer, même à la suite de traumatismes très minimes, surtout chez le nouveau-né.

L'électrodiagnostic permet, par les réactions anormales que présentent les muscles, de fixer l'étendue de la lésion. Si l'on voit, par exemple, le deltoïde, le biceps, le brachial antérieur et le long supinateur présenter seuls la DR, tandis que les muscles voisins n'offrent que des modifications légères, on conclura qu'il s'agit d'une paralysie radiculaire du type supérieur de Duchenne-Erb. S'il s'agit d'une paralysie d'un tronc nerveux au contraire, on ne trouvera plus la disposition radiculaire dans les muscles frappés, mais la disposition funiculaire, ce qui fixera le diagnostic.

On n'oubliera jamais, dans le cas de paralysie radiculaire, de rechercher ce que donne l'excitabilité du *point d'Erb*.

Traitement. — De l'avis de tous les cliniciens, les paralysies radiculaires peuvent tirer bénéfice d'un traitement électrique. Il faut même reconnaître que l'électricité est le plus sûr procédé thérapeutique à employer pour obtenir la guérison.

Le traitement varie un peu suivant qu'on a affaire à des formes légères ou à des formes graves.

Dans les *formes légères* où l'excitabilité faradique n'a pas disparu, on emploie le courant faradique de quantité rythmé d'une façon lente. Une large électrode indifférente est placée à la nuque, une petite électrode tampon est appliquée sur le point moteur des muscles à exciter pendant deux minutes environ. On fait des applications journalières.

Dans les *formes graves*, où l'on a constaté la DR plus ou moins accentuée, on procède à deux temps distincts d'électrisation. On applique d'abord la *galvanisation continue* au moyen d'un bain-électrode où plonge l'extrémité du bras paralysé (cf. plus haut, la technique au traitement de la polynévrite saturnine, p. 316). La séance terminée, on passe à l'excitation successive des muscles paralysés au moyen du *courant galvanisé rythmé* : on opère exactement de la même manière que pour le traitement de la polynévrite saturnine.

Il faut commencer le traitement le plus tôt possible et le continuer, à raison de trois séances par semaine, tant qu'on constate une petite amélioration.

Il est bien entendu que l'électricité ne saurait à elle seule supprimer la cause du mal lorsque la paralysie résulte d'une compression, d'un cal vicieux par exemple. Elle ne trouvera son utilité qu'après une intervention chirurgicale appropriée.

Lorsqu'il s'agit de paralysies radiculaires de *l'enfant* ou du *nouveau-né*, quelques remarques dont nous empruntons l'idée à Zimmern, trouvent ici leur application.

Il faut beaucoup d'habileté et de tact pour appliquer le traitement. On n'utilisera que des courants très modérés, aussi bien continus que rythmés, de façon à provoquer juste la secousse nécessaire. On profitera, pour les séances, du moment d'une tétée, afin d'obtenir l'immobilité de l'enfant.

L'amélioration se produit avec une extrême lenteur. « Ce n'est le plus souvent qu'après vingt ou trente séances qu'un commencement d'amélioration devient perceptible et, dans les formes graves, même traitées dès le début, la première ébauche de contractilité volontaire dans le territoire paralysé ne se montre guère avant deux ou trois mois. Dans la suite, c'est plutôt de mois en mois, bien plus que de semaine en semaine, qu'il faut s'attendre à constater les progrès » Zimmern.

Aussi le médecin doit-il s'efforcer de montrer aux parents de l'enfant tous les petits progrès qui se produisent, afin de les encourager à poursuivre le traitement pendant le temps nécessaire à la guérison. Tant qu'un mieux se manifeste, serait-il même très minime, il y a lieu de continuer les applications.

Direction du traitement. — Les séances seront faites une fois tous les deux jours. Toutes les six semaines on fera une pause de quinze jours environ ; on a constaté souvent, en effet, un progrès sensible de l'amélioration au moment de la reprise.

Résultats. — Les paralysies sans DR sont bénignes et guérissent vite. La guérison est le plus souvent complète.

Les formes avec DR partielle sont plus longues à guérir. Si les réactions ne dépassent pas ce stade, on peut compter qu'après six ou huit mois certains muscles retrouveront leurs fonctions, mais il y en aura toujours quelques-uns qui ne reviendront qu'imparfaitement à la normale. Huet a fait très justement remarquer que les paralysies radiculaires traumatiques du plexus brachial, même avec DR partielle, ont un *pronostic beaucoup plus grave* que les paralysies traumatiques des autres nerfs périphériques. On a voulu expliquer cette particularité en disant que le traumatisme pouvait fort bien intéresser la moelle en même temps que les racines du plexus brachial : il n'y aurait rien d'impossible.

La gravité des formes avec DR partielle doit donner à penser le peu de chance qu'on a d'arriver à la guérison lorsqu'on a constaté la DR totale. C'est pourtant au traitement électrique bien appliqué qu'on doit demander l'espoir d'une guérison.

PARALYSIES FUNICULAIRES DU MEMBRE SUPÉRIEUR ET DU MEMBRE INFÉRIEUR

Qu'il s'agisse de paralysies du nerf *médian*, du nerf *cubital*, du nerf *sciatique* ou du nerf *crural*, le traitement est le même que pour la paralysie radiale.

L'électrodiagnostic servira à guider le médecin dans le choix du courant à employer. Ce que nous avons dit plus haut nous permettra d'être bref et d'éviter des redites.

NÉVRALGIES EN GÉNÉRAL

Généralités cliniques. — Les causes des névralgies ne sont pas encore clairement élucidées. Suivant les cas, on peut faire intervenir comme facteur étiologique : le froid, un traumatisme, une maladie générale (syphilis, diabète, rhumatisme, goutte ou une maladie infectieuse : paludisme, intoxications . Parfois la cause nous échappe.

La multiplicité des causes laisse supposer la multiplicité des traitements. La thérapeutique sera vraiment efficace qui ne sera pas seulement symptomatique, mais *causale*. Une névralgie diabétique pourra être soulagée par l'électricité, peut-être même guérie temporairement, mais elle risquera de récidiver si un traitement approprié ne vient pas faire diminuer la quantité de glycose contenue dans le sang. Une névralgie syphilitique se trouvera mieux du mercure que de n'importe quel courant. On tâchera donc toujours de faire un diagnostic exact avant d'intervenir électriquement.

Électrodiagnostic. — La recherche des réactions électriques est en général superflue, puisque les névralgies simples ne comportent pas de troubles trophiques.

Si l'on en constate, c'est qu'un élément névritique est venu se surajouter. Dans ce dernier cas, l'électrodiagnostic indiquera les muscles malades et l'intensité du processus pathologique dont ils sont le siège. Il guidera aussi dans le traitement à suivre : nous l'avons vu plus haut.

Traitement. — Plusieurs modalités électriques ont été proposées pour le traitement des névralgies. Toutes ont donné des succès ; il suffit d'en faire un choix judicieux pour réussir. Nous les verrons successivement.

Courant galvanique. — Le courant galvanique est assurément le meilleur remède des névralgies. Pour l'utiliser, on recouvre les régions douloureuses correspondant à la distribution périphérique du nerf malade au moyen d'une *large électrode spongieuse* qu'on relie au *pôle positif* de la source galvanique. On choisit le pôle positif à cause de ses propriétés sédatives. En un autre point du corps, on place une autre électrode, de surface encore plus large, l'électrode indifférente, que l'on relie au pôle négatif.

Dans l'imbibition des électrodes, il faut veiller avec le plus grand soin à ne pas laisser trop d'eau dans la couche de feutre qui les constitue. Cette eau pourrait, au cours de l'application, gagner les parties les plus déclives de l'électrode et occasionner des escarres en augmentant la conductibilité et par suite l'intensité en ce point.

Pour la même raison, on s'arrangera pour disposer aussi horizontalement que possible la partie du corps recouverte de l'électrode active.

Les électrodes mises en place, et tout étant bien disposé, on fait passer le courant en élevant l'*intensité* d'une façon *très lente* et *très régulière* jusqu'au maximum tolérable. On fera bien cependant de ne par dépasser 0^{mA},5 par centimètre carré d'électrode. Dans tous les cas, on évitera les moindres secousses ou une croissance trop rapide du courant qui réveilleraient l'irritabilité du nerf, au lieu de l'atténuer.

Le collecteur d'éléments sera donc rigoureusement proscrit. On n'utilisera que de bons rhéostats ou de bons réducteurs de potentiel et nous avouons franchement ne pas connaître d'appareil supérieur au réducteur à liquide de la page 36 (fig. 36).

À la fin de l'application, il faut autant de soins pour ramener l'intensité à zéro.

La *durée* de l'application doit être longue si l'on veut obtenir de bons résultats. C'est cinquante à soixante minutes, pour le moins, qu'il faut compter pour chaque séance. On comprend maintenant tout le soin qu'il faut apporter à l'application des électrodes si l'on veut éviter les brûlures.

Après l'application, on recommandera au malade de ne pas gratter à la place de l'électrode. Toute solution de continuité, si minime soit-elle, dans l'épiderme, rendrait l'application très douloureuse à la séance suivante et pourrait donner lieu à une escarre. Au cas

où on constaterait une petite déchirure épidermique, on appliquerait
sur cette place une couche de collodion riciné ou de celluloïd dissous
dans l'acétone, et l'on ferait ensuite l'application comme d'ordinaire.

On se trouvera bien, pour conserver à la peau son intégrité, de
faire passer une très légère couche de vaseline sur toute la région
qui a été recouverte par l'électrode.

Si la névralgie que l'on traite est très grave, il ne faut pas hésiter
à faire des *séances journalières*; sinon trois applications par semaine
suffiront.

Le *résultat* de la *galvanisation positive* avec de longues séances
est, en général, très favorable, pourvu du moins que la cause de la
névralgie n'existe plus. C'est dans les névralgies rhumatismales,
goutteuses, toxiques et infectieuses que l'on obtient les meilleurs
résultats.

Courant faradique. — La galvanisation, que nous venons
d'indiquer, constituait une médication sédative: le courant faradique rentre dans les *moyens de révulsion.*

La faradisation se fait au moyen de l'électrode en forme de pinceau que nous avons déjà décrite, le *pinceau de Duchenne* (fig. 188).

Comme source de courant faradique, on emploie la *bobine a fil fin*
qui donne du *courant de tension* et on engaine les deux bobines
suffisamment pour obtenir le maximum de courant supportable par
le malade. La sensation doit être pénible.

Pour opérer dans les meilleures conditions il faut, avant l'application, nettoyer la peau à l'alcool ou à l'éther, de façon à éviter toute
humidité, puis la frotter avec de la poudre de talc ou de lycopode.

La faradisation ainsi pratiquée est loin de donner d'aussi bons
résultats que la galvanisation. C'est une arme à deux tranchants et,
dans certains cas, elle peut exacerber la névralgie au lieu de la
guérir. Elle ne convient qu'aux *formes légères* et *peu anciennes.*

Étincelles statiques ou de haute fréquence. — Pour obtenir une
révulsion plus énergique, et par suite des effets plus rapides, plusieurs auteurs ont conseillé les étincelles statiques ou les étincelles
de haute fréquence.

On appliquera les *étincelles statiques* dans un cas de névralgie
sciatique, par exemple, en faisant étendre le malade sur une chaise
longue non isolée et en réalisant le dispositif de la figure 110,
page 103. La pointe représentée sur la figure sera remplacée par un
excitateur à étincelles (fig. 103). On arrosera largement d'étincelles
toute la région douloureuse. Dans les cas récents, on obtiendra souvent de bons résultats.

Si l'on veut utiliser les *étincelles de haute fréquence* qui sont moins douloureuses que les précédentes, quoique douées d'un pouvoir révulsif très énergique, on se servira d'un résonateur de Oudin monté comme l'indique la figure 157 et on reliera à la borne B une électrode à effluver comme celle que l'on voit sur la figure 158. On rapproche suffisamment l'électrode des tissus pour faire jaillir des étincelles.

Effluve statique et effluve de haute fréquence. — L'effluvation statique est un procédé de traitement des névralgies qui ne convient qu'aux névralgies légères chez les hystériques et les névropathes. Comme c'est un procédé de sédation, on peut sans inconvénient l'associer à la galvanisation que nous avons vue plus haut.

L'effluvation de haute fréquence donne des effets plus énergiques et plus durables. On voit à la page 147 la manière d'appliquer ce traitement.

Nous ne donnerons pas ici le traitement électrique particulier à chaque névralgie : ce que nous venons d'exposer suffira à guider dans chaque cas. Nous ne retiendrons que la *névralgie faciale*, la *névralgie intercostale* et la *névralgie sciatique* qui nous offriront trois types distincts avec certaines particularités intéressantes.

NÉVRALGIE FACIALE
OU NÉVRALGIE DU TRIJUMEAU

Généralités cliniques. — Les causes de la terrible névralgie du trijumeau sont très variables. Le froid, le paludisme et la syphilis doivent être le plus souvent incriminés, mais on peut voir aussi le rhumatisme, la goutte, un traumatisme, la carie dentaire déterminer l'affection.

Il est rare de voir les trois branches du nerf trijumeau atteintes à la fois. La branche supérieure (nerf ophtalmique) est plus souvent frappée que la branche moyenne (nerf maxillaire supérieur) et la branche inférieure (nerf maxillaire inférieur).

Indépendamment des signes communs à toutes les névralgies, *douleurs paroxystiques, périodicité des accès, hyperesthésie* des téguments, on trouve dans la névralgie faciale un certain nombre de *points douloureux* très caractéristiques qui ont été bien décrits par Valleix. Ces points, très sensibles à la pression, existent en trois endroits du trajet du nerf : à son point d'émergence, au point où il sort d'un muscle pour se jeter dans la peau, au point où il s'arborise dans les couches superficielles des tissus. C'est ainsi que l'on trouve, suivant les branches atteintes :

1º Pour la *branche ophtalmique* :

le point palpébral (nerf lacrymal) :

le point sus-orbitaire (nerf frontal) :

le point nasal (nerf nasal) :

le point naso-lobaire (filet terminal du nerf nasal).

2º Pour la branche moyenne (*nerf maxillaire supérieur*) :

le point sous-orbitaire (émergence du nerf maxillaire supérieur) :

le point malaire (filet du nerf orbitaire) :

les points dentaires (nerfs dentaires).

3º Pour la branche inférieure (*nerf maxillaire inférieur* :

le point auriculo-temporal (nerf auriculo-temporal) :

le point lingual (nerf lingual) ;

les points dentaires (nerf dentaire inférieur :

le point mentonnier (émergence du nerf dentaire inférieur).

La connaissance de ces points rendra les plus grands services pour la détermination exacte des branches nerveuses et des filets nerveux frappés de névralgie.

Il y a deux formes de névralgie que l'on rencontre journellement : la FORME LÉGÈRE et la FORME GRAVE sur lesquelles Zimmern a très justement attiré l'attention des électrothérapeutes.

La *forme légère*, malgré son nom, peut être très tenace : elle peut se prolonger des mois, des années; elle peut s'accompagner de douleurs atroces, mais elle a ceci de remarquable, que le malade *souffre d'une façon continue*. C'est une névralgie véritable, comme la névralgie sciatique, par exemple.

La *forme grave* (névralgie épileptiforme de Trousseau, parfois accompagnée de tics) n'a pas d'homologue sur d'autres territoires nerveux. Qu'on ait affaire à la forme non convulsive ou à la forme convulsive, on voit la crise se déchaîner *brusquement* avec une intensité effroyable, puis disparaître en quelques secondes, pour ne laisser qu'un *endolorissement* des tissus. Le malade « sent venir sa crise » qui commence sur les points les plus périphériques du nerf pour gagner ensuite le tronc nerveux. Le plus léger frôlement de l'épiderme de la face peut déchaîner la crise et il faut voir toutes les précautions que les malades prennent pour éviter tout contact.

Dans la forme légère, la *guérison est la règle*, pourvu qu'on emploie un traitement approprié.

Dans la forme grave, la *résistance aux agents thérapeutiques* quels qu'ils soient, même à l'électricité, est très fréquente. En général, le courant continu produit bien un heureux effet: on voit les crises diminuer d'intensité, s'espacer, disparaître même pour un temps mais la récidive est presque la règle. Cependant la maladie est moins douloureuse dans ce cas qu'avant le traitement. On peut dire que tous les traitements ont été préconisés pour la névralgie du trijumeau; l'*opium* et l'*aconitine* pilules de Moussette comptent parmi les meilleurs remèdes. Nous ne parlerons du traitement chirurgical que pour en faire mention : après des opérations très dangereuses, occasionnant des délabrements considérables, on constate fréquemment la récidive. C'est le traitement des cas désespérés : on ne l'emploiera que lorsque tout aura été essayé sans succès.

Traitement. — Nous ne nous attarderons pas au traitement par effluve statique ou par la faradisation. Ces deux procédés sont manifestement insuffisants dans les cas de névralgie faciale bien caractérisée.

Le *courant galvanique* à hautes intensités (méthode de Bergonié) est le procédé thérapeutique de choix. Pour l'appliquer, on se sert d'une *électrode* de forme un peu particulière. C'est une plaque de métal en forme de demi-masque et portant trois prolongements, destinée à recouvrir exactement une moitié de la face, à l'exception de l'œil et de la bouche. On choisit pour la confection de l'électrode, de l'étain ou mieux, comme le recommande Bordier, de l'aluminium ou du cuivre platiné. Sur le métal, on fixe une borne, puis on dispose une couche épaisse de feutre, de ouate ou de coton hydrophile, d'épaisseur bien égale en tous points [1]. On plonge ensuite l'électrode dans de l'eau chaude et on la presse à plusieurs reprises de façon à l'imbiber parfaitement.

Lorsque l'électrode est prête, on l'applique sur la partie douloureuse de la face et on la fixe à l'aide de bandes en caoutchouc, ainsi que l'indique la figure 225.

On relie alors l'électrode faciale au *pôle positif* d'une source bien régulière de courant galvanique et on place dans le dos une large électrode indifférente reliée à l'autre pôle.

On fait étendre le malade sur une chaise longue, la tête presque horizontale, puis on commence l'application.

On débite progressivement, sans précipitation ni secousse, une intensité aussi forte que le malade peut la supporter. Si l'électrode est parfaitement appliquée, on peut même dépasser cette limite et se servir de deux personnes vigoureuses pour maintenir le patient. On arrive ainsi jusqu'à 40, 50, 60 milliampères; Bergonié a même pu dépasser 80 milliampères. L'intensité doit conserver sa valeur maxima pendant un temps variant entre quarante-cinq minutes et

---

1. De semblables électrodes, conformes aux recommandations de Bordier, existent toutes équipées... modèles Mator... le Pera...

une heure et quart. Les effets obtenus dépendent de la quantité
d'énergie qui a traversé les tissus.

Mais une difficulté sérieuse peut se présenter : le malade supporte
très mal les hautes intensités. Un petit tour de main permettra souvent de les rendre tolérables. Supposons qu'on veuille faire passer
40 milliampères et que le malade trouve exagéré le courant correspondant à ce chiffre ; on hausse l'intensité à 45 milliampères, puis on

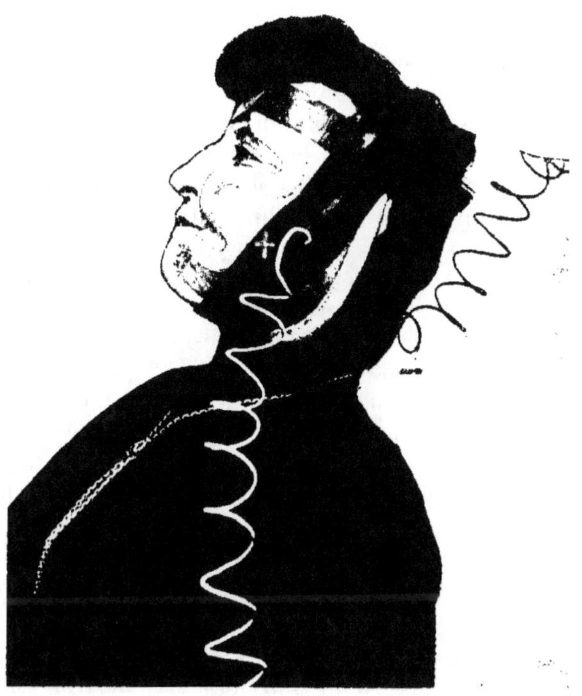

Fig. 225. — Traitement de la névralgie faciale avec l'hémimasque de Bergonié.

ramène au bout de quelques minutes l'intensité à 40. Tous les malades accusent alors une sensation de mieux être et tolèrent parfaitement cette fois le courant contre lequel ils avaient d'abord protesté.

Ce qu'il importe de bien remarquer, et ce n'est pas de trop de le
répéter pour un traitement aussi délicat que celui de la névralgie
faciale, c'est que la *variation rapide* de l'intensité (ascension ou descente) est beaucoup plus désagréable que l'intensité elle-même.
Telle personne qui n'aurait pu supporter 50 milliampères établis en
trois minutes, ne se plaint plus si on met cinq à six minutes pour
atteindre cette intensité maxima. Les réducteurs de potentiel, et

surtout ceux à liquide, sont les instruments de choix pour distribuer le courant.

Dans les cas de névralgie faciale légère, Zimmern a indiqué en 1904 un procédé qui lui a donné des résultats particulièrement rapides dans certains cas. Nous l'avons nous-même essayé plusieurs fois avec succès.

Ce procédé consiste à attaquer la névralgie *loco dolenti* par des injections hydro-électriques dans la narine du côté malade ou dans le sillon jugo-gingival.

Un bock rempli d'eau salée à 7 p. 1000 est relié par un tube de caoutchouc à une canule en verre, analogue à celle qu'on utilise pour les inhalations, lorsqu'on veut pratiquer l'électrisation nasale.

Pour les applications intra-buccales, la canule est allongée, aplatie, et son extrémité est taillée de telle sorte que le jet liquide arrive aplati en lame dans le sillon jugo-gingival.

Un fil d'argent traverse le tube de caoutchouc dans toute sa longueur et, d'une part, vient affleurer à l'orifice de la canule, d'autre part, aboutit à une borne fixée sur le bord du bock et à laquelle vient s'attacher le rhéophore positif. L'électrode négative est, comme d'habitude, posée sur la nuque.

Le malade prend en main la canule et, le robinet étant semi-ouvert, asperge, badigeonne la muqueuse à atteindre. L'intensité du courant peut varier de 5 à 10 milliampères. La durée de la séance est de une heure environ pendant laquelle il sera besoin de renouveler une ou deux fois l'eau du bock.

Il faut avoir soin de recommander au malade de ne jamais laisser la canule immobile, ce qui pourrait donner lieu à la production d'escarres [1]. »

Direction du traitement. — Les séances auront lieu tous les deux jours : un intervalle d'un jour n'est pas de trop entre deux séances pour conserver à la peau son intégrité. On continuera les applications jusqu'à ce que les crises aient disparu et que le frôlement d'une étoffe légère sur la face ne les déchaîne plus.

On suspend ensuite pendant quelques semaines. Si les douleurs se manifestent à nouveau, ce qui n'est pas rare dans les formes graves, on reprend le traitement exactement de la même manière, mais en employant des intensités moins élevées que dans la première série d'applications.

Dans le cas où la galvanisation simple ne donnerait pas de résultat satisfaisant, on ne congédiera pas le malade avant d'avoir

[1] Communication au Congrès de l'A. F. A. S., Grenoble, août 1904.

employé l'*introduction électrolytique* de *l'ion quinine* ou de *l'ion salicyle*. On procédera de la façon suivante :

On doublera l'électrode faciale de 15 à 20 couches de gaze hydrophile échancrées comme elle et réunies en un bloc par quelques points de couture. Après les avoir bien lavées à l'eau distillée chaude, on les plongera dans l'une ou l'autre des solutions suivantes, selon les cas :

<table>
<tr><td>N° 1</td><td>{</td><td>Sulfate de quinine.................</td><td>1 gramme.</td></tr>
<tr><td></td><td></td><td>Eau distillée................. ....</td><td>100 grammes.</td></tr>
<tr><td>N° 2</td><td>{</td><td>Salicylate de sodium.............</td><td>1 gramme.</td></tr>
<tr><td></td><td></td><td>Eau distillée.... ....</td><td>100 grammes.</td></tr>
</table>

On les appliquera enfin sur la face et on les recouvrira de l'hémi-masque de Bergonié.

Pour obtenir la pénétration de *l'ion quinine*, on reliera l'électrode faciale au pôle + comme dans la galvanisation faite suivant la méthode de Bergonié : quant à la pénétration de *l'ion salicyle* anion, elle ne pourra être obtenue qu'en rendant *négative* l'électrode appliquée sur la face. On est arrivé par l'une ou l'autre de ces applications, à de brillants succès là où la galvanisation simple avait échoué.

Ce n'est qu'après un traitement électrique suivi régulièrement pendant *trois mois* qu'on pourra recourir à la chirurgie s'il n'y a eu aucune amélioration.

Résultats. — La méthode des *hautes intensités galvaniques*, que le professeur Bergonié appelait modestement méthode *palliative*, est dans beaucoup de cas une méthode vraiment *curative* et un procédé thérapeutique de *premier ordre*. On l'a trop souvent oublié dans le monde chirurgical. Le véritable rôle du thérapeute est en effet de guérir par les méthodes les plus simples et les plus anodines ; or, la galvanisation n'expose *à aucun accident* et ne met jamais en danger la vie du malade.

Dans les cas très graves, il faut s'attendre à une récidive après le traitement. Une deuxième intervention de quelques séances viendra encore juguler la douleur. Les malades se rendent très bien compte que leurs souffrances ne sont ni si vives, ni si longues. L'application méthodique du courant « semble user la maladie » Bergonié.

Mais souvent on sera heureux de constater que la *guérison définitive* se produit, même dans des cas fort anciens (quinze ans, vingt ans) et très douloureux.

NÉVRALGIE INTERCOSTALE.

Généralités cliniques. — La névralgie intercostale, que l'on rencontre plus souvent chez la femme que chez l'homme, est plus fréquente du côté gauche du thorax.

Les facteurs étiologiques sont encore plus variés que pour la névralgie faciale. Elle peut être le résultat d'une carie osseuse des côtes ou des vertèbres, d'un cal exubérant, d'un mal de Pott, d'un anévrysme de l'aorte thoracique. Elle peut se montrer sous forme d'un *point de côté* très douloureux dans la pleurésie et la pneumonie.

On conçoit qu'il soit difficile dans ces cas de demander à l'électricité une guérison. Mais toutes les fois qu'on aura affaire à une névralgie résultant de la tuberculose, de la chloro-anémie, de la syphilis, de la goutte, du diabète, du paludisme, l'électricité jointe à un traitement général pourra amener une amélioration des phénomènes douloureux suivie souvent d'une guérison.

Les cas où l'on obtiendra les plus beaux et les plus rapides succès seront les névralgies rhumatismales ou *a frigore* ou encore les névralgies chez les hystériques.

Traitement. — Si la névralgie est *légère*, on peut employer la révulsion cutanée à l'aide du pinceau de Duchenne et du *courant faradique* de tension, suivant la méthode décrite plus haut.

Si la névralgie est *très douloureuse* et un peu ancienne, il faut donner la préférence à la *galvanisation* que l'on applique de la façon suivante :

Technique de la galvanisation. — On recouvre la partie antéro-latérale du thorax d'une large électrode spongieuse hémicylindrique 400 à 500 centimètres carrés que l'on fait tenir avec un bandage de corps. On la relie au *pôle positif* de la source galvanique. Dans le dos, on place une électrode rectangulaire au niveau du point d'émergence des nerfs douloureux ; cette électrode est reliée au pôle négatif.

On fait passer ensuite, d'une façon lente et progressive, 50 à 80 milliampères, pendant quarante à quarante-cinq minutes au moins. Ce temps écoulé, on ramène graduellement le courant à zéro.

Direction du traitement. — Les séances ont lieu trois fois par semaine au moins ; elles sont journalières si les occupations du malade le permettent.

Résultats. — On obtient en général des résultats très favorables et l'on arrive très vite à la guérison. Le traitement électrique donne donc toute satisfaction, pourvu du moins que le diagnostic ait été posé exactement.

NÉVRALGIE SCIATIQUE

Généralités cliniques. — La névralgie sciatique est une affection des membres inférieurs, caractérisée par des douleurs continues et paroxystiques suivant le trajet du nerf sciatique.

C'est une névralgie très fréquente qui a pour cause le froid, les traumatismes, la fatigue exagérée, une diathèse goutte, rhumatisme , une infection (blennorragie, syphilis ou une lésion vertébrale mal de Pott .

La douleur est le plus souvent unilatérale.

Nous ne rappellerons, entre tous les symptômes de cette affection, que la présence de points douloureux à la pression sur le trajet du sciatique et le signe de Lasègue.

Les *points douloureux* les plus fréquents sont le *point sacro-iliaque*, le point trochantérien, le point fessier, le point poplité, le point péronier et le point malléolaire.

Quant au *signe de Lasègue*, on se souvient qu'on peut le résumer ainsi : on provoque une vive douleur quand, la jambe étendue, on essaie de fléchir la cuisse sur le bassin (parce que dans cette position le nerf se tend ; on n'éveille aucune douleur si, dans la même manœuvre, la jambe est préalablement fléchie sur la cuisse.

Si l'on constate une *sciatique double*, il faut penser à une lésion vertébrale ou à une lésion viscérale pelvienne.

Le diagnostic sera fait soigneusement pour ne pas confondre une névralgie sciatique avec une coxalgie, une arthrite coxo-fémorale, une ostéite ou encore une psoïtis. On se souviendra aussi que la névralgie sciatique est parfois un signe initial de la tuberculose (Peter).

Entre les crises, les douleurs de la névralgie sciatique sont constituées par de l'engourdissement, du fourmillement, de l'hyperesthésie ; moment des accès, on note très souvent des irradiations dans les lombes et les organes génitaux.

Électrodiagnostic. — L'électrodiagnostic peut rendre de signalés services pour distinguer la névralgie sciatique de la névrite du même nerf. S'il n'y a pas trace de DR, c'est bien à une névralgie que l'on a affaire et le pronostic est bon, à moins que la sciatique ne soit liée à un mauvais état général.

Traitement. — Lorsqu'il s'agit d'une névralgie sciatique franche, sciatique rhumatismale ou *a frigore*, le traitement électrique est tout indiqué. Il n'aurait pas, par contre, la prétention de guérir les sciatiques causées par un mal de Pott, par la syphilis ou la tuberculose, etc.

Le traitement électrique le plus efficace de la névralgie sciatique franche est la galvanisation. On l'emploiera de la façon suivante.

Technique de la galvanisation. — On place la jambe malade dans un réservoir en verre, en faïence ou en tôle émaillée que l'on remplit d'eau chaude [1] jusqu'au niveau du mollet. À l'aide d'une électrode en charbon suspendue par un crochet sur le bord du réservoir, on relie le bain-électrode au *pôle positif* de la source galvanique.

Le *pôle négatif* est constitué par une large électrode spongieuse de 150 à 200 centimètres carrés que l'on place au niveau de la région lombaire. Quelques auteurs proposent de se servir d'une électrode de même surface sur laquelle on fait asseoir le malade. La première technique nous a donné de meilleurs résultats.

On fait ensuite passer lentement et progressivement le courant et on amène l'intensité à 40, 50 milliampères, ou plus exactement au *maximum tolérable*. On maintient ce régime permanent pendant trente à quarante-cinq minutes, puis on ramène avec une pareille lenteur le courant au zéro. Ce n'est qu'à la condition de faire des *séances longues* que l'on peut espérer un résultat heureux et rapide.

Direction du traitement. — Les séances sont faites tous les jours en ayant soin de veiller à l'intégrité de la peau et en recommandant au malade de ne pas l'excorier entre les applications.

Dans le cas où il serait impossible de se servir du bain-électrode, lorsque le malade est étendu dans son lit par exemple, on se sert comme électrode *positive* d'une électrode spongieuse hémicylindrique bien imbibée d'eau tiède et fixée à la partie postéro-externe de la jambe, au-dessous du mollet. La surface de l'électrode doit être de 120 à 150 centimètres carrés.

Résultats. — Les résultats sont variables, comme rapidité, suivant la nature de la sciatique.

S'agit-il d'une *sciatique a frigore* récente, on voit une très notable amélioration se produire vers la cinquième ou la sixième séance. S'agit-il d'une *sciatique ancienne*, une dizaine d'applications sont nécessaires pour obtenir un soulagement sérieux. Avec les séances, l'amélioration s'accroît et se confirme. Il faut savoir cependant, ainsi que l'a signalé Zimmern, que les dernières périodes de cette évolution régressive sont parfois interrompues par une ou deux crises douloureuses plus ou moins violentes qu'on serait tenté, si l'on n'était prévenu, de prendre pour une rechute. Ce paroxysme final dans les formes idiopathiques est *rarement de mauvais augure*

---

1. L'eau sera *aussi chaude que possible*, [illegible] De cette tendance naturelle à se refroidir au cours d'une application de longue durée.

et peut être considéré comme une sorte de phénomène critique ».

Il faut compter sur une moyenne de quinze à vingt séances pour débarrasser le malade dans les formes *a frigore*. Dans les sciatiques dues à un mauvais état général, il n'y a de guérison possible que si l'on traite, en même temps, l'état général par les remèdes appropriés. Si la nutrition est ralentie, on utilisera avantageusement les bains hydro-électriques à courants sinusoïdaux.

Dans les cas de *sciatique avec atrophie musculaire*, on complétera la guérison par des applications de courants rythmés, ainsi que nous l'avons indiqué plus haut pour le traitement des névrites (p. 311).

NÉVRALGIES DU TESTICULE ET DE L'OVAIRE

Nous verrons plus loin le traitement de ces deux névralgies en étudiant les affections de l'appareil génito-urinaire chez l'homme et chez la femme. Qu'il nous suffise de dire ici que les principes du traitement des névralgies en général leur sont également applicables.

Le pôle *positif* est placé sur la région douloureuse et le pôle *négatif* sur la colonne vertébrale au niveau de l'émergence des nerfs se rendant aux régions douloureuses.

MÉRALGIE PARESTHÉSIQUE

Généralités cliniques. — On désigne sous le nom de méralgie paresthésique ou plus simplement sous le nom de méralgie (μηρός, cuisse; ἄλγος, douleur) une névralgie du nerf fémoro-cutané ou de la branche cutanée du crural accompagnée de phénomènes de névrite. Cette affection, décrite par Roth en 1895, est caractérisée par un engourdissement suivi de fourmillements de la région antéro-externe de la cuisse. La peau est violacée, chaude, insensible.

Les procédés thérapeutiques ordinaires n'ont qu'une très minime action curative sur cette maladie heureusement rare.

Traitement. — Le traitement électrique consiste dans l'application de courant galvanique ou de courants de haute fréquence.

Courant galvanique. — On place sur la région antéro-externe de la cuisse une large *anode* spongieuse hémicylindrique de 200 centimètres carrés. La cathode, de 400 centimètres carrés, est placée sur la région lombaire. L'intensité est portée sans secousse à 50 milliampères et maintenue à ce chiffre pendant trente minutes environ. La suppression du courant se fait avec les précautions ordinaires.

Courants de haute fréquence. — Bordier, dans trois cas de

néralgie paresthésique, a obtenu, par les courants de haute fréquence, des résultats plus rapides et plus complets qu'avec la galvanisation.

On opère de la façon suivante. A l'extrémité supérieure du résonateur de Oudin, en B, figure 157, on relie une électrode composée d'une tige métallique terminée par un petit balai de feuilles de clinquant et on arrose la peau, sur toute la région douloureuse, de petites étincelles. On renouvelle les applications trois fois par semaine.

Résultats. — Ils sont bons à la condition d'employer la deuxième méthode (haute fréquence) si la première a échoué.

MIGRAINE

Généralités cliniques. — Il ne faut pas confondre la migraine avec diverses céphalées qui n'ont rien à voir avec elles, céphalées de croissance, céphalées des syphilitiques ou des urémiques.

La migraine, ou *hémicrânie*, est en effet une maladie d'accès et tout homme qui souffre d'une céphalalgie continue est de ce fait hors cadre (Lasègue). Les accès reviennent de façon périodique ou tous les mois ou toutes les semaines. La *durée d'un accès* varie entre six heures et quarante-huit heures (Dieulafoy).

Indépendamment des périodes d'incubation et de déclin qui n'offrent pour le médecin-électricien rien de bien intéressant, la migraine à sa *période d'état* est caractérisée par une douleur, parfois atroce, localisée dans la moitié de la boîte crânienne et limitée inférieurement par les zones sous-orbitaires. Les douleurs redoublent d'intensité avec le bruit et passent quelquefois subitement d'un côté de la tête à l'autre. Ces phénomènes sont accompagnés de vomissements et de constipation.

La *cause* de la migraine doit être le plus souvent recherchée dans l'hérédité arthritique ou goutteuse.

Traitement. — Les deux modalités électriques à opposer à la migraine sont : *l'électricité statique* et les *courants de haute fréquence*.

Application de l'électricité statique. — Le malade est placé sur le tabouret isolant et est relié par une tige métallique extensible au pôle *positif* de la machine statique (fig. 109). Au-dessus de sa tête, on suspend l'araignée de Truchot, représentée sur la figure 111 et on relie au sol, par une chaîne métallique, le pôle négatif de la machine ainsi que l'araignée. On met ensuite la machine en mouvement et par la manœuvre du rhéostat on augmente peu à peu le débit qui doit être aussi élevé que possible. L'application est prolongée pendant vingt-cinq à trente minutes après lesquelles on supprime le courant en arrêtant le moteur de la machine statique.

Application des courants de haute fréquence. — On peut utiliser soit le grand solénoïde, soit le lit condensateur.

Grand solénoïde. — On relève, à l'aide de la poulie, la cage d'autoconduction (fig. 155) puis on fait passer au-dessous le patient et on laisse redescendre la cage. Après avoir établi les connexions comme elles sont indiquées page 144, on met en marche l'appareil de haute fréquence. On règle l'intensité dans le primaire de la bobine, de façon à obtenir la déviation maxima au milliampèremètre thermique relié à un tour de spire isolé (fig. 156). L'application a une durée de douze à quinze minutes.

Lit condensateur. — Après avoir fait étendre le malade sur le lit condensateur et après avoir réalisé les connexions de la figure 154, on met en marche les appareils. L'intensité varie de 200 à 500 milliampères, suivant les appareils utilisés. L'application terminée, on ramène de W' en W (fig. 154) le fil relié au milliampèremètre et on supprime enfin le courant alimentant la bobine. L'application a la même durée que dans le cas du solénoïde.

Direction du traitement. — Dans les cas de migraine à accès très rapprochés, les séances ont lieu tous les jours jusqu'à ce que l'on ait constaté une amélioration ; si les accès sont rares, on fait seulement trois applications dans la semaine.

Résultats. — Ils sont bons et rapides avec l'électricité statique : la récidive n'est pas rare cependant. Ils sont moins rapides mais plus durables avec la haute fréquence, surtout si la migraine est de nature rhumatismale ou arthritique.

ZONA

Généralités cliniques. — Quoique certains auteurs aient voulu faire du zona une maladie infectieuse, il est très probable que ce trouble trophique a pour origine une lésion des ganglions nerveux ou encore une inflammation des nerfs et de leurs filets périphériques.

Il existe des zonas de presque tous les points du corps, le plus fréquent est le *zona pectoro-dorsal* : il est rarement symétrique.

Les douleurs du zona sont quelquefois extrêmement vives et souvent très tenaces. A tous les remèdes préconisés pour le soulagement des malades, on peut adjoindre l'électricité.

Traitement. — Si l'on n'est pas spécialisé, on utilise le courant galvanique ; dans le cas contraire, on emploie avantageusement l'effluve de haute fréquence.

Courant galvanique. — On place une large *cathode* sur la colonne vertébrale au niveau de l'émergence des nerfs douloureux ; l'*anode* est formée de petits tampons disposés dans les intervalles de peau saine entre les zones d'éruption. L'intensité est minime : 10 à 15 milliampères, mais l'application assez longue : vingt à vingt-cinq minutes.

Effluve de haute fréquence. — La technique à adopter est la même que pour la méralgie paresthésique, seulement on se borne à l'effluve en évitant l'étincelle.

Direction du traitement. — Suivant l'intensité des douleurs, on fait des applications tous les jours ou tous les deux jours.

Résultats. — Les résultats sont encourageants, mais le traitement peut être long. On le continue tant qu'on constate une amélioration.

TROUBLES TROPHIQUES D'ORIGINE NERVEUSE

Parmi les troubles trophiques d'origine nerveuse justiciables d'un traitement électrique, nous nous occuperons seulement de la maladie de Raynaud et du mal perforant plantaire.

MALADIE DE RAYNAUD

Généralités cliniques. — La maladie de Raynaud est encore connue sous le nom d'*asphyxie locale* ou de *gangrène symétrique des extrémités*.

C'est une sorte de gangrène sèche localisée le plus souvent aux doigts ou aux orteils d'une façon *symétrique* ; les oreilles et le nez peuvent être atteints.

La période de gangrène est précédée d'une période pendant laquelle les extrémités semblent mortes : elles sont très notablement refroidies et la température locale n'est guère que de 15 à 18 degrés.

Puis la gangrène se déclare, habituellement superficielle, mais quelquefois aussi généralisée à toute la phalange. Enfin l'élimination des escarres et la cicatrisation se font avec une extrême lenteur.

Cette maladie serait due, suivant les uns, à une contracture des artérioles ; suivant d'autres, à une endartérite oblitérante dépendant de troubles nerveux.

Traitement. — Le traitement classique est la galvanisation. On place le membre atteint dans un pédiluve ou dans un manuluve reliés au pôle *négatif* de la source galvanique. On fait passer 15 à 20 milliampères pendant quinze minutes. L'électrode *positive* est constituée par une large électrode spongieuse placée dans le dos.

Direction du traitement. — Il y a avantage à commencer le traitement *dès les premiers prodromes* de la maladie. Si l'on attend que la gangrène se soit produite, le courant électrique ne fera pas revivre les tissus morts. Il activera cependant la réparation des lésions.

On fera trois applications par semaine et on joindra à la galvanisation l'effluve statique, ainsi que le conseille Plicque, si le malade est hystérique ou neurasthénique.

Résultats. — Les résultats ne sont bons que si l'on a commencé le traitement très tôt. Dans tous les cas, l'électricité est utile en régularisant la circulation dans un membre où elle se fait d'une façon défectueuse.

MAL PERFORANT PLANTAIRE

Généralités cliniques. — Le mal perforant plantaire est une ulcération du gros orteil ou du pied, causée ou entretenue par une névrite. Les causes occasionnelles sont variées, gelure, ongle incarné, contusions, phlébites, tabes, paralysie générale, maux de Pott, intoxications, mais il faut avant tout un *état dystrophique* particulier des tissus. On peut toujours retrouver dans les extrémités nerveuses, en rapport avec l'ulcération, les lésions anatomo-pathologiques types de toute névrite (Duplay-Morat).

Traitement. — A cause de son action trophique puissante, l'électricité est le traitement de choix, supérieure, à notre avis, à l'élongation du nerf tibial postérieur ou à son hersage. On procédera à la *faradisation* du nerf tibial postérieur de la façon suivante :

Technique de la faradisation. — On place une électrode rectangulaire de 30 centimètres carrés, bien capitonnée, sur le tronc du nerf tibial postérieur (T, fig. 201,I) derrière la malléole interne ; on la relie au pôle positif de la bobine. L'électrode négative, plus petite, est placée le plus près possible de l'ulcération.

On fait passer alors un courant faradique de quantité, avec interruptions lentes, pendant une quinzaine de minutes.

Les applications sont faites tous les deux jours.

Résultats. — Le traitement électrique n'est pas seulement palliatif mais curatif. Crocq et Hann ont publié de belles gué-

...isons obtenues sans qu'on fût obligé de soumettre le malade au
repos complet.

Le nombre des applications nécessaires pour arriver au résultat
est compris entre 15 et 25.

NÉVROSES

Dans le groupe des névroses, nous n'étudierons, suivant la
règle que nous nous sommes tracée, que les maladies capables d'
tirer un bénéfice sérieux de l'électrothérapie. De ce nombre sont
l'hystérie, la neurasthénie, la maladie de Basedow, la maladie des
tics, les crampes fonctionnelles et les spasmes.

HYSTÉRIE

Généralités cliniques. — L'hystérie est une névrose, plus
fréquente chez la femme que chez l'homme, mais que l'on peut
parfaitement rencontrer chez des hommes robustes et bien musclés.

On sait qu'il existe deux grandes variétés d'hystérie, l'hystérie
convulsive et l'hystérie *non convulsive*. Dans ces deux variétés,
l'électrothérapie rendra les plus grands services comme traitement
général. Mais c'est surtout dans les multiples accidents qui existent
dans la forme non convulsive que l'on obtiendra les plus beaux
succès. Qu'il s'agisse en effet de paralysies, de contractures, de
tremblements, d'hémianesthésie, d'aphonie, de troubles trophiques,
on peut toujours espérer une guérison rapide.

Il est nécessaire, dans tous les cas, d'assurer auparavant le
diagnostic pour ne pas avoir de déception. On comprend sans peine
que le tremblement d'un parkinsonnien n'aura pas de chance de
disparaître, alors que le tremblement hystérique cédera très vite aux
applications. Il en est de même de l'atrophie musculaire hystérique.

Électrodiagnostic. — Nous avons vu au chapitre de l'Électrodiagnostic que la résistance électrique est *augmentée* et que l'augmentation croît avec les troubles mentaux (hystérie avec aliénation).
On ne peut malheureusement pas se baser sur cette remarque pour
essayer de faire un diagnostic différentiel avec l'épilepsie, car dans
cette dernière maladie on note également une augmentation de la
résistance.

Les paralysies hystériques ou les atrophies musculaires offrent
ceci de très remarquable qu'elles **ne présentent jamais de DR.**
On distinguera donc très facilement une paralysie hystérique d'une

paralysie traumatique ou d'une paralysie consécutive à une névrite. Dans les atrophies musculaires hystériques, on constate seulement une diminution plus ou moins accusée de l'excitabilité faradique et galvanique.

En ce qui concerne la sensibilité, les hystériques présentent des zones d'anesthésie et des contractures déplaçables par l'aimant. On dit qu'il y a *transfert*. Le même transfert peut se produire sous l'influence du passage du courant galvanique, et comme l'hystérie est la seule maladie présentant cette curieuse particularité, la constatation du transfert rendra les plus grands services dans les cas douteux.

Traitement. — L'électrothérapie, dit-on bien souvent, n'agit, chez les hystériques, que par suggestion. Nous ne nions pas que dans certains cas la suggestion ne puisse se produire, mais est-ce là une raison pour ne point recourir à l'électricité? Est-il interdit à un médecin, quel qu'il soit, de prescrire des pilules de *mica panis* ou des *cachets de bleu de méthylène* pour faire de la suggestion médicamenteuse? Si la guérison peut se produire par ces procédés et surtout persister, pourquoi les condamner? Et, à plus forte raison, comment condamner l'électricité dont les actions puissantes sur la nutrition en général, sur les atrophies musculaires, sur la sensibilité ont été l'objet de recherches nombreuses confirmées par les savants de tous pays?

Dans l'hystérie, l'électricité a un double rôle à jouer : c'est à la fois un traitement général et un traitement symptomatique.

Traitement général. — Le traitement général s'adresse particulièrement au « tempérament hystérique » Guilleminot ; commencé de très bonne heure, avant même que la maladie soit nettement caractérisée, il rend de réels services. Si la maladie est déclarée, il n'en est pas moins très recommandable.

On a recours au *bain statique* dont Charcot et Vigouroux ont depuis longtemps signalé l'heureuse action chez les hystériques. On place le malade sur le tabouret isolant et on le relie à l'un des pôles de la machine statique, sans qu'il soit nécessaire de préférer l'un plutôt que l'autre. La séance est courte, au début du traitement ; on porte progressivement sa durée jusqu'à vingt minutes.

Sous l'influence du bain statique, le nombre des attaques diminue dans la grande hystérie ; l'appétit augmente; l'anesthésie diminue et peu à peu disparaît ; le sommeil devient de plus en plus calme et de plus en plus profond.

Mais indépendamment de cette action physiologique indiscutable, le bain statique peut avoir une action d'un autre ordre : je veux dire une action psychique. Loin de chercher à rejeter la *suggestion*, il est bon d'en faire usage pour les hystériques, et pour cela le médecin-électricien est bien armé. Ce sont d'abord ses instruments, nouveaux pour le malade, c'est ensuite le tête-à-tête que nécessitent les séances. Si le médecin possède une volonté énergique et s'il parle à son malade avec assurance, il ne tardera pas à lui imposer la conviction de sa guérison. Et cette conviction sera fortifiée par l'action de l'électricité, *action réelle* celle-là: la sensation d'euphorie qui suivra chaque séance, la diminution des accidents dont se plaignait le malade, donneront un poids bien plus grand aux affirmations du médecin. Ce n'est point là du charlatanisme, comme quelques-uns le pensent peut-être, c'est de la *psychothérapie rationnelle* combinée à une *médication physique* également rationnelle. En parlant de ces sollicitations nerveuses utiles, le professeur Bouchard écrit [1] : « je puis bien dire que le médecin doit être une *occasion de réactions nerveuses salutaires*. Comme la quiétude, le contentement, la confiance sont un auxiliaire puissant dans la lutte contre la maladie, la confiance grâce à laquelle une parole d'encouragement fait naître l'espoir, puis donne la certitude de la guérison. Cette confiance, il faut que le médecin sache l'inspirer à son malade: il n'a pas besoin pour cela de prestance ni de prestige; il lui suffit d'être instruit, attentif et bienveillant ». Et j'ajouterai : sachons traiter nos malades comme Reil, dit-on, traitait les siens. « Entre ses mains on pouvait perdre la vie; on ne perdait jamais l'espoir. »

Traitement symptomatique. — Souvent le bain statique complété par la psychothérapie rationnelle suffit à faire disparaître la plupart des accidents dont souffre le malade; dans certains cas cependant, il faudra intervenir par d'autres modalités électriques qui seront aussi variées que les accidents eux-mêmes. Envisageons successivement les principaux : les anesthésies, les hyperesthésies, les paralysies, les contractures, l'œsophagisme, l'aphonie.

Anesthésies.

Lorsque l'hystérique présente des zones d'anesthésie, indépendamment de toute paralysie, le meilleur moyen de faire disparaître l'anesthésie est d'employer le **courant faradique de tension**. On se sert de *bobine à fil fin* et l'on règle le trembleur de façon à obtenir des vibrations rapides. Réunissant alors l'un des pôles à une électrode spongieuse indifférente placée en un point quelconque du corps, on réunit l'autre pôle au pinceau faradique de Duchenne que l'on promène sur la zone anesthésiée, préalablement bien asséchée. Il est

1. Préface du Manuel de thérapeutique de Burlureaux.

rare qu'avec un engainement suffisant des bobines on n'obtienne pas une sensation.

Après avoir fortement attiré l'attention du malade sur ce point « qu'il n'a pas perdu toute sensibilité », on diminue légèrement le courant tout en continuant le badigeonnage faradique.

Il est bien rare que l'anesthésie ne cède pas après quelques séances ; souvent même en faradisant un point seulement, on voit la sensibilité reparaître sur une large surface.

Mais après avoir obtenu la guérison de ce symptôme, on veillera à éviter toute rechute en faisant journellement des applications avec un courant de plus en plus modéré.

Hyperesthésies.

Les hyperesthésies cutanées, de même que les différentes algies, peuvent être combattues de plusieurs façons.

On peut utiliser le *courant galvanique* avec intensités *très faibles*, le pôle positif se trouvant placé sur les points douloureux.

On emploie le plus souvent le **courant faradique** de la façon suivante. Avec la bobine à fil fin et le pinceau de Duchenne, employés comme nous venons de le voir pour les anesthésies, on badigeonne *énergiquement* les points douloureux. On *substitue*, de cette manière, une douleur à une autre et il n'est pas rare de voir l'hyperesthésie s'atténuer dès cet instant.

Il faut rapprocher suffisamment les séances (trois ou quatre par jour, si c'est nécessaire) pour laisser le malade sous le coup de l'impression désagréable causée par le courant.

Si l'on dispose d'une machine statique, on peut se servir de la **friction électrique**. Après la fin du bain statique, la machine étant toujours en marche et le malade sur le tabouret isolant, on prend à la main un excitateur à boule à manche *métallique*.

On l'approche alors rapidement d'un des points hyperesthésiés et on le promène à ce niveau *par-dessus les vêtements*. Une pluie de fines étincelles crible la région hypersensible et produit le même effet que le badigeonnage faradique. — Pour que l'application soit bien faite, il faut que l'excitateur touche les vêtements du malade et même appuie légèrement sur eux. Le médecin éprouve dans la main qui tient le manche de l'excitateur, un léger frémissement qui n'est nullement désagréable.

Paralysies.

Dans les paralysies hystériques, la face est presque toujours respectée. nous n'aurons donc à nous occuper, le plus souvent, que d'une paralysie des *membres*. Nous savons qu'on ne trouve jamais de DR sur les muscles paralysés ; il suffira donc de posséder le **courant faradique** pour les traiter.

On peut employer la méthode monopolaire ou la méthode bipolaire. Avec l'une comme avec l'autre, il ne faut pas craindre de donner au courant une intensité suffisante pour provoquer une *énergique contraction* des muscles. Il s'agit, en effet, de montrer au malade que ses muscles peuvent se contracter et qu'ils n'ont rien perdu de leur vigueur.

Successivement, on excite chacun des muscles atteints et on commande au malade de vouloir exécuter les mouvements au moment où le courant rythmé les produit. On crée ainsi une relation nouvelle entre l'idée et l'acte et on détruit du même coup l'opinion fausse qu'avait le malade sur son impotence.

On fait de cette manière de la *rééducation motrice*. Pour la rendre vraiment efficace, on s'efforce de diminuer à chaque séance la part de l'électricité, pour augmenter celle de la volonté. On soumet ainsi la volonté à une sorte d'*entraînement* et l'on ne tarde pas à s'apercevoir que le courant peut être supprimé, ou très notablement diminué, sans que les mouvements cessent d'être possibles.

Lorsqu'on a obtenu ce résultat par une série de séances *courtes* pour ne pas aller jusqu'à la fatigue psychique , on continue la rééducation en faisant exécuter au membre malade des mouvements de plus en plus compliqués. Le courant faradique n'est alors employé qu'à dose très légère, c'est la « béquille » de la volonté tant qu'elle n'est pas suffisamment affermie. On ne le supprimera que lorsqu'on sera sûr de la puissance « dynamogénique » de l'idée chez l'hystérique.

On comprend tout le tact et toute l'habileté que doit avoir le médecin pour réussir dans des cas analogues. Il est nécessaire que ni sa voix ni ses gestes ne trahissent la peur d'un insuccès. Sa confiance doit en imposer au malade qui aura foi en son médecin, en voyant qu'il ne doute pas de sa guérison.

Contractures.

Les contractures sont assurément un des accidents les plus ennuyeux de l'hystérie, à cause de la difficulté qu'on a pour les faire disparaître complètement.

On a préconisé plusieurs procédés : le souffle statique, la galvanisation prolongée, la faradisation des antagonistes.

Le *souffle statique*, suivi ou non de la *friction statique*, ne réussit bien que dans les contractures récentes.

La galvanisation donne de bons résultats à la condition d'employer des courants faibles, à peine perçus par le malade (moins de 5 milliampères en général), et des séances longues : quarante-cinq minutes à une heure. On place sur la région contracturée une électrode spongieuse *positive*; l'électrode indifférente est placée dans le dos.

Si ces deux méthodes échouent, on procède à la **faradisation des muscles antagonistes**, comme le recommandait Duchenne. Le courant à employer est du faradique de quantité. L'électrode active est une électrode-rouleau que l'on déplace sur les muscles, de façon à les faire contracter énergiquement.

Comme pour le traitement des paralysies, on aura beaucoup gagné lorsqu'on aura fait pénétrer dans l'esprit du malade l'idée que sa guérison est possible et qu'elle se produira. L'excitation due au courant viendra donner à l'idée plus de force en l'appliquant au point précis où elle est utile.

Œsophagisme.

Chez les hystériques, le tube digestif est fréquemment le siège de spasmes : spasmes du pharynx, spasmes de l'œsophage, spasmes de l'estomac ou de l'intestin. Nous ne nous occuperons ici que de l'œsophagisme, un des spasmes les plus ennuyeux puisqu'il empêche la nutrition. C'est, d'autre part, un des spasmes les plus accessibles à la thérapeutique électrique.

Si le spasme est *léger*, on peut réussir à le faire disparaître par une **faradisation** au pinceau de Duchenne de la région antérieure du cou pendant les efforts de déglutition.

Si le spasme est ancien et tenace, on pourra essayer la **galvanisation du pneumogastrique** de la façon suivante :

Entre les deux chefs antérieurs et inférieurs du sterno-cléido-mastoïdien, on applique deux électrodes-tampons de 3 centimètres de diamètre environ et on les réunit au pôle positif d'une source de courant galvanique au moyen d'un fil bifurqué. Au niveau du creux épigastrique, on place une électrode rectangulaire de 150 centimètres carrés, reliée au pôle négatif. On donne au courant une intensité de 20 à 30 milliampères que l'on maintient pendant vingt minutes en moyenne et l'on renouvelle l'application tous les jours.

Comme l'a fait remarquer Mosso et après lui Bordier, « la galvanisation des pneumogastriques produit, non un mouvement péristaltique de l'œsophage, comme on pourrait le penser *a priori*, mais une contraction en masse. On comprend, par suite, que cette contraction, ainsi provoquée, puisse agir sur celle qui existait spasmodiquement, auparavant et en amener la disparition ».

Si ces procédés échouent, on pourra tenter l'*électrisation directe* au niveau de la muqueuse œsophagienne, comme nous le verrons plus loin au traitement de l'œsophagisme.

Aphonie.

Tout peut réussir dans le traitement de l'aphonie et l'on a vu la voix reparaître au moment de l'examen au miroir laryngoscopique. Mais comme on est souvent obligé de recourir au traitement électrique, on opérera de la façon suivante :

Après avoir encouragé le malade et lui avoir annoncé l'emploi d'un remède très efficace, on badigeonnera, avec le courant **faradique de tension** et le pinceau de Duchenne, la région antérieure du larynx. Il n'est pas rare d'obtenir la guérison en une seule séance.

Laborie a recommandé comme très efficace la **franklinisation** sous forme d'*étincelles*. A la fin du bain statique, on approche de la partie antérieure du cou un excitateur métallique à boule que l'on tient à la main. Il en jaillit des étincelles dont on arrose toute la région pendant un temps variant de trois à cinq minutes. Pendant chaque séance, on fait parler ou lire le malade en l'encourageant et en lui montrant que sa voix n'a pas disparu.

Pour la faradisation comme pour la franklinisation, il est nécessaire de prolonger le traitement un peu après la guérison pour éviter toute rechute.

NEURASTHÉNIE

Généralités cliniques. — La neurasthénie, ou maladie de Beard, constitue une entité morbide parfaitement définie, mais dont l'étiologie est encore passablement obscure. C'est une maladie fréquente chez les intellectuels, mais surtout chez les intellectuels surmenés et arthritiques. L'hérédité joue un rôle important.

La neurasthénie est très souvent liée à une stase gastrique, à de l'entéroptose accompagnée d'un relâchement et d'une flaccidité spéciale de tous les tissus. Aussi faudra-t-il associer fréquemment au traitement général de la neurasthénie un traitement local de l'estomac ou de l'intestin.

Il est nécessaire d'être très bien fixé sur la nature de la maladie avant d'en commencer le traitement ; pour cette raison, nous en rappellerons les principaux symptômes.

C'est d'abord de l'*insomnie* que les hypnotiques eux-mêmes ne parviennent pas à faire disparaître. On ne peut, du reste, utiliser longtemps ces remèdes de peur de fatiguer l'estomac. Cette insomnie est très pénible.

Les malades se plaignent ensuite, pendant le jour, de *céphalées en casque* : la douleur a son maximum à la nuque et la tête semble prise comme dans un étau.

Du côté des *facultés intellectuelles*, on constate une diminution ou une perte partielle de la mémoire, une diminution de l'attention, un affaiblissement considérable de la volonté, souvent une modification du caractère qui devient triste, morose.

Les *fonctions digestives* sont troublées par suite de dilatation d'estomac ou simplement de distension de cet organe. La constipation n'est pas rare.

On note encore, au nombre des symptômes importants, une *asthénie musculaire* très accentuée qui pousse le malade à éviter le moindre effort.

Parmi les symptômes secondaires, il faut mentionner le *vertige* qui ne se produit qu'à l'occasion de certains actes, des *troubles oculaires* (mydriase, rétrécissement du champ visuel, asthénopie accommodative), des *douleurs erratiques* en divers points du corps, de la *tachycardie* et des *troubles vaso-moteurs*, des *troubles génitaux* que caractérisent très souvent la spermatorrhée et l'impuissance chez l'homme.

On pensera toujours à une syphilis comme cause possible des troubles dont se plaint le malade, et dans ce cas le traitement mercuriel devra être institué avant tout traitement électrique.

Électrodiagnostic. — Plusieurs auteurs ont signalé une diminution de la résistance électrique dans la neurasthénie, mais comme ce phénomène est inconstant, il ne peut servir à étayer un diagnostic.

Traitement. — Il y a lieu de distinguer le traitement général et les traitements locaux. Nous les étudierons successivement.

Traitement général. — Pour l'application du traitement général, il faut se laisser guider par les indications du sphygmomanomètre de Potain. Trouve-t-on de l'hypotension artérielle, et c'est le cas le plus fréquent, on soumettra le malade à la franklinisation (bain et douche) ; s'il y a de l'hypertension, au contraire, on s'adressera à la d'Arsonvalisation (grand solénoïde ou lit condensateur).

Nous avons suffisamment insisté à la page 105 et à la page 144 sur ces deux modes d'application pour qu'il soit inutile d'y revenir ici. Qu'il nous suffise de faire remarquer que toutes les connexions dans ces applications doivent être faites avant de mettre les appareils en activité ; c'est, du reste, une **règle générale**.

Le *bain statique* sera d'abord court (cinq à dix minutes), puis pourra être porté à trente, quarante, même quarante-cinq minutes si le patient le supporte bien, c'est-à-dire ne manifeste ni agitation, ni insomnie. Si le bain négatif ne donnait pas d'amélioration sensible au bout de quelques séances, il faudrait essayer le bain statique positif.

La d'*Arsonvalisation* par le grand solénoïde ou par le lit condensateur durera douze à quinze minutes. Dans les deux cas, on fera débiter à l'appareil le maximum de sa puissance. On obtiendra de bons résultats au moyen du lit condensateur avec une intensité comprise entre 300 et 500 milliampères.

Pour quelques auteurs, la neurasthénie serait le résultat d'un trouble de fonctionnement du grand sympathique et en particulier du plexus solaire. Aussi Betton-Massey préconise-t-il la *galvanisation* comme un des meilleurs traitements de la neurasthénie. On l'applique de la façon suivante. Deux larges électrodes spongieuses sont placées l'une sur l'abdomen, l'autre sur la région lombaire. On relie l'électrode abdominale au pôle positif, l'autre au pôle négatif et l'on fait passer d'une façon progressive 50 à 150 milliampères pendant quinze minutes tous les deux jours.

Traitements locaux. — Ces traitements sont destinés à combattre les divers symptômes de la maladie.

Contre l'**asthénie cérébrale**, la **céphalée**, la douche statique suffit le plus souvent. Si l'action n'est pas suffisante, on emploie la galvanisation cérébrale suivant la méthode de Leduc. C'est celle que nous avons exposée plus haut pour le traitement de l'hémiplégie (page 295. Il n'y a de différence que pour l'intensité maxima, qui doit être plus faible avec les neurasthéniques, malades naturellement pusillanimes et anxieux. On ne dépassera pas 10 à 20 milliampères au plus ; les séances dureront une demi-heure et on les répétera trois fois par semaine. Leduc a obtenu des résultats plus rapides en employant, pour la cathode frontale, une solution de salicylate de sodium à 1 p. 100 « qui introduit dans les plasmas cellulaires de la région douloureuse et malade, l'ion salicylique ». L'amélioration est alors immédiate et très marquée, même dans des cas graves. Le Dr Lewis Jones, de Londres, a confirmé pleinement les résultats de Leduc.

La **rachialgie** est traitée comme le lumbago, ou par de vigoureux badigeonnages faradiques avec le pinceau métallique de Duchenne.

Quant à l'**asthénie génitale** ou à l'impuissance sexuelle, on peut la combattre de deux façons, soit par la galvanisation, soit par le procédé de Malherbe.

La GALVANISATION se pratique de la façon suivante. On réunit au pôle positif d'une source galvanique une large électrode que l'on place sur la région lombaire. La petite électrode, reliée au pôle négatif, mesure 20 centimètres carrés environ et est promenée sur le périnée. L'intensité à employer est variable entre 4 et 10 milliampères. On fait des applications de douze à quinze minutes et on les renouvelle trois fois par semaine.

Le traitement de l'asthénie génitale par le PROCÉDÉ DU Dr A. MAL-HERBE sort un peu des procédés classiques. On connaît la relation qui existe entre le nez et les organes génitaux : tous deux comportent un tissu identique, le tissu érectile. Or, en excitant certains points des fosses nasales on peut amener par voie réflexe une excitation de la sphère génitale.

Pour appliquer le traitement, on réunit le pôle positif d'une source galvanique à une large électrode spongieuse placée sur la nuque. L'électrode *négative* est constituée par une aiguille de platine légèrement mousse à son extrémité. On applique cette électrode successivement au niveau du bord *antérieur* et *inférieur* du *cornet inférieur*, au niveau du *tubercule de la cloison* et sur la partie *antérieure* du *cornet moyen*.

Lorsque l'aiguille est en contact avec la muqueuse, on élève rapidement l'intensité jusqu'à 4 à 5 milliampères. Après trois ou quatre secondes d'application, on soulève l'aiguille et on l'applique sur un point voisin. On revient 4 ou 5 fois au cours d'une séance sur les points ci-dessus indiqués et qui sont les **points génitaux** du nez.

Le court instant pendant lequel passe le courant n'est pas suffisant pour escharrifier les tissus, de même l'aiguille mousse ne les fait pas saigner : il y a seulement *excitation* des points traités.

On renouvelle 4 à 5 fois ces applications chez le même sujet à un ou deux jours d'intervalle.

Les *résultats* de ce traitement sont très satisfaisants.

Dès la première séance, les lourdeurs de tête disparaissent en même temps que le travail devient plus facile. Les malades « *se sentent mieux vivre* » et, phénomène remarquable, l'asthénie génitale se modifie complètement. « Plusieurs de nos malades, dit le Dr A. Malherbe, nous ont même affirmé avoir pu pratiquer le coït plusieurs fois sans fatigue ni abattement. » L'amélioration des phénomènes neurasthéniques généraux se produit fréquemment avec la transformation des fonctions génitales.

Direction du traitement. — Le traitement électrique est un des meilleurs remèdes à opposer à la neurasthénie, malheureusement le traitement est parfois long en même temps que les malades sont prompts à se décourager et très versatiles. Le médecin devra donc, comme dans l'hystérie, user de toute son autorité sur le malade pour lui faire poursuivre son traitement. Trois applications par semaine sont largement suffisantes.

Résultats. — Les résultats d'un traitement d'une façon régulière et méthodique sont bons si l'on institue en même temps la thérapeutique causale de la maladie. Bien des échecs ne viennent que de ce que l'on se borne à une médication symptomatique.

MALADIE DE BASEDOW
(GOITRE EXOPHTALMIQUE)

Généralités cliniques. — La maladie de Basedow est une névrose dont la cause paraît être un trouble dans la sécrétion interne de la glande thyroïde. Ce trouble sécrétoire a son retentissement sur les centres bulbaires et sur le système sympathique.

Les traités classiques de pathologie n'accordent pas, à notre avis, une part assez importante à l'électricité dans le traitement de cette maladie. Si l'on se souvient que les diverses médications sont habituellement inefficaces et que le traitement chirurgical comporte des interventions *graves* section du cordon sympathique cervical ou bien sympathectomie bilatérale , on comprend toute l'importance du traitement électrique qui est, dans cette affection, un des moyens d'action les plus efficaces.

Il permet en effet d'agir directement sur la partie malade et de faire disparaître progressivement les symptômes cardinaux de la maladie : l'*hypertrophie thyroïdienne*, la *tachycardie*, l'*exophtalmie*. Son action est encore plus rapide si la maladie est fruste.

Guilleminot insiste sur un point important : « Il ne faut pas oublier, dit-il, lorsqu'on entreprend de traiter un basedowien, que la maladie peut être grave, fatale dans 20 p. 100 des cas et qu'au cours de son évolution peuvent survenir des accidents mortels à l'occasion d'un paroxysme, d'une hémorragie, etc. Il est bon que la famille du patient soit prévenue, on a toujours tellement tendance à rejeter sur le traitement des accidents qui ne sont que les résultats des états morbides eux-mêmes ».

Électrodiagnostic. — La résistance électrique, ainsi que nous l'avons signalé au chapitre de l'Électrophysiologie (p. 271), est notablement *diminuée* chez les basedowiens et l'on note une chute rapide de la résistance pour aboutir bientôt au minimum relatif.

La diminution de résistance se manifestant même dans les formes frustes (p. 276) peut rendre de très grands services dans les cas de diagnostic douteux.

Le retour progressif de la résistance à la normale est d'un *excellent pronostic* et indique la régression de la maladie.

Traitement. — Nous laisserons de côté les traitements électriques qui n'ont pas encore fait leurs preuves et qui n'ont pas été assez souvent appliqués pour qu'on puisse compter sur leur efficacité (franklinisation, électrolyse intrathyroïdienne, introduction électrolytique de l'ion iode dans la glande hypertrophiée). Deux seuls traitements retiendront notre attention : la **méthode de Vigouroux** et la **galvanisation du goitre.**

1° *Méthode de Vigouroux.* — L'emploi du courant *faradique de quantité* est seulement nécessaire ici, c'est dire que la méthode est simple et à la portée de tous les praticiens même non spécialisés. On peut diviser en plusieurs temps les applications nécessaires.

1° Faradisation des globes oculaires (de chaque côté);

2° Faradisation du ganglion cervical du sympathique (de chaque côté);

3° Faradisation du goitre ;

4° Faradisation précordiale.

La technique à suivre pour chaque application est la suivante :

1° FARADISATION DES GLOBES OCULAIRES. — On place dans le dos du malade une large électrode spongieuse bien imbibée d'eau tiède et on la relie au pôle positif de la bobine à gros fil.

On relie le pôle négatif à une petite électrode tampon de 1 centimètre et demi de diamètre que l'on applique sur le point moteur de *l'orbiculaire des paupières* (fig. 197, 4). La figure 226 porte l'indication en blanc de la place à donner à l'électrode.

L'intensité du courant doit être suffisante pour provoquer des contractions du muscle orbiculaire.

Après une à deux minutes d'application, on promène l'électrode sur l'œil fermé au niveau de la paupière supérieure, de dehors en dedans.

On faradise ensuite la branche supérieure du facial en *évitant soigneusement* les points suivants dont l'excitation pourrait exagérer l'exophtalmie :

a) Le nerf sus-orbitaire et le nerf sous-orbitaire.

b) Un point situé à 1 centimètre environ en dehors et au-dessous de la queue du sourcil. Ce point, d'après Vigouroux, provoque, lorsqu'on le faradise chez des malades atteints d'exophtalmie, la propulsion en avant du globe oculaire, par excitation du grand oblique très probablement.

Cette deuxième partie de l'électrisation oculaire dure environ une minute.

2° FARADISATION DU SYMPATHIQUE. — Après avoir traité successivement l'œil gauche puis l'œil droit, on passe à la faradisation du ganglion cervical du sympathique.

L'électrode est placée successivement de chaque côté sur le point où on peut l'atteindre le plus facilement, c'est-à-dire à 1 centimètre au-dessous du bord inférieur du maxillaire, entre l'os hyoïde et le bord antérieur du muscle sterno-mastoïdien. La main qui tient l'électrode doit percevoir nettement les battements carotidiens.

Il est souvent nécessaire, pour mettre l'électrode en bonne position, de faire relâcher les muscles de la région latérale du cou, en priant le patient d'incliner la tête du côté électrisé et de soulever un peu le menton.

L'application dure de une à deux minutes pour chaque côté. L'intensité du courant doit être suffisante pour provoquer une contraction du muscle peaucier. Les intermittences données par le trembleur de la bobine seront rapides.

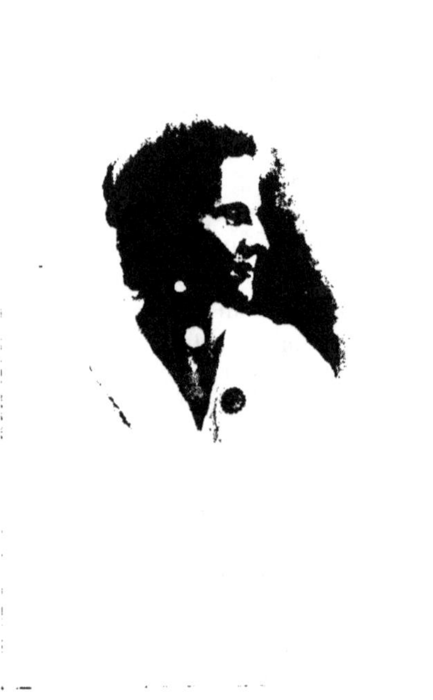

Fig. 226. — Points à faradiser dans le traitement de la maladie de Basedow (méthode de Vigouroux).

3° FARADISATION DU GOITRE. — On remplace la petite électrode tampon par une électrode plus large de 4 à 5 centimètres de diamètre ou par une électrode rectangulaire de 20 à 25 centimètres carrés que l'on applique sur la tumeur thyroïdienne au-dessus de la fourchette sternale dans l'angle des deux chefs inférieurs du sterno-mastoïdien (fig. 226).

Dans le cas où les lobes latéraux du corps thyroïde seraient hypertrophiés, on procéderait à leur électrisation avec la même électrode après avoir traité la partie médiane de la glande, ou simplement on se servirait d'une électrode rectangulaire hémicylindrique embrassant à la fois le lobe médian et les lobes latéraux.

Le courant doit être assez fort pour commencer à être désagréable. La durée de l'application est de deux à trois minutes.

4° FARADISATION PRÉCORDIALE. — On termine l'application en plaçant une électrode de 20 centimètres carrés de surface, ronde ou rectangulaire, à deux travers de doigt du sternum, au niveau du troisième espace intercostal *gauche* (point marqué en pointillé sur le vêtement. fig. 226).

Quelques auteurs préfèrent appliquer l'électrode au niveau de la région où l'on sent battre la *pointe du cœur*. Nous nous sommes parfois bien trouvés d'adopter cette technique.

Dans l'un comme dans l'autre cas, le courant doit être suffisant pour faire contracter légèrement les muscles pectoraux. L'électrode doit être reliée au *pôle positif* de la bobine ; il faut donc *inverser* le courant employé dans les trois premières applications.

2° **Galvanisation du goitre.** — La méthode de Vigouroux. que nous venons d'exposer en détail, a été modifiée ces dernières années de la façon suivante.

On conserve de la méthode primitive la faradisation des globes oculaires, du ganglion cervical sympathique, de la région précordiale, mais on remplace la faradisation du goitre par la galvanisation thyroïdienne. Déléage, Sollier, Bordier, Larat, Guilleminot ont attiré l'attention sur les bons résultats que l'on pouvait obtenir en appliquant ce procédé thérapeutique.

Pour réussir, il ne faut pas se contenter de faibles intensités qui ne sauraient en rien modifier le fonctionnement défectueux du corps thyroïde. Il est nécessaire d'aller jusqu'à 30 ou 40 milliampères que l'on débite de façon graduelle. On opère de la façon suivante.

L'électrode indifférente est reliée au pôle positif de la source galvanique ; elle est placée dans le dos, au-dessous de la nuque. L'électrode active est reliée au *pôle négatif*. Comme le montre la figure 227, elle est hémicylindrique, soigneusement capitonnée avec un sachet-électrode et appliquée sur le goitre. Cette électrode qui affecte la forme d'un rectangle allongé, a 50 à 60 centimètres carrés de surface et recouvre le lobe médian et les lobes latéraux du corps thyroïde.

On choisit le pôle négatif comme pôle actif parce qu'il a la propriété de ramollir la tumeur et d'agir énergiquement ainsi sur l'organe dont le fonctionnement troublé engendre la maladie.

Direction du traitement. — Les applications électriques sont faites tous les jours (cas graves) ou tous les deux jours (cas légers) et il faut compter sur trois mois en moyenne de traitement.

Le traitement ne sera pas poursuivi sans interruption. Après une douzaine de séances on le suspend pour quatre semaines. On fait

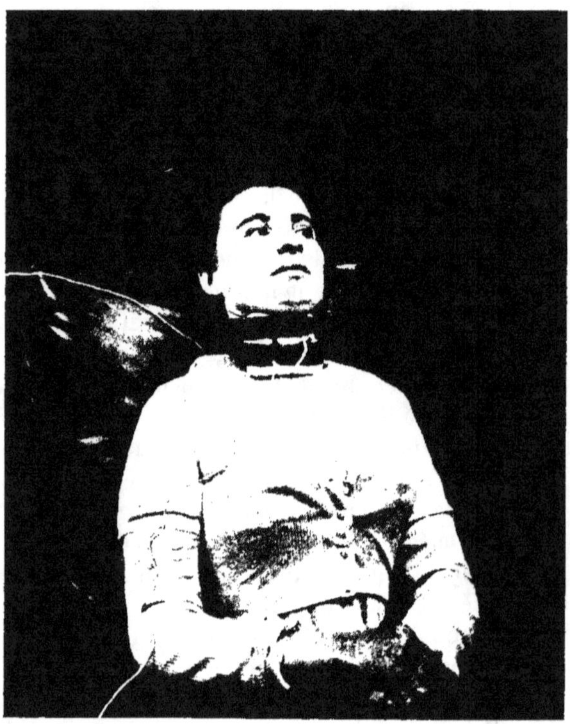

Fig. 227. — Traitement de la maladie de Basedow par galvanisation du corps thyroïde.

alors une série de douze séances suivies d'une suspension de quatre à six mois. A ce moment, pour confirmer la guérison, on termine par une quinzaine d'applications.

Résultats. — Les résultats sont très favorables, et comme le traitement électrique appliqué à cette maladie est encore peu connu, nous donnerons l'avis de ceux qui l'ont employé. « Avec la méthode de Vigouroux, disait Charcot, la guérison n'est qu'une affaire de temps. Tout au plus peut-il rester, si le goitre est de date ancienne, un léger degré de tuméfaction dû à la persistance du tissu conjonctif de néoformation (1). » Le professeur Joffroy appliquant la méthode des fortes intensités galvaniques, affirme « qu'elle a donné des guérisons ou des améliorations considérables ».

L'amélioration suit en général la marche suivante : on voit d'abord diminuer le goitre et par conséquent la circonférence du cou, puis le tremblement des doigts diminue à son tour.

La tachycardie et l'exophtalmie sont beaucoup plus rebelles ; en général, l'exophtalmie est le dernier symptôme qui disparaît.

Le traitement, surtout par la *méthode mixte*, méthode de Vigouroux combinée à la galvanisation du goitre, est d'une efficacité certaine. Seule la durée du traitement varie avec les malades.

MALADIES DES TICS — MYOCLONIES.

Généralités cliniques. — On réunit sous le nom de myoclonies la paramyoclonie de Friedreich, la chorée électrique, le tic non douloureux de la face et la maladie des tics (Raymond).

Le tic de la face est la forme la plus simple et la plus fréquente de ces tics ; c'est aussi une forme facilement curable par le traitement électrique.

Beaucoup plus sérieuse est la maladie des tics proprement dite qui commence souvent dès l'enfance et qui est une névrose difficile à guérir non seulement par un traitement électrique, mais par tous les traitements.

Traitement. — Destarac a signalé dans le tic de la face de très bons résultats obtenus par le traitement suivant :

Pour modifier l'état général, on soumet le malade à la franklinisation sous forme de *bain statique*. Quant aux tics, on leur oppose le *courant galvanique* avec pôle *positif* comme électrode active. S'il s'agit de tics de la face, on peut se servir avantageusement de l'électrode trifaciale que Bergonié a préconisée pour le traitement de la névralgie du trijumeau (p. 337). L'intensité à employer n'est limitée que par la tolérance du sujet.

Résultats. — On constate souvent une exagération du spasme après la séance. Mais après douze à quinze séances, à raison de trois par semaines, on peut compter sur une très notable amélioration, sinon sur une guérison complète.

(1) Cité par Zimmern. Électrothérapie clinique, p. 329.

CRAMPES PROFESSIONNELLES

Généralités cliniques. — L'étude des crampes professionnelles a été faite depuis longtemps déjà par Duchenne.

Lorsque des fonctions musculaires sont fréquemment répétées, elles peuvent occasionner temporairement l'apparition de *contractures* au lieu de contractions, d'où l'apparition de *spasmes* ou de *crampes*.

Toutes les régions peuvent être le siège des spasmes fonctionnels, mais la localisation la plus fréquente est celle qui atteint les muscles de la main. Comme ce spasme se montre le plus souvent à la suite de l'abus de l'écriture, on lui a donné en Allemagne le nom de *Schreibekrampf* et chez nous celui de *crampe des écrivains*. Mais on note souvent aussi des crampes de la main dues à des exercices de piano exagérés (crampes des pianistes), au maniement de petits objets (crampes des fleuristes, des compositeurs d'imprimerie), à l'emploi prolongé du manipulateur Morse (crampe des télégraphistes), au pincement des cordes d'un instrument de musique (crampes des violonistes). On note également des crampes des jambes chez les danseuses.

Pour expliquer ces crampes professionnelles, il faut faire intervenir non seulement le surmenage d'un groupe de muscles, mais aussi un état névropathique spécial ou un affaiblissement sérieux de la santé générale. Ces troubles nécessitent un traitement général si l'on veut arriver à un résultat durable.

Traitement. — « Ces divers spasmes ont une durée indéfinie, ils sont rebelles à tout traitement, » conclut Dieulafoy d'une façon un peu décourageante. Les succès obtenus par la médication électrique permettent cependant de voir les choses sous un jour meilleur. On ne pourra pas affirmer d'avance une guérison, mais on pourra faire espérer une amélioration qui ne fera presque jamais défaut.

La *franklinisation*, sous forme de bain statique avec douche, nous a donné, comme au Dr Monell, de très bons résultats. Mais nous avons constaté une action plus rapide et plus durable en ajoutant pendant la durée du bain et de la douche le *souffle statique* au niveau du renflement médullaire correspondant au membre atteint de crampe.

On fait trois applications par semaine ou même une application par jour si le cas est très sérieux.

Si la franklinisation ne produisait pas d'effet assez rapide, on pourrait lui associer la *galvanisation* appliquée de la façon suivante :

Une large électrode indifférente étant appliquée à la nuque ou

dans la région lombaire suivant les muscles atteints, on relie le pôle +
de la source galvanique à une *électrode-rouleau* que l'on promène
sur les muscles atteints de crampes. L'intensité à employer est
minime, 5 à 6 milliampères, et la durée de l'application de trois à
cinq minutes.

Direction du traitement. — Le traitement ne doit dans aucun
cas être abandonné tant qu'on constate une progression dans l'amélioration.

C'est au moins une vingtaine d'applications qu'il faut faire avant
d'arriver à un résultat sérieux. Il est bon de suspendre alors le
traitement pendant une huitaine de jours, puis de le reprendre et
l'on constate souvent à la reprise une amélioration à laquelle on ne
se serait pas attendu.

Résultats. — Les insuccès de toute espèce de thérapeutique
rendent plus remarquables les résultats de l'intervention électrique.
Malheureusement, même avec l'électricité, les pleins succès sont
rares et, même dans ces cas, il faut toujours prévoir une récidive
possible.

Nous avons pu plusieurs fois « fixer la guérison » en obligeant les
malades à ne reprendre que *très lentement* les exercices qui avaient
déterminé l'apparition des crampes et en soumettant leurs muscles
à un *entraînement progressif* sans jamais aller jusqu'à la fatigue.

ANESTHÉSIES

Généralités cliniques. — Le traitement électrique ne saurait
avoir la prétention de guérir toutes les anesthésies.

L'anesthésie n'est en effet, en général, qu'un symptôme et on
s'exposerait à des insuccès nombreux, si l'on ne traitait pas la maladie dont elle est la conséquence.

L'anesthésie cutanée, ainsi que l'a signalé Duchenne, n'occasionne
de troubles réels que lorsqu'elle siège à la main et aux pieds. La
main ne peut plus agir sans l'aide de la vue et est très maladroite.

L'anesthésie est plus grave encore à la plante des *pieds* ; la marche
devient difficile le jour, presque impossible la nuit, dès que l'œil ne
peut plus servir à contrôler la position du membre.

Nous avons vu déjà combien les anesthésies étaient fréquentes
chez les hystériques.

Électrodiagnotic. — Le courant électrique, sous la forme galvanique ou faradique, peut servir à faire les limites du territoire
anesthésié plus sûrement que n'importe quel autre moyen. C'est

par ce procédé que Bordier a pu faire la topographie de la sensibilité normale du corps.

Le grand avantage de l'exploration électrique, c'est qu'elle permet d'apprécier jusqu'à un certain point le degré d'anesthésie. Avec le courant galvanique, on peut mesurer en effet très exactement en fractions de milliampères l'intensité nécessaire pour arriver à la sensation minima.

Traitement. — Le traitement des anesthésies peut se faire par le courant galvanique, par le courant faradique ou par la franklinisation. On préfère généralement le courant faradique à cause de son énergie et de sa facilité de production.

Ici, il ne s'agit pas de faire contracter les muscles, mais de provoquer une sensation cutanée maxima. On doit donc remplacer sur l'appareil la bobine induite à gros fil par une *bobine à fil fin* (courant de tension).

L'électrode active est le *pinceau métallique de Duchenne* (fig. 188). Les méthodes à employer sont : la *faradisation transcurrente* dans laquelle on promène le pinceau sur les régions anesthésiées, ou la *fustigation électrique*, procédé plus énergique qui consiste à frapper légèrement la surface cutanée avec le pinceau métallique.

Dans un cas comme dans l'autre, il faut toujours assécher la peau avec soin, avec de la poudre de riz, de lycopode ou mieux encore avec de la poudre de talc.

Aucun agent thérapeutique n'a une action comparable à celle de la faradisation cutanée ; « cette dernière seule peut exciter la sensibilité de la peau, soit en passant rapidement du simple chatouillement à la douleur la plus intense, soit en passant graduellement par tous les degrés intermédiaires ; elle seule peut produire à la peau une excitation que le feu égale à peine, sans désorganiser les tissus, sans même soulever l'épiderme, quelque prolongée que soit l'opération. De plus, la sensation qu'elle éveille cesse *brusquement* et presque toujours *complètement*, dès que l'électrode n'est plus en contact avec la peau » (Duchenne).

CHAPITRE III

MALADIES DU SYSTÈME ARTICULAIRE ET OSSEUX

Parmi les maladies du système articulaire et osseux justiciables de l'électrothérapie, nous citerons le rhumatisme articulaire, les ankyloses et les empâtements périarticulaires, l'hydarthrose et la scoliose.

RHUMATISME ARTICULAIRE

Généralités cliniques. — On sait que cette maladie fréquente est caractérisée par le gonflement douloureux d'une articulation avec fièvre.

La localisation est plus fréquente au membre inférieur qu'au membre supérieur et le *genou* se prend très souvent au début de l'affection. On note douleur, chaleur, rougeur, gonflement avec dilatation veineuse superficielle et exquise hyperesthésie. Mais la localisation n'est pas unique et l'on voit la fluxion sauter d'un article à l'autre.

Le salicylate de soude à forte dose et l'antipyrine jouissent à juste titre de la réputation de faire disparaître douleur et tuméfaction articulaire.

Traitement. — La base du traitement électrique est la galvanisation de l'articulation malade, mais on peut avantageusement ajouter à l'action du courant l'introduction d'ions médicamenteux (ion lithium et ion salicyle).

On opère de la façon suivante :

1° *Galvanisation simple*. — On entoure l'article malade de larges électrodes spongieuses que l'on réunit au pôle + d'une source galvanique. L'électrode — est placée dans le dos et est choisie de large surface (200 à 300 centimètres carrés . On débite alors progressivement 40 à 60 milliampères pendant vingt à vingt-cinq minutes. L'application finie, on ramène lentement l'intensité à zéro.

Si le membre s'y prête, on peut avantageusement remplacer les électrodes périarticulaires par un bain-électrode.

2° *Galvanisation avec transport d'ions*. — S'il s'agit de faire pénétrer l'ion *lithium*, on place l'articulation malade dans un bain contenant :

> Chlorure de lithium pur.............   20 grammes.
> Lithine caustique.................   0gr,50
> Eau distillée...................   1000 grammes.

Par un chauffage préalable, on porte ce bain à la température voulue et on le verse dans un réservoir en verre, en porcelaine ou en tôle émaillée.

Ce bain est relié au pôle + d'une bonne source galvanique au moyen d'une électrode en charbon. Quant à l'électrode indifférente, sa surface et sa position sont les mêmes que dans le cas du courant galvanique simple.

Sous l'influence du courant, dont l'intensité doit être comprise entre 60 et 80 milliampères, le *cathion* lithium pénètre dans les tissus au niveau même de l'articulation malade.

Si l'on voulait faire pénétrer l'*anion* salicyle, on utiliserait la solution suivante :

> Salicylate de soude.................   10 grammes.
> Eau distillée.....................   1000   —

Le technique serait la même, mais on aurait soin de relier au *pôle négatif* le bain salicylé.

Dans le cas où les articulations malades ne se prêteraient pas à l'emploi du bain électrode, on emploierait des électrodes spongieuses soigneusement lessivées, doublées d'un épais sachet-électrode convenablement imprégné de la solution médicamenteuse choisie.

Direction du traitement. — Dans les cas aigus, il sera nécessaire de faire des applications *journalières* ; dans les cas subaigus et chroniques, les applications seront faites tous les deux jours. On doit continuer le traitement jusqu'à la guérison.

Résultats. — Les résultats sont bons avec la galvanisation simple, ils sont plus rapides avec la galvanisation accompagnée d'ionisation médicamenteuse. Dans le cas de l'ion salicyle, il est beaucoup plus logique d'administrer le remède *loco dolenti*, puisqu'il a été reconnu efficace, que de le faire prendre par la voie stomacale. Quant à l'ion lithium, on connaît depuis longtemps son action sur les localisations rhumatismales et goutteuses.

ANKYLOSES ET EMPÂTEMENTS PÉRIARTICULAIRES

Généralités cliniques. — Il existe deux grandes variétés d'ankyloses, les ankyloses fibreuses et les ankyloses osseuses. La certitude du diagnostic sera fournie par la radiographie.

Le courant électrique, quelque intense qu'il soit, n'a pas la prétention de faire disparaître une ankylose osseuse ; il peut, par contre, améliorer largement et même guérir les ankyloses fibreuses, ainsi que le prouvent de nombreux exemples.

Il existe au traitement électrique une *contre-indication* que nous considérons comme absolue : une lésion tuberculeuse des os au niveau de l'articulation malade.

Si le traitement électrique peut réussir dans les ankyloses, il se montrera beaucoup plus efficace encore dans les empâtements périarticulaires, suites de la goutte ou du rhumatisme.

Traitement. — On utilise, pour le traitement des *ankyloses*, le courant galvanique appliqué à l'aide de bains-électrodes ou d'électrodes spongieuses.

Le Dr Walker Gwyer (de New-York) recommande d'imprégner les électrodes de chlorhydrate d'ammoniaque (AzH⁴Cl) et de les placer de chaque côté de l'articulation.

On place l'électrode négative sur les régions où se trouvent les adhérences les plus serrées.

Soit à traiter par exemple une ankylose du genou avec ankylose plus accentuée à la partie antérieure de l'articulation. Après avoir imprégné soigneusement des électrodes hémicylindriques d'une solution de AzH⁴Cl à 20 p. 1000, on les applique autour de l'article malade, en veillant à un bon contact entre l'électrode et la peau et *en évitant que leurs bords se touchent* (ce qui créerait un court-circuit). On fixe les électrodes, suivant le procédé général, au moyen de bandes de caoutchouc, ainsi que le montre la figure 228. On débite alors lentement le maximum d'intensité tolérable qui peut être facilement de 60 à 80 milliampères si chaque électrode a 150 centimètres carrés de surface. On maintient le courant pendant trente minutes.

Le Professeur Leduc a modifié cette technique de la façon suivante. Il s'adresse uniquement à l'action sclérolysante du *pôle négatif*. Trois exemples, que nous lui empruntons, fixeront sur sa technique et donneront une idée des excellents résultats obtenus.

Un jeune soldat présentait, à la suite d'un phlegmon, une ankylose complète des doigts de la main. Traité pendant six mois sans succès dans un hôpital militaire par des traitements divers, y compris des mobilisations forcées sous anesthésie, il fut réformé. « Après *deux séances* d'électrolyse, la main dans une solution de chlorure de sodium servant de cathode, 30 milliampères pendant trente minutes, les mouvements revinrent si complètement qu'il ne resta aucune trace d'ankylose. »

« Un garde forestier de l'État, après six mois d'immobilisation pour une arthrite fongueuse avait, depuis cinq mois, une ankylose d'un genou qui restait complète. *Neuf* séances d'électrolyse, compresse

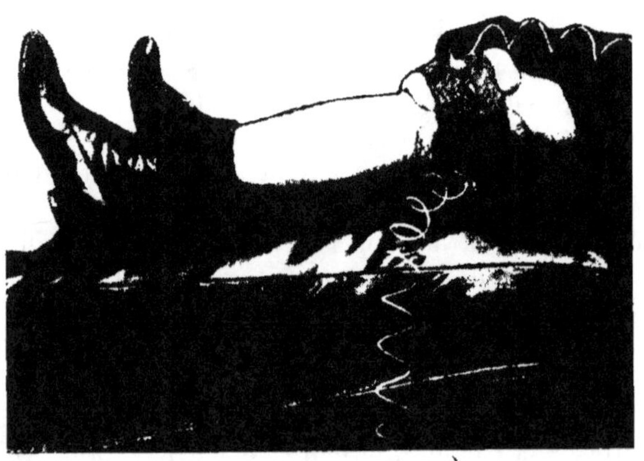

Fig. 228. — Traitement d'une ankylose du genou par la méthode de Walker Gwyer.

cathodique imprégnée d'une solution de chlorure de sodium, 100 milliampères pendant quarante minutes, deux séances par semaine d'abord, puis une tous les quinze jours : après deux mois de traitement, le malade marchait parfaitement et pouvait reprendre ses fonctions de garde forestier, qu'il n'a pas interrompues depuis. »

« Chez une jeune fille, il existait, à la suite d'une fièvre typhoïde, une ankylose du genou, sorte d'arthrite chronique très douloureuse qui ne s'était pas modifiée depuis dix-huit mois ; après *douze* séances d'électrolyse cathodique, les douleurs avaient disparu, ainsi que l'épaississement des tissus, et les mouvements étaient devenus libres. »

Lorsqu'il s'agit d'*empâtements periarticulaires*, on peut employer un des traitements ci-dessus ou bien l'électrolyse du chlorure de lithium de la même façon que pour le traitement du rhumatisme articulaire.

Direction du traitement. — Trois séances par semaine suffisent au début du traitement ; on les espacera par la suite afin de ménager la peau. Toute escarre, si minime soit-elle, rendrait en effet très difficile la continuation du traitement.

Résultats. — Les exemples que nous avons cités montrent les excellents résultats que l'on peut espérer du traitement. Plusieurs exemples personnels nous permettent de conclure à l'efficacité de la méthode de Leduc.

HYDARTHROSE

Généralités cliniques. — L'hydarthrose peut se définir l'accumulation de sérosité dans l'intérieur d'une articulation. Un simple traumatisme ou le froid peuvent déterminer cette affection que l'on peut voir aussi liée à une cause générale, rhumatisme, blennorragie, syphilis, tuberculose, paludisme.

L'électricité aura d'autant plus de chances d'être efficace qu'on agira sur l'état général en même temps qu'on traitera l'articulation malade.

Le procédé classique employé pour combattre l'hydarthrose est l'immobilisation avec compression. Mais ce procédé a le grave inconvénient de précipiter l'atrophie des muscles extenseurs dont dépend l'articulation. Aussi préférons-nous, toutes les fois que la chose est possible, la thérapeutique électrique.

Traitement. — Le traitement doit avoir pour but de faire résorber l'épanchement et de faire cesser les douleurs. Aucune autre méthode ne vaut pour cela la **galvanisation** de l'articulation avec des intensités aussi élevées que possible.

Le choix des électrodes et leur application parfaite en moulant les tissus à traiter est la partie la plus délicate de l'application. La technique est la suivante. On place, *de chaque côté* de l'articulation malade, (fig. 228) une électrode spongieuse de telle façon que les lignes de flux du courant traversent bien tout l'article. On choisit des électrodes de 120 à 150 centimètres carrés, de façon à pouvoir atteindre des intensités élevées sans risque de brûlure. Les électrodes une fois fixées, on règle le passage du courant de telle sorte que la densité soit 0,5 à 0,65, ce qui représente 60 à 100 milliampères pour les surfaces indiquées plus haut. Le pôle négatif de la source est relié à l'électrode la plus rapprochée de l'articulation.

Direction du traitement. — Les applications doivent être de trois par semaine au plus. Chaque application, à cause des intensités élevées, laisse la peau et les tissus très longtemps modifiés, de sorte que la résistance à l'action du courant décroît d'une séance à l'autre.

Il sera prudent d'espacer encore davantage les applications, si le traitement se prolonge. Les séances seront longues : vingt-cinq à trente minutes.

Après avoir obtenu une amélioration notable, on fera une pause de dix jours environ suivie d'une reprise du traitement.

Résultats. — Pour fixer les idées, supposons que le traitement ait été appliqué à une hydarthrose du genou. Dès la deuxième ou la troisième séance, un mieux notable se manifeste, on constate que l'épanchement a diminué et, par suite, que le *choc rotulien* est moins net. L'amélioration est toujours plus rapide au début que par la suite.

SCOLIOSE

Généralités cliniques. — La *scoliose* est une déviation latérale de la colonne vertébrale. Elle doit être distinguée de la *cyphose* qui est une déformation à convexité postérieure et de la *lordose*, déformation à convexité antérieure.

L'étiologie de la scoliose est encore mal connue et les théories proposées bien peu satisfaisantes aussi bien que difficilement acceptables. Si l'on a fait quelques progrès dans l'étude des causes de cette maladie, c'est aux recherches radiographiques et électrodiagnostiques qu'on le doit.

Les rayons X ont montré qu'il n'existait pas de maladie osseuse limitée à l'une des moitiés de chaque vertèbre, comme le voulait la *théorie osseuse*. L'exploration électrique des muscles des gouttières vertébrales a prouvé que les muscles du côté de la convexité n'étaient point malades comme l'admettait la *théorie musculaire* : leurs réactions étaient normales. Il fallait donc chercher ailleurs les raisons de la déviation du rachis.

C'est l'honneur du Professeur Leduc d'avoir jeté une vive lumière sur cette question. Si l'on examine de près de petits scoliotiques, on constate une atrophie très marquée de leur thorax du côté de la *concavité*, les mouvements respiratoires sont moins amples, les muscles plus ou moins atrophiés.

On constate à l'examen radioscopique, et toujours du côté *concave*, une obscurité manifeste liée à un épaississement pleural, une limitation très marquée des mouvements des côtes et du diaphragme. On est alors fondé à admettre que le côté concave de la poitrine a été malade à une certaine période de l'enfance. — Cette maladie, dit Leduc, a eu pour conséquence un retard de la croissance, une atrophie du côté atteint qui ne se manifeste que tardivement, lentement, progressivement, à mesure que le côté sain se développe ; cette atrophie a pour conséquence la *scoliose* et pour cause principale la symphyse pleurale qui, par l'anoxhémie résultant de la restriction des mouvements respiratoires, produit le mauvais état général que présentent ces malades. »

La théorie de Leduc a été confirmée d'éclatante façon au point de vue étiologique et pathogénique par le Dr Desfosses [1] qui a trouvé, chez les scoliotiques, les os du côté concave atrophiés et parfois considérablement.

Traitement. — Le traitement devra être dirigé à la fois contre la *cause* de la maladie et contre les *symptômes* que l'on constate.

A. *Traitement causal.* — Contrairement à ce que l'on aurait pu imaginer *a priori*, la plèvre est, de tous nos organes, un des plus accessibles au courant électrique. L'action électrolytique du courant destinée à libérer les adhérences (la sclérolyse électrolytique) doit donc être très efficace : c'est ce que prouve l'expérience.

Pour appliquer le traitement, on entoure le thorax du côté concave d'une large électrode hémicylindrique de 400 à 500 centimètres carrés, doublée d'un sachet-électrode de même surface. On imprègne électrode et sachet d'une solution chaude de chlorure de sodium à 15 ou 20 p. 1000 puis on fixe le tout à l'aide d'une large bande de caoutchouc. On relie cette électrode au *pôle négatif* d'une source de **courant galvanique.**

L'électrode *positive* indifférente est constituée par un bain de pieds dans lequel on fait plonger les jambes du malade.

L'intensité à atteindre est de 100 milliampères que l'on maintient pendant une heure environ.

Les séances ont lieu d'abord deux fois par semaine pendant *un mois*, puis une fois par semaine pendant *deux mois*, enfin une tous les quinze jours pendant *trois mois*.

B. *Traitement symptomatique.* — Pour compléter l'action de la sclérolyse suivant la méthode de Leduc, il faut essayer, comme l'a préconisé très justement le Professeur Bergonié (2 , de redresser par l'*effet mécanique du muscle sain* la colonne vertébrale déviée.

Après s'être assuré que les muscles, du côté *convexe*, répondent bien à l'excitant faradique, on applique le courant de la façon suivante :

On choisit deux électrodes spongieuses de 100 centimètres carrés, on les imprègne soigneusement d'eau tiède et on les applique sur le côté convexe du thorax, sur les muscles qui sont dirigés suivant la tangente de l'arc scoliotique. On ne tient pas grand compte des

(1) *Presse médicale*, 12 mars 1906.
(2) *Archives d'électricité médicale*, 1902, p. 692.

points moteurs des muscles pour l'application. Ce qu'on cherche surtout, c'est à faire contracter les muscles des *gouttières vertébrales* et ceux de la *masse commune*. Quand on a trouvé par tâtonnement l'emplacement des électrodes qui donne la meilleure contraction, on les fixe d'une façon définitive.

On réunit alors les électrodes aux deux pôles d'une bobine à très gros fil, de façon à obtenir un **courant faradique** de tension basse et de quantité élevée. On règle le trembleur de façon à obtenir 70 à 80 interruptions à la seconde. Le courant est rythmé par un métronome de façon qu'il y ait une seconde d'excitation pour une seconde de repos. De cette manière, on évite la fatigue.

Il est nécessaire de commencer toujours l'application par une intensité *très faible* et de l'augmenter avec une extrême lenteur. Cette graduation est très importante, plus encore chez des enfants qui ont une véritable frayeur de tout ce qui est nouveau pour eux. Le principe est d'engainer les deux bobines induite et inductrice autant que possible sans que le petit malade se plaigne.

La *durée* de la séance doit être très longue, *une heure* au moins. Cette longue durée n'a que des avantages, car on sait que les muscles qui agissent par périodes d'action et de repos alternantes, résistent très longtemps à la fatigue. Aussi, à cause de la longueur des applications, installera-t-on le petit malade sur une chaise longue bien rembourrée. Après avoir constaté que le courant provoque une bonne contraction musculaire, on pourra étendre l'enfant sur le dos.

Les applications seront faites *tous les jours* au début du traitement, tous les deux jours après le premier mois.

Contre-indications du traitement. — On doit s'abstenir de toute intervention, si l'on soupçonne un point d'ostéite vertébrale ou une poussée aiguë d'arthrite.

Résultats. — Si le traitement est rigoureusement appliqué, on ne tarde pas à voir les mouvements respiratoires augmenter d'amplitude; l'examen radioscopique montre une clarté croissante du côté convexe. L'état général s'améliore et la scoliose diminue graduellement.

Plus l'intervention est hâtive, plus rapide est le résultat. Si on a la chance d'intervenir tout à fait au début de la scoliose, on évite au petit malade le port d'un corset orthopédique, si pénible comme l'on sait.

CHAPITRE IV

MALADIES DE L'APPAREIL CIRCULATOIRE

Nous considérerons seulement parmi les maladies de l'appareil circulatoire justiciables d'un traitement électrique, les angiomes, les nævi materni, les ulcères variqueux, l'hypertension artérielle et l'hypotension. Le traitement des nævi materni par l'électrothérapie a cependant beaucoup perdu de son importance depuis les succès donnés dans cette affection par les rayons X et le radium ; quant au traitement des anévrysmes, nous le laisserons de côté, car il n'est pratiqué que d'une façon exceptionnelle.

ANGIOMES

Généralités cliniques. — Les angiomes peuvent affecter divers aspects ; tantôt ils sont *plans* avec télangiectasies visibles ou non, tantôt ils sont *caverneux, vasculaires, érectiles*. Les premiers constituent à proprement parler les nævi materni ; les derniers, que nous aurons plus particulièrement en vue tout d'abord, sont des angiomes « dans lesquels le sang circule dans un système lacunaire analogue au tissu caverneux des organes érectiles et remplit des lacs sanguins d'un volume plus ou moins important » (Bergonié).

Certains angiomes peuvent être creusés de lacs profonds assez importants pour permettre la perception de battements analogues à ceux d'un anévrysme. Il faudra toujours faire un diagnostic différentiel précis avant d'instituer le traitement.

Traitement. — L'électrolyse constitue « un traitement véritablement merveilleux des anévrysmes » (Brocq), à la condition qu'elle soit pratiquée d'une façon systématique. Toutes les variétés d'angiomes caverneux peuvent en bénéficier.

On a successivement employé pour le traitement des angiomes la méthode monopolaire négative (Cooper, Althaus), la méthode monopolaire positive (Monoyer, Boudet de Pâris, Redard), enfin la *méthode bipolaire*. C'est cette dernière que la plupart des électriciens emploient aujourd'hui et c'est celle que nous exposerons en détail d'après les minutieuses recherches de Bergonié.

Technique de la méthode bipolaire. — Dans la *périphérie* de l'angiome, préalablement anesthésié à l'aide de cocaïne, de chlorure d'éthyle ou de glace, on enfonce *bien parallèlement* et à 10 à 12 millimètres de distance l'une de l'autre, deux aiguilles d'or, de platine ou de platine iridié. Pour assurer ce parallélisme, Bergonié se sert de deux aiguilles montées sur l'excitateur bipolaire de Verdin utilisé en électrophysiologie. Les aiguilles sont recouvertes d'une couche de *vernis*, car il faut pratiquer une **électrolyse hypodermique** en respectant l'intégrité de la peau. Aussi, au moment de se servir des aiguilles, faudra-t-il décaper soigneusement quelques millimètres [1].

Après avoir mis en place les aiguilles, qui sont reliées aux pôles d'une source galvanique par l'intermédiaire de conducteurs souples, on établit progressivement le courant de façon à atteindre une intensité de 10 à 50 milliampères et on maintient cette intensité pendant un temps variant de une à cinq minutes.

La durée de l'application est, du reste, assez arbitraire. Il faut se laisser guider par ce que l'on observe autour de *l'aiguille négative*. Si on voit une décoloration, *même légère*, se produire à son niveau, il faut *immédiatement* ramener l'intensité à zéro, retirer les aiguilles et recommencer l'implantation des aiguilles un peu plus loin.

Un bon opérateur peut faire de *quatre* à *six* piqûres au cours d'une séance sans recourir à l'anesthésie générale. Ces piqûres doivent être assez voisines les unes des autres pour que les caillots formés puissent se prêter un mutuel appui. On renouvelle les applications tous les huit jours.

Direction du traitement. — On commence toujours par circonscrire la tumeur en partant de la périphérie. On pique ensuite les parties les plus saillantes, mais dans chacune de ces opérations il faut *éviter* avec le plus grand soin les *artères* et les *nerfs* de la région.

Après chaque séance, on fait un petit lavage de la région traitée avec un tampon de ouate imbibé d'alcool camphré (Zimmern).

Le traitement total est d'autant plus long que l'angiome est plus étendu.

Critiques adressées à la méthode. — On a formulé à l'égard de la méthode électrolytique quelques critiques auxquelles il est nécessaire de répondre. Elle provoque, dit-on, des *escarres* qui laissent

[1] Après ce décapage, il y aura lieu de stériliser les aiguilles avec le formol ou une solution phéniquée forte. La stérilisation au feu n'est pas praticable à cause du vernis qui fondrait.

des traces indélébiles ; elle cause souvent la *suppuration* ou des *hémorragies*.

Les *escarres* ne doivent pas se produire quand on se sert d'aiguilles convenablement isolées et dénudées seulement dans la région qui est implantée sous le derme.

La *suppuration* n'est due qu'à des fautes d'asepsie et en particulier à une stérilisation imparfaite des aiguilles.

Les *hémorragies* ne sont ni aussi fréquentes, ni aussi graves qu'on a bien voulu le dire. D'abord il ne faut pas appeler du nom d'hémorragie le petit épanchement sanguin qui succède à la piqûre électrolytique comme il succéderait à toute piqûre sur un point quelconque de la peau. Lorsque la peau a été bien protégée, ce léger écoulement de sang cesse de lui-même ou cède à une simple compression ouatée.

On peut même voir parfois un *petit jet de sang* sortir par l'une ou l'autre des piqûres, alors même qu'elles seraient très bien faites. Il ne faut pas s'en effrayer ; ce petit jet ne dure pas plus de quelques secondes : on peut toujours l'arrêter à l'aide de la compression.

Aucune de ces critiques n'est donc sérieuse : elles ne peuvent en aucune manière discréditer une méthode qui est bien supérieure aux interventions chirurgicales et qui a sur elles l'immense avantage de ne *pas occasionner* de *cicatrice sérieuse* ni de *perte de substance*.

Résultats. — Le traitement électrolytique des angiomes donne une *cure radicale* de ces tumeurs sanguines. On reconnaîtra que le traitement est terminé, en palpant avec soin l'angiome. « Il faut avoir l'impression d'une région remplie de petits noyaux indurés, tangents les uns aux autres » (Zimmern).

La *guérison complète* se produit au bout de quelques mois quand le tissu conjonctif néoformé a envahi l'angiome. Les vaisseaux sont alors complètement étouffés par le tissu cicatriciel.

NÆVI MATERNI

Généralités. — Les nævi materni peuvent être ou vasculaires ou pigmentaires.

Les nævi materni *vasculaires* sont ou sanguins ou lymphatiques. Nous laisserons de côté les nævi sanguins érectiles ou angiomes dont nous venons de voir le traitement, pour ne nous occuper ici que des *nævi plans* à télangiectasies visibles ou non.

Les nævi *pigmentaires* sont tantôt glabres, tantôt couverts de poils ; le traitement est un peu différent dans l'un et dans l'autre cas, ainsi que nous le verrons.

Traitement. — Le traitement des *nævi vasculaires* ressemble dans ses grandes lignes à celui des angiomes. C'est toujours à l'**électrolyse** que l'on s'adresse, mais on applique le traitement de la manière suivante :

On place, aussi près que possible du nævus, une large électrode spongieuse reliée au pôle *positif* d'une source galvanique, puis avec une aiguille en or ou en platine iridié, reliée au *pôle négatif*, on crible la surface du nævus de piqûres électrolytiques. On enfonce d'abord l'aiguille, puis on manœuvre le rhéostat ou le réducteur de façon à faire passer 3 à 5 milliampères pendant quelques secondes. On ramène ensuite l'intensité au zéro.

Un procédé plus expéditif, mais que l'on ne peut guère employer que pour les nævi des membres, à cause de la douleur, consiste à régler *une fois pour toutes* le rhéostat pour l'intensité voulue. Lorsqu'on fait les piqûres, le courant passe donc dès qu'il y a contact entre l'aiguille et les tissus.

S'il y a de petits vaisseaux visibles dans le nævus, on fait d'abord les piqûres négatives sur le vaisseau lui-même, mais on évite de traiter deux vaisseaux voisins au cours d'une même séance.

Lorsqu'on a à traiter des *nævi pigmentaires*, le mode opératoire est le même que pour les nævi vasculaires lorsque le nævus est glabre. Si le nævus est couvert de poils, on commence par les enlever, comme nous le verrons plus loin au traitement de l'hypertricose.

Quoique le traitement des nævi *pigmentaires* par l'électrolyse soit classique, nous avons pris pour règle de ne jamais intervenir dans ces cas. N'a-t-on pas vu assez souvent des nævi pigmentaires irrités par des caustiques donner naissance à une véritable généralisation de tumeurs mélaniques entraînant la mort ? Ne pourrait-on pas craindre semblable résultat, surtout chez des sujets âgés, lorsqu'on intervient par l'électrolyse ?

Direction du traitement. — Le traitement électrolytique des nævi comporte généralement une à deux applications par semaine, suivant la nervosité du patient.

Résultats. — On voit apparaître aux points électrolysés de petites taches légèrement blanches. Ces points criblent la surface du nævus de taches qui ressemblent beaucoup par leur coloration à de la peau normale. Entre les taches subsiste souvent un léger lacis teinté, restes de l'ancien nævus, que l'on fait disparaître par une nouvelle série de piqûres électrolytiques.

Le résultat définitif est très satisfaisant, mais il est quelquefois long à obtenir, surtout si le nævus présente une certaine étendue.

ULCÈRES VARIQUEUX

Généralités. — Les ulcères variqueux constituent une complication fréquente des varices. Ils siègent presque uniformément au tiers inférieur de la face interne des jambes.

L'ulcère est dû à une dégénérescence des vaisseaux qui provoque une mauvaise nutrition des tissus et la plaie consécutive.

La marche de l'ulcère est désespérément longue ; la plaie est extrêmement rebelle à toute médication, et c'est peut-être pour cela qu'on a si souvent essayé le traitement électrique.

Traitement. — Le courant galvanique et le courant faradique ne donnent pas d'amélioration sensible, surtout d'une façon constante, aussi est-il bon de les laisser de côté pour utiliser l'une ou l'autre des deux méthodes suivantes qui se disputent la faveur des électrothérapeutes : souffle statique ou effluves de haute fréquence.

Souffle statique. — C'est Doumer qui, en 1893, a préconisé l'emploi du souffle statique. Sa technique est la suivante. On place le malade sur un tabouret isolant relié au pôle *négatif* d'une machine statique puissante. On relie le pôle *positif* à une pointe à effluver que l'on dispose sur un support isolant et que l'on place en face de l'ulcère. On règle la distance de la pointe à la plaie de façon qu'il ne jaillisse point d'étincelle. L'application dure quinze minutes et est renouvelée trois fois par semaine.

Effluves de haute fréquence. — Toutes les fois qu'on le pourra, on préférera à l'application précédente les effluves de haute fréquence qui sont beaucoup plus efficaces et qui conduisent plus rapidement à la guérison.

On fait étendre le malade sur une chaise longue et on dispose en face de la jambe malade une électrode à effluver formée d'un petit balai de fils métalliques supporté par un manche isolant. L'électrode est reliée à la borne B du résonateur de Oudin (fig. 157). Le résonateur est réglé de façon à débiter le maximum de courant de haute tension (1).

Comme pour le souffle statique, l'application dure une quinzaine de minutes et est répétée trois fois par semaine. Si l'on veut un résultat rapide, il est bon de faire des applications journalières.

Direction du traitement. — Le traitement doit être appliqué d'une façon régulière jusqu'à la guérison complète.

Résultats. — Au cours du traitement, on voit ces ulcères atones présenter des granulations du meilleur augure. Peu à peu un tissu

____

(1) On ménage entre la peau et l'électrode une distance suffisante pour éviter les étincelles.

analogue au tissu normal envahit toute l'étendue de la lésion ; l'épiderme de nouvelle formation est souple, rose et ne se distingue de l'épiderme voisin que par sa minceur et sa fragilité plus grandes.

Que le résultat soit dû à l'action trophique si grande du souffle ou de l'effluve, qu'il faille faire entrer en ligne de compte l'action de l'ozone ou de la lumière ultra-violette qui se produisent en même temps, nous n'avons à retenir qu'une chose au point de vue thérapeutique pratique : l'excellence du résultat obtenu dans la grande majorité des cas.

HYPERTENSION ARTÉRIELLE

Généralités. — Nous avons vu au chapitre de l'électro-physiologie que l'action des courants de haute fréquence sur la pression artérielle était encore très discutée.

Les uns affirment avoir constaté des abaissements de tension durables Moutier, Challemel, Donnier , d'autres soutiennent n'avoir constaté aucun effet Bergonié, Widal, Babinski et la plupart des auteurs étrangers . Il serait cependant regrettable qu'une discussion entre savants empêchât un malade de bénéficier d'un traitement qui semble avoir donné des résultats, *dans un certain nombre de cas tout au moins*. Il est nécessaire, en tous cas, de faire, la lumière sur cette importante question, et pour cela d'expérimenter dans les conditions les plus rigoureuses.

Avant de commencer le traitement, on prendra pendant *huit jours* la tension artérielle avec le sphygmomanomètre de Potain, à l'heure où l'on se propose de faire les applications. On fera chaque fois quatre lectures 1) de l'instrument dont on prendra la moyenne. Pour chaque lecture, on ne regardera l'instrument que lorsque le doigt aura indiqué qu'on est *à la limite* de la disparition ou de la réapparition du pouls radial ; ceci, afin d'éviter autant que possible toute chance d'erreur.

Enfin, la tension artérielle sera prise immédiatement *avant* la séance 2 et cinq minutes *après*.

Traitement. — On peut employer pour le traitement de l'hyper-

----

1) Deux au moment où le pouls radial *disparait* en appuyant sur la pelote élastique, deux au moment où le pouls radial *reparait* quand on diminue la pression sur la pelote.

2 La tension artérielle normale est comprise entre 15 et 17 centimètres, c'est-à-dire qu'elle est équilibrée par une colonne de *mercure* de 15 à 17 centimètres de hauteur. Beaucoup de sphygmomanomètres ont *besoin d'être vérifiés*. Quoique cette opération soit simple, il est préférable de demander la vérification au Laboratoire de Physique médicale d'une Faculté de médecine.

Voir, sur la pression artérielle, l'ouvrage du Prof. Potain : La pression artérielle de l'homme à l'état normal et pathologique.

tension artérielle soit l'*autoconduction*, soit le *lit condensateur* (Voy. page 144).

Autoconduction. — Le malade est placé *debout* dans le grand solénoïde représenté à la figure 155. Après avoir monté les appareils comme nous l'avons déjà dit p. 144 et 145, on lance le courant que l'on pousse au *maximum* par la manœuvre des rhéostats qui commandent la vitesse de l'interrupteur et de ceux qui règlent l'intensité du courant dans le primaire de la bobine.

On dispose les appareils de mesure comme le représente la figure 156, de façon à opérer toujours dans des conditions *bien définies* (l'intensité du courant et sa fréquence n'ont pas encore été fixées par les auteurs).

Il est nécessaire, pour espérer une action véritable, de disposer *au moins* d'une bobine donnant 25 centimètres d'étincelle, actionnée par un interrupteur rapide.

Les applications sont faites tous les jours pendant la première semaine, puis tous les deux jours, les deux semaines suivantes.

Chaque séance a une **durée** moyenne de douze à quinze minutes.

Lit condensateur. — Le procédé du lit condensateur a été surtout préconisé par Bonnefoy, de Cannes (1). Il est plus facile à appliquer que le grand solénoïde chez les malades affaiblis et âgés ou chez ceux qui présentent un état vertigineux. Par contre, le grand solénoïde semble mieux supporté par les cardiaques athéromateux ou les artérioscléreux très avancés.

Bonnefoy recommande d'employer une intensité de 400 milliampères pour des malades de corpulence moyenne ; de 500 à 600 milliampères pour les personnes obèses. Chez les malades maigres, facilement excitables, à tempérament neuro-arthritique, il est bon de ne pas dépasser 200 à 300 milliampères, sous peine de produire des phénomènes d'excitation.

La **durée** de l'application est de dix à douze minutes, très rarement quatorze à quinze chez des personnes très obèses. « En prolongeant la durée des séances, non seulement on n'obtient pas un résultat plus appréciable, mais on provoque une sorte d'énervement, d'agitation, pouvant aller jusqu'à occasionner l'insomnie, sans amener pour cela un plus grand abaissement de la tension artérielle » (Bonnefoy).

Au lieu d'une séance plus longue, il vaut mieux faire *deux séances* par jour, espacées de cinq à six heures.

Les séances sont généralement quotidiennes et dès que l'amélioration se dessine on les espace de plus en plus.

---

(1) BONNEFOY, L'arthritisme et son traitement par les courants de haute fréquence et de haute tension. Paris, 1907.

Une vingtaine de séances consécutives sont nécessaires pour obtenir un bon résultat; après un repos d'un mois, on fait une nouvelle reprise de douze à quinze séances. Il faut bien faire remarquer aux malades que pour maintenir le résultat acquis il faudra faire une « cure de haute fréquence » chaque année, pendant deux ou trois ans consécutifs.

Direction du traitement. — Le médecin doit surveiller son malade avec le plus grand soin, surtout au début du traitement. Il doit, non seulement mesurer régulièrement la tension artérielle, mais demander au patient comment il se trouve, s'il dort bien, s'il manifeste de l'énervement. « Ce n'est qu'à cette condition qu'il arrivera au résultat voulu, sans déterminer des phénomènes d'excitation qui, pour si anodins qu'ils puissent être, n'en inquiètent pas moins le malade au point, quelquefois, de le faire renoncer au traitement » Bonnefoy .

Une **remarque** d'une importance pratique assez grande a été faite par Bonnefoy et rendra de réels services dans la direction du traitement.

Lorsqu'on interroge les hypertendus, la plupart avouent avoir les *extrémités froides*, les mains et surtout les *pieds*. Or, si l'on soumet un malade qui présente ces phénomènes au traitement par le lit condensateur, il ressent dès les premières séances une sorte de fourmillement et de chaleur dans les mains qui tiennent les poignées et qui reçoivent le courant. Sous l'action d'applications quotidiennes, cette chaleur gagne les avant-bras, les bras, les épaules, puis elle descend aux genoux, aux pieds. Lorsque cette sensation de chaleur gagne les pieds dès les premières minutes de l'application, il y a lieu de *diminuer* la *durée* de celle-ci et d'*espacer les séances*.

Résultats. — « La haute fréquence constitue actuellement le seul traitement efficace de l'hypertension et, par suite, le traitement de choix de l'artériosclérose », affirment, Moutier et après lui, Doumer et Bonnefoy. Nous avons vu qu'on ne pouvait pas, dans tous les cas, porter un jugement aussi absolu.

Du reste, l'abaissement de la tension semble se produire surtout chez les malades qui en sont au stade de la *présclérose*, c'est-à-dire chez les hypertendus où l'augmentation de pression n'est pas permanente mais passagère, spasmodique.

Quand l'artériosclérose est confirmée, qu'il existe de l'athérome, que les artères sont rigides, sinueuses, dépourvues de toute élasticité, l'hypertension est un procédé de défense organique destiné à assurer l'arrivée du sang jusqu'aux extrémités de l'arbre circulatoire. Et l'on comprend, pour ce stade du moins, la boutade d'un médecin : « Si l'hypertension n'existait pas, il faudrait l'inventer ».

Il semble donc, sans dénier toute action aux courants de haute fréquence, qu'ils auront d'autant plus de chances d'agir de façon efficace que l'on aura dépisté plus tôt l'hypertension et qu'on l'aura traitée de meilleure heure.

Il reste bien entendu, que le malade sera mis à un *régime* moral et physique dont on bannira soigneusement les excès de table, l'abus du tabac, les veilles trop prolongées ainsi que le surmenage sous toutes ses formes.

HYPOTENSION ARTÉRIELLE

Généralités. — L'hypotension artérielle est fréquente chez les neurasthéniques, les convalescents de maladies graves. Elle s'accompagne de dépression intellectuelle, de lypémanie, d'insomnie, de perte des forces. On dit qu'il y a hypotension artérielle lorsque le sphygmomanomètre de Potain indique *moins* de 15 centimètres de mercure.

Traitement. — Le traitement de l'hypotension artérielle peut se faire soit à l'aide de l'*électricité statique*, soit à l'aide des *courants de haute fréquence*.

Électricité statique. — C'est au *bain statique* que l'on s'adresse. Nous avons vu au chapitre d'Électrophysiologie, qu'il augmentait en effet la tension artérielle (p. 191).

La technique est celle que nous avons décrite à plusieurs reprises et en particulier page 104. Il n'y a pas d'indication particulière à relier le malade à un pôle plutôt qu'à l'autre de la machine statique.

La machine statique employée doit être *puissante*.

Les séances seront de cinq à dix minutes au début pour tâter la susceptibilité du malade et pour éviter tout phénomène d'excitation ; elles seront portées progressivement à vingt et vingt-cinq et même trente minutes.

Les applications seront d'abord *quotidiennes* (même biquotidiennes dans certains cas particuliers) ; on les espacera à mesure qu'on verra remonter la pression artérielle. Les indications du sphygmomanomètre régleront donc le traitement.

Haute fréquence. — C'est aux applications *locales* qu'il faut s'adresser pour le traitement de l'hypotension (Moutier).

On réunit à l'extrémité B du solénoïde de Oudin (fig. 157, p. 146) une électrode condensatrice de Oudin, de Nogier ou une électrode à effluver.

Le patient s'assied sur un tabouret sans dossier, après avoir quitté les vêtements les plus épais habit et gilet chez l'homme ; corsage et corset chez la femme. On promène alors l'électrode *le long* de la colonne vertébrale à plusieurs reprises. On commence par appliquer l'*effluve*, puis on passe à l'*étincelle*.

L'augmentation de la tension artérielle est *immédiate* Moutier ; elle est plus ou moins durable suivant la sensibilité du sujet et suivant la puissance des appareils utilisés.

Les applications sont toujours courtes au début, cinq à six minutes ; on se règle pour leur **durée** ultérieure et leur répétition d'une part sur l'état du malade que les séances ne doivent jamais fatiguer (1, *ni exciter*, et sur les indications du sphygmomanomètre.

Comme pour le bain statique, on peut faire d'abord des applications biquotidiennes puis quotidiennes, puis tri-hebdomadaires, à mesure que la pression artérielle se rapproche de la normale et s'y maintient.

Résultats. — Pour obtenir des résultats *durables*, il faut compter sur douze à quinze applications, en moyenne.

(1) Ces fatigues sont de l'insomnie, de la lassitude, de l'inappétence, de l'embarras gastrique, du vertige, de la céphalalgie, etc.

CHAPITRE V

MALADIES DE L'APPAREIL DIGESTIF

Les maladies de l'appareil digestif offrent un champ très vaste à la thérapeutique électrique. Nous ne relèverons parmi les nombreux traitements qui ont été proposés pour ces affections que ceux qui donnent des résultats certains lorsqu'ils sont correctement appliqués.

PARALYSIE DU VOILE DU PALAIS

Généralités cliniques. — Tantôt la paralysie du voile du palais se manifeste comme complication de la diphtérie, tantôt elle est l'indice d'une lésion cérébrale ou bulbaire. Excellent dans le premier cas, le traitement électrique est discutable lorsque la lésion est centrale.

Il faudra toujours penser à la paralysie glosso-labio-laryngée lorsque le malade n'aura pas présenté antérieurement de lésions diphtériques et que l'on constatera une paralysie de la langue et des lèvres.

Mais la paralysie du voile du palais peut encore exister comme complication de l'atrophie musculaire progressive, de la sclérose en plaques, de la sclérose amyotrophique ; elle peut dépendre d'une hémorragie ou d'un ramollissement du bulbe ou, comme l'a montré le professeur Lépine, d'une lésion *cérébrale*. C'est dire qu'un diagnostic extrêmement soigneux doit être fait avant tout traitement pour ne pas s'exposer à des tentatives thérapeutiques stériles.

Quelle que soit la cause de la paralysie du voile du palais, elle occasionne une difficulté extrême pour l'absorption des aliments. Le malade redoute les repas, quoiqu'il soit torturé par la faim ; car malgré toutes ses précautions, la déglutition s'accompagne d'introduction de particules alimentaires dans les fosses nasales ou dans le larynx, d'où commencement de suffocation et d'asphyxie.

Électrodiagnostic. — Si la paralysie du voile du palais est sous la dépendance d'une lésion centrale, on ne rencontre pas la DR, l'excitabilité est alors normale.

D'autres fois, on constate une diminution simple de l'excitabilité faradique ; d'autres fois encore, la réaction d'Erb comme dans la paralysie diphtérique.

On comprend toute l'importance de ces réactions qui doivent toujours être recherchées.

Pour pratiquer cet examen d'électrodiagnostic, on place une large électrode active à la nuque. L'électrode active est constituée par un petit tampon olivaire, monté sur un *manche recourbé*, assez long pour pouvoir atteindre facilement le fond de la bouche.

Pendant l'examen, que l'on doit faire en éclairant vivement la cavité buccale au moyen du miroir frontal, il est utile de placer entre les molaires du malade une petite masse de caoutchouc qui empêche le rapprochement des maxillaires.

Traitement. — On peut utiliser, soit la faradisation (si l'excitabilité faradique est conservée), soit la galvanisation rythmée dans le cas contraire).

Technique de la faradisation. — On relie une large électrode au pôle + d'une bobine faradique à gros fil (courant de quantité), et la petite électrode olivaire dont on s'est servi pour l'électrodiagnostic au pôle — du même appareil.

On applique dans le dos l'électrode large, puis on se place en face du sujet assis dans le fauteuil et la tête légèrement renversée.

Le médecin, le miroir de Clar sur le front, prend alors en main l'électrode olivaire bien imbibée d'eau tiède et excite successivement la luette, les piliers, le voile avec un courant assez fort pour produire une contraction nette.

Le courant doit être lentement rythmé ; l'application dure quatre à cinq minutes.

Technique de la galvanisation. — Lorsque l'excitabilité faradique est presque abolie ou lorsqu'elle a disparu, il est nécessaire d'employer la galvanisation rythmée.

La technique est la même. Quant au courant, il doit être modéré (2 à 5 milliampères) pour ne pas provoquer d'escarres. On relie à l'électrode olivaire le pôle qui donne la contraction *maxima* pour une intensité déterminée de courant.

RECOMMANDATIONS GÉNÉRALES. — Nous ne saurions trop recommander au médecin-électricien les plus strictes précautions d'asepsie, surtout lorsqu'il s'agit d'intervenir, comme ici, au niveau d'une muqueuse. Les électrodes, particulièrement l'électrode olivaire, doivent être *bouillies* avant et après chaque séance pendant vingt minutes. On enveloppera de plus, avant chaque application, de deux ou trois couches de gaze stérilisée le petit tampon excitateur. On évitera ainsi de transmettre à un malade la syphilis ou la tuberculose d'un autre client, pour ne parler que des maladies les plus graves. Le médecin doit toujours traiter ses clients comme il voudrait qu'on le traitât lui-même ou qu'on traitât un membre de sa famille.

Direction du traitement. — Une application tous les deux jours suffit dans la plupart des cas, qu'il s'agisse de courant faradique ou de courant galvanique.

Résultats. — Les résultats sont satisfaisants quand la lésion n'est pas d'origine encéphalique ou bulbaire.

ŒSOPHAGISME

Généralités cliniques. — L'œsophagisme ou rétrécissement spasmodique de l'œsophage peut être *idiopathique* ou *symptomatique*. On rencontre l'œsophagisme *idiopathique* chez les hystériques, les hypocondriaques, les névropathes, et l'œsophagisme *symptomatique* dans les cas où l'œsophage se trouve lésé, soit par des corps étrangers, soit par un néoplasme ou comprimé par un anévrysme. Dieulafoy distingue même une troisième variété d'œsophagisme, l'œsophagisme *sympathique* qui peut dépendre de la présence d'un tænia ou de l'existence d'une affection utérine.

C'est l'œsophagisme *idiopathique* que nous aurons en vue dans ce chapitre.

On demandera à un examen radioscopique avec épreuve du cachet ou du lait de bismuth, les renseignements que l'on cherchait à obtenir naguère par le cathétérisme œsophagien. Autant ce cathétérisme en effet est inoffensif dans l'œsophagisme idiopathique, autant il peut être *dangereux* dans un œsophagisme symptomatique. Un effort un peu brusque peut provoquer une perforation d'une tumeur anévrysmale et amener la mort en quelques instants. Si le premier geste en présence d'un malade atteint d'œsophagisme est de prendre un cathéter, le second doit être de le replacer dans son étui jusqu'à ce qu'on soit sûr du diagnostic.

Traitement. — Le traitement de l'œsophagisme idiopathique peut se faire par deux grands procédés : le procédé indirect et le procédé direct.

Nous les verrons successivement.

Procédé indirect. — C'est le plus simple et, à cause de sa simplicité même, c'est le premier à employer. Il consiste à **galvaniser les pneumogastriques**.

On applique, dans l'angle que forment au cou les deux chefs inférieurs du sterno-mastoïdien, deux électrodes circulaires ou rectangulaires de 20 centimètres carrés environ de surface. On les réunit par un fil conducteur en relation lui-même avec le pôle + d'une source galvanique. On a ainsi un groupement en quantité.

L'électrode *négative* est choisie de 100 à 150 centimètres carrés et appliquée au niveau du creux épigastrique.

Le courant doit être amené progressivement à une intensité de 20 à 30 milliampères au moins, que l'on maintient pendant une vingtaine de minutes. On ramène lentement ensuite le courant au zéro.

Les applications ont lieu tous les jours ou tous les deux jours.

Procédé direct. — Le procédé direct consiste à porter le courant soit faradique, soit galvanique au niveau du point stricturé. Envisageons successivement l'emploi de ces deux modalités électriques.

1° **Courant faradique.** — Quelle électrode active faut-il choisir d'abord ? On s'adressera à des olives métalliques nues, en cuivre, supportées par des conducteurs souples, revêtus d'une couche isolante (gomme ou caoutchouc).

Après avoir placé en un point quelconque du corps une électrode spongieuse indifférente, reliée à l'un des pôles d'une bobine faradique à *fil fin*, on introduit ensuite lentement dans l'œsophage le cathéter à olive jusqu'au rétrécissement spasmodique.

On lance alors le courant dont on élève peu à peu l'intensité jusqu'à ce qu'on soit arrivé au maximum tolérable. A ce moment, les muscles situés sous l'électrode indifférente doivent entrer en contraction légère.

On laisse l'olive en place aussi longtemps que le malade peut la supporter, puis on ramène le courant à zéro et on enlève l'olive.

Après une pause, on recommence et ainsi de même trois ou quatre fois. Comme il s'agit d'*épuiser les muscles* contractés par le courant faradique tétanisant, il faut que l'électrisation totale au cours d'une séance soit de quinze à vingt minutes.

Dans les cas urgents où l'œsophagisme est tel qu'il empêche toute alimentation du malade, on fait deux applications par jour; en général, on se borne à une application quotidienne. Lorsque la guérison ou une très grande amélioration ont été obtenues, on espace les applications de façon à n'en plus faire que trois par semaine.

2° **Courant galvanique.** — Mais il arrive quelquefois à la faradisation de se montrer inefficace. La plupart des auteurs recommandent alors de pratiquer la galvanisation.

Dans cette méthode, ce qu'il faut craindre c'est l'escarre, comme l'a très justement signalé Bordier. On courrait alors le risque de transformer un rétrécissement spasmodique en un rétrécissement cicatriciel, ce qui serait tomber de Charybde en Scylla.

Aussi l'électrode œsophagienne à olive métallique, de l'application précédente, doit-elle être enveloppée soigneusement, à son extrémité, d'une couche de ouate retenue par une double épaisseur de gaze.

C'est cette électrode spongieuse que l'on amène par cathétérisme au contact du point stricturé. Elle est reliée au pôle — d'une source galvanique. L'électrode + a 150 centimètres carrés et est fixée sur le sternum.

On élève lentement et progressivement l'intensité jusqu'à 6 à 8 milliampères qu'on laisse passer pendant dix à quinze minutes au moins par séance. Si le sujet ne peut pas supporter le courant pendant ce temps, on coupe l'application par trois ou quatre pauses.

Le courant galvanique provoquant une énergique contraction des fibres lisses de l'œsophage finit par les fatiguer, d'où le relâchement consécutif à la séance.

Les applications sont faites tous les jours, puis tous les deux jours dès que l'amélioration se manifeste.

Résultats. — Dans l'œsophagisme idiopathique, le traitement électrique est un des meilleurs procédés pour arriver à la guérison.

RÉTRÉCISSEMENT DE L'ŒSOPHAGE

Généralités cliniques. — Il s'agit ici des rétrécissements organiques causés soit par une cicatrice consécutive à une brûlure, soit par un néoplasme.

Dans le premier cas, une intervention électrique peut être curative ; dans le second, il ne faut jamais espérer qu'une amélioration passagère suivie de récidive à brève échéance. Une intervention dans un cas de néoplasme n'est guère recommandable, en général, et si l'on doit laisser au malade l'illusion d'une guérison, on doit faire entendre la vérité à son entourage. De cette façon, on ne mettra pas sur le compte d'une mauvaise technique un résultat qu'il est facile de prévoir.

Traitement. — Il ne s'agit pas dans le cas d'un rétrécissement vrai de faire cesser un spasme musculaire, il faut détruire un obstacle. L'emploi du courant faradique est donc à rejeter : il ne saurait rendre de services.

On s'adressera au *courant galvanique* que l'on applique de la façon suivante :

On choisit une olive métallique portée par un conducteur isolé dont l'extrémité opposée à l'olive présente une borne à laquelle on attache le fil *négatif* de la source galvanique. On place ensuite une large électrode spongieuse dans le dos du malade installé dans un fauteuil, la tête renversée. On introduit alors doucement l'olive dans

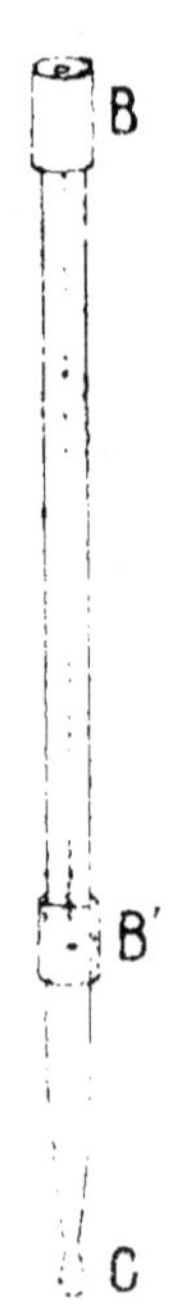

Fig. 229. — Bougie œsophagienne électrolytique de Bordier.

l'œsophage, jusqu'à ce que son extrémité inférieure vienne buter contre le rétrécissement. On élève à ce moment l'intensité d'une façon progressive, de façon à atteindre 5 à 6 milliampères. L'application dure douze à quinze minutes que l'on peut couper par deux ou trois pauses. Avant de retirer l'électrode, il faut ramener le courant à zéro pour ne pas électrolyser l'œsophage dans toute sa longueur.

Au lieu d'utiliser des olives, on peut se servir de la **bougie électrolytique** imaginée par Bordier (fig. 229). Cette bougie est formée d'une bougie ordinaire, sur laquelle une bague métallique B' a été sertie au niveau du point où la bougie tend à devenir cylindrique. « Cette bague est reliée intérieurement par un fil de cuivre fin à une borne B, fixée à la grosse extrémité de la bougie. »

Avant chaque application, on procède à une désinfection soignée de l'olive ou de la bougie, surtout si elles doivent servir à plusieurs malades.

Direction du traitement. — On fait en moyenne une application par semaine, à moins de cas particulièrement urgents.

Résultats. — Les résultats sont bons dans les rétrécissements consécutifs à des brûlures, ainsi que nous l'avons signalé plus haut. Il est cependant nécessaire, après avoir obtenu la guérison, de faire de temps en temps une application destinée à confirmer le résultat.

En général, l'amélioration est plus considérable quelques jours après l'application que le jour même de la séance.

VOMISSEMENTS NERVEUX

Généralités cliniques. — Les vomissements sont très fréquents dans l'*hystérie* ; ils ne le sont pas moins dans la *grossesse* et peuvent revêtir alors une intensité et une fréquence qui leur a fait donner le nom de *vomissements incoercibles*. On sait l'échec habituel de toutes les médications et l'intervention déplorable à laquelle le médecin se trouve conduit : l'interruption de la grossesse. Or, lorsqu'il s'agit d'une vie humaine, on ne saurait jamais avoir trop de scrupules, ainsi que l'enseigne le professeur Pinard. Tenter une intervention électrique qui peut sauver la vie de l'enfant en même temps que celle de la mère est un devoir, puisque plusieurs observations émanant de médecins consciencieux sont à cet égard absolument probantes. Mais cette intervention doit être pratiquée *à temps*. Ce n'est pas quand la malade est affaiblie à un degré extrême qu'il faut songer au traitement électrique : on doit y penser dès que les remèdes usuels restent sans effet. Combien d'enfants n'aurait-on pas sauvés en appliquant le procédé que nous allons décrire ?

Traitement. — Le traitement consiste à galvaniser les deux pneumogastriques.

On applique sur le creux épigastrique une électrode spongieuse de 150 centimètres carrés que l'on fixe avec une bande de caoutchouc et que l'on relie au pôle *négatif* d'une source galvanique.

A la base du cou, on fixe deux électrodes circulaires de 2 à 3 centimètres de diamètre que l'on place dans l'angle que forment les deux faisceaux inférieurs du sterno-cléido-mastoïdien. Ces deux électrodes se trouvent ainsi appliquées sur le trajet des deux pneumogastriques ; elles sont réunies par un fil conducteur qui communique avec le *pôle positif* de la pile.

Tout étant prêt, on fait asseoir la malade dans un fauteuil et on débite lentement 5 à 6 milliampères pendant cinq minutes.

Lorsque le courant a passé pendant ce temps, on fait manger ou boire à la malade ce qui provoque chez elle d'ordinaire un vomissement rapide. Dès cet instant, la tâche du médecin devient particulièrement délicate. Il doit avoir l'œil sur la malade et la main sur le rhéostat ou sur le réducteur qui servent à régler le courant. A la moindre menace de vomissement, l'intensité doit être portée *très rapidement* à 30, 35, 40 milliampères et doit être *maintenue* à ce taux tant qu'il y a menace de nausée.

On abaisse ensuite progressivement l'intensité jusqu'à 5 milliampères. Cette intensité ne doit pas varier jusqu'à la prochaine menace de nausée que l'on combat comme ci-dessus.

La malade doit rester en séance pendant quarante-cinq minutes, une heure et même plus. Après les vingt premières minutes, on supprime tout courant sous les électrodes ; on se tient seulement prêt à intervenir.

Direction du traitement. — Les séances doivent être de deux par jour au début du traitement ; elles sont ensuite journalières.

Dix à douze séances sont nécessaires, en moyenne, pour arriver à un bon résultat. Mais ce nombre peut être bien dépassé chez certaines hystériques.

Résultats. — « Si les applications électriques sont bien faites, on peut compter toujours sur une guérison définitive », dit Bordier. Nous nous rangeons entièrement à son avis, avec cette restriction cependant qu'on peut avoir des échecs dans des cas de vomissements incoercibles très graves et déjà anciens. Aucun remède n'est infaillible.

Chez les hystériques, il ne faut pas craindre de pousser l'intensité jusqu'au point où elle est franchement douloureuse. On ne négligera pas de faire, en même temps, de la psychothérapie en montrant à ces malades qu'elles ne peuvent vomir quand le courant passe, par conséquent que leurs vomissements ne sont pas inguérissables. On viendra d'autant plus vite à bout, de cette façon, de leur « incontinence stomacale ».

DILATATION DE L'ESTOMAC

Généralités cliniques. — Nous n'avons pas ici en vue le traitement de la dilatation de l'estomac d'origine mécanique, survenant à la suite d'un rétrécissement néoplasique ou cicatriciel du pylore. Nous voulons indiquer seulement le traitement de la dilatation par asthénie des fibres musculaires stomacales. Pour le professeur Bouchard, cette dilatation constitue une véritable entité morbide.

La dilatation par myasthénie est très commune. Elle a pour *causes* les abus alimentaires et surtout les abus de liquides. Souvent elle est liée à un état d'asthénie générale, tantôt héréditaire, tantôt provenant de maladies (chlorose, anémie, fièvre typhoïde). Parfois elle est sous la dépendance de la neurasthénie générale qu'elle finit par aggraver en favorisant les fermentations stomacales.

Les principaux *symptômes* sont de la pesanteur, du gonflement après les repas, des renvois, souvent des vomissements. Ces troubles disparaissent en général en dehors de la période digestive.

A l'examen, on note souvent une voussure de la région épigastrique qui descend parfois à plusieurs centimètres sous l'ombilic. La percussion de l'estomac montre une sonorité anormale très étendue; enfin l'estomac clapote. Le signe du *clapotage* a une grande importance lorsqu'il persiste à jeun.

La stase alimentaire est la règle et la sonde permet de retirer, sept à huit heures après un repas d'épreuve, des débris alimentaires.

Leun (de Bruges) a proposé, pour juger de cette stase, un procédé bien simple qui rendra souvent de signalés services au médecin-électricien. Le voici. Si l'on fait prendre un *cachet de salol de un gramme* à un sujet dont l'estomac est normal, on retrouve bientôt le salol dans les urines. En y versant quelques gouttes de perchlorure de fer, on obtient une *coloration violette* caractéristique de l'acide salicylique. Au bout de vingt-quatre heures, on ne retrouve plus cette coloration chez un sujet bien portant. Chez un malade atteint de dilatation d'estomac d'origine myasthénique, les urines donnent encore la réaction du salol *trente heures* après l'ingestion du cachet.

Radiodiagnostic. — La radiographie, après ingestion d'un potage à la semoule renfermant 25 à 30 grammes de sous-nitrate ou de carbonate de bismuth *purs*, sera d'un précieux secours pour le diagnostic de la dilatation d'estomac. Il faudra toujours l'exiger, avant de commencer le traitement.

Une radiographie faite dans des conditions techniques parfaitement précisées pourra servir de terme de comparaison à une radiographie faite à la fin du traitement. On jugera ainsi *de visu* de l'amélioration.

Traitement. — Avant de commencer le traitement électrique, il faut supprimer *toute médication* en se bornant à calmer les douleurs lorsqu'elles existent.

Le régime ne doit pas être trop sévère et il ne faut interdire strictement que les crudités, les mets épicés, la charcuterie et le gibier.

Il existe deux bonnes méthodes électriques du traitement de la dilatation d'estomac, la première qui est à la portée du médecin non spécialisé : le *courant galvanofaradique* ; la seconde qui nécessite un appareillage compliqué : la *franklinisation hertzienne*.

Technique du courant galvanofaradique. — On place sur la région lombaire une large électrode spongieuse de 350 centimètres carrés et sur l'estomac une électrode un peu plus petite, de 250 centimètres carrés environ. On réunit le *pôle positif* à la plaque dorsale, le *pôle négatif* à la plaque épigastrique.

On lance alors le courant faradique produit par une bobine à fil *moyen* ou à fil *fin* avec interruptions assez lentes. Il doit être assez fort pour produire *à lui seul* une contraction légère des muscles abdominaux. On y ajoute ensuite 30 à 40 milliampères de courant galvanique continu.

L'application est de dix à quinze minutes et est répétée tous les deux jours.

Technique de la franklinisation hertzienne. — Nous avons vu que cette modalité électrique est le meilleur procédé que nous possédions pour faire contracter de l'*extérieur* les organes creux dont la tunique contient des fibres lisses (vessie, intestin, estomac).

Nous avons signalé également que la contraction est maxima quand l'excitateur appliqué sur la peau est *négatif* Voy. p. 197).

On applique le traitement de la façon suivante. Après avoir disposé la machine armée de ses condensateurs comme l'indique la figure 191, on fait asseoir le malade dans un fauteuil.

On applique alors l'excitateur négatif sur la région épigastrique *mise à nu*. Le malade tient lui-même le manche isolant de l'excitateur.

On met alors la machine statique en marche et on augmente peu à peu la distance explosive entre les boules polaires jusqu'à ce que l'étincelle ait 10 à 15 centimètres de longueur.

La sensation éprouvée par le malade n'est pas douloureuse : c'est un choc profond, accompagné de contractions visibles de la paroi.

Bordier recommande d'appliquer l'excitateur contre la peau en trois points principaux : « 1° sur la ligne médiane, un peu au-dessus de l'ombilic ; 2° à gauche de la ligne médiane, à trois travers de doigt et un peu au-dessus de l'horizontale passant par l'ombilic ; 3° enfin tout à fait à gauche, au-dessus de l'épine iliaque antérieure. »

L'excitateur, lorsqu'on passe d'un point à l'autre, ne doit pas être détaché de la peau ; pour éviter des étincelles, on le déplace sur l'épiderme en utilisant une sorte de mouvement de reptation.

Les applications durent une vingtaine de minutes et on les renouvelle tous les jours au début du traitement, tous les deux jours ensuite.

Résultats. — Que l'on emploie l'une ou l'autre méthode, il faut compter un mois ou deux de traitement.

S'il s'agit de sujets jeunes, on peut espérer voir l'estomac revenir au bout de ce temps à ses dimensions normales ; si le sujet est âgé et si la dilatation est ancienne, il faudra faire deux ou trois cures successives.

On suit l'amélioration par l'épreuve du cachet de salol et par la percussion soigneuse de l'estomac. On voit de cette dernière façon la sonorité stomacale diminuer de trois, quatre travers de doigt, quelquefois plus à la suite d'un traitement bien conduit.

En même temps que l'estomac se rétrécit, l'absorption se fait mieux et l'on note une amélioration rapide de l'état général. On peut, du reste, hâter cette amélioration dans les cas où la neurasthénie serait très accusée, en faisant suivre chaque application d'un *bain statique*.

DYSPEPSIE NERVO-MOTRICE

Généralités cliniques. — Beaucoup de symptômes de la dilatation d'estomac par myasthénie sont communs à la dyspepsie nervo-motrice.

On note cependant plutôt des éructations que des vomissements. Quant à la dilatation ou plutôt la *distension stomacale*, elle présente ceci de particulier qu'elle se produit surtout en hauteur. De sorte que l'estomac « paraît avoir subi un *mouvement d'ascension plutôt que de descente* ». C'est l'inverse de ce qu'on observe dans la dilatation simple. Le clapotage est rare.

A ces phénomènes locaux s'ajoutent des phénomènes généraux parfois très accusés. Tous les symptômes de la neurasthénie peuvent exister (vide cérébral, céphalalgie, dépression générale, lypémanie, découragement).

Il est donc de toute nécessité d'associer un traitement général et un traitement local.

Traitement. — Nous verrons successivement le traitement général et le traitement local.

I. *Traitement général*. — Il est différent suivant l'état de la tension artérielle. Si la pression est inférieure à la normale (hypotension), il faut s'adresser au *bain statique*; s'il y a au contraire hypertension, il est mieux d'employer la *d'Arsonvalisation* (autoconduction ou lit condensateur). Chacune de ces applications a une durée de quinze minutes et est répétée trois fois par semaine.

II. *Traitement local*. — Les traitements que nous avons signalés pour la dilatation simple sont également applicables ici ; ils sont très efficaces.

Dans certains cas rebelles, on se trouvera bien de procéder à l'*électrisation intrastomacale*, suivant la technique préconisée par le Dr Max Einhorn.

On se sert pour cette application d'une **électrode déglutissable** constituée par une olive en charbon recouverte d'une capsule en ébonite fenêtrée. Un long conducteur, soigneusement isolé au caoutchouc, permet de réunir l'olive aux appareils générateurs de courant.

On prépare l'application en enduisant de vaseline la capsule en ébonite ainsi que le conducteur qui lui fait suite. Le malade place ensuite l'électrode aussi profondément que possible dans son arrière-gorge, puis avale un grand verre d'eau ou de tisane avec un énergique mouvement de déglutition. La condition essentielle pour que l'opération réussisse, c'est que le malade n'ait point peur. On lui explique qu'il ne craint absolument rien et que l'électrode ne peut pas le blesser ou l'étouffer.

L'électrode déglutie, on fait avaler encore un verre de liquide et on passe au second temps de l'opération, l'électrisation proprement dite. On peut employer soit le courant faradique, soit le courant galvanique.

Courant faradique. — On préfère ce courant lorsqu'il y a *hypersécrétion gastrique* (G. Herschell). On relie le conducteur de l'électrode stomacale à l'un des pôles d'une bobine faradique à fil fin. L'autre pôle est constitué par une électrode-rouleau que l'on promène sur toute la région épigastrique et sur le côté gauche du thorax au niveau des dernières côtes. Le courant doit être assez énergique pour donner une bonne contraction des muscles de la paroi abdominale. La séance a une durée de dix à quinze minutes.

Courant galvanique. — On réserve la galvanisation intrastomacale pour combattre les dyspepsies avec *gastralgies tenaces*. C'est pour cette application surtout que l'on comprend l'utilité de la capsule d'ébonite qui entoure l'olive de charbon. Elle empêche tout contact direct entre l'olive et la muqueuse stomacale, évitant ainsi des actions électrolytiques dangereuses.

On relie l'électrode intrastomacale au pôle *négatif* de la source galvanique et l'électrode-rouleau au pôle *positif*. On badigeonne avec le rouleau la région épigastrique pendant dix minutes. L'intensité est de 15 à 20 milliampères.

Après chaque application avec l'électrode déglutissable se présente une petite difficulté. *Comment retirer l'électrode?* Si on tire sur elle on risque d'érailler la muqueuse ou de détacher le conducteur. Pour venir à bout de la résistance du cardia, on fait exécuter au malade quelques mouvements de déglutition et, suivant le conseil de Bordier, on profite d'un mouvement d'ascension du larynx pour exercer une légère traction sur l'électrode. Elle vient alors sans difficulté.

Direction du traitement. — Le traitement doit être continué régulièrement jusqu'à une très notable amélioration ou jusqu'à la guérison.

Comme on peut être obligé dans certains cas de faire des applications au domicile du malade, aussi bien dans les cas de dyspepsie nervo-motrice que de dilatation stomacale, on se trouvera bien d'utiliser de *petits postes portatifs* que l'on peut brancher à la place d'une lampe à incandescence sur un secteur à courant continu. L'appareil représenté à la figure 22 permet d'avoir courant galvanique, courant faradique ou courant galvanofaradique, c'est-à-dire tout ce qui est nécessaire pour un excellent traitement local.

Résultats. — Les résultats obtenus sont très satisfaisants. Le traitement continué pendant un mois et demi à deux mois en moyenne donne sinon la guérison, du moins une amélioration très considérable.

CONSTIPATION

Généralités. — On sait combien fréquente est la constipation et combien sont nombreux aussi les insuccès des méthodes thérapeutiques courantes. Cela tient à ce que l'on a trop tendance à considérer toutes les constipations comme identiques. L'idée que toute constipation a une **origine atonique** est souvent fausse et par suite les manœuvres qui cherchent à provoquer les contractions de l'organe malade pour réveiller son péristaltisme vont précisément à l'encontre du résultat que l'on voulait obtenir.

C'est que la forme de constipation atonique est relativement rare comparée à la forme de **constipation spasmodique**.

Les *méthodes de force* pour le traitement de la première forme doivent être remplacées par les *méthodes de douceur* pour le traitement de la seconde. On peut dire qu'il sera le plus souvent préférable de se servir des méthodes de douceur à cause de leur action sédative *générale* qui accompagne leur action sédative *locale* sur l'intestin.

Pour étudier convenablement les diverses constipations, nous adopterons la division Mathieu-Nothnagel et nous considérerons successivement : 1° la constipation habituelle primitive légère ; 2° la constipation habituelle primitive grave ; 3° la colite muco-membraneuse.

1° CONSTIPATION HABITUELLE PRIMITIVE LÉGÈRE.

Généralités cliniques. — On peut faire rentrer dans cette classe les malades qui vont *spontanément* à la selle de temps à autre ou qui n'ont besoin pour y aller que d'un laxatif léger pris de temps à autre.

Il est utile de dépister de bonne heure ces constipations car, négligées, elles se terminent presque toujours par la forme grave.

La constipation habituelle légère est fréquente chez les enfants ou les adolescents ; elle peut se montrer à la suite de maladies infectieuses (grippe ou fièvre typhoïde) ou de maladies chroniques (anémie, chlorose, hystérie). On la rencontre chez les sédentaires et surtout chez les neuro-arthritiques et les *neurasthéniques*. Chez ces derniers malades, les selles arrivent à s'espacer de plus en plus ; elles peuvent ne se produire que tous les trois, quatre, cinq jours, parfois plus rarement encore. En même temps que les selles s'espacent, elles changent de couleur ; elles sont le plus souvent *décolorées*, mais on peut les voir aussi comme calcinées et de teinte foncée.

Traitement. — Dès qu'on a résolu d'appliquer le traitement électrique, il faut proscrire résolument les multiples laxatifs dont le malade fait usage et interdire également les lavements et les lavages intestinaux.

Pour ces formes légères de constipation, la *franklinisation* est suffisante dans presque tous les cas lorsqu'il s'agit de malades présentant en même temps de l'hypotension artérielle. Pour les hypertendus ou artérioscléreux constipés, il vaut mieux user de la *haute fréquence*.

Franklinisation. — Le malade est placé sur le tabouret isolant et relié à l'un des pôles d'une machine statique puissante. L'autre pôle est relié à l'araignée de Truchot suspendue au-dessus de sa tête. Il se trouve donc soumis à la fois au bain et à la douche statique.

On commence par *tâter la susceptibilité* du malade en débutant par des séances de cinq minutes que l'on porte progressivement à vingt.

Les applications, d'abord quotidiennes, sont espacées de plus en plus, à mesure que l'amélioration se prononce, à l'inverse des remèdes chimiques dont il faut toujours augmenter la dose pour obtenir le même résultat.

Si la franklinisation seule ne suffit pas, pour triompher de la constipation, on y ajoute sur la fosse iliaque droite soit le *souffle*, soit les *étincelles*.

On emploie le *souffle* lorsqu'il y a *spasme* de l'intestin.

Dans ces cas, pendant toute la durée du bain statique, on place une pointe métallique reliée au sol en face de la fosse iliaque droite schéma de la figure 109 . Le souffle, par son action sédative puissante, fait cesser le spasme. Il n'est pas nécessaire, pour faire l'application, de dénuder la peau ; le souffle à travers les vêtements est tout aussi efficace.

L'*étincelle* doit être substituée au souffle chez les malades qui ont de la *stase intestinale* et de l'atonie. On peut utiliser avantageusement la *franklinisation hertzienne*. La technique est la même que pour la dilatation de l'estomac (p. 394).

Haute fréquence. — La haute fréquence doit être systématiquement substituée à la franklinisation chez les *arthritiques* dont la tendance à l'hypertension et à l'artériosclérose est fréquente. Il doit en être de même chez tous ceux que Bouchard appelle les « ralentis de la nutrition ».

On utilise soit le grand solénoïde, soit le lit condensateur en applications de douze à quinze minutes tous les deux jours, avec le maximum d'intensité dans le circuit. Il faut, avec le lit condensateur notamment, pouvoir dépasser facilement 150 à 200 milliampères dans le circuit comprenant le malade pour pouvoir compter sur une action énergique.

Résultats. — Sous l'influence du traitement poursuivi d'une façon régulière, on voit les selles redevenir normales comme nombre, comme aspect et comme consistance.

On peut considérer le traitement terminé lorsque le malade a une selle journalière.

On se trouvera bien d'imposer une discipline sévère de l'intestin en obligeant le malade à se présenter à la selle tous les jours *à la même heure*.

2° CONSTIPATION HABITUELLE PRIMITIVE GRAVE.

Généralités cliniques. — Avec Laquerrière et Delherm, nous classons dans cette catégorie tous les malades qui n'ont *plus de selles spontanées*. Ces malades sont la plupart du temps des neurasthéniques ou des arthritiques qui ont souffert pendant longtemps de constipation habituelle (forme légère) et qui ont vu *peu à peu* leur état s'aggraver. Chez quelques-uns d'entre eux le début lent a fait défaut et la maladie s'est installée d'*un seul coup* avec constipation opiniâtre.

Cette forme de constipation, il y a vingt ans à peine, était presque toujours considérée comme atonique ; « constipation et atonie étaient devenues si étroitement unies que, par association, elles étaient presque synonymes, l'une complétant l'autre » (Mazeran).

Mais les recherches de Kussmaul et de Fleiner (1893), complétées par les travaux d'Alb. Mathieu, de Soupault, de Kraus, de Berger, de Sigaud, ont fini par établir que la constipation atonique était rare en comparaison de la constipation spasmodique.

On peut distinguer les deux formes par les signes suivants indiqués par Fleiner (1) :

Forme atonique.	Forme spasmodique.
Rare chez les jeunes sujets.	Fréquente chez les sujets jeunes, névropathes, hypocondriaques ou neurasthéniques
Fréquente chez les sujets *âgés* ou *sédentaires*.	
La paroi abdominale est *flasque, inerte* ; on peut la déprimer avec facilité. Dans chaque fosse iliaque retombent les masses musculaires flétries.	La paroi abdominale est difficile à déprimer. Le ventre est globuleux.

(1) Cité par Laquerrière et Delherm, *Annales d'Électrobiologie*, 1903, p. 153 et suivantes. Nous devons beaucoup à cette excellente étude des diverses constipations.

Forme atonique.	Forme spasmodique.
L'intestin (s'il y a stase fécale dans le cæcum) est facilement perceptible sous forme d'une grosse masse ou d'un *gros boudin* dans l'une des fosses iliaques.	L'intestin est *contracturé* ; son calibre n'est guère plus gros que le petit doigt et on le sent rouler sous la main sur le plan résistant formé par la fosse iliaque (corde colique).
Les matières rendues sont consistantes et forment un *bloc volumineux*.	Les matières sont déformées. Elles sont tantôt *rubanées*, aplaties, comme passées à la *filière* ; tantôt *cylindriques*, mais du volume d'une plume d'oie ou d'un crayon ; tantôt *ovillées*, subdivisées en billes de petit calibre qu'accompagnent parfois mucus et glaires. Elles sont généralement *sèches*.
Les douleurs abdominales n'existent généralement pas et tout se borne à une vague sensation de *pesanteur*.	Les douleurs abdominales ne sont pas rares.

Mathieu admet dans un certain nombre de cas une *forme mixte* avec coexistence de l'atonie et du spasme. Mais comme l'atonie est consécutive au spasme, c'est encore le spasme qu'il faut combattre dans ces cas.

Traitement. — Une thérapeutique différente convient à la forme atonique et à la forme spasmodique.

1° Traitement de la constipation grave atonique.

Les méthodes électriques sont ou des *méthodes cutanées* ou des *méthodes cutanéo-intestinales*. Il est avantageux de commencer par utiliser les premières et de ne recourir aux dernières qu'en cas d'échec.

1. **Méthode cutanée de Benedikt.** — Elle consiste dans la faradisation énergique lombo-ventrale appliquée de la façon suivante. Dans la région lombaire on place une large électrode spongieuse positive, dans la fosse iliaque droite une petite électrode négative (surface : 50 centimètres carrés). Le courant faradique de quantité est réglé de façon à provoquer d'énergiques contractions abdominales. Un métronome interrupteur rompt périodiquement le courant.

2. **Méthode cutanée d'Erb.** — Erb conseille la galvanisation rythmée. On dispose les électrodes de la même façon et l'on interrompt le courant en le renversant chaque fois, de façon à éviter les

actions électrolytiques. Comme dans la méthode de Benedikt, les contractions abdominales doivent être énergiques.

3. Méthode cutanée de Bordier. — On dispose le malade *non isolé* près de la machine statique réglée pour la franklinisation hertzienne. La technique est la même que pour le traitement de la dilatation d'estomac (Voy. p. 394).

On applique l'excitateur à boule sur la fosse iliaque *gauche* et « on choisit les points où les muscles de l'abdomen se contractent énergiquement en insistant sur ces points » (Bordier).

La durée de la séance est de dix à douze minutes. Les applications sont répétées trois fois par semaine.

4. Méthode cutanéo-intestinale d'Erb. — Après avoir introduit à 8 ou 10 centimètres dans le rectum une électrode en forme d'olive (fig. 235), on place sur la paroi abdominale une large électrode spongieuse. On relie chacune des deux électrodes aux pôles d'une bobine à *fil fin*. Un métronome placé dans le circuit rythme le courant faradique qui doit être assez fort pour donner une contraction profonde des muscles de l'abdomen.

5. Méthode cutanéo-intestinale de Courtade. — On commence par soumettre le malade au *bain statique*, puis on lui donne un *lavement électrique* suivant la technique que nous exposons plus loin à propos de l'occlusion intestinale. Cependant, au lieu d'utiliser seulement le courant galvanique, on emploie *successivement* le courant galvanique et le courant faradique rythmés. L'intensité à donner au courant galvanique est comprise entre 15 et 25 milliampères ; quant au courant faradique, il doit faire contracter, comme dans les applications précédentes, les muscles de l'abdomen.

6. Méthode intestinale de Bordier. — Elle repose sur l'emploi de la franklinisation hertzienne, seulement l'excitation est portée directement au niveau de l'intestin au moyen d'un excitateur spécial.

L'excitateur de Bordier se compose « d'une tige métallique isolée au moyen d'un tube creux E en ébonite et qui présente à son extrémité S une région cylindrique arrondie d'un centimètre de diamètre. Un crochet C, fixé à la partie opposée, permet d'accrocher facilement la chaine CC' à l'armature externe de la bouteille de Leyde suspendue au pôle *positif* de la machine (fig. 191). Un manche M en ébonite à 70° sur la tige permet au malade de tenir l'appareil pendant l'électrisation. »

Pour se servir de cet excitateur « on fait placer le malade à genoux, à côté de la machine statique, ou bien on le fait étendre sur une chaise longue. L'excitateur, dont le bout a été vaseliné, est introduit très facilement dans le rectum, puis la chaîne est accrochée à la petite boucle située au talon de l'instrument. Le malade tient l'excitateur par le manche d'ébonite et pendant que les étincelles jaillissent entre les boules polaires, l'excitateur est enfoncé, puis retiré, de manière à faire porter les excitations hertziennes en différents points du rectum Bordier). »

Contrairement à ce que l'on pourrait croire tout d'abord, l'application intrarectale n'est pas douloureuse. La sensation éprouvée par le malade est celle d'une série de coups sourds accompagnés de contraction de l'intestin.

L'application dure de dix à quinze minutes.

Direction du traitement. Dans les cas de constipation atonique grave, il faut solliciter fréquemment la musculature intestinale

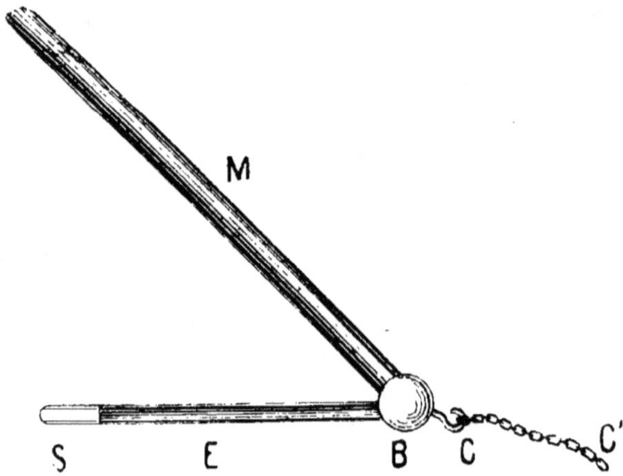

Fig. 230. — Excitateur rectal du Dr Bordier.

pour triompher de sa paresse. Aussi des séances tous les jours au début du traitement, tous les deux jours plus tard, sont nettement indiquées. A mesure que la constipation diminue, on espace de plus en plus les applications.

Résultats. — De l'avis unanime des électrothérapeutes, les diverses méthodes que nous venons d'exposer donnent de très bons résultats dans les cas d'atonie.

2° Traitement de la constipation grave spasmodique.

Dans cette variété de constipation, Mathieu a bien insisté sur la *nécessité d'employer des procédés de douceur*, « sans quoi le gros intestin proteste en se contracturant davantage ».

La thérapeutique courante utilise les *calmants* (grands lavements d'huile de 400 à 500 grammes, belladone, jusquiame, valériane, grands bains tièdes), mais la constipation revient dès qu'on supprime les remèdes.

S'appuyant sur cette remarque de Fleiner que le *massage très léger* donne de bons résultats dans les formes spasmodiques de constipation, Laquerrière et Delherm ont recommandé le traitement par la **galvanofaradisation** employée avec les précautions suivantes :

1° Il faut employer de *très faibles* intensités *faradiques* produites par une bobine à *fil fin* et à trembleur rapide ; le malade doit éprouver seulement une légère trémulation de la paroi abdominale.

2° Il faut utiliser de *hautes* intensités *galvaniques* allant de 50 à 150 milliampères (mais toujours supérieures à 50 milliampères) et débitées d'une façon progressive.

3° La *densité du courant* doit toujours être supportable, en employant des électrodes de 400 centimètres carrés de surface environ, de façon à n'avoir qu'une sensation de trémulation, de picotement, de chaleur, mais pas de douleur.

On opère de la façon suivante :

Le malade est placé dans le décubitus dorsal, sur une chaise longue recouverte d'un drap. Les *électrodes* spongieuses de 400 centimètres carrés, soigneusement imprégnées d'eau tiède et convenablement essorées, sont placées l'une sur l'abdomen, l'autre sur les lombes. L'électrode lombaire est incurvée de façon à bien épouser la forme de l'ensellure : on peut du reste assurer un contact parfait en cas d'ensellure très prononcée en plaçant un coussin entre l'électrode et la chaise longue. On réunit le pôle *négatif* de la source galvanofaradique à l'électrode lombaire, le pôle *positif* à l'électrode abdominale, puisque les muscles à fibres sont plus excitables par l'anode (Voy. p. 186).

Cela fait, on commence à élever *peu à peu* l'intensité du *courant galvanique* jusqu'à 100 à 150 milliampères, puis on met en route le trembleur *faradique*, et on engaine lentement la bobine induite jusqu'à ce que le patient accuse une sensation de vibration ou de tremblotement donnée par le courant faradique : cette sensation doit *toujours être faible* : c'est une condition absolue de succès. Il vaudrait mieux utiliser le courant galvanique *seul* que d'élever trop l'intensité faradique.

La durée de la séance est de dix à quinze minutes.

Direction du traitement. — Malgré les beaux succès de la thérapeutique électrique, nous sommes entièrement d'accord avec Laquerrière et Delherm, lorsqu'ils disent de ne substituer le traitement électrique aux autres que lorsqu'un traitement ordinaire, suivi et dirigé par un médecin depuis un temps assez long, n'a *donné aucun résultat* ou *a cessé de donner un résultat*.

Il ne faudrait pas cependant prolonger outre mesure la médication calmante. On pourrait, par son abus, exagérer le spasme qui deviendrait tout à fait difficile à vaincre par la suite.

D'ordinaire, on supprime *brusquement* tout traitement médicamenteux, et on le remplace par la galvanofaradisation. Les selles deviennent *spontanées*, en moyenne entre la première et la douzième séance. On ne conserve comme médication, en attendant l'apparition des selles, que les lavements d'huile ou l'huile de ricin prise par la bouche à la dose de 5 à 10 grammes, à titre de laxatif.

Au début du traitement, trois séances par semaine suffisent ; on les espace ensuite progressivement. Il faut compter vingt-cinq à trente-cinq séances pour obtenir un résultat *durable*.

Mais chez certains malades, la guérison peut se produire plus rapidement.

Plusieurs auteurs ont signalé un fait assez curieux qu'il faut connaître. Quelques constipés vont mieux, puis, sans qu'on sache pourquoi et malgré la continuation du traitement, le mieux va *en s'amoindrissant*. Il se produit chez eux une *sorte d'intolérance* pour le traitement, une espèce de saturation. Il vaut mieux alors *s'arrêter* et il n'est pas rare de voir survenir la guérison définitive après la cessation de l'électricité.

3° COLITE MUCO-MEMBRANEUSE.

Généralités cliniques. — Sans entrer dans la discussion des différentes théories que l'on a proposées sur la pathogénie de la colite muco-membraneuse, nous en rappellerons les principaux symptômes.

La colite muco-membraneuse est une affection caractérisée par des alternatives de *constipation* plus ou moins opiniâtre et de débâcles plus ou moins profuses s'accompagnant de *glaires*, de *fausses membranes*, de *mucosités*. Les *douleurs* sont fréquentes et revêtent la forme de crises.

On peut voir tous les degrés dans cette affection, de même qu'on peut noter des types cliniques très divers, suivant l'importance relative des symptômes : tantôt, c'est la *constipation* qui domine et c'est le cas le plus fréquent ; tantôt, c'est la *diarrhée*. Mais toujours les selles sont accompagnées de **desquamation intestinale** qui suffit à elle seule à faire faire le diagnostic.

La colite muco-membraneuse peut être liée à une *cause infec-*

tieuse. Dans ce cas, l'électrisation améliore l'état de l'intestin, mais ne semble pas diminuer les douleurs et guérit rarement la maladie.

La colite peut revêtir une forme nerveuse : c'est l'*entéro-névrose* de G. Lyon. La thérapeutique électrique peut guérir la maladie, mais les rechutes sont très fréquentes, parfois même l'électricité se montre inefficace.

Ce n'est que dans la colite due à la *constipation* que l'on obtient des résultats presque certains et des guérisons *définitives.*

Traitement. — Le traitement de la colite muco-membraneuse le plus recommandable est la MÉTHODE DE DOUMER ou méthode des hautes intensités galvaniques.

La technique que nous décrirons est celle indiquée par Doumer lui-même.

Les *électrodes* sont deux tampons de 8 à 9 centimètres de diamètre rigoureusement construits suivant les règles données page 43. On les place dans les fosses iliaques, « un peu au-dessous de la ligne horizontale qui passe par les deux épines iliaques antérieures, et environ à égale distance du plan médian et de la verticale qui passe par l'épine iliaque antérieure correspondante. Elles sont ainsi aussi éloignées que possible des cruraux et des points d'élection des grands droits ». On prie le malade de les maintenir fortement en place et bien perpendiculairement à la paroi, pendant toute la durée de l'application (fig. 231).

Les électrodes étant en place et reliées l'une au pôle +, l'autre au pôle —, on prévient le malade que l'électrisation sera un peu douloureuse et l'on fait passer le courant. On élève *rapidement* l'intensité jusqu'à 50 milliampères au moins par la manœuvre du rhéostat ou du réducteur de potentiel et on laisse passer le courant pendant une minute. Au bout de ce temps, on *renverse* le courant *sans ramener au zéro* (c'est la partie désagréable du traitement). On voit l'aiguille du milliampèremètre indiquer 60, 70, 75 milliampères. Si le malade ne proteste pas, on se borne à constater la hausse de l'intensité ; si le malade réagit, on ramène doucement l'intensité aux environs de 60 milliampères.

Au bout de la deuxième minute, nouveau renversement de courant et l'on continue ainsi, pendant dix à douze minutes, à *renverser le courant toutes les minutes,* toujours *sans ramener au zéro.*

Avec des malades tolérants et avec de bonnes électrodes bien capitonnées et soigneusement imbibées d'eau, l'intensité peut atteindre jusqu'à 100 et 120 milliampères. Le renversement du courant empêche les actions électrolytiques.

Lorsqu'il s'agit de formes de colite *très douloureuses,* nous préférons, avec Zimmern, ne pas employer de renversements brusques du courant, de peur d'exagérer les douleurs ou les spasmes. On procède alors à des *renversements lents* de la façon suivante. La première minute écoulée, on manœuvre les appareils de réglage de façon à ramener l'intensité *à zéro*. On *renverse* alors le courant et on élève de nouveau l'intensité entre 60 et 120 milliampères suivant la tolérance du sujet. A la deuxième minute, on ramène encore le courant à zéro, on le renverse et on recommence.

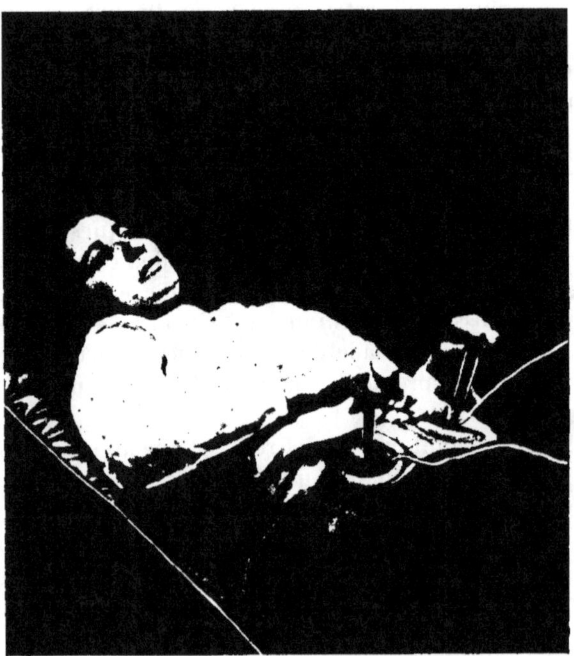

Fig. 251. — Traitement de la colite muco-membraneuse par la méthode de Dommer.

Dans ce dernier cas, on prolonge un peu la séance pour tenir compte du temps perdu, et on lui donne une durée de vingt minutes.

Direction du traitement. — Les applications ont lieu tous les jours au début, tous les deux jours ensuite.

On arrivera plus vite au résultat en interdisant tout régime spécial qui fatigue l'estomac. Les aliments seront assez abondants, surtout des légumes. On ne privera pas trop le malade de boissons, mais on l'engagera à boire *souvent, peu à la fois* et par petites gorgées. Les boissons chaudes et diurétiques sont à recommander de préférence.

Résultats. — La guérison de la colite muco-membraneuse par constipation est *rapide* et toujours *complète*. On voit les selles passer de la consistance dure à la consistance demi-molle sans passer par la forme diarrhéique. Sur 200 cas, Doumer n'a noté que deux insuccès complets.

Il faut noter qu'en cas de dysménorrhée ou d'aménorrhée la fonction menstruelle se trouve régularisée ou rétablie.

OCCLUSION INTESTINALE

Généralités cliniques. — L'occlusion intestinale est un état morbide caractérisé par l'arrêt absolu des évacuations alvines avec ballonnement du ventre et vomissements incoercibles. La mort est généralement la terminaison de l'occlusion intestinale lorsqu'on n'intervient pas rapidement.

On peut avoir à traiter une *occlusion aiguë* ou une *occlusion chronique*.

L'occlusion aiguë est facile à reconnaître. Son début est brusque, le cours des matières et des gaz s'arrête subitement. Bientôt apparaissent des vomissements d'abord alimentaires, puis bilieux, ensuite *fécaloïdes*. L'intoxication due à la stase stercorale s'accentue de plus en plus et l'issue fatale peut se produire en quarante-huit heures.

Les causes de l'occlusion aiguë peuvent être un étranglement interne, une bride, un volvulus ou une invagination, comme le cas est fréquent chez les tout jeunes enfants.

L'occlusion chronique n'a pas la brusquerie du cas précédent. L'arrêt des matières est progressif et n'est complet qu'au bout de deux à trois jours. Les vomissements ne prennent que vers le troisième jour l'aspect et l'odeur fécaloïdes. L'abattement est assez précoce et va en s'accentuant. La mort rapide n'est pas fatale; certains cas rares, même abandonnés à eux-mêmes, peuvent être suivis de guérison.

On évitera de confondre l'occlusion avec une hernie étranglée, une péritonite par perforation ou un néoplasme du rectum. La *colique saturnine* présente aussi de nombreux symptômes communs à l'occlusion. Une erreur de diagnostic serait sans importance dans ce dernier cas, puisque la colique de plomb peut être avantageusement traitée par le lavement électrique.

Traitement. — Un des meilleurs moyens de vaincre l'occlusion intestinale est d'utiliser le *lavement électrique* tel qu'il a été décrit par Boudet de Pàris, en 1884.

Le lavement électrique peut être défini « un procédé d'électrisa-

tion de l'intestin au moyen duquel on cherche à renforcer ou à
réveiller ses contractions péristaltiques en vue de *rétablir le cours*

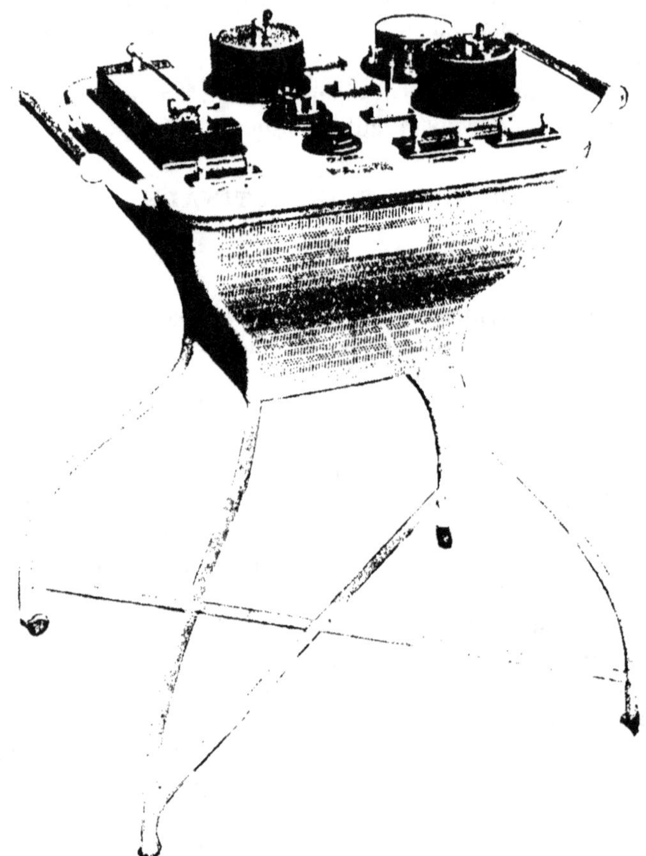

Fig. 232. — Appareil roulant pour hôpital permettant l'application au lit du malade du
lavement électrique (1).

des matières interrompu ; il consiste essentiellement à utiliser comme
électrode active une masse d'eau portée dans l'intestin « Zimmern).

Comme on est assez souvent obligé d'administrer le lavement
électrique à domicile ou au lit du malade s'il est hospitalisé, il est

(1) L'appareil représenté figure 232 permet d'obtenir à côté du lit du malade les courants
galvanique, faradique et galvano-faradique, sans compter le galvanocautère et la lumière
pour le miroir de Clar. A l'aide d'un petit groupe électrogène fixé au-dessous du tableau, il
fonctionne aussi bien sur courant *continu* que sur courant *alternatif*. On voit à droite et
à l'arrière le milliampèremètre pour mesurer le courant galvanique, à droite et en avant le
réducteur de potentiel pour le graduer.

nécessaire, avant de décrire la technique, d'indiquer les appareils indispensables. Ce sont :

1° Une douche d'Esmarch d'une contenance de deux litres environ, munie de son tube de caoutchouc ;

2° Une électrode spongieuse de 250 à 300 centimètres carrés de surface ;

3° Deux fils conducteurs souples de 2 mètres environ, soigneusement isolés ;

4° Une source de courant galvanique de 50 volts environ. Si l'on est loin d'un secteur électrique, on emploie une *pile portative*, telle que celle représentée à la page 18. Si l'on est à l'hôpital, on se sert avantageusement de petits postes roulants analogues à celui de la figure 232. Reliés par un fil souple à une prise de courant industriel

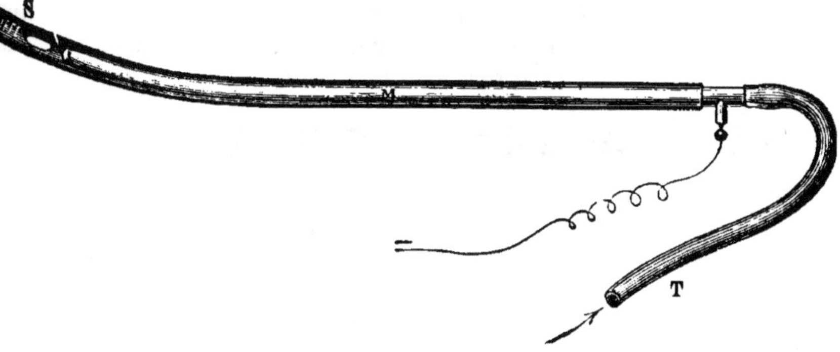

Fig. 233. — Électrode-sonde rectale de Boudet de Pâris.

(courant de lumière), ils constituent une source simple de courant pour les usages médicaux et dispensent de l'entretien toujours ennuyeux de batteries de piles ou d'accumulateurs ;

5° Un milliampèremètre et un renverseur de courant.

Ces appareils existent généralement sur tous les tableaux portatifs ;

6° Une **sonde rectale spéciale de Boudet de Pâris**.

Cette sonde se compose d'un tube métallique creux M (fig. 233) qui est recouvert d'une enveloppe isolante S en caoutchouc, destinée à empêcher toute action caustique sur la muqueuse intestinale. En cas d'urgence, il est facile de construire soi-même une pareille sonde en entourant un petit tube de métal d'un tube en caoutchouc à parois épaisses qui le dépassera de 4 centimètres dans la partie introduite dans le rectum. Deux coups de ciseaux créeront deux fenêtres latérales favorisant l'écoulement du liquide. La sonde est en effet reliée à la douche d'Esmarch par le tube T. Une prise de courant placée sur le mandrin métallique creux de la sonde permet de réunir ce tube à la source de courant.

La sonde de Boudet étant un peu encombrante, beaucoup d'opérateurs préfèrent la **sonde de Krouse**. Elle diffère de la sonde de Boudet par sa forme rectiligne et par la disposition de la gaine isolante qui est renflée à son extrémité et percée en pomme d'arrosoir (fig. 234).

Tous les instruments étant prêts, on passe à l'opération proprement dite.

Technique du lavement électrique. — On s'assure rapidement qu'aucun des appareils n'a été détérioré dans le transport, que la source de courant galvanique fonctionne bien, pendant qu'un aide fait bouillir 4 litres d'eau dans un vase en tôle émaillée. De ces 4 litres, deux serviront à l'opérateur à se bien nettoyer les mains, un autre à laver soigneusement la sonde, le dernier à remplir la douche d'Esmarch où l'on mettra d'avance un litre *d'eau stérilisée froide, salée*

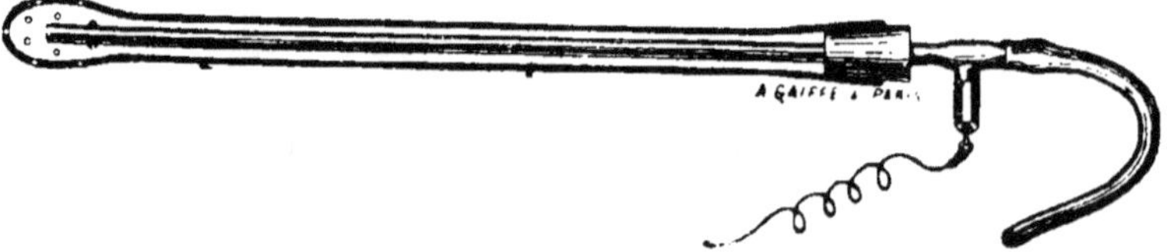

Fig. 234. — Sonde de Krouse.

à raison de deux cuillerées à bouche de sel marin pour un litre d'eau.

Le malade est placé dans le décubitus dorsal, le siège légèrement relevé par un drap plié en huit.

Le lit est protégé par un drap caoutchouté, par une toile cirée ou plus simplement, en cas d'urgence, par une dizaine de journaux quotidiens déployés et superposés.

L'application du lavement peut se diviser en trois temps, comme l'a indiqué Zimmern.

Premier temps. — On réunit à la douche d'Esmarch la *sonde* que l'on vaseline soigneusement et on l'introduit doucement dans le rectum. On ouvre alors peu à peu le robinet commandant l'arrivée de l'eau et, sous une pression égale au plus à 50 centimètres, on laisse écouler *très lentement* 500 centimètres cubes d'eau. « Un écoulement trop rapide irriterait en effet l'ampoule rectale, qui repousserait alors la sonde et expulserait le liquide » (Zimmern).

On dispose alors sur l'abdomen du malade l'électrode spongieuse de 250 à 300 centimètres carrés bien imbibée d'eau tiède. Le malade ou un aide la maintiennent en place par la pression de la main. Une feuille de caoutchouc, un journal plusieurs fois replié sont intercalés entre la main et l'électrode pour éviter les déperditions de courant par dérivation.

On relie enfin, à l'aide des conducteurs souples, l'électrode abdominale au pôle négatif de la source galvanique et la sonde au pôle *positif*. La *polarité* à observer n'est importante qu'au début, puisque le courant est périodiquement *renversé* dans la suite de l'opération, ainsi que nous allons le voir.

Deuxième temps. — Par la manœuvre du rhéostat ou du réducteur de potentiel, on lance le courant et on élève lentement et progressivement l'intensité de 0 à 30, 40, 50, 60 milliampères. Ce sont là des chiffres moyens, et l'on rencontre assez souvent des malades qui supportent facilement une intensité plus élevée.

De peur que la sonde ne reste en contact qu'avec une très petite quantité d'eau salée emprisonnée dans un repli de l'intestin, ce qui amènerait presque fatalement une *escarre interne*, l'eau de la douche doit s'écouler d'une façon *permanente* par la sonde dans le rectum. On règle le débit de telle sorte qu'aux 500 centimètres cubes d'eau salée déjà introduits viennent s'en ajouter 1 000 à 1 200 pendant les *vingt minutes* que dure l'intervention.

Troisième temps. — Lorsque le courant a passé pendant *cinq minutes* d'une façon continue, on procède aux **renversements** du courant avec **interruptions**.

En général on provoque, par la manœuvre du renverseur, l'inversion des pôles du courant en même temps que l'interruption *trois à quatre fois par minute*. Mais la secousse *brusque* causée par cette manœuvre ne peut être imposée à des malades pusillanimes ou très affaiblis. On procède alors à l'*interruption lente* de la manière suivante : on ramène progressivement le courant à 0 avant de le renverser, puis on élève de nouveau peu à peu l'intensité pour atteindre 40, 50 milliampères et plus. Toutes les vingt secondes on répète cette opération.

La durée totale de ces divers passages du courant, qui constitue la *durée du lavement électrique*, est de quinze à vingt minutes. En aucun cas, et c'est l'avis de tous les électrothérapeutes, on ne doit dépasser vingt-cinq minutes.

L'application terminée, on retire la sonde après avoir supprimé le courant électrique d'abord, le courant d'eau salée ensuite.

Direction du traitement. — S'agit-il de *cas suraigus* avec état général très grave, on donne *un lavement* électrique, *un seul*, et si la débâcle ne s'est pas produite dans les sept à huit heures qui suivent, on passe la main au chirurgien.

Si l'on a affaire à *un cas aigu* avec état général moyen, on procède à *deux lavements*, le second étant donné huit heures après le premier.

Enfin dans les *formes chroniques* d'occlusion, c'est à *trois lavements* en vingt-quatre heures que l'on aura recours avant de procéder à la laparotomie.

Mais quel que soit le cas, aigu ou chronique, le médecin doit avoir présente à l'esprit la règle de conduite tracée par Routier (1) : **ne pas perdre de temps** à employer des moyens médicaux dont l'efficacité est très douteuse, au lieu de recourir à l'électricité.

Un chirurgien doit toujours être prévenu et se tenir prêt à intervenir si le lavement électrique reste inefficace. Du reste, appliqué comme nous venons de le dire, le lavement électrique **ne présente aucun danger** et ne peut gêner en rien une intervention chirurgicale ultérieure si elle devenait nécessaire.

Résultats. — Les résultats du lavement peuvent être immédiats ou à distance.

Résultats immédiats. — Pendant l'application et souvent même à son début sous l'influence du seul courant continu, on voit des malades réagir et accuser un besoin très net d'aller à la selle.

Il faut les inviter à *réprimer ce besoin*. Ce n'est souvent qu'un « faux besoin » qui interromprait malencontreusement la suite de l'intervention si l'on y cédait.

Le vrai besoin de déféquer ne se produit le plus souvent qu'*à la fin* du lavement. C'est à ce moment du reste que les excitations électriques sont les plus efficaces puisqu'elles portent sur un assez long segment de l'intestin distendu par les 1500 centimètres cubes d'eau salée qu'on y a introduits.

Résultats à distance. — Mais il existe des cas, et ils ne sont pas rares, où le lavement se termine sans qu'aucun besoin, aucune colique n'ait apparu. Il ne faut pas immédiatement conclure à un échec, car l'effet du lavement peut se produire *plusieurs heures après l'intervention*, surtout si le malade fait *tous ses efforts* pour aller à la selle. C'est même pour cela qu'il est **de règle** d'attendre sept à huit heures avant d'intervenir à nouveau.

Que faut-il pour que le lavement ait effectivement agi? — Il faut qu'il ait rétabli la perméabilité du canal intestinal obstrué, autrement dit que la libre circulation des *matières* et des *gaz* puisse se produire.

(1) Routier, *Semaine médicale*, 1887.

Mais il peut y avoir émission de matières et de gaz sans que l'occlusion soit vaincue, et voici comment. Les 1500 grammes d'eau injectée doivent forcément ressortir : souvent même cette eau qui a lavé l'intestin sort trouble, mélangée de fragments de fèces. Ce n'est que lorsqu'une certaine quantité de matières fécales aura été émise, après la restitution du lavement, que l'on pourra être certain d'un résultat positif.

De même pour les *gaz*. Si la canule, le tube de caoutchouc qui la reliait à la douche n'étaient pas absolument pleins de liquide, on a introduit des gaz dans l'intestin, on doit s'attendre à les voir ressortir. L'émission des gaz n'aura donc de valeur certaine que lorsqu'ils seront *émis en assez grande quantité* et qu'ils posséderont une *odeur fétide* appréciable. On sera certain alors qu'ils proviennent de la partie de l'intestin que l'obstacle séparait de l'extérieur. Les praticiens nous sauront gré d'insister sur ce signe d'une haute importance pratique, bien signalée déjà par Zimmern (1).

PARÉSIE DU SPHINCTER ANAL

Généralités cliniques. — La parésie du sphincter anal peut avoir sa cause dans une faiblesse du sphincter lui-même ou être d'origine médullaire.

Lorsque la cause est spinale, il n'y a pas grand espoir à fonder sur un traitement électrique. Quand la parésie est au contraire la résultante d'anciennes constipations, d'affections hémorroïdaires ou de la dilatation forcée du sphincter à la suite d'interventions chirurgicales, l'électrisation bien appliquée conduit généralement à la guérison.

Traitement. — Le traitement repose sur l'excitation du sphincter par le courant faradique rythmé.

Technique. — On commence par placer sur l'abdomen une électrode spongieuse de 150 centimètres carrés environ que l'on prie le malade de tenir avec la main.

Le malade est placé ensuite dans la *position de Sims*.

Dans cette position, il est couché dans le décubitus latéral gauche (ou droit), le bassin surélevé par un coussin ; le membre inférieur reposant sur le lit est étendu, l'autre est en double flexion de la jambe sur la cuisse, de la cuisse sur le bassin et en rotation interne complète. De cette façon le périnée et l'orifice anal sont facilement visibles et accessibles.

(1) Zimmern, Éléments d'électrothérapie clinique, p. 169.

De la main *gauche* on relève la fesse qui n'est pas en contact avec le plan du lit et l'on prend dans la main *droite* une *électrode rectale*

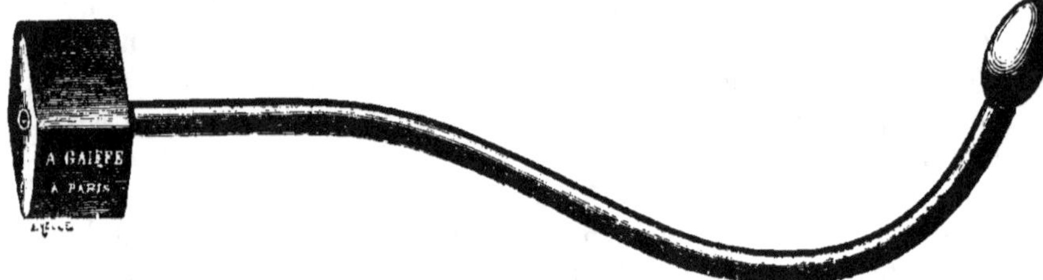

Fig. 235. — Électrode rectale ordinaire.

ordinaire (fig. 235), que l'on enfonce suffisamment de façon que l'olive conductrice terminale soit à mi-hauteur du sphincter.

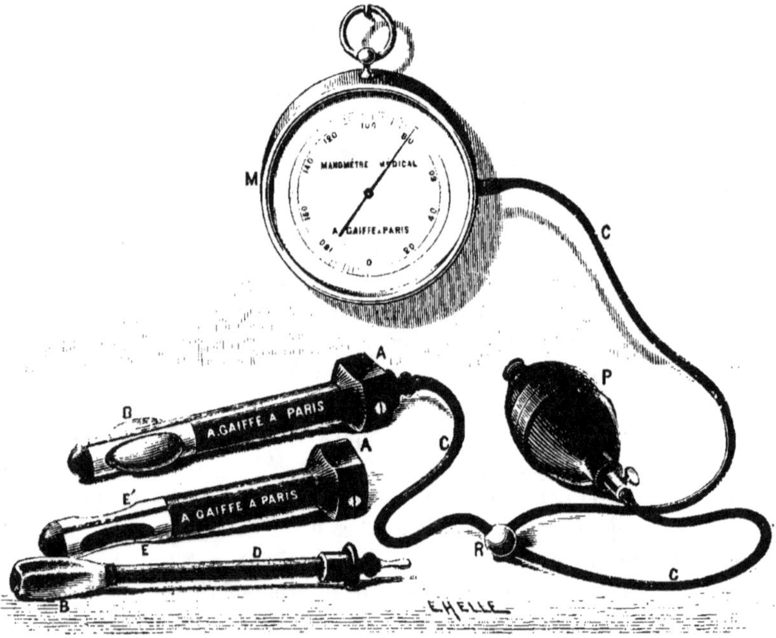

Fig. 236. — Électrode rectale manométrique du Professeur Bergonié.

A, cylindre extérieur à fenêtre en ébonite ; D, tube central avec B, son ballon ; P, poire en caoutchouc ; E, E', plaques métalliques recevant le courant ; C, C, tube de caoutchouc ; R, raccord à trois voies ; M, manomètre.

Cette électrode est reliée à l'autre pôle de l'appareil faradique. On lance alors le courant, que l'on rythme à l'aide du métronome, à raison de 20 à 30 oscillations du métronome à la minute. Le courant doit être assez énergique pour faire contracter énergiquement le sphincter. La *durée* de l'application est de dix minutes.

Au lieu de l'électrode représentée figure 235, on peut faire une électrode de fortune très convenable en enroulant deux ou trois couches de gaze hydrophile autour d'un fil de cuivre de fort calibre muni d'une borne pour attacher le fil conducteur.

Mais la meilleure des électrodes rectales, celle qui permet de suivre pas à pas les progrès de l'amélioration, est l'**électrode rectale manométrique** du professeur Bergonié.

Elle est constituée d'un cylindre creux en ébonite A qui porte en E et en E' les plaques métalliques où aboutit le courant. Ce cylindre reçoit un tube D, relié à un ballon de caoutchouc B. Lorsque l'électrode est mise en place dans le rectum, on gonfle à l'aide de la poire P le ballon de caoutchouc qui vient faire hernie de chaque côté du cylindre creux en ébonite par des fenêtres dont il est percé.

Comme le ballon se trouve relié à un manomètre M par l'ajutage R, on lit directement sur l'instrument la pression exercée sur le ballon par la contraction du sphincter à chaque excitation électrique.

Lorsqu'on possède cette électrode, il est bon de mesurer, *avant le traitement*, l'effort de la contraction du muscle sous l'influence de la volonté. A mesure que la tonicité revient, le chiffre indiqué par l'instrument augmente d'une façon progressive.

Direction du traitement. — Trois applications par semaine sont suffisantes dans la plupart des cas.

Résultats. — Ils sont rapides, en général. Dès les premières applications nous avons toujours vu les malades que nous avons soignés, accuser une amélioration très sensible. L'incontinence gazeuse disparaît complètement, de même que l'incontinence des matières.

HÉMORROIDES

Généralités cliniques. — Les hémorroïdes sont les varices des veines ano-rectales. Elles peuvent se diviser en hémorroïdes externes et en hémorroïdes internes.

Les *hémorroïdes externes* sont fréquentes chez les personnes sédentaires ; elles sont souvent liées à l'arthritisme et à la constipation. Elles s'accompagnent du *flux hémorroïdaire* périodique et de fissures ou de fistules.

Les *hémorroïdes internes* ont des causes analogues ; on relève encore dans leur étiologie la congestion du foie, la grossesse et les tumeurs du petit bassin.

Le traitement électrique est indiqué et efficace dans tous les cas où la cause des hémorroïdes n'est pas mécanique (grossesse ou tumeurs).

Traitement. — Doumer a préconisé pour le traitement des hémorroïdes les courants de *haute fréquence* et de *haute tension* qui sont produits à l'extrémité du solénoïde d'Oudin (p. 136), de la bobine de d'Arsonval (p. 132) ou de la spirale de Guilleminot (p. 133). Ces courants sont appliqués localement à l'aide d'*électrodes à manchon de verre*, d'*électrodes à vide de Mac Intyre*, d'*électrodes métalliques nues*.

Technique. — Les appareils étant bien réglés, on fait étendre le malade à proximité d'eux sur une chaise longue. Il doit adopter la position de Sims (Voy. plus haut : parésie du sphincter anal) ou le décubitus latéral simple, position « en chien de fusil », et avant de commencer quoi que ce soit, on *règle son moral*. Ce « réglage » est plus important encore que celui des appareils.

Il est utile de rassurer le malade, de le tranquilliser, de lui appli-

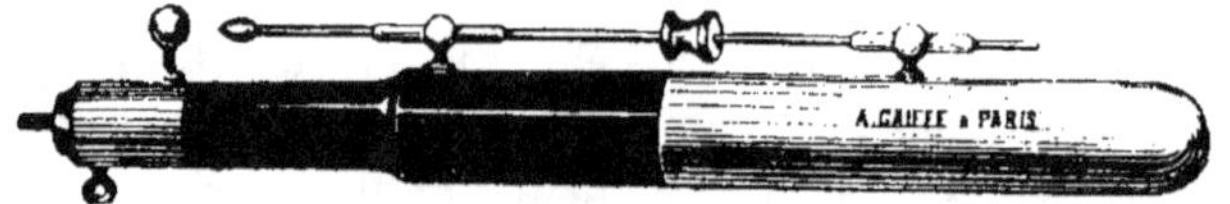

Fig. 237. — Excitateur réglable du Dr Bissérié.

quer même le courant sur la main pour lui montrer qu'il est inoffensif. « Que de cris, que de protestations, que de mouvements intempestifs même on évitera, si l'on a su calmer, par cette persuasion légitime et nécessaire, l'esprit d'un patient d'autant plus inquiet, qu'on opérera en dehors de la zone de ses regards ! » (Marque).

On *règle* alors les *appareils*. On monte sur l'excitateur réglable de Bissérié (fig. 237) une des *électrodes condensatrices* de Oudin ou de Nogier (fig. 149 et 150) ou une *électrode conique à vide* de Mac Intyre (fig. 118, 4) et on réunit l'excitateur à l'extrémité supérieure du résonateur de Oudin (fig. 157).

On sait que par le déplacement du curseur C (fig. 157) on augmente ou on diminue le débit de l'appareil. Pour ne pas donner un courant trop fort, on procède de la façon suivante.

On prend *à pleine main* l'électrode en verre et on règle le résonateur depuis l'intensité minima jusqu'au moment où l'on aperçoit une belle lueur violacée dans l'intérieur de l'électrode, en même temps que l'on éprouve dans la main une douce chaleur (1).

____

(1) Si l'on a fixé sur l'excitateur de Bissérié une électrode métallique [l'électrode-cône de Doumer (fig. 148)], on ne peut appliquer ce mode de réglage. On s'arrange alors de façon à faire *rendre le maximum* au résonateur.

Le réglage fait, on passe à l'application proprement dite.

Mise en place de l'électrode. — On *vaseline* l'électrode et on l'introduit dans l'anus. On facilite cette introduction en enjoignant au malade de pousser, comme s'il voulait aller à la selle, et en imprimant à l'électrode de petits mouvements de rotation.

Mais une difficulté sérieuse se présente ici. Comment mettre l'électrode en place sans désagrément pour le malade? Les appareils étant en activité, l'électrode reçoit le courant et une pluie de petites étincelles jaillit dès que l'électrode touche le patient. Voici la façon d'éviter ce petit accident dont l'effet moral pourrait être désastreux.

Le médecin prend *à pleine main* la partie *métallique* de l'excitateur qui sert de support *immédiat* à l'électrode de verre ou de métal ; il dérive ainsi par son corps la majeure partie du courant. Mais il n'arriverait pas, même ainsi, à supprimer toute étincelle au moment où l'électrode touchera le malade. Pour arriver au résultat, le médecin n'a qu'à mettre son client au même potentiel que lui, en appliquant la main qui ne tient pas l'électrode en un point quelconque de son corps. L'étincelle ne doit plus se produire et ne se produit plus en effet.

Application proprement dite. — L'électrode mise en place dans l'anus, le médecin relève de la main libre la fesse la plus élevée, de façon qu'elle ne vienne pas au contact de l'électrode. Il recule alors peu à peu les doigts sur l'excitateur réglable de Bissérié et, à l'aide du pouce (fig. 151), il éloigne peu à peu l'olive O de la sphère S. Il arrive un moment où tout le courant passe par l'électrode.

Si le malade vient à se plaindre d'une sensation de chaleur un peu trop forte, on ramène quelques instants au contact O et S et le courant s'écoule de nouveau dans le sol par la main de l'opérateur.

La durée de l'application est de cinq à six minutes.

Fin de l'application. — On ramène au contact l'olive O et la sphère S de l'excitateur. On glisse les doigts sur le manche de façon à saisir la partie métallique qui supporte l'électrode. Enfin, en maintenant toujours une main en contact avec le corps du patient, on retire peu à peu l'électrode.

Lorsque son extrémité est arrivée au niveau de la marge de l'anus, un brusque mouvement de recul l'éloigne des tissus. De cette façon encore on évite toute étincelle.

Accidents possibles. — Si l'on emploie une électrode de verre, deux accidents peuvent se produire : l'électrode peut *se percer* ou *se briser.*

La première éventualité ne doit pas effrayer. Si l'électrode se percé, toute la décharge passe par l'orifice minuscule créé dans le verre et le malade accuse une sensation très vive de piqûre cuisante. On la fait disparaître en rapprochant O de S; on retire l'électrode et on la change.

Si l'électrode *se brise*, l'accident est plus sérieux; des fragments de verre peuvent rester dans le rectum, d'où la nécessité d'une intervention chirurgicale dans certains cas. Quoique la rupture de l'électrode soit *très rare* (nous ne l'avons jamais constatée au cours de nombreuses applications), voici quelle serait la conduite à tenir dans ce cas. Le médecin, avant tout, **ne doit pas perdre la tête**. Il doit prévenir le malade qu'une partie de l'électrode s'est détachée et qu'il sera facile de l'extraire, s'il est docile. On injecte très doucement (1) dans le rectum 150 à 200 centimètres cubes d'huile d'olives, puis on dilate l'orifice anal avec un spéculum de vierge.

L'huile, en s'écoulant, ramène en général les fragments de verre. Si un fragment un peu gros restait à l'intérieur, on pourrait l'extraire avec une pince à longues branches.

On s'assure enfin, par un toucher rectal délicatement pratiqué, qu'aucun éclat ne subsiste ; on peut vérifier du reste le fait plus simplement, en cherchant à reconstituer l'électrode *par juxtaposition* des fragments extraits.

Mais, répétons-le, **cet accident est extrèmement rare** et on peut l'éviter complètement en coiffant les électrodes de verre d'un *doigt de caoutchouc*.

On peut encore avoir toute sécurité en employant exclusivement des *électrodes métalliques* (électrode-cône de Doumer).

Direction du traitement. — On fait généralement trois applications par semaine, mais il faut un certain tact pour régler les séances suivant les cas.

Doumer indique de *suspendre* le traitement pendant quinze jours à trois semaines, si après les cinq ou sept premières applications on ne constate pas de nouveaux progrès.

Pendant cette suspension, l'amélioration peut *se maintenir* ou *augmenter* ; elle peut aussi *ne persister que quelques jours*.

Dans les deux premiers cas, on attend la troisième semaine avant d'intervenir à nouveau ; dans le dernier, on recommence aussitôt les applications.

On continue ainsi par séries *alternées* de six à sept séances suivies de périodes de repos jusqu'à ce que la guérison se soit produite ou que l'amélioration n'avance plus.

______

(1) Pour ne pas refouler les morceaux de verre.

Il est bon de ne pas négliger comme *moyens auxiliaires* les recommandations suivantes. Le régime doit être surveillé de près et l'on doit prescrire une alimentation rafraîchissante où les *légumes* domineront. Les mets épicés, les liqueurs alcooliques seront proscrits. De petites promenades journalières seront utiles, mais elles ne seront jamais faites à cheval ou à bicyclette.

La *constipation* surtout sera évitée avec le plus grand soin. On la combattra non par des lavements ou des laxatifs, mais par le traitement électrique dont nous avons déjà parlé.

Résultats. — Les résultats sont d'autant plus rapides que la forme est *plus aiguë*. En deux ou trois séances on peut arriver à la guérison.

Dans les formes *chroniques*, l'action est moins rapide et moins certaine. Le traitement peut durer deux mois à deux mois et demi. Avec de la patience on obtient presque toujours de bons résultats.

Faisons remarquer, en terminant, que le traitement n'est pas douloureux et n'offre **aucun danger**.

FISSURE SPHINCTÉRALGIQUE

Généralités cliniques. — La fissure sphinctéralgique est une petite ulcération allongée cachée dans un des plis radiés de l'anus. La constatation de la fissure est parfois difficile, car l'anus n'est pas un orifice, mais un *canal* de 2 centimètres à 2 centimètres et demi de longueur. Or comme la petite plaie est douloureuse, le toucher rectal est très souvent impraticable. Nous rappellerons, après le Dr Marque, le **signe de Guyon** qui rendra les plus grands services pour le diagnostic. Si l'on promène la pulpe de l'index sur la marge de l'anus, en exerçant une légère pression, au moment précis *où l'on passe sur l'ulcération invisible* le malade ressent une douleur et cherche à fuir le doigt, en même temps le sphincter se contracte. La fissure siège le plus souvent à la partie postérieure de l'anus.

Que la fissure soit grande ou petite, elle s'accompagne *toujours* d'une douleur *au moment* de la défécation et surtout *après* cet acte. Cette douleur *tardive* permet le plus souvent de faire immédiatement le diagnostic de l'affection dont souffre le malade.

Au point de vue de l'intensité de la douleur, on peut distinguer deux *types cliniques* très nets :

1° La **forme tolérante** où la douleur est modérée et ne condamne pas le malade au repos ;

2° La **forme intolérante** qui s'accompagne de douleurs épouvantables. Gosselin dit d'elle en la décrivant : « petite lésion, grande douleur », et plusieurs malades avouent hautement que Dante a oublié de mentionner leurs tortures au nombre des supplices de son Enfer. La peur de la défécation qui réveille ces souffrances pousse les malades à manger de moins en moins. Leurs forces s'en vont et avec l'affaiblissement surviennent des désordres nerveux de tous genres (lypémanie, hypocondrie) qui se terminent parfois par le suicide.

Traitement. — On sait que les traitements ordinaires sont sans action sur la fissure sphinctéralgique. La petite plaie n'a *aucune tendance* à la cicatrisation. La chirurgie obtient d'assez bons résultats par la dilatation forcée, mais l'opération présente des dangers sérieux et peut être suivie d'une incontinence assez longue des matières et des gaz.

Les courants de haute fréquence possèdent au contraire une *action remarquable* sur cette affection et n'offrent que des avantages au point de vue de la santé générale. Leur emploi *s'impose* donc d'une façon systématique.

Technique. — Elle est exactement la même que pour le traitement des hémorroïdes. Nous ne reviendrons donc pas sur le mode opératoire, mais nous indiquerons ici quelques considérations de détail qui ont leur importance.

L'introduction de l'électrode dans le cas de la fissure sphinctéralgique demande un redoublement de précautions de la part du médecin. Le malade redoute la terrible douleur qui le guette et que le moindre contact réveille. Il faut donc se garder d'introduire de force l'électrode à travers le sphincter contracté. On met l'extrémité de l'électrode en contact avec la muqueuse anale puis, à l'aide du pouce, on éloigne légèrement O de S sur l'excitateur de Bissérié. Un faible courant passe alors par l'électrode et anesthésie les tissus à son contact.

Une douce pression sur l'électrode facilite son introduction sans douleur ; un badigeonnage à la cocaïne n'aurait pas un effet plus analgésique que le courant.

Pour réussir, il faut réaliser ces trois conditions : anesthésier la muqueuse, presser sur elle, et savoir attendre.

Si même l'introduction complète de l'électrode était incomplète à la première séance, il faudrait se garder de faire souffrir le malade pour l'enfoncer plus profondément. Le médecin doit avoir la main extrêmement délicate : le malade lui en saura gré.

À la fin de l'opération, on doit procéder à une **asepsie** rigoureuse de l'électrode pour éviter tout danger de transmission de maladie. On se trouvera bien d'utiliser les *électrodes interchangeables personnelles* que nous avons décrites à la page 141. Elles nous ont toujours rendu les plus signalés services.

Lorsqu'on a un certain nombre d'électrodes à stériliser, on les fait *bouillir* pendant quinze minutes dans de l'eau ordinaire, puis après les avoir laissé sécher, on les *flambe* soigneusement.

Direction du traitement. — Dans les cas très douloureux, il est utile de faire des séances *quotidiennes*. Après une amélioration sensible, on ne fait plus qu'une application tous les deux jours.

Le chiffre moyen des applications pour arriver à la guérison est de 8 à 12. Dans quelques cas rares, on sera obligé d'aller à 20 ou à 25.

Résultats. — Dans un remarquable travail publié sur la question, le D' Marque donne une proportion de 6 p. 100 seulement d'insuccès dans les cas de fissure sphinctéralgique. Plusieurs des malades suivis pendant deux ans et plus n'avaient pas eu de rechute. Ces beaux succès ont été confirmés par les divers électrothérapeutes de tous les pays.

PRURIT ANAL

Généralités cliniques. — Le prurit anal peut être idiopathique ; il est le plus souvent symptomatique et dépend de causes soit locales, soit générales.

Les affections qui peuvent donner du prurit sont multiples : l'eczéma, l'herpès, les oxyures, la blennorragie, les hémorroïdes, le défaut de soins de propreté.

On peut citer, parmi les causes générales, la goutte, le diabète, le brightisme, la syphilis, les affections hépatiques.

On courrait à des échecs certains si l'on ne faisait pas très exactement le diagnostic causal, et si on ne combattait pas ensuite la cause par les moyens appropriés.

L'électricité joue surtout ici le rôle d'une *médication locale*. Elle peut cependant rendre les plus grands services.

Traitement. — Dans les cas de prurit anal bien localisé et sans réaction cutanée ni lichénification, on emploiera les *courants de haute fréquence* (Leredde). L'application est intra-anale et se fait en suivant exactement la technique décrite pour le traitement des hémorroïdes.

S'il s'agit de prurit *purement externe* et localisé à la marge de l'anus, on pourra se contenter de l'*effluve de haute fréquence* ou du souffle *statique*, comme nous le verrons plus loin au traitement des prurits en général.

Résultats. — Après une série de séances de douze à quinze minutes, prolongées même jusqu'à trente minutes dans le cas de souffle statique et répétées *trois fois par semaine*, on obtient en général d'assez bons résultats. Le traitement est parfois long et on note d'assez fréquentes récidives. Quelques cas, rares il est vrai, ne sont pas influencés.

CHAPITRE VI

MALADIES DE L'APPAREIL RESPIRATOIRE

Nous nous bornerons à trois affections dans lesquelles l'électricité a déjà fait ses preuves : la coqueluche, la paralysie du diaphragme et la pleurésie sèche.

COQUELUCHE

Généralités cliniques. — Les symptômes de la coqueluche sont assez connus pour qu'il ne soit pas nécessaire d'y revenir ici. Il faut retenir seulement des recherches qui ont été faites sur cette affection, qu'elle est très probablement d'origine microbienne : on a isolé le *bacillus tussis convulsivæ*.

Les nombreux traitements préconisés pour guérir cette maladie de l'enfance montrent qu'on est loin de connaître le remède vraiment spécifique. On peut cependant la juguler en peu de temps par les *inhalations d'ozone* (Bordier).

Traitement. — Pour produire l'air ozonisé nécessaire au traitement de la coqueluche, on s'adressera à de puissants appareils. Bordier a montré que l'ozone produit par les machines statiques est en trop petite quantité pour jouir de propriétés thérapeutiques.

On utilise un des *appareils de haute fréquence* que nous avons fait connaître dans la partie technique et on le dispose pour la *haute tension*. Soit l'appareil d'Oudin : on sait qu'à l'extrémité de l'inducto-résonateur se produisent de très beaux effluves qu'accompagne un fort dégagement d'ozone.

On fait asseoir dans un fauteuil le petit malade et on amène à 20 centimètres de distance de son nez et de sa bouche un balai de fils métalliques relié à l'extrémité du solénoïde résonateur. Le malade doit respirer l'air ozonisé par le nez et la bouche.

Si l'on dispose d'un *ventilateur électrique*, on peut employer une technique meilleure. On fabrique, avec une feuille de carton paraffiné, un *entonnoir* dont la grande base a 50 centimètres de diamètre et la petite de 5 à 6. On place ce grand cornet sur un support, la petite ouverture au niveau de la bouche et du nez du malade.

A l'arrière du cornet on dispose le petit balai de fils métalliques relié au résonateur et à quelque distance de lui le ventilateur. Balai métallique et ventilateur doivent se trouver sur le prolongement du grand axe de l'entonnoir.

Lorsque tous les appareils sont en activité, un courant d'air ozonisé s'échappe de l'entonnoir et vient baigner la figure du patient.

La dose thérapeutique maxima d'ozone est, d'après Bordier, de 3/10 de milligramme par litre d'air. Il est difficile de faire le dosage de l'agent actif avec les dispositifs que nous venons d'indiquer. Mais, avec une bobine de Ruhmkorff de 25 centimètres d'étincelle et une intensité de courant ou primaire de 9 à 10 ampères, on reste au-dessous de la dose de $0^{mgr},3$ par litre d'air, pourvu du moins qu'une bonne ventilation soit assurée.

Direction du traitement. — Les applications sont *quotidiennes* et leur durée de cinq à dix minutes. On commence par des séances de cinq minutes et, à la troisième, on porte cette durée à dix minutes. Le traitement est continué, sans interruption, jusqu'à la guérison.

Résultats. — Alors que la durée de la coqueluche est ordinairement de deux à trois mois, Bordier et Vernay ont montré qu'on pouvait supprimer complètement les quintes en deux ou trois semaines de traitement.

PARALYSIE DU DIAPHRAGME

Généralités cliniques. — La paralysie du diaphragme peut se produire à la suite de pleurésies, de péritonites ou de névrites du nerf phrénique. Elle est en général augmentée par le moindre effort, c'est donc une paralysie paroxystique.

Le diagnostic d'une semblable paralysie peut être fait par la radioscopie. Guilleminot a indiqué que, chez les sujets atteints de cette affection, « le diaphragme, au lieu de s'abaisser pendant l'inspiration, s'élève au contraire légèrement sous l'appel du vide thoracique lorsque la paralysie est complète. On peut donc dire que l'incursion diaphragmatique normale est de plus en plus faible avec les progrès de la maladie et qu'elle devient inverse dans la paralysie confirmée et complète ».

Traitement. — On traite la paralysie du diaphragme par le *courant galvano-faradique* appliqué de la façon suivante :

Après avoir réalisé le montage *en tension* de la source galvanique et de la source faradique (fig. 63) on relie le pôle — galvanique à une petite électrode-tampon de 5 centimètres de diamètre que l'on place sur le trajet du nerf phrénique, au-dessus de la clavicule sur le bord externe du sterno-mastoïdien. L'électrode indifférente, de 150 centimètres carrés, reliée au pôle + faradique est placée au niveau du creux épigastrique.

On emploie 5 à 10 milliampères de courant galvanique et une assez forte intensité faradique pour obtenir une sensation presque douloureuse sous les électrodes.

Un métronome interrupteur, placé dans le circuit, rompt le courant d'une façon périodique une fois toutes les deux secondes. La durée de la séance est de dix minutes et l'on fait trois applications par semaine.

Résultats. — Lorsque le diaphragme reprend ses fonctions normales, l'air pénètre avec force dans les poumons, les dernières côtes se dilatent et la main appliquée sur la paroi latérale du thorax permet de se rendre un compte exact de l'action du muscle.

Ce résultat est obtenu plus ou moins vite, mais il faut compter sur une moyenne de douze à quinze séances.

PLEURÉSIE SÈCHE

Généralités cliniques. — Dans les formes *chroniques* de la pleurésie, les deux feuillets de la plèvre se soudent souvent d'une façon plus ou moins complète. On a de fausses membranes organisées qui donnent lieu à la *pleurésie sèche avec frottements*, à la *symphyse pleurale* ou tout au moins à des *pleurites* douloureuses.

Radiodiagnostic. — L'examen radioscopique, fait avec des rayons peu pénétrants, permet de se rendre compte, d'une façon exacte, de l'étendue des adhérences et de se faire, d'après leur opacité, une idée de leur importance.

Traitement. — Le traitement de la pleurite douloureuse, de la pleurésie sèche et de la symphyse pleurale est celui que nous avons exposé plus haut à propos du traitement de la scoliose (Voy. traitement *causal* de la scoliose, p. 373).

Résultats. — Les résultats sont excellents et les nombreuses observations du Professeur Leduc ont été confirmées par tous les médecins qui ont appliqué rigoureusement sa technique.

CHAPITRE VII

MALADIES DE L'APPAREIL GÉNITO-URINAIRE CHEZ L'HOMME

Parmi toutes les maladies de l'appareil génito-urinaire, chez l'homme, nous envisagerons seulement le traitement des paralysies vésicales, de l'incontinence d'urine, des rétrécissements de l'urètre, de la névralgie du testicule et de l'impuissance.

PARALYSIES VÉSICALES

Généralités cliniques. — Lorsque le corps de la vessie est paralysé et que le sphincter du col l'est également, on constate en général de l'*incontinence d'urine*.

Mais le corps de la vessie peut être paralysé alors que le sphincter ne l'est point ou ne l'est plus, on a alors de la *rétention d'urine*.

Cette dissociation assez fréquente de la paralysie du corps et du col de la vessie tient à la nature différente de leur innervation : *plexus sacré* pour le corps et *plexus sympathique* pour le sphincter du col.

Si la paralysie vésicale se présente chez un syphilitique, il faut penser à un tabes en évolution et instituer immédiatement un traitement de l'affection générale.

Traitement. — On peut traiter la paralysie vésicale de deux façons différentes.

S'il s'agit de paralysie vésicale due à des lésions des centres nerveux, Courtade conseille d'employer la **galvanisation**. On place une électrode spongieuse entre les cuisses du malade, de façon à bien mouler le périnée, et on prend comme deuxième électrode une électrode-rouleau. L'application est faite d'une façon *labile* (on promène le rouleau sur la région dorso-lombaire). L'intensité à employer varie entre 15 et 25 milliampères. Pour éviter les escarres, on *renverse* le sens du courant toutes les deux minutes.

La durée de l'application est de quinze minutes et le nombre des séances de trois à quatre par semaine.

On termine l'application par la **faradisation** négative au rouleau de la région dorso-lombaire et abdomino-crurale. Le pôle + de la bobine *à gros fil* est relié à l'électrode périnéale. L'application est de cinq minutes.

Dans les autres cas de paralysies vésicales, on procède à la **faradisation intra-vésicale**. Pour cela, on commence, avec les précautions d'asepsie et d'antisepsie ordinaires, à injecter dans la vessie 250 à 300 centimètres cubes d'eau salée à 7 p. 1000.

On introduit alors dans le canal de l'urètre une sonde isolée terminée par une olive métallique qu'un conducteur isolé permet de réunir au pôle négatif d'une bobine *à gros fil*.

Après avoir placé sur la région lombaire une électrode spongieuse reliée au pôle + de l'appareil faradique, on lance le courant, qui doit être modéré et rythmé.

La durée de l'application est de cinq à six minutes. On fait généralement une séance par jour.

Résultats. — La guérison de la paralysie vésicale peut être obtenue, même chez des tabétiques syphilitiques (Tovolgyi).

INCONTINENCE D'URINE

Généralités cliniques. — La cause de l'incontinence d'urine n'est pas encore bien connue. Les avis varient suivant les auteurs. Pour Guyon, elle serait due à l'*atonie du sphincter externe*; pour Janet, il existerait en dehors de cette variété une *incontinence psychopathique*; pour Guinon, l'incontinence est comme un *stigmate d'hérédité nerveuse* et tient à un déséquilibre du système nerveux; pour Lewis Jones enfin, l'incontinence est due à l'absence de contrôle cérébral des centres automatiques lombaires.

Ce qui semblerait donner raison à la dernière théorie, du moins pour les incontinences purement nocturnes, c'est le sommeil *lourd* dont sont atteints les petits malades. Or, le sommeil lourd ressemble à l'état comateux pendant lequel les centres médullaires sont privés des actions frénatrices et inhibitrices venues du cerveau.

Chez l'*enfant*, l'incontinence est surtout *nocturne*.

Chez l'*adulte*, l'incontinence est en général *nocturne* et *diurne*, parfois *diurne* seulement. C'est chez l'adulte que la théorie de l'atonie sphinctérienne est le plus souvent applicable.

Traitement. — Le traitement doit être envisagé: 1° chez l'enfant; — 2° chez l'adulte.

1° *Traitement chez l'enfant*. — Nous ne parlerons que pour mémoire de la faradisation intra-urétrale.

L'enfant est trop craintif et exécute des mouvements trop brusques pour qu'on puisse sans danger glisser une sonde dans l'urètre. Les méthodes de traitement seront donc purement externes et auront pour objet, par des excitations douloureuses, de stimuler la région périnéale (ou vulvaire).

On utilise, le plus souvent, le **courant faradique de quantité**. On place d'abord sur la région lombaire une électrode spongieuse de 100 centimètres carrés que l'on relie au pôle positif de la bobine, puis on applique sur le périnée (ou sur la vulve, selon le sexe) une petite électrode constituée par un crayon de charbon sur lequel on a enroulé une couche de coton hydrophile que l'on recouvre d'une enveloppe de gaze. Cette dernière électrode est reliée au pôle négatif.

L'intensité du courant à employer doit être assez élevée pour être légèrement douloureuse.

La durée de l'application est de sept à huit minutes.

On termine l'application par une cinquantaine de chocs faradiques réglés au métronome.

Au cas où cette méthode échouerait, on utiliserait le **courant faradique de tension**, de façon indirecte. Le procédé consiste à placer une électrode lombaire reliée à l'un des pôles de la bobine *à fil fin* et à relier l'autre pôle à une électrode-rouleau. On électrise alors d'une façon *labile* les régions abdominale antérieure et latérale ainsi que la partie antéro-supérieure et la partie interne des cuisses. Les intermittences du trembleur doivent être rapides et la durée de l'application de dix minutes.

Le *nombre des séances* est de trois à quatre par semaine et l'on continue jusqu'à guérison. Une très notable amélioration doit être manifeste dès la cinquième ou sixième séance.

2º *Traitement chez l'adulte*. — Chez l'adulte, on vise à donner au sphincter externe la tonicité qui lui manque et, en même temps, à rétablir l'équilibre normal des réflexes de la miction. On peut utiliser soit la *méthode de Guyon*, soit la *méthode de Bordier*.

A. Méthode de Guyon. — On commence par placer sur la région abdominale antérieure, ou mieux sur la région dorso-lombaire, une électrode spongieuse qu'on relie au pôle + d'une bobine d'induction à *gros fil* secondaire. Ensuite, avec les minutieuses *précautions aseptiques* d'usage, on introduit dans l'urètre une électrode reliée au pôle —. Cette *électrode urétrale* est constituée par une tige métallique soigneusement isolée dans toute sa longueur et portant une olive métallique à l'extrémité. L'olive est légèrement renflée à sa base.

On pousse l'olive de façon à la faire pénétrer dans la vessie, puis on la retire peu à peu jusqu'à ce que la partie renflée vienne prendre contact avec le sphincter. A ce moment, on lance le courant, qui ne doit pas être désagréable pour le malade. Un métronome rythme le courant, à raison de deux interruptions par seconde.

Les séances durent six à huit minutes et sont répétées tous les jours. A mesure que l'on constate une amélioration, on espace les séances pour n'en plus faire que trois par semaine (1).

B. Méthode de Bordier. — Cette méthode repose sur l'emploi de la *franklinisation hertzienne*. On dispose la machine statique ainsi que l'indique le schéma de la figure 194 et l'on place auprès d'elle le malade étendu sur une chaise longue *non isolée*. On place, comme dans la méthode précédente, une électrode intra-urétrale.

On met ensuite la machine en marche et on rapproche les boules B et B' de l'excitateur (fig. 116) jusqu'à ce qu'il se produise 7 à 10 étincelles par seconde.

On approche alors l'excitateur à manche isolant (relié à l'armature de la bouteille de Leyde suspendue au collecteur positif de la machine de l'électrode urétrale. La chaîne du second condensateur doit traîner sur le parquet.

A chaque étincelle entre les boules B et B' le sphincter se contracte d'une façon énergique et nullement douloureuse.

La *durée* de l'application est de cinq minutes; les séances doivent être biquotidiennes pendant les trois premiers jours; les jours suivants, on ne fait plus qu'une séance.

Résultats. — Pour obtenir un bon résultat, il faut, pour l'incontinence d'urine comme pour toutes les autres maladies en général, commencer par supprimer la cause si on la connaît (phimosis, polypes de l'urètre, oxyures, vulvite, ou chercher à la modifier (étroitesse du méat, tuberculose de la vessie, accumulation du smegma sous le prépuce, excès d'acide urique dans l'urine).

Les statistiques du traitement électrique donnent une moyenne de 60 à 65 p. 100 de guérisons. Très souvent la guérison se produit *entre la première et la troisième séance.*

RÉTRÉCISSEMENTS DE L'URÈTRE

Généralités cliniques. — On désigne sous le nom de rétrécissements de l'urètre la diminution *progressive* et *permanente* du canal urétral.

----

(1) Si l'incontinence était due à une *irritabilité vésicale*, cette méthode ne donnerait aucun résultat satisfaisant. Il faudrait agir alors comme nous l'avons vu pour les paralysies vésicales. On emploierait le courant galvanique, avec électrode positive intravésicale et électrode négative abdominale. L'intensité serait de 10 à 12 millimètres pendant 15 minutes.

Les rétrécissements sont le plus souvent consécutifs à une lésion inflammatoire *blennorragique* ; ils peuvent être *cicatriciels* à la suite d'une rupture de l'urètre, ou *rétractiles* à la suite d'ulcérations.

Nous aurons plus particulièrement en vue les rétrécissements consécutifs à la blennorragie. Leur siège est dans la région périnéo-bulbaire ; ils sont multiples ; ils ont la forme de brides ou de couloirs effilés.

Indications du traitement électrique. — Le traitement habituel des rétrécissements urétraux est la *dilatation progressive*

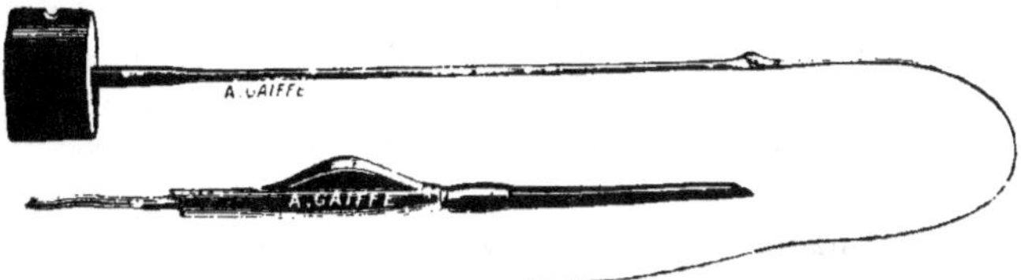

Fig. 238. — Appareil pour l'électrolyse linéaire (1).
On remarque la saillie formée par la lame métallique sur le conducteur isolé. En bas, lame grossie pour bien montrer sa forme.

simple. On ne substituera à ce procédé le traitement électrique que dans deux cas :

1º Lorsque le cathétérisme a *cessé d'agir* et qu'on ne peut pas dilater plus avant le canal urétral ;

2º Lorsque, pour une raison urgente, il faut rendre *rapidement* à l'urètre son calibre normal.

A ces deux indications la chirurgie offre un remède : *l'urétrotomie interne*, mais, de l'avis impartial de nombreux spécialistes, il résulte que le procédé chirurgical est inférieur au procédé électrique.

L'urétrotomie interne, avec l'urétrotome de Maisonneuve, donne des résultats *immédiats* brillants. L'opéré « pisse à plein canal » et peut se croire débarrassé de l'affection dont il souffre, mais les résultats *à distance* sont souvent bien différents. Au niveau de la section s'organise un tissu scléreux de cicatrice et la récidive se produit.

Traitement. — Le traitement des rétrécissements urétraux par l'électricité consiste dans l'emploi des phénomènes électrolytiques produits par le courant galvanique.

Il existe *deux grandes méthodes* d'électrolyse urétrale :

1º L'électrolyse linéaire (Jardin et Fort) ;

2º L'électrolyse circulaire (Newmann).

Nous les étudierons successivement aussi bien au point de vue technique qu'au point de vue de leur valeur relative.

(1) Modèle du Dr Dève à lame métallique en platine large.

1º *Électrolyse linéaire*. — L'électrolyse linéaire consiste à sectionner le rétrécissement, *en un point*, à l'aide du courant continu.

L'appareil utilisé pour cette opération ressemble à l'urétrotome de Maisonneuve en ce sens qu'il porte, ainsi que l'indique la figure 238, une lame triangulaire métallique à bords mousses fixée à un conducteur isolé. C'est ce conducteur que l'on introduit dans l'urètre jusqu'à ce que la lame vienne rencontrer le rétrécissement.

On place alors une électrode indifférente en un point quelconque du corps; on la relie au *pôle positif* de la source galvanique. Quant à l'électrode intra-urétrale, elle est réunie au *pôle négatif*.

On élève rapidement l'intensité jusqu'à 20, 30 et même 50 milliampères, tout en exerçant une légère pression sur la lame qui franchit *très rapidement* le rétrécissement. On provoque ainsi une *véritable section* des tissus sclérosés : le procédé n'est donc qu'une **urétrotomie interne électrolytique**.

Cette méthode doit être abandonnée. Elle présente tous les inconvénients de l'urétrotomie interne, elle ne prévient pas davantage les récidives et peut occasionner, en plus des hémorragies, des infections et des phlegmons si des précautions d'asepsie et d'antisepsie rigoureuses n'ont pas été prises.

C'est peut-être cette méthode qui a injustement discrédité l'électrolyse dans l'esprit des meilleurs chirurgiens.

2º *Électrolyse circulaire*. — Tout autre est la méthode de l'électrolyse circulaire. Il n'est pas question ici de franchir en une séance le rétrécissement : on emploie une méthode de douceur.

On n'utilise plus les actions caustiques du courant, mais son action dissolvante, *sclérolytique*. On se souvient qu'autour du *pôle négatif* sont mis en liberté par le courant galvanique des ions alcalins (Na, K dans les tissus). Ce sont là les effets *primaires* de l'électrolyse (1). Ces ions, en présence de l'eau contenue dans les cellules, donnent des bases alcalines, particulièrement de la soude (*effets secondaires*). Ces bases, enfin, en diffusant dans les tissus périphériques, provoquent des phénomènes nécrobiotiques qui sont *lents* si la production de la soude a été lente, autrement dit si l'*intensité* du courant a été *minime*. Le *ramollissement* des tissus en contact avec l'électrode négative (*effet tertiaire*) en est la conséquence.

Avant de procéder à l'électrolyse circulaire, il faut se procurer des électrodes intra-urétrales. Ce sont les *sondes de Newmann*. Les sondes de Newmann sont constituées par des olives métalliques (2) portées par

---

(1) Voir page 169 : Action du courant galvanique.

(2) Indépendamment des olives, il existe encore des sondes de Newmann à gland et des sondes à olives perforées permettant l'introduction d'un conducteur.

un conducteur isolé. A l'extrémité opposée à l'olive se trouve une borne qui reçoit le fil souple amenant le courant. Le diamètre des olives peut varier du numéro 5 au numéro 30 de la filière Charrière.

Technique de l'électrolyse circulaire. — Toute intervention doit d'abord être précédée d'une **exploration de l'urètre**. Pour la pratiquer, on choisit un petit explorateur à boule et on l'introduit délicatement dans le canal de façon à avoir une idée très nette du *siège* des rétrécissements, de leur *nombre*, de leur *degré* et de leur *forme*. On note le numéro du plus gros explorateur qui peut franchir le rétrécissement le plus serré.

On prend alors une sonde de Newmann *un peu plus grosse* que l'explorateur (deux à trois numéros au-dessus), on l'introduit dans l'urètre jusqu'à ce qu'elle vienne buter contre le rétrécissement. On la réunit alors au pôle — de la source galvanique.

Après avoir placé sur l'abdomen une électrode spongieuse indifférente de 150 centimètres carrés reliée au pôle +, on lance le courant et on élève *peu à peu* l'intensité jusqu'à 3 ou 4 milliampères.

La sonde olivaire de Newmann maintenue en léger contact avec

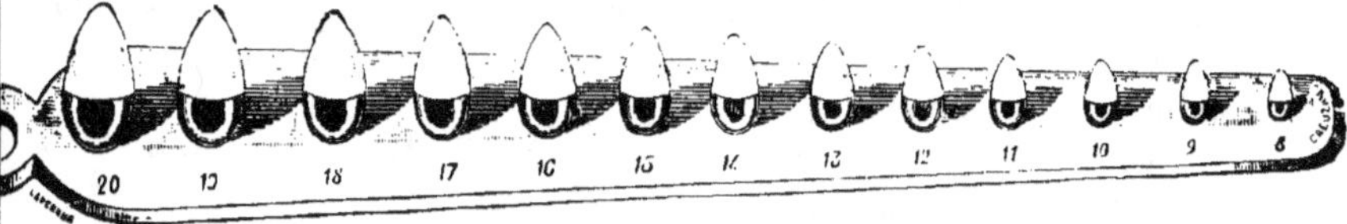

Fig. 239. — Série d'olives électrolytiques de Debédat. — La partie antérieure est en ivoire, la partie postérieure est métallique.

le rétrécissement ne tarde pas à le franchir. Le temps nécessaire peut varier de cinq à dix minutes.

On arrête alors le courant, on retire la sonde et avec la même technique on essaie de passer un ou deux numéros supérieurs. La *première séance est terminée*.

Après un repos variant entre une et deux semaines, on renouvelle l'application en commençant par le numéro au-dessus du plus fort qui a passé dans la séance précédente.

On considère le traitement comme terminé lorsqu'une sonde de 7 millimètres de diamètre (n° 21 de la filière Charrière) (1) passe librement dans toute la longueur du canal. La durée du traitement est de quatre à huit séances.

MODIFICATIONS A LA MÉTHODE DE NEWMANN. — Dans l'intention de rendre la technique plus aisée, plusieurs expérimentateurs ont

(1) Les numéros de la filière Charrière croissent *par tiers* de millimètre et vont du n° 1 (1/3 de millimètre) au n° 30 (10 millimètres).

modifié les olives de Newmann. Debédat utilise des olives (fig. 239)
dont la partie antérieure est isolante (os ou ivoire) et la partie
postérieure métallique. Vernay place à l'avant la partie métallique
et à l'arrière la moitié isolante.

Avec les olives de Vernay on opère exactement comme dans la
méthode de Newmann ; avec les olives de Debédat on franchit *d'abord*
le rétrécissement sans donner le courant ; on procède à l'électrolyse
en retirant la sonde (traitement des rétrécissements en valvule).

Dans les cas difficiles, on se trouvera bien d'utiliser à la place de
ces diverses sondes les **bougies électrolytiques de Bordier**. Ces
bougies urétrales comprennent les numéros 4, 6, 8, 10, 12, 15, 18,
21 de la filière Charrière.

« Chaque bougie électrolytique est formée d'une bougie ordinaire
sur laquelle a été sertie une bague métallique de 5 millimètres de
hauteur ; la bague est arrêtée à 6 centimètres de l'extrémité de la
bougie au moyen d'une goupille à laquelle est fixé un fil de cuivre
fin qui sert à faire communiquer la bague avec une borne encastrée
à l'autre extrémité. L'épaisseur de la bague, quoique faible, fait une
légère saillie sur la surface de la bougie » (Bordier). La disposition
schématique est exactement celle de la bougie œsophagienne du
même auteur (Voy. p. 390).

On opère avec les bougies électrolytiques de Bordier comme avec
les sondes de Newmann.

Précautions anté et post-opératoires. — Si l'on veut éviter
des accidents inflammatoires ou des complications septiques, il est
de toute nécessité de prendre, avant toute électrolyse, les mêmes
précautions que pour une urétrotomie interne : désinfection
minutieuse du gland et de l'urètre par des lavages à l'eau boriquée
ou à la solution de permanganate faible, asepsie *parfaite* de l'électrode
urétrale (sonde ou bougie), nettoyage chirurgical des mains de
l'opérateur.

L'anesthésie du canal par la cocaïne ou la stovaïne est absolument
inutile, car l'opération n'est aucunement douloureuse. Chez les sujets
très pusillanimes, on pourra cependant instiller dans l'urètre,
cinq minutes avant l'intervention, un centimètre cube et demi d'une
solution de chlorhydrate de cocaïne au centième.

Pour faciliter la pénétration de la sonde dans l'urètre, il est bon
de plonger son extrémité, au moment de l'opération, dans un tube à
essai contenant de l'huile d'olives ou de l'huile de vaseline *stérilisées*.

Les sondes et les bougies, après chaque intervention, seront
soigneusement essuyées avec de la gaze iodoformée, puis plongées
dans des tubes de verre contenant une *solution phéniquée* forte à

20 p. 1000 (préparée avec de l'eau bouillie). Au moment de s'en servir, la sonde sera débarrassée de son eau phéniquée (qui est caustique) par un essuyage au moyen d'un tampon de ouate imbibé d'eau ordinaire stérilisée.

Direction du traitement. — Il est bon de ne pas rapprocher trop les séances. Nous avons dit plus haut qu'il faut les espacer de huit à quinze jours.

Après chaque application le malade peut vaquer à ses affaires sans crainte. Il faudra cependant interdire temporairement le cheval et la bicyclette.

Résultats. — Newmann affirme qu'après trente années de pratique il n'a pas eu besoin de recourir une seule fois à l'urétrotomie interne. En France, Desnos, au bout de treize ans d'expérience, arrive aux mêmes conclusions.

La méthode n'offre **aucun danger** et rétablit le calibre de l'urètre *sans le léser*. Desnos a montré en effet « qu'après les séances, on ne constate pas à l'urétroscope de lésions sur les régions qui ont été soumises à l'action du courant, et l'urètre traité ne diffère que fort peu de l'urètre normal. On trouve tout au plus quelques taches blanches ou jaunâtres sur les parois de l'infundibulum, et il faut véritablement savoir que l'urètre a été électrolysé *pour s'apercevoir d'une différence d'avec l'aspect* physiologique » (1).

NÉVRALGIE DU TESTICULE

Traitement. — Nous avons indiqué plus haut l'action heureuse que le courant galvanique, convenablement appliqué, pouvait avoir sur les manifestations névralgiques diverses. Le traitement est très efficace pour la névralgie du testicule. On l'applique de la façon suivante.

On façonne avec de la ouate et de la gaze mouillées une sorte d'électrode concave entourant le testicule douloureux. On place par-dessus une lame d'étain munie d'une borne que l'on relie au pôle + de la source galvanique.

L'électrode indifférente, spongieuse, a 150 centimètres carrés ; on la place dans la région lombaire et on la relie au pôle négatif.

On élève progressivement et *sans secousse* l'intensité jusqu'à 20, 25, 30 milliampères et on laisse passer le courant pendant quarante-cinq minutes environ.

Les applications sont renouvelées tous les jours.

(1) ZIMMERN, Électrothérapie clinique, p. 272.

Résultats. — Les résultats sont bons et la guérison est rapide lorsqu'il s'agit effectivement d'une névralgie du testicule.

IMPUISSANCE

Généralités cliniques. — L'impuissance sexuelle est l'impossibilité pour l'homme de pratiquer la copulation. Cette impuissance peut reconnaître plusieurs causes. Lutzenberger (de Naples) en distingue trois principales :

1° L'impuissance par *lésion organique* soit des organes génitaux, soit des centres nerveux dont ils dépendent (lésions de la moelle, tabes, paralysie progressive) ;

2° L'impuissance par *perturbation dans l'état général* du sujet. Cette perturbation peut être causée par des *poisons* (morphine, bromures, iode, acide salicylique, tabac, alcool), par des *infections graves*, ou par le diabète, l'obésité ;

3° L'impuissance *de cause nerveuse*.

Si le malade rentre dans la *première catégorie*, l'électricité a très peu de chances de l'améliorer ; s'il appartient à la *seconde*, l'électricité n'a de chances d'agir que si elle peut modifier l'état général. Dans la *troisième catégorie*, au contraire, un traitement électrique bien appliqué peut rendre les plus grands services.

Traitement. — On peut se servir soit du courant galvanique, soit du courant faradique, soit de l'électricité statique.

Courant galvanique. — Il y a deux méthodes bien distinctes : celle de Tripier et Apostoli et celle de A. Malherbe.

Méthode de Tripier et Apostoli. — Elle consiste à galvaniser la *moelle* en utilisant de fortes intensités.

On place deux larges électrodes spongieuses rectangulaires le long de la colonne vertébrale du malade ; la négative est placée sur le cou et les épaules, la positive sous le sacrum et la région fessière.

La surface des électrodes est de 250 centimètres carrés.

Le malade doit être *couché* sur le dos pour éviter que l'eau ne gagne la partie la plus déclive des électrodes, ce qui occasionnerait des escarres.

L'intensité est amenée progressivement à 100 et même 150 milliampères et est maintenue pendant trente minutes à ce chiffre.

Les séances sont répétées trois fois par semaine.

Méthode de Malherbe. — La méthode de Malherbe s'applique surtout aux neurasthéniques impuissants. Elle consiste dans l'excitation des *points génitaux* du nez. Nous l'avons vue plus haut (p. 357) à propos du traitement de la neurasthénie ; nous n'y reviendrons pas.

Courant faradique. — On peut compléter l'action du courant galvanique en employant en même temps le courant faradique de *tension*.

Si l'on veut agir sur les centres nerveux de la moelle, on met une électrode indifférente dans la région lombaire, l'autre électrode est constituée par le pinceau de Duchenne. Pour exciter le *centre de l'érection*, on promène le pinceau sur la face postéro-interne de la cuisse jusqu'au genou; pour exciter les *centres de l'éjaculation* on se contente de le promener sur le scrotum et sur la région périscrotale.

Les séances sont faites une fois tous les deux jours.

Franklinisation. — L'électricité statique est excellente dans les formes d'impuissance liées à une altération de la santé générale et dans l'impuissance des neurasthéniques avec hypotension artérielle.

On emploie le *bain statique* en séances de quinze à vingt minutes de durée. On termine l'application par une *friction électrique* le long de la colonne vertébrale, suivant la méthode exposée page 106.

Résultats. — Chez certains malades la guérison est assez rapide; chez d'autres, il faut jusqu'à vingt-cinq ou trente séances pour obtenir le résultat désiré.

CHAPITRE VIII

MALADIES DE L'APPAREIL GÉNITO-URINAIRE CHEZ LA FEMME

Nous diviserons l'étude des maladies de l'appareil génito-urinaire chez la femme en plusieurs paragraphes : maladies de l'utérus, maladies péri-utérines, maladies du vagin et de la vulve, troubles de la menstruation, maladies des seins.

I. — MALADIES DE L'UTÉRUS

MÉTRITES

Généralités cliniques. Toutes les métrites relèvent de l'infection (Siredey). Elles peuvent être divisées en deux grandes classes : les métrites par infection *exogène* et les métrites par infection *endogène*.

La blennorragie et l'infection puerpérale causent les premières ; quant aux secondes, elles sont causées par des infections banales ou saprophytiques.

« Quelle que soit l'origine des métrites, les éléments anatomiques réagissent sensiblement de la *même manière* vis-à-vis des divers agents pathogènes. Il s'agit toujours de prolifération interglandulaire, d'infiltration leucocytique, d'allongement hypertrophique avec déformation des glandes, de desquamation épithéliale » Siredey. Parfois les lésions dépassent la muqueuse et retentissent sur le péritoine.

Mais toutes les métrites présentent encore un caractère commun : elles sont d'abord *aiguës*, puis évoluent progressivement vers la *forme chronique*, surtout quand elles ne sont pas soignées.

Il est de règle de ne traiter par l'électricité **que les formes chroniques** ; toute intervention est rigoureusement contre-indiquée dans les formes aiguës ou subaiguës. Dans les diverses formes de métrites, surtout dans les métrites par infection endogène, peut exister le symptôme *hémorragie*, qui affecte le plus souvent le *type* *ménorragique*. Nous verrons que l'existence d'hémorragies implique un traitement un peu spécial.

Traitement. — Lorsqu'il s'agit de métrites chroniques non hémorragiques, on emploie la *galvanocaustique intrautérine* **né-**

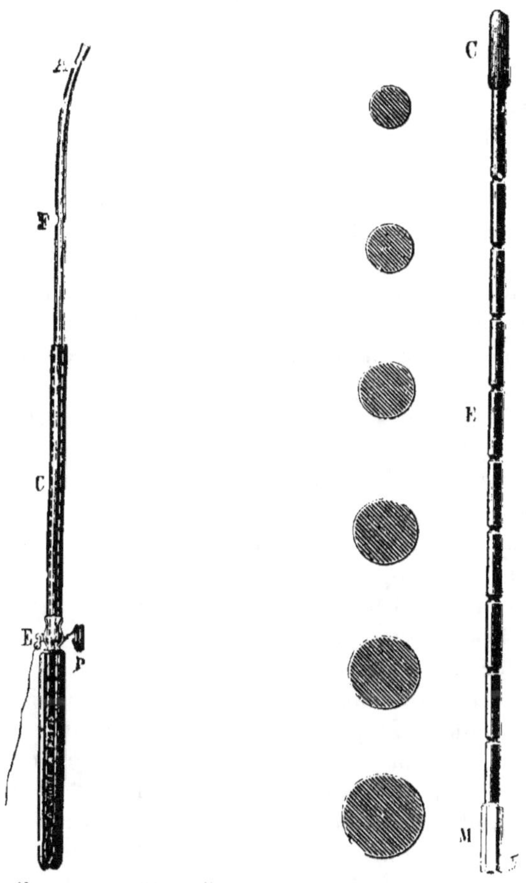

Fig. 240. — Hystéromètre d'Apostoli
en platine.

Fig. 241. — Hystéromètre
en charbon.

Sur la gauche de la figure 241, série de coupes représentant des charbons de diverses grosseurs.

gative; dans les métrites avec hémorragies, on utilise la *galvano caustique* **positive**; dans les métrites avec leucorrhée (formes chroniques de la métrite blennorragique), on a recours à l'*électrolyse interstitielle*. Nous verrons successivement l'application de ces trois méthodes thérapeutiques.

Galvanocaustique intra-utérine positive. — Avant toute intervention, il est nécessaire de se procurer une *électrode intra utérine* ou *hystéromètre électrique*. Il en existe de deux types principaux : le type en platine et le type en charbon.

1° **L'hystéromètre d'Apostoli** est en *platine*. Il se compose d'un tube de platine dont l'extrémité antérieure A (fig. 240) est légèrement renflée en boule. Ce tube est porté par un manche isolant qui porte en D une vis de serrage et en E une borne pour attacher le fil conducteur. Autour du tube de platine peut être placée une enveloppe C en celluloïd ou en ébonite, destinée à protéger le canal génital (vagin et vulve) contre l'action électrolytique.

2° **L'hystéromètre en charbon** est constitué par des cylindres de charbon de cornue C (fig. 241) à extrémité arrondie, portés par un conducteur *isolé* E. La gaine isolante du conducteur porte des rainures circulaires distantes de 2 centimètres qui servent de graduation et permettent d'apprécier les déplacements de l'instrument. En M est une borne métallique qui reçoit le fil souple allant à la source galvanique.

Après avoir soigneusement désinfecté l'hystéromètre en le frottant avec du coton stérilisé, puis en l'immergeant pendant six heures dans une solution d'eau phéniquée à 20 p. 1000, on le place dans un bocal cylindrique plein d'eau phéniquée et bien à portée de la main.

La malade, partiellement dévêtue, est installée sur une chaise longue, couchée sur le dos, la tête légèrement relevée, les genoux fléchis, les cuisses écartées comme pour un examen au spéculum.

On procède alors, comme toutes les fois qu'il s'agit d'une intervention gynécologique, à une *asepsie soignée* des parties génitales externes (savonnage de la vulve, puis lavage à la solution de sublimé à 1 p. 1000) et des voies génitales (injection vaginale d'eau bouillie tiède) (1).

On place sur l'abdomen une large électrode spongieuse reliée au pôle négatif de la source galvanique et on prie la malade de la maintenir en place en appuyant sur elle les deux mains.

L'opérateur se désinfecte alors les mains d'une façon soigneuse et procède à l'introduction de l'hystéromètre dans l'utérus.

Les uns font précéder le cathétérisme d'une mise en place d'un spéculum. Mais puisque le vagin a été bien nettoyé et que le médecin a les mains aseptiques, le spéculum n'est pas nécessaire.

On introduit doucement l'index et le médius de la main gauche dans le vagin et l'on cherche le col utérin. Lorsqu'on l'a trouvé et qu'on a déterminé la place de l'orifice cervical, on prend l'*hystéro-*

<hr>

(1) Ces précautions ne sont pas facultatives ; elles sont *de rigueur*. Un médecin doit avoir conscience de la responsabilité qu'il assume dans une intervention de ce genre et ne rien négliger pour ne pas nuire à ses malades.

mètre de la *main droite*, on le vaseline, et on le glisse dans la gouttière que forment l'index et le médius rapprochés. Quand son extrémité bute contre le col, on abaisse légèrement la main qui tient l'hystéromètre : on facilite ainsi son entrée dans l'orifice cervical. Il ne reste plus dès lors qu'à presser sur l'instrument ou lui communiquer des mouvements de rotation sur lui-même pour l'introduire dans la cavité utérine.

Si l'on a utilisé l'hystéromètre en platine, on isole la partie vaginale de l'instrument en glissant sur la tige métallique une gaine en ébonite ou en celluloïd (*C* de la fig. 240) jusqu'à ce qu'elle vienne toucher le museau de tanche.

On fixe enfin le conducteur *positif* à l'*hystéromètre* et l'on fait tenir l'appareil en place en bourrant l'orifice vaginal de tampons de gaze. Tout est prêt pour le passage du courant que l'on établit d'une façon lente et progressive.

L'intensité à employer varie de 40 à 150 milliampères, mais il est bon, *dans une première séance*, de ne pas dépasser 50 milliampères. Nous avons vu, page 266, comment on peut faire servir cette séance à l'électrodiagnostic.

Cependant il ne faudrait pas vouloir arriver coûte que coûte aux intensités dont nous parlons, si elles devaient faire souffrir les malades *au moment* de l'application. Il est de règle de ne jamais provoquer de douleur intra-utérine.

On maintient l'intensité *maxima* pendant *cinq minutes*, puis on ramène le courant *à zéro*.

Il s'agit à la fin de **retirer l'hystéromètre**. Comme on l'a relié au pôle + de la source de courant, il vient parfois avec peine. Pour faciliter son extraction, on renverse le courant et on rend l'hystéromètre *négatif* pendant quelques minutes avec 4 ou 5 milliampères. L'instrument n'adhère plus dès lors aux tissus et glisse très facilement.

On termine enfin la séance par une injection vaginale et un tamponnement profond avec de la gaze stérilisée et iodoformée. La malade ne doit repartir de chez le médecin qu'après un repos de trente minutes dans le décubitus dorsal.

Galvanocaustique intra-utérine négative. — La technique est exactement la même, à cette différence près que l'électrode abdominale est reliée au pôle + et l'hystéromètre au pôle —.

Électrolyse interstitielle. — Dans l'électrolyse interstitielle, on se propose d'ajouter à l'action hémostatique du courant l'action bactéricide et coagulante d'un oxychlorure formé aux dépens de l'action du chlore sur une *anode* en métal *oxydable*.

On a préconisé des électrodes en *cuivre* (Apostoli, Gautier), en *argent* [1] (Boisseau du Rocher), en *fer* (Régnier), en *cadmium* (Leuil-lieux). Les meilleures paraissent être celles **en zinc** (Leduc).

« Le traitement des endométrites par un hystéromètre de zinc servant d'anode : 60 milliampères pendant vingt à trente minutes une fois par semaine, est très efficace toutes les fois qu'il n'existe pas d'affection concomitante des annexes. Le seul point délicat est de veiller à ce que l'introduction se fasse non pas par un endroit seulement, mais par toute l'étendue de la surface infectée : c'est une question de technique, de bon contact » (Leduc).

La position de la malade, la mise en place de l'électrode intra-utérine sont exactement les mêmes que pour la galvanocaustique *positive*. On introduit d'abord dans l'utérus la tige de métal représentée

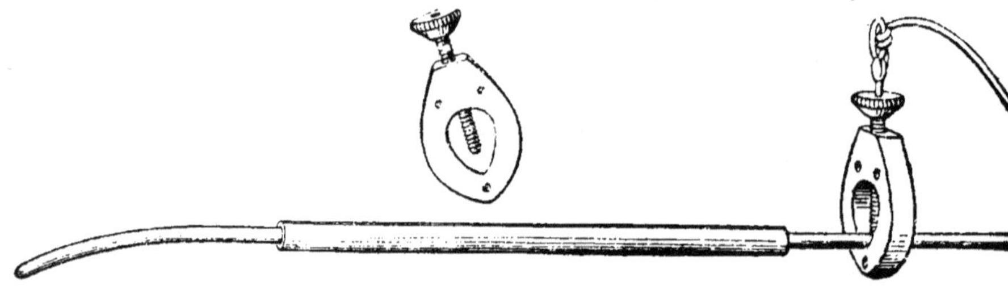

Fig. 242. — Tige de métal servant d'hystéromètre pour l'électrolyse interstitielle. Elle est recouverte sur une certaine longueur d'un manchon isolant en ébonite. Le courant est amené à l'électrode par l'*électrodophore*. A gauche, l'électrodophore vu de face.

sur la figure 242. On glisse ensuite par-dessus le manchon isolant jusqu'au contact du museau de tanche, de façon à protéger le vagin et la vulve contre toute action électrolytique. Enfin, pour amener le courant, on fixe sur l'hystéromètre une pince à vis de forme un peu spéciale, l'**électrodophore** du Dr Delineau.

On commence l'application avec l'électrode poussée *jusqu'au fond* de la cavité utérine. On élève l'intensité jusqu'à 40, 50, 60 milliampères. Lorsque le courant a passé cinq minutes, on communique à l'hystéromètre un mouvement de déplacement latéral d'abord à droite, puis à gauche, de façon à faire agir parfaitement le courant en tous points. Il est de règle de ne **jamais chercher à enfoncer** l'hystéromètre quand le courant passe. Ce serait risquer une *perforation* de l'utérus.

A la fin de l'application, dont la durée *totale* est de quinze minutes, on s'aperçoit qu'il est à peu près impossible de retirer l'hystéromètre. Tirer sur lui amènerait une *déchirure* de la muqueuse utérine.

(1) Elles sont à recommander pour les métrites *gonococciques*.

Cette adhérence est du reste une preuve que le pôle *positif* était bien relié à l'appareil.

On procède *toujours* à un renversement du courant ainsi que nous l'avons indiqué déjà (p. 439) et l'hystéromètre vient ensuite avec la plus grande facilité.

On termine l'application, suivant la règle, par une injection vaginale et un tamponnement antiseptique.

Direction du traitement. — Qu'il s'agisse de galvanocaustique intra-utérine ou d'électrolyse interstitielle, il est utile de laisser à la malade trois jours de repos entre chaque application. On ne fait donc que deux applications par semaine.

Contre-indications. — Le traitement des métrites par l'électricité ne présente absolument aucun danger, à la condition cependant qu'il n'existe *aucune lésion inflammatoire des annexes*. A ce point de vue les considérations que nous avons exposées au chapitre de l'électrodiagnostic gynécologique (p. 266) pourront rendre les plus grands services. Dès la deuxième séance, en effet, on sera fixé sur l'état des annexes, en supposant qu'un bon diagnostic n'ait pas été préalablement porté.

Résultats. — Dans les *vieilles métrites hémorragiques* traitées par la galvanocaustique *positive*, les résultats sont bons, en général, à la condition d'agir sur tous les points de la cavité utérine. Ils sont encore meilleurs en se servant de l'*électrolyse interstitielle* avec anode de zinc.

« Nous n'avons jamais rencontré de métrorragie résistant au traitement électrolytique avec l'anode de zinc, 60 à 100 milliampères, séances de quinze à vingt minutes », écrit le Professeur Leduc.

Dans les *métrites d'origine gonococcique*, l'électrolyse interstitielle avec une anode d'argent, au moment *où elles commencent à devenir chroniques*, est un excellent procédé pour arriver rapidement à la guérison.

Enfin, dans les *métrites anciennes* exclusivement *cervicales*, la galvanocaustique *négative* vient facilement à bout de la leucorrhée persistante et des lésions de la muqueuse.

FIBROMES DE L'UTÉRUS

Généralités cliniques. — Le traitement électrique du fibrome de l'utérus a subi les vicissitudes de beaucoup de médications. Avec Apostoli, le fondateur de la méthode, une ère nouvelle semblait s'ouvrir où la chirurgie n'avait plus qu'un rôle très secondaire. Sa statistique ne donnait-elle pas 70 p. 100 *d'arrêt dans l'accroisse-*

ment ou de *diminution de volume* des fibromes ? Mais les immenses progrès de la chirurgie ont rendu de moins en moins dangereuses les interventions sur l'abdomen. La chirurgie se trouve donc avoir reconquis une très grande partie du terrain que l'électricité lui avait fait perdre pendant quelques années.

Quelle conduite faudra-t-il donc avoir vis-à-vis d'une malade qui vient spontanément réclamer un traitement ? Il faudra l'engager de tout son pouvoir à *se faire opérer*, surtout si le fibrome donne lieu à des accidents.

Mais deux cas peuvent se présenter : la malade refuse absolument toute intervention sanglante ou l'intervention est impossible. C'est alors qu'il y a lieu de discuter l'opportunité d'un traitement électrique.

Indications. — Le traitement électrique donne généralement de bons résultats dans les fibromes hémorragiques chez des femmes *voisines de la ménopause*. Les pertes diminuent sous l'influence des applications ; il n'est pas rare de les voir même disparaître tout à fait. Il en résulte une amélioration de l'état général au moment même où le fibrome a une tendance naturelle à régresser.

Le traitement électrique est encore indiqué dans les cas de *fibromes hémorragiques inopérables*. On obtient l'atténuation ou la suppression des hémorragies et souvent un arrêt dans le développement de la tumeur.

Contre-indications. — Les indications sont rares, on le voit ; mais les contre-indications sont nombreuses. Nous en emprunterons la liste à Zimmern qui a publié, il y a quelques années, un très intéressant travail d'ensemble sur le traitement des fibromes par l'électricité (1).

Les contre-indications peuvent tenir : 1° à la malade ; 2° à la tumeur.

1° **A la malade** :

On se gardera d'intervenir chez les malades dont les annexes sont atteintes ou même suspectes de l'être. *Point de traitement électrique si la périphérie du fibrome n'est pas saine.*

On aura la même conduite vis-à-vis de personnes atteintes de maladies de cœur, de congestion hépatique, de néphrite aiguë, de diarrhées chroniques, d'hémophilie ou d'hystérie.

Enfin, on sera particulièrement en garde contre un cas de *grossesse* à ses débuts.

2° **A la tumeur** :

(1) *Revue de gynécologie et de chirurgie abdominale*, janvier, mars, mai et juillet 1900.

On considérera comme relevant *uniquement de la chirurgie* :

a) Les tumeurs très molles et très hémorragiques s'accompagnant d'un état général *grave* et dont on peut suspecter la malignité ;

b) Les tumeurs à évolution *très rapide* ;

c) Les tumeurs s'accompagnant *d'ascite abondante* et celles qui déterminent des *accidents de compression* (occlusion intestinale, dysurie ou anurie, hydronéphrose) ;

d) Les tumeurs *pédiculées* « soit du côté de la cavité péritonéale, soit du côté de la cavité utérine », les *polypes*.

e) Les tumeurs *kystiques*.

Quant aux tumeurs anciennes, de consistance dure ou à celles qui ont subi une dégénérescence calcaire, il est inutile en général d'y toucher. Ce sont ces formes de fibromes fréquents chez les vieilles femmes et qui durent sans inconvénient autant qu'elles.

Dans les formes justiciables du traitement électrique, la *période menstruelle n'est pas une contre-indication* aux applications. Chez les malades qui sont « toujours dans le sang », il faut intervenir le plus vite possible. S'il existait seulement de la ménorragie on attendrait la fin de la période menstruelle *normale*.

Traitement. — On peut employer, comme traitement symptomatique des fibromes, trois modes de traitement électrique :

1° La galvanocaustique positive ou négative intra-utérine ;

2° La galvanisation vaginale ;

3° La faradisation intra-utérine ou intra-cervicale.

Nous verrons successivement les cas auxquels ils s'appliquent et la façon de les mettre en œuvre.

1° *Galvanocaustique intra-utérine.* — La galvanocaustique intra-utérine **positive** s'applique aux fibromes hémorragiques comme nous l'avons vue s'appliquer aux métrites hémorragiques.

La galvanocaustique **négative** s'adresse aux fibromes volumineux mais non hémorragiques, qui gênent plutôt par leur poids ou par la compression légère qu'ils commencent à exercer.

La technique opératoire est exactement la même que pour le traitement des métrites.

A propos de la galvanocaustique négative, il est bon de faire remarquer qu'il n'est pas prudent d'appliquer d'emblée le pôle négatif à l'intérieur de l'utérus ; on fera mieux de tâter la susceptibilité de l'organe par deux applications *positives*.

L'intensité à employer dans l'un comme dans l'autre cas est comprise entre 50 et 150 milliampères, mais il est impossible de donner à ce sujet de règle fixe. Apostoli recommandait de ne jamais dépasser la dose « utérinement tolérable », c'est-à-dire la dose que l'utérus pouvait supporter sans douleur au moment de l'application.

2° *Galvanisation vaginale.* — Dans la galvanisation vaginale, on ne recherche plus l'action escarrifiante des applications précédentes, aussi **l'électrode vaginale** doit-elle être préparée d'une façon spéciale.

On prend un des hystéromètres en charbon que nous connaissons déjà et on entoure son extrémité d'une quantité convenable de coton hydrophile que l'on maintient en place au moyen d'un petit morceau de gaze hydrophile.

On attache la gaze avec quelques tours de fil. On a ainsi une électrode spongieuse de la grosseur d'un œuf de pigeon, portée à l'extrémité d'un conducteur isolé.

On imprègne d'eau soigneusement l'électrode, puis, la malade étant dans la même position que pour le traitement de la métrite, on pousse doucement l'électrode jusque dans le cul-de-sac postérieur du vagin.

Le courant est alors établi et l'intensité portée à 50, 60, 70 milliampères que l'on maintient pendant cinq à dix minutes. L'électrode vaginale est en général *positive* et l'électrode abdominale négative.

La galvanisation vaginale est *indiquée* toutes les fois que le col utérin ne peut être franchi soit par suite d'une flexion exagérée, soit à cause d'un spasme tenant à une hyperesthésie particulière. Elle est encore indiquée lorsque le fibrome rentre dans les cas justiciables du traitement électrique, mais s'accompagne d'une *très légère inflammation* des annexes.

La galvanisation vaginale est un peu moins active que la galvanocaustique intra-utérine sur le symptôme hémorragie, mais elle est aussi active sur le symptôme douleur. Le pôle positif possède, on s'en souvient, des propriétés sédatives indiscutables.

3° *Faradisation intra-utérine ou intra-cervicale.* — La *faradisation* intra-utérine a été chaudement recommandée par Doumer à plusieurs reprises. Cette méthode est d'une *innocuité absolue* 1 et elle possède une *efficacité* parfois supérieure aux méthodes électrolytiques au triple point de vue des hémorragies, des douleurs et du volume de la tumeur.

On opère comme pour les métrites. L'électrode abdominale est reliée au pôle *positif* d'un appareil faradique à gros fil induit courant faradique de quantité . L'électrode intra-utérine, en platine ou en charbon, est réunie au pôle *négatif* de l'appareil.

<hr>

(1) Quand toutes les précautions d'asepsie et d'antisepsie ont été prises, bien entendu.

L'intensité du courant doit être aussi forte que possible, sans déterminer jamais cependant de phénomène douloureux.

Le trembleur de la bobine ne doit pas donner plus de 6 à 8 interruptions à la seconde. Quant aux applications, elles doivent être *courtes* : trois minutes environ.

S'il s'agit d'arrêter une hémorragie actuelle, on peut faire deux à trois applications par jour ; pour une ménorragie, on se contente de deux à trois applications par semaine.

Les résultats du traitement sont *durables*.

Résultats. — Quelle que soit la méthode employée pour le traitement du fibrome, tous les auteurs s'accordent à reconnaître qu'il faut de *quinze à vingt applications* et un laps de temps de *deux mois* pour juger de l'amélioration. Si la malade n'a pas l'intention de poursuivre le traitement jusqu'au bout et de cesser après sept ou huit séances, il ne faut pas incriminer la méthode en cas d'insuccès, mais le manque de persévérance.

Les meilleurs auteurs donnent la statistique moyenne suivante sur les résultats obtenus après un traitement régulièrement suivi :

    Arrêt ou diminution des hémorragies....... 70 à 90 p. 100
    Diminution ou disparition des douleurs...... 50 à 60   —
    Régression de la tumeur................... 10   —
    Amélioration de l'état général.............. 60 à 80   —

L'hémostase est donc le principal bénéfice de l'intervention. Elle est parfois définitive ; parfois aussi il se produit des rechutes qu'une reprise du traitement fait disparaître.

Laquerrière (1) s'est demandé quel était le résultat *à longue échéance*, même après quinze ans. On peut résumer ainsi ses importantes conclusions : *chez presque toutes les malades le bénéfice acquis ne s'est pas démenti même après plusieurs années*. La plupart des fibromes que le traitement avait fait régresser continuèrent à diminuer de volume.

ATRÉSIE DU CANAL UTÉRIN

Généralités cliniques. — Tout comme l'urètre, le canal utérin peut présenter des rétrécissements. Ces rétrécissements sont le plus souvent congénitaux.

Ils peuvent siéger soit sur toute la longueur du canal, soit au niveau de l'orifice externe.

(1) Laquerrière, Thèse de Paris, 1900.

Dans cette affection, qui peut avoir une sérieuse influence sur les troubles de la menstruation, le meilleur traitement est *l'électrolyse* du canal cervical.

Traitement. — La technique fondamentale est celle des rétrécissements de l'urètre. On opère de la façon suivante :

On choisit un hystéromètre en platine, le plus fin possible; on l'introduit dans le canal cervical avec toutes les précautions d'asepsie voulues. On le recouvre ensuite de son manchon isolant.

L'électrode abdominale étant reliée au pôle positif, on réunit l'hystéromètre au *pôle négatif.*

On élève alors peu à peu l'intensité jusqu'à 30 à 40 milliampères que l'on maintient pendant cinq à dix minutes. On redescend lentement ensuite jusqu'à zéro.

Direction du traitement. — Les applications sont faites une fois par semaine. Leur nombre est variable suivant la longueur du rétrécissement et suivant son degré. Il faut compter en moyenne quatre applications.

Résultats. — Les résultats sont excellents : la perméabilité du canal est toujours obtenue et avec elle disparaissent les accidents qu'occasionnait l'atrésie.

II. — MALADIES PÉRI-UTÉRINES

DOULEURS OVARIENNES

Généralités cliniques. — Nous réunirons sous le nom de douleurs ovariennes les douleurs diverses ressenties par les femmes nerveuses au niveau des ovaires et les névralgies vraies qui revêtent une forme plus grave. Le traitement de ces affections est en effet le même.

La névralgie de l'ovaire est une maladie fort longue qui peut durer des années. Elle ne compromet pas directement la santé des malades, mais la répétition des crises douloureuses peut amener, à la longue, des désordres nerveux. Aussi plusieurs chirurgiens ont-ils proposé la castration pour remédier à cet état de choses. Hélas, la castration n'apporte pas toujours le soulagement espéré. Aussi, avant de décider une opération aussi grave, devra-t-on toujours avoir recours à l'électricité dont l'action sur les névralgies est si favorable, comme nous l'avons déjà vu.

Traitement. — Le traitement repose sur l'action sédative du courant galvanique en applications positives. On opère de la façon suivante :

Une large électrode reliée au pôle négatif de la source galvanique est placée sur la région lombaire de la malade, que l'on fait étendre sur une chaise longue. L'électrode *positive* est constituée par une large électrode-tampon soigneusement rembourrée, analogue à celles que l'on emploie pour le traitement de l'entéro-colite. On l'applique *au niveau de l'oraire douloureux*, en priant la malade de la maintenir au contact de la paroi abdominale.

On élève alors progressivement l'intensité jusqu'à atteindre 40 à 50 milliampères, ce qui est facile si l'électrode a 60 à 70 centimètres carrés de surface, si elle est bien capitonnée et bien également imprégnée d'eau tiède.

L'intensité est maintenue au maximum pendant quarante-cinq minutes *au moins*, puis ramenée lentement à zéro. On peut hâter la guérison en faisant des applications d'une heure à une heure et quart.

Direction du traitement. — Les séances sont répétées trois fois par semaine ; on les espace dès qu'une amélioration notable s'est produite.

Résultats. — Les résultats sont très bons et parfois très rapides. On ne compte plus les guérisons définitives obtenues par cette méthode éminemment conservatrice.

NÉVRALGIES PELVIENNES

Généralités cliniques. — Les névralgies pelviennes sont des douleurs rebelles qui peuvent affecter diverses régions de la sphère uro-génitale chez les femmes nerveuses ou chez les hystériques. Elles peuvent avoir des *localisations* vulvo-vaginales, utérines, annexielles, vésicales, pariétales.

Les localisations utérines sont les plus fréquentes : l'utérus est douloureux, son col acquiert une si vive sensibilité que tout attouchement et le coït sont extrêmement douloureux.

Traitement. — Le traitement est à la fois *général* et *local*.

Traitement général. — Pour calmer l'état nerveux des malades, on se trouvera bien d'employer soit le *bain statique*, soit le *lit condensateur*, suivant la méthode que nous avons déjà décrite à plusieurs reprises.

Dans le cas du bain statique, on rendra l'action plus efficace en dirigeant le *souffle positif* au niveau des points douloureux de l'abdomen. Le sujet doit alors être relié au pôle négatif de la machine électro-statique.

Traitement local. — Le plus simple des traitements purement locaux consiste en **galvanisations à hautes intensités** de toute la région abdominale, surtout de la région hypogastrique. On applique une large électrode lombaire négative et une électrode abdominale de 150 centimètres carrés. Cette dernière électrode est reliée au pôle *positif* de la source galvanique.

L'intensité est la plus élevée possible : 100 à 120 milliampères en applications longues (cinquante à soixante minutes. On répète les séances tous les deux jours.

Si ce traitement échouait, ce qui est rare, et si on avait affaire à une localisation utérine de la maladie, on procéderait à la **faradisation intra-utérine** ou encore à la **galvanisation intra-utérine** selon la technique exposée plus haut à propos des fibromes ou des métrites.

Nous préférons de beaucoup la *faradisation* de tension ; cependant si l'on devait employer la galvanisation, il ne faudrait pas oublier de relier l'électrode intra-utérine au pôle *positif*.

Quelques auteurs recommandent le *courant sinusoïdal* qui aurait donné en applications intra-cervicales de très bons résultats. La technique est la même que pour le courant faradique.

Direction du traitement. — Le traitement est souvent long et est poursuivi à raison de deux à trois applications par semaine. Il y a souvent lieu d'associer au traitement électrique les calmants et l'hydrothérapie pour le plus grand bien des malades.

Faisons remarquer en passant qu'un technicien habile peut très bien, ainsi que l'a indiqué Albert Weill, faire des applications intra-cervicales ou intra-utérines même chez les vierges. On peut éviter tout danger de défloration en agissant sans brusquerie.

Résultats. — Pour les malades qui savent prendre patience, les résultats compensent largement la longueur du traitement dans les cas anciens. Nous répétons ici ce que nous avons dit pour les douleurs ovariennes. Entre une intervention mutilante (ablation des ovaires de l'utérus) et un traitement conservateur, le choix n'est pas douteux. Ce n'est qu'en cas d'échec d'un traitement électrique, convenablement dirigé et poursuivi pendant *deux mois* au moins, que l'on songera à une intervention chirurgicale.

III. — MALADIES DE LA VULVE ET DU VAGIN

PRURIT VULVAIRE

Généralités cliniques. — Le prurit vulvaire est tantôt *idiopathique*, tantôt *symptomatique*, de causes très diverses, les unes locales et les autres générales.

Le *prurit idiopathique* est rare. Il s'étend aux grandes et aux petites lèvres, au clitoris, parfois même le périnée et la région anale sont atteints. La marche, la chaleur et la fatigue exaspèrent le prurit.

Le *prurit symptomatique* est le plus fréquent. Ses *causes locales* sont très nombreuses, depuis la pédiculose, l'eczéma, le lichen, l'herpès, jusqu'à la blennorragie, en passant par la leucorrhée simple, la vaginite, la cystite, la malpropreté, etc.

Les *causes générales* les plus fréquentes sont la grossesse, la ménopause, la sénilité (prurit des vieilles femmes), le diabète, la goutte, le brightisme, la syphilis, enfin les maladies hépatiques. L'alcoolisme peut être aussi incriminé.

Si nous rappelons ces causes multiples, c'est pour indiquer qu'on n'a de chance d'obtenir un résultat rapide et surtout durable qu'à la condition de rechercher très exactement la cause du prurit et de la traiter par une médication appropriée. Mais à côté du traitement causal, l'*électricité* vient prendre une place de premier ordre comme *traitement symptomatique*. C'est même le seul remède à appliquer si l'on ne peut arriver à découvrir la cause de l'affection (prurit *sine materia*).

Traitement. — Il existe trois traitements électriques du prurit en général ; ce sont, par ordre d'ancienneté :

1º L'effluve statique ;

2º L'effluve de haute fréquence ;

3º La radiothérapie.

Il ne nous appartient pas de parler ici de la radiothérapie, que l'on trouvera exposée dans l'ouvrage des Dʳˢ Oudin et Zimmern (1). Nous ne retiendrons que les deux premières méthodes.

Effluve statique. — La malade est étendue sur une chaise longue, le siège relevé par un drap plié en huit, les cuisses fléchies et écartées autant que possible, les talons rapprochés (position de l'examen au spéculum). Les vêtements sont relevés jusqu'à l'ombilic (2).

On fixe alors sur un support une pointe ou, mieux, un petit balai métallique que l'on relie au *pôle positif* de la machine statique. L'autre pôle est relié au sol, puisque la malade n'est pas isolée, par l'intermédiaire d'une chaîne métallique. La pointe ou le balai sont

---

(1) Oudin et Zimmern, Radiothérapie (Bibliothèque de thérapeutique de Gilbert et Carnot).
(2) Nous condamnons absolument la technique qui consiste à relever les vêtements en un volumineux paquet juste au-dessus de la symphyse pubienne. C'est un excellent procédé pour dériver une notable partie de l'effluve et rendre l'application moins efficace. Une malade intelligente comprendra très bien la nécessité de cette conduite si on lui en donne les raisons.

disposés à 10 centimètres environ de la vulve. Tout étant prêt, on met la machine en marche et on lui fait débiter le *maximum* en augmentant la vitesse du moteur qui l'entraîne. On prolonge l'application pendant vingt-cinq à trente minutes.

Il faut savoir que l'effluve atteint de préférence les parties les plus saillantes de la vulve, donc les grandes lèvres. Si le prurit était très intense au niveau des parties les plus profondes de la vulve, il serait utile de récliner les grandes lèvres de chaque côté. On se garderait dans ce cas d'utiliser des écarteurs métalliques qui dériveraient sur eux l'effluve ; on utiliserait le verre ou le celluloïd.

Effluve de haute fréquence. — Pour appliquer l'effluve de haute fréquence, la position de la malade et de l'électrode est la même.

L'électrode est reliée à l'aide d'un conducteur à haut isolement à l'extrémité supérieure du solénoïde de Oudin (fig. 157), ou à l'extrémité de la bobine de d'Arsonval, ou encore au centre de la spirale de Guilleminot.

Le réglage des appareils doit être fait pour obtenir le maximum de longueur de l'effluve (ainsi qu'on le constate dans l'obscurité).

L'application dure de quinze à vingt minutes.

RECOMMANDATION IMPORTANTE. — La toxicité de l'ozone à haute dose est une indication pour le médecin de ne pas rester dans la pièce où se fait l'application. La recommandation est plus importante encore lorsqu'il s'agit d'effluve de haute fréquence, mais elle s'applique aussi à l'effluvation statique.

Direction du traitement. — On fait dans les cas sérieux des applications journalières ; dans les cas moyens, trois applications par semaine.

Le nombre des applications est assez élevé. Il est voisin de trente à trente-cinq pour l'effluve statique ; mais certains cas peuvent en demander bien davantage.

Pour ne pas prolonger outre mesure le traitement, nous avons l'habitude, dès la quinzième séance, de passer à l'effluve de haute fréquence. La radiothérapie pourra être employée dans les cas où les deux méthodes précédentes resteraient inefficaces.

Résultats. — Le Dr Legros, dans une statistique publiée récemment (1), donne une proportion de 71 p. 100 de malades guéris après enquête portant sur 750 malades environ.

Il fait remarquer que ce ne sont pas les cas qui guérissent le plus vite dans lesquels la guérison est le plus durable.

---

(1) *Archives d'électricité médicale*, 1909, p. 477.

VAGINISME

Généralités cliniques. — Siredey définit le vaginisme « une contracture *spasmodique douloureuse* du canal vulvo-vaginal, provoquée par une hyperesthésie toute spéciale des organes génitaux ».

Il faut, en effet, mettre avant tout en ligne de compte, pour cette affection, une *prédisposition* causée par une excitabilité nerveuse particulière.

Le vaginisme a pour cause ordinaire une vulvo-vaginite et particulièrement celle qui suit la défloration. Mais le vaginisme peut se voir au cours de vulvo-vaginites chez des femmes mariées et même des multipares.

Le point de *départ du réflexe* douloureux peut être une fissure de l'hymen, une déchirure du col utérin.

L'*hyperesthésie* et la *contracture* sont les symptômes essentiels du vaginisme. L'hyperesthésie revêt parfois une acuité extrème, et le moindre attouchement réveille le spasme et la douleur. Aussi c'est avec la plus grande délicatesse qu'il faut examiner les malades. Chez elles, on ne pensera jamais à employer le spéculum.

Les douleurs ressemblent aux douleurs de la fissure anale, affection qui a du reste beaucoup de points communs avec celle qui nous occupe.

Le spasme atteint non seulement le constricteur de la vulve, mais le releveur de l'anus et les sphincters vésicaux et rectaux. Il est souvent accentué à tel point qu'on ne peut introduire dans le vagin une canule même très petite.

La maladie ne tarde pas à engendrer des troubles nerveux très accentués qui contribuent à l'aggraver : « les malades, déjà très impressionnables, sont effrayées par les douleurs qu'elles ressentent, par les complications qui en résultent dans leur vie conjugale, et par la crainte d'une incurable stérilité » (Siredey).

Traitement. — La base du traitement du vaginisme est un repos aussi complet que possible de la région vulvo-vaginale ; on interdira donc, non seulement le coït, mais les injections, à cause de la difficulté de l'introduction de la canule.

Indépendamment des bains de siège émollients, on retirera les plus grands avantages du traitement électrique appliqué de la façon suivante :

On prend une *électrode vaginale bipolaire*, analogue à celle représentée sur la figure 243. Elle se compose de deux pièces métalliques A et A′ montées sur une sonde isolante E. La pièce A communique à l'aide d'un fil isolé avec la prise de courant C, la pièce A′ com-

munique de même avec la prise de courant C'. On réunit C et C'
aux deux pôles d'un appareil faradique *à fil fin*.

Après avoir vaseliné l'électrode (choisie aussi petite que possible),
on l'introduit dans le vagin avec beaucoup de douceur. On lance

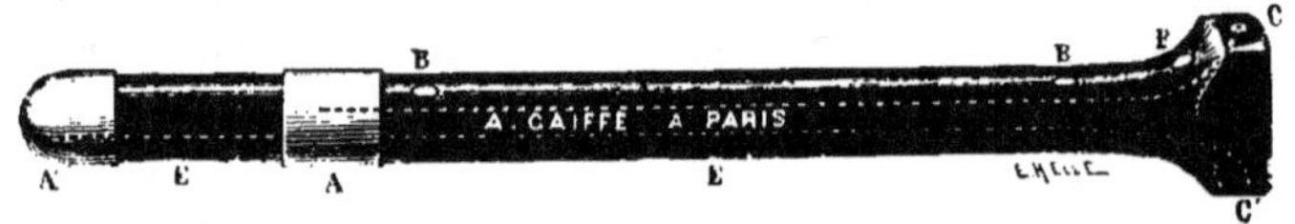

Fig. 213. — Électrode vaginale bipolaire d'Apostoli.

alors le courant d'abord très léger puis de plus en plus fort. On
déplace peu à peu l'électrode d'avant en arrière, puis d'arrière en
avant par de lents mouvements de va et vient, de façon à faradiser
le vagin dans toute son étendue. On insiste sur son orifice vulvaire
en retirant l'électrode jusqu'à ce que la bague A commence à faire
saillie à l'extérieur.

La durée de la séance est de quinze à trente minutes. Les applications sont renouvelées tous les jours.

Dans plusieurs cas, nous avons obtenu une guérison rapide et
durable en traitant le vaginisme exactement comme la fissure anale
sphinctéralgique (Voy. p. 449) avec une électrode à vide de Mac
Intyre (n° 1, fig. 118). Cela n'a rien d'étonnant, étant donnée l'action
analgésique puissante des courants de *haute fréquence*.

Direction du traitement. — Les applications doivent être
journalières et sont continuées jusqu'à guérison.

Dans le cas de malades très nerveuses ou très excitables, il est
bon de faire suivre chaque application locale d'une application
générale d'électricité statique (bain statique) dont on connaît l'action
sédative.

Résultats. — Les résultats sont bons. Ils nous ont paru meilleurs,
comme nous l'avons déjà dit, en utilisant les courants de haute
fréquence. Mais comme les malades souffrent beaucoup au moindre
attouchement, il faut un grand savoir-faire pour éviter les douleurs
vives dans les premières séances et ne pas pousser ainsi à l'abandon
du traitement.

IV. — TROUBLES DE LA MENSTRUATION

Pendant toute la durée de la vie génitale de la femme, la menstruation peut présenter divers troubles ou anomalies dont plusieurs
relèvent de la thérapeutique électrique.

La menstruation peut être arrêtée par un obstacle (rétention du flux menstruel); elle peut être supprimée momentanément ou définitivement (aménorrhée); elle peut s'accompagner de douleurs (dysménorrhée), ou enfin être d'une abondance et d'une durée telles qu'elle prend les proportions d'une véritable hémorragie (ménorragie).

RÉTENTION DU FLUX MENSTRUEL

Généralités cliniques. — Si la rétention est causée par un obstacle tel que imperforation de l'hymen, cicatrice vicieuse due à une ulcération vulvaire, absence du vagin, il se forme une *hématométrie* ou un *hématocolpos*.

L'affection n'est justiciable que de la chirurgie.

Mais si la rétention est la conséquence d'une atrésie du col utérin ou d'une sténose du vagin, elle est guérissable par l'électrolyse.

Traitement. — Nous avons vu plus haut le traitement de l'atrésie du col utérin, le traitement et la technique seraient identiques s'il s'agissait d'une sténose du vagin.

Résultats. — L'affection disparaît avec l'obstacle, c'est dire tout le parti qu'on peut tirer d'un traitement convenablement dirigé.

AMÉNORRHÉE

Généralités cliniques. — « L'aménorrhée est *primitive* si les règles n'ont jamais existé; elle est *secondaire* s'il s'agit de leur suppression temporaire ou définitive » (Siredey).

A côté de l'**aménorrhée primitive** due à des malformations de l'utérus et des ovaires, nous placerons l'aménorrhée, *simple retard de la puberté*. La première forme est sérieuse et n'a rien à faire avec l'électricité; la seconde, au contraire, n'offre pas de gravité et peut être sérieusement améliorée par un traitement bien conduit.

L'aménorrhée secondaire est beaucoup plus fréquente; elle est tantôt liée à des troubles de la santé générale, tantôt, mais plus rarement, à des altérations de l'utérus et des annexes.

L'aménorrhée de cause *générale* se voit au cours de la plupart des maladies chroniques (cancer, tuberculose); elle existe fréquemment dans le mal de Bright, le diabète, l'intoxication alcoolique, la chlorose, l'anémie. Il serait absolument irrationnel de chercher dans ces cas à rétablir une fonction dont la suppression, peut-on dire, est providentielle. L'organisme malade réduit de lui-même les déperditions sanguines qui viendraient encore l'affaiblir.

Cependant, on rencontre parfois de l'aménorrhée chez des femmes sanguines, neuro-arthritiques, obèses. « Il est probable que malgré l'absence de symptômes locaux bien nets, il existe chez elles des lésions dégénératives des ovaires et de l'utérus, consécutives à des varices des plexus utéro-ovariens » (Siredey). On peut intervenir électriquement dans ces cas et débarrasser les malades des phénomènes d'insuffisance ovarienne dont elles souffrent.

L'aménorrhée de cause *locale* (suppurations pelviennes, tumeurs kystiques ou cancéreuses des ovaires, vieilles salpingo-ovarites) est rare. Les lésions des annexes donnent plus souvent, en effet, des métrorragies que de l'aménorrhée.

Traitement. — Le traitement électrique ne s'applique qu'aux retards de la puberté, avec bonne santé générale, aux aménorrhées *nerveuses* et aux aménorrhées des femmes sanguines, neuro-arthritiques, obèses.

Il est de la **plus haute importance** de songer toujours à une grossesse possible, la grossesse étant la cause la plus ordinaire de la disparition des règles.

Les divers modes de traitement de l'aménorrhée sont : la *faradisation lombo-sus-pubienne*, la *franklinisation*, la *faradisation* ou la *galvanisation* intra-utérine.

1° *Faradisation lombo-sus-pubienne.* — On place une large électrode spongieuse dans la région lombaire, une électrode plus petite au-dessus du pubis et l'on réunit ces électrodes aux pôles d'un appareil faradique *à fil fin*. On fait croître l'intensité jusqu'à ce qu'elle devienne presque désagréable. Après avoir laissé le courant passer huit à dix minutes, on remplace l'électrode sus-pubienne par une électrode-rouleau avec laquelle on badigeonne pendant cinq minutes la face antérieure et interne des cuisses.

Les séances sont renouvelées tous les jours pendant la quinzaine qui précède l'époque présumée des règles.

2° *Franklinisation.* — La franklinisation est une excellente méthode de traitement, employée depuis bien longtemps déjà pour guérir l'aménorrhée. Elle nécessite malheureusement une installation spéciale.

La malade est soumise trois fois par semaine au *bain statique* avec *souffle* sur la région ovarienne. A la fin de la séance, qui a une durée de quinze à vingt minutes, on tire une série d'*étincelles* de la région lombaire.

Les séances ont lieu tous les jours jusqu'à l'apparition des règles.

3° *Faradisation intra-utérine.* — La faradisation intra-utérine se pratique à l'aide d'un appareil à fil fin. On utilise comme pôle actif le *pôle négatif*. La technique et les précautions sont celles que nous avons déjà vues (Voy. Métrites, Fibromes).

4° *Galvanisation intra-utérine*. — La galvanisation intra-utérine a été recommandée par Apostoli. On se sert d'un hystéromètre en platine relié au *pôle négatif* de la source galvanique.

On opère comme pour les fibromes, mais on ne dépasse pas 40 à 50 milliampères pendant cinq minutes.

On pratique trois à cinq électrisations avant l'époque présumée des règles. Si le résultat attendu ne se produit pas, on recommence les mois suivants.

Direction du traitement. — Il est indiqué de commencer par les méthodes simples (applications extérieures) avant de recourir aux méthodes compliquées (applications internes). Lorsqu'il s'agit de retards de la puberté en particulier, il vaut mieux prolonger un peu l'application des méthodes externes, plutôt que de procéder à l'électrisation intra-utérine, assez mal vue des malades et de leur famille.

Résultats. — On peut obtenir un résultat très rapide et voir les règles reparaître *dès les premières séances*, parfois dès la première, ainsi que l'a signalé Apostoli. En général, il faut compter *trois ou quatre périodes* de traitement, chacune étant faite, comme nous l'avons déjà fait remarquer, pendant la période prémenstruelle.

L'emploi de l'électricité ne fera négliger aucune des prescriptions d'hygiène et de thérapeutique habituelles (repos intellectuel, frictions générales, aromatiques, exercice, gymnastique rationnelle, cure d'altitude).

DYSMÉNORRHÉE

Généralités cliniques. — Avec Siredey, nous distinguerons deux sortes de dysménorrhée: la dysménorrhée ovarienne ou de *sécrétion*, et la dysménorrhée utérine ou d'*excrétion*.

Il existe encore une autre variété de dysménorrhée qui peut coexister ou non avec les précédentes: la dysménorrhée *membraneuse* et une dysménorrhée de cause générale, la dysménorrhée *nerveuse*.

La dysménorrhée de **sécrétion** est caractérisée par des douleurs lombo-abdominales accompagnées de troubles nerveux divers (céphalalgie, manifestations hystériques) qui *disparaissent* le plus souvent ou *diminuent* très notablement d'intensité *lorsque le sang paraît*.

La dysménorrhée d'**excrétion**, au contraire, ne donne lieu à des douleurs que lorsque le sang, après avoir pénétré dans la cavité utérine, cherche à s'écouler au dehors. Sous l'influence d'une sténose du col, d'une antéflexion ou d'une rétroflexion, l'écoulement du sang est plus ou moins contrarié. Le sang s'accumule dans la cavité utérine, se prend en un caillot et l'on assiste alors à un *accouchement en miniature* jusqu'à ce que le caillot soit expulsé. Les douleurs débutent presque soudainement et durent parfois plusieurs heures.

La dysménorrhée **membraneuse** que caractérisent l'*exfoliation* et l'*élimination* de la muqueuse utérine au moment des règles ne se présente pas de la même façon que la forme précédente. La crise débute au moment où commence la période menstruelle, elle croît progressivement, se compliquant assez souvent de crises nerveuses. L'*expulsion* de la muqueuse hypertrophiée se produit enfin avec de vives douleurs, mais ces douleurs ne *cessent pas*, alors même que le sang s'écoule facilement. Chez les femmes nouvellement mariées, il est quelquefois extrêmement difficile de distinguer cette dysménorrhée d'une fausse couche.

Dans la dysménorrhée **nerveuse**, il n'y a ni trouble de sécrétion, ni trouble d'excrétion, mais des accidents nerveux variés à l'occasion de chacune des époques. On note des migraines, des vomissements, des douleurs diverses dans l'abdomen, les lombes. Ces troubles peuvent persister pendant plusieurs jours et se renouvellent chaque mois avec plus ou moins d'intensité.

Traitement. — La dysménorrhée de sécrétion et la dysménorrhée nerveuse se trouvent fort améliorées, surtout la seconde forme, par l'électricité statique. C'est l'avis de maîtres tels que Bouilly. On soumet la malade à une série de *bains statiques* journaliers pendant les deux semaines qui précèdent l'apparition des règles. Chaque séance est de quinze à vingt minutes. On la termine par quelques étincelles sur la région lombaire.

La dysménorrhée d'excrétion, lorsqu'elle est causée par une sténose du col congénitale ou acquise, doit être traitée par l'*électrolyse négative*. On se sert d'un hystéromètre en platine et la technique est celle que nous avons décrite pour l'atrésie du col utérin (p. 446). Zimmern recommande, et c'est aussi notre avis, d'employer des intensités modérées : 8 à 15 milliampères.

Au lieu de l'hystéromètre en platine, on peut utiliser des tiges de métaux divers (cuivre, nickel), auxquelles on fixe l'électrodophore de la figure 242. On doit avoir à sa disposition un jeu de ces tiges de 1 millimètre à 6 millimètres de diamètre.

Au cours d'une séance, on ne cherche à passer dans le canal cervical qu'une de ces tiges, puis celle de diamètre immédiatement supérieur. La durée de chaque séance est de dix minutes environ ;

la moyenne des applications est de cinq dans les dix jours qui précèdent la période cataméniale.

La dysménorrhée membraneuse se traite, comme une métrite, par la galvanocaustique négative intra-utérine.

Direction du traitement et résultats. — Les bains statiques sont renouvelés pendant quatre à cinq périodes menstruelles successives. A ce moment, on doit avoir obtenu une guérison durable ou du moins une très notable amélioration.

Dans les formes qui nécessitent l'*électrolyse négative*, le traitement est plus court. Dès la première période menstruelle les malades sont très soulagées. Si l'on prend la précaution de faire une ou deux séances d'électrolyse au moment des époques suivantes, la guérison est obtenue en moyenne à la troisième apparition des règles.

Difficultés techniques. — Dans certains cas de sténose du col, l'orifice cervical peut être tellement étroit qu'il n'est pas visible. On attend alors l'époque des règles. La gouttelette de sang qui se montre est alors la meilleure indication de l'orifice. On pratique dans ces cas la première séance d'électrolyse le dernier jour des règles.

Mais il peut arriver encore que l'on ne puisse introduire même le plus fin des hystéromètres dans le canal cervical. On rend cette pénétration *facile* en pratiquant le cathétérisme du canal avec l'hystéromètre électrisé, c'est-à-dire relié *par avance* au pôle *négatif* de la source galvanique.

Le courant passe alors dès qu'il y a contact entre l'hystéromètre et les tissus : l'hystéromètre est comme aspiré.

V. — MALADIES DES SEINS

Nous étudierons à la suite des maladies de l'appareil génito-urinaire chez la femme deux affections des seins : la première, simple trouble dans ses fonctions physiologiques, l'absence ou l'insuffisance de la sécrétion lactée après l'accouchement ; la seconde, modification profonde dans la structure intime de son tissu, le cancer du sein.

INSUFFISANCE DE LA SÉCRÉTION LACTÉE

Généralités cliniques. — La sécrétion lactée peut faire défaut après l'accouchement ou être tellement faible que l'allaitement n'est pas possible. Parmi les procédés employés pour remédier à cet état, beaucoup jouissent d'une réputation absolument imméritée. Le Dr Plauchu, de Lyon, a montré (1908) que les substances galactagogues les plus vantées n'ont pas d'action appréciable.

Les procédés physiques sont plus efficaces. En première ligne vient la *succion* qui aurait pu provoquer, dans certains cas, une montée de lait chez des vierges et même chez des hommes, et le *massage* (effleurage et pétrissage) des seins et des régions voisines. Mais si le nouveau-né est chétif, il tète mal et la succion reste inefficace.

Quant au massage, ses effets sont inconstants.

Dans les cas où il est nécessaire de rétablir ou d'augmenter la sécrétion lactée, on peut obtenir les meilleurs résultats d'un traitement électrique.

Traitement. — On a le choix entre trois méthodes également efficaces ; ce sont, en allant de la plus simple à la plus complexe : 1° la *faradisation* ; 2° la *franklinisation* ; 3° l'*effluvation de haute fréquence*.

1° **Faradisation.** — Le procédé a été imaginé par Pierron tout récemment. Il consiste à mettre à la périphérie de la mamelle une calotte de cuivre reliée au *pôle négatif* d'un appareil faradique à fil fin. L'autre pôle est relié à une petite électrode spongieuse ou à un pinceau métallique de Duchenne que l'on promène depuis l'aréole jusqu'à la périphérie de la mamelle en se rapprochant progressivement de la calotte de cuivre. On badigeonne ainsi les uns après les autres tous les points de la mamelle, de l'aréole à la périphérie.

Le courant doit être assez fort pour être douloureux, tout en restant cependant supportable. La durée de l'application est de dix minutes. Les séances sont biquotidiennes pendant deux jours, puis quotidiennes pendant les deux jours suivants.

En général, le **résultat** est bon après ces six séances.

Le procédé est simple et a le grand avantage d'être applicable au lit de l'accouchée, dès les premiers jours.

2° **Franklinisation.** — La franklinisation locale du mamelon a été utilisée depuis plusieurs années déjà par Bédart.

On procède de la façon suivante. On place, sur le tabouret isolant, la patiente qui doit entr'ouvrir largement son corsage de façon à mettre à nu la région mammaire de chaque côté et la région sus-jacente. La patiente est reliée au pôle positif de la machine.

On prend alors à la main une pointe supportée par un manche en ébonite et reliée au *pôle négatif* de la machine.

La machine étant amorcée, on dirige le *souffle* sur le mamelon et sur la zone périphérique (C, fig. 244). Après cinq minutes d'effluve on tire quelques *étincelles* du mamelon.

On étincelle ensuite, pendant quelques minutes, les creux sus et sous-claviculaires de chaque côté (A et B, fig. 244) de façon à exciter les branches du plexus brachial innervant la glande mammaire.

On termine la séance par quelques étincelles sur la colonne vertébrale, au niveau des troisième et quatrième nerfs dorsaux. Ces
dernières étincelles peuvent parfaitement être appliquées à travers
les vêtements.

Les deux seins doivent être traités au cours de chaque séance. Les
séances sont journalières.

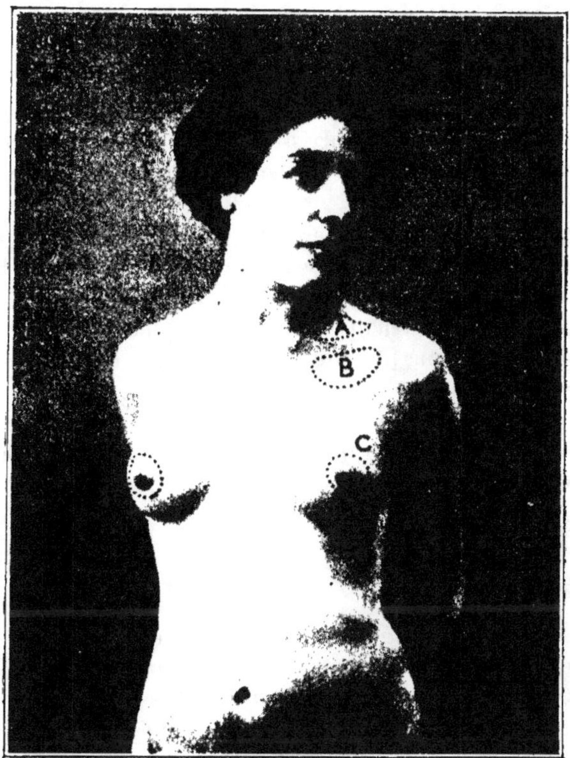

Fig. 211. — Points à électriser pour le rétablissement de la sécrétion lactée.

Bédard a obtenu de cette façon 11 succès sur 13 cas. Nous-même
avons vu plusieurs fois la sécrétion lactée devenir abondante. Dans
un cas, une nourrice, à qui on allait enlever son enfant pour cause
d'insuffisance d'alimentation, prit assez de lait pour en nourrir
deux.

3º **Effluvation de haute fréquence.** — Préconisé par le Dr Haret,
ce procédé, encore très récent, a donné déjà d'excellents résultats.

Les points à électriser sont les mêmes que ceux indiqués plus haut pour la franklinisation. Le sujet est sur une chaise ou un fauteuil *isolé* (1) ou *non isolé*.

L'électrode dont on se sert est un petit balai de feuilles de clinquant relié à l'extrémité supérieure du solénoïde d'Oudin (fig. 157) ou à la borne de courant à haute tension des appareils qui le remplacent.

Les applications sont journalières.

Précautions post-opératoires. — L'abondante production d'ozone, qui accompagne le souffle statique et surtout l'effluve de haute fréquence, imprègne fortement l'épiderme de la région traitée et les vêtements du sujet. L'odeur peut persister plusieurs heures et peut éloigner du sein le nourrisson. La mère devra donc, après chaque séance, procéder à un lavage soigneux des deux seins et en particulier du mamelon.

Le lavage terminé, elle placera sur l'extrémité du sein un petit carré de gaze imprégné de glycérine neutre et recouvrira la partie antérieure du thorax d'un tissu de coton ou de laine.

Résultats. — L'électricité semble être le plus efficace des galactagogues, on devra donc toujours y avoir recours. L'action est rapide et durable.

Dans les cas que nous avons traités avec succès par la franklinisation, nous avons toujours remarqué que les sujets qui prenaient les mains moites à la fin de la séance ne tardaient pas à avoir du lait en abondance.

CANCER DU SEIN

Généralités cliniques. — Quelle que soit la variété du néoplasme du sein à laquelle on ait affaire, la ligne de conduite la plus sûre est de procéder à l'ablation chirurgicale des tissus pathologiques.

L'opération faite, le chirurgien doit réclamer à son collègue, le médecin électricien ou radiothérapeute, l'application des méthodes physiques nouvelles qui ont pour effet de prévenir la récidive et, si elle s'est montrée, de la faire disparaître.

La *radiothérapie post-opératoire* donne les meilleures espérances. Nous avons montré à plusieurs reprises (2) tout le parti qu'on pouvait en tirer et nos malades, encore bien portantes trois et quatre ans après l'intervention, prouvent l'excellence de la méthode. Mais ce n'est pas le cas de développer ici cette question.

---

(1) Si le patient est isolé (fig. 158) l'effluvation est plus puissante et partant plus efficace.
(2) Congrès de l'Association française pour l'avancement des sciences, Lyon, 1906 ; Clermont-Ferrand, 1908.

Une nouvelle méthode, plus récente que la radiothérapie, parfois plus brillante, la **fulguration** suivant la méthode du Dr de Keating-Hart, mérite d'être appliquée d'une façon systématique.

Traitement. — Il s'agit en réalité d'un traitement *mixte* électro-chirurgical ou, mieux, chirurgico-électrique si l'on veut rappeler l'ordre même des deux opérations.

La fulguration doit suivre *immédiatement* l'ablation chirurgicale et ne doit, en aucun cas, être renvoyée aux jours suivants.

Pour obtenir un résultat vraiment durable « le minimum nécessaire de l'acte chirurgical est *l'ablation complète des lésions macroscopiques*, c'est-à-dire des masses soit indurées, soit végétantes que l'œil et le doigt révèlent comme étant de *nature néoplasique* » (De Keating-Hart).

Quels que soient le mode et l'étendue de l'intervention sanglante, son complément est le deuxième temps, l'acte électrothérapique : la **fulguration proprement dite**.

Pour fulgurer dans de bonnes conditions, il faut disposer dans la salle d'opération du matériel suivant :

1° Un appareillage de haute fréquence avec interrupteur *rapide* (Autonome de Gaiffe, interrupteur moto-magnétique à gaz de Drault) et bobine donnant au moins 25 centimètres d'étincelle ;

2° Un inducto-résonateur de Oudin ou tout autre appareil capable de fournir une étincelle de haute tension longue et surtout dense ;

3° Un jeu d'électrodes à fulgurer du Dr de Keating-Hart ;

4° Un cylindre d'acier contenant de l'anhydride carbonique sous pression, ou de l'air comprimé ;

5° Un tube en caoutchouc *entoilé* (afin qu'il n'éclate pas) pour amener l'anhydride carbonique ou l'air aux électrodes.

Un aide est presque indispensable pour le réglage des appareils électriques au cours de la fulguration.

Le fulgurateur *doit assister à l'opération* du chirurgien. « Il lui est nécessaire, ainsi que le fait remarquer de Keating-Hart, de posséder un certain tempérament chirurgical pour pouvoir suivre d'un œil exercé toutes les péripéties de l'intervention sanglante, se rendre compte des rapports de la tumeur avec les organes voisins, reconnaître l'épaisseur des parois qui leur restent, l'importance de leurs fonctions et le *degré de respect* auxquels ils ont droit, de ce fait. Il lui faudra se faire un toucher expert dans l'exploration des cavités évidées par la curette et le bistouri et pratiquer une recherche minutieuse des lésions persistantes pour les signaler à l'attention de l'opérateur. Il devra être apte à discuter avec ce dernier les nécessités et les impossibilités que comporte la poursuite des lésions macroscopiques, en le renseignant sur ce qu'il peut lui-même attendre de son étincelle. »

Lorsque l'opération est finie et que le fulgurateur l'a jugée suffisante, le second temps de l'opération commence, le chirurgien passant la main à son collègue.

Le malade est toujours *sous anesthésie*, car les étincelles de haute fréquence très longues et très fournies projetées *larga manu* sur une surface cruentée sont très douloureuses.

L'électrode à fulgurer est réunie à l'extrémité supérieure du solénoïde d'Oudin en même temps qu'au réservoir d'anhydride carbonique. Le gaz doit s'échapper de l'extrémité de l'électrode sous une légère pression.

Il n'y a malheureusement pas de règle bien précise à donner pour la fulguration. Il faut avoir vu opérer plusieurs fois un technicien habile. L'électrothérapeute « doit avoir acquis *par la pratique* un tact indispensable, celui qui permet de reconnaître à quel moment une plaie est *suffisamment fulgurée*, afin que cette épaisseur s'en détache par la suite, ou que telle surface réagisse simplement sans faire courir au malade le risque d'une hémorragie secondaire par destruction des parois vasculaires ou d'accidents graves par ouverture d'une cavité splanchnique » (de Keating-Hart).

Suites opératoires. — « La fulguration est bien tolérée par tous les malades, quelle que soit la localisation de la tumeur » (Desplats). La plaie ne doit pas être fermée, il faut la drainer largement car la fulguration est suivie le plus souvent d'une *diapédèse* intense et d'une *lymphorrhée très abondante*. Les humeurs sécrétées sont très toxiques et nous pensons que les bons effets obtenus sont dus au lavage de la plaie du dedans vers le dehors par cet écoulement lymphorrhéique dont le pouvoir cytolytique semble très net.

Dans la profondeur, l'étincelle de haute fréquence provoque la prolifération du tissu conjonctif. Une « fibrose » très remarquable en est la résultante et le microscope montre les cellules néoplasiques *étouffées* dans les mailles serrées du tissu fibreux néoformé.

Direction du traitement. — Souvent une seule opération suivie de fulguration soigneusement faite amène la guérison. En cas de récidive, il est de règle de procéder à une nouvelle opération avec fulguration.

Résultats. — De Keating-Hart, Juge, Desplats en France, pour ne citer que les principaux, le professeur Sonnenburg à Berlin, ont présenté à diverses sociétés savantes et dans divers congrès de nombreux malades guéris. Sur 40 cas de cancers divers, tant inopérables qu'opérables, de Keating-Hart cite 24 guérisons apparentes durant depuis sept mois à deux ans.

La méthode est trop jeune encore pour qu'on puisse se faire une idée exacte de ce qu'elle donnera à l'avenir.

Nous avons vu un cas de cancer du sein avec *radiothérapie* postopératoire, donner toute l'apparence de la guérison pendant *plus de trois ans*, puis enlever la malade à la suite de métastases multiples.

C'est le cas de répéter ici ce que nous disions à propos de la radiothérapie : « Continuons à observer nos malades et à les suivre ; j'estime que dix années de patience ne sont pas de trop pour se former une opinion (1) ».

(1) Th. Nogier, Nouveaux résultats éloignés de la radiothérapie (*Archives d'électricité médicale*, 25 novembre 1908).

CHAPITRE IX

MALADIES DUES A UN RALENTISSEMENT DE LA NUTRITION

A la suite des beaux travaux du professeur Bouchard, on peut classer dans les maladies dues à un ralentissement de la nutrition : le rhumatisme chronique, la goutte, les lithiases, l'obésité et le diabète. Nous laisserons intentionnellement de côté toute la partie étiologique, d'abord parce qu'elle est fort obscure, ensuite parce qu'elle nous serait de médiocre utilité. Quant à la symptomatologie, elle est décrite tout au long dans les traités de pathologie et n'offre rien de particulièrement remarquable pour l'électrothérapeute.

Dans toutes ces affections, les diverses modalités électriques peuvent rendre les plus grands services, en stimulant la nutrition cellulaire, en activant la circulation, en modifiant le milieu chimique dans lesquels baignent nos tissus.

RHUMATISME CHRONIQUE

Traitement. — Comme cette affection est avant tout une maladie arthritique (Bouchard), le traitement doit avoir un double but :

1° Modifier la diathèse arthritique (traitement général) ;

2° Combattre ses manifestations locales (traitement local).

1° *Traitement général*. — On s'adressera soit à la voltaïsation sinusoïdale (Larat), soit aux courants de haute fréquence.

La **voltaïsation sinusoïdale** est appliquée au moyen du bain hydro-électrique (p. 78) soit, préférablement, à l'aide du bain à quatre cellules, les bras plongeant dans deux manuluves, les pieds dans deux pédiluves (p. 79). L'intensité du courant est amenée **au** maximum tolérable par le malade. La séance est de vingt minutes.

Les **courants de haute fréquence** sont utilisés à l'aide du lit condensateur ou du grand solénoïde.

Dans le cas du *lit condensateur*, on élève l'intensité en prenant

un nombre de plus en plus grand de spires sur le petit solénoïde
entre les bornes W et W' (fig. 154, p. 144). Le milliampèremètre
doit indiquer au moins 250 milliampères. La durée de l'application
est de quinze minutes.

S'il s'agit du *grand solénoïde* (fig. 155 et 156), après avoir introduit
le malade dans son intérieur, on met les appareils en marche. Le

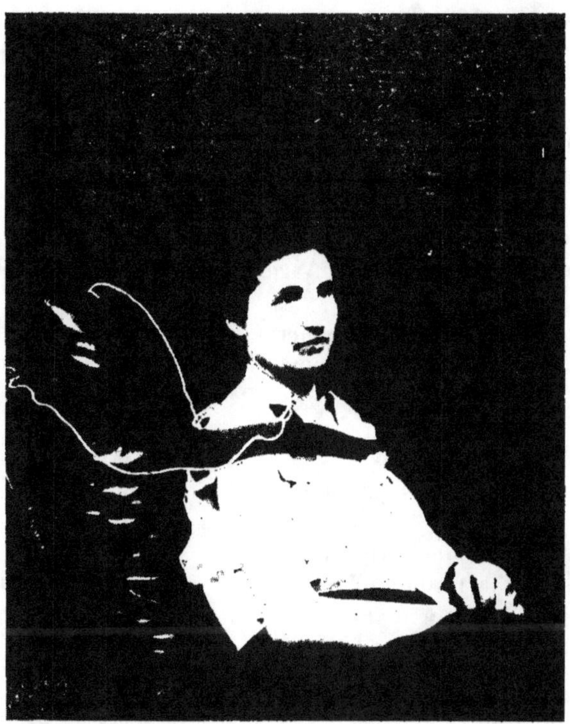

Fig. 245. — Traitement par le courant galvanique d'un rhumatisme chronique de l'épaule
droite.

milliampèremètre doit indiquer une intensité aussi élevée que
possible. La durée de l'application est de quinze à vingt minutes.

Les applications générales sont quotidiennes au début du traitement ; elles sont faites tous les deux jours par la suite.

2º **Traitement local.** — Le traitement local ressemble à celui
signalé plus haut pour le rhumatisme articulaire (p. 367).

La base en est l'application du courant continu sur la région douloureuse, les électrodes étant placées de telle sorte que l'articulation soit tout entière traversée par les lignes de flux.

Physiothérapie. 1.   30

Soit à traiter, par exemple, un rhumatisme chronique de l'épaule droite. On applique deux électrodes spongieuses, l'une en avant, l'autre en arrière de l'articulation scapulo-humérale, en les moulant parfaitement sur les tissus. On maintient les électrodes en place au moyen d'une bande de caoutchouc, ainsi que l'indique la figure 245.

L'électrode placée sur le point le plus douloureux est reliée au pôle positif de la source galvanique, l'autre au pôle négatif.

On élève peu à peu l'intensité jusqu'à 50, 60 milliampères, ce qui est facile si chaque électrode a une surface de 100 à 120 centimètres carrés, et on laisse passer le courant pendant vingt à vingt-cinq minutes. L'application finie, on ramène lentement l'intensité à zéro.

A la place de la galvanisation simple, on peut employer avantageusement la galvanisation avec transport d'ions (Voy. p. 368).

Direction du traitement. — Les applications générales sont faites tous les deux jours, les applications locales tous les jours, jusqu'à amélioration notable. A ce moment, on espace de plus en plus les séances.

Résultats. — Ils sont en général très satisfaisants, mais le traitement dure souvent plusieurs semaines, même des mois dans les cas anciens.

GOUTTE

Traitement. — Le traitement des localisations goutteuses et des tophi par l'introduction de l'ion lithium a été tenté par Edison, puis par Labatut, Jourdanet et Porte.

On opère de la façon suivante :

Un pédiluve ou un manuluve, suivant le cas, est rempli d'une solution tiède de chlorure de lithium ainsi constituée :

> Chlorure de lithium..................... 20 grammes.
> Eau distillée........................... 1000 —
> Lithine caustique....................... Q. S. pour alcaliniser.

On place dans ce bain une lame de charbon reliée au *pôle positif* d'une source de courant galvanique.

Le membre malade est immergé dans le bain, et une très large électrode spongieuse *négative* est appliquée sur un point quelconque de l'organisme (dos, abdomen).

On élève lentement l'intensité du courant jusqu'à 150 et même 200 milliampères et on la maintient à ce taux pendant vingt à trente minutes.

Dès que le courant passe, l'ion lithium pénètre dans les tissus, ainsi que le montre la figure 173, page 164. Il se forme un urate de lithium beaucoup plus soluble que les sels correspondants de calcium ou de sodium qui est éliminé par les urines.

A ce traitement purement local, on peut associer avantageusement un *traitement général* par les courants de haute fréquence (grand solénoïde ou lit condensateur . On opère comme nous l'avons vu au paragraphe précédent pour le rhumatisme chronique.

Direction du traitement. — Les applications locales ont lieu tous les deux jours ; on peut les alterner avec les applications générales.

Le nombre des séances est très variable. Certains malades guérissent après quatre ou cinq séances ; chez d'autres il faut prolonger jusqu'à vingt-cinq ou trente Guilloz .

Résultats. -- Les douleurs sont rapidement soulagées, les toph diminuent et l'état général s'améliore rapidement.

LITHIASES

Généralités cliniques. — Nous comprenons sous cette désignation la lithiase rénale et la lithiase biliaire. L'électricité n'a d'autre prétention, dans le traitement des lithiases, que de modifier l'état général et de s'opposer à la formation de nouveaux calculs. S'il existe de gros calculs 1), il est évident que le traitement ne peut les faire disparaître ; si les calculs sont petits, il peut arriver qu'ils soient expulsés en entier ou après désagrégation.

Le but à atteindre est d'activer les combustions organiques ralenties. On a pour cela trois grands procédés : le courant galvanique, la voltaïsation sinusoïdale et la haute fréquence.

Courant galvanique. — Il est éminemment propre à lutter contre les ralentissements de la nutrition par suite de l'actif déplacement d'ions qui l'accompagne. Nous verrons à l'article suivant, au traitement de l'obésité, la façon de procéder à la galvanisation générale de l'organisme. Ce procédé est applicable ici avec des intensités ne dépassant pas 70 à 80 milliampères.

Voltaïsation sinusoïdale. — La méthode est la même que pour le traitement du rhumatisme chronique. On emploie le bain hydroélectrique ou le bain à quatre cellules. L'intensité, mesurée à l'aide de milliampèremètres spéciaux (fig. 246 , est portée aussi haut que possible.

Haute fréquence. — On peut se servir soit du lit condensateur,

---

(1) On en fera le radiodiagnostic. Voir à ce sujet : Th. Nogier. Ce qu'il faut avoir et ce qu'il faut savoir pour faire une bonne radiographie des voies urinaires (*Archives d'électricité médicale*, 25 mars 1908).

soit du grand solénoïde. Le lecteur n'a qu'à se reporter au traitement du rhumatisme chronique pour trouver l'exposé de la technique.

Direction du traitement. — Il est nécessaire de faire, quel que soit le traitement adopté, des séances nombreuses. On les répartira à raison de trois par semaine. On les continuera pendant

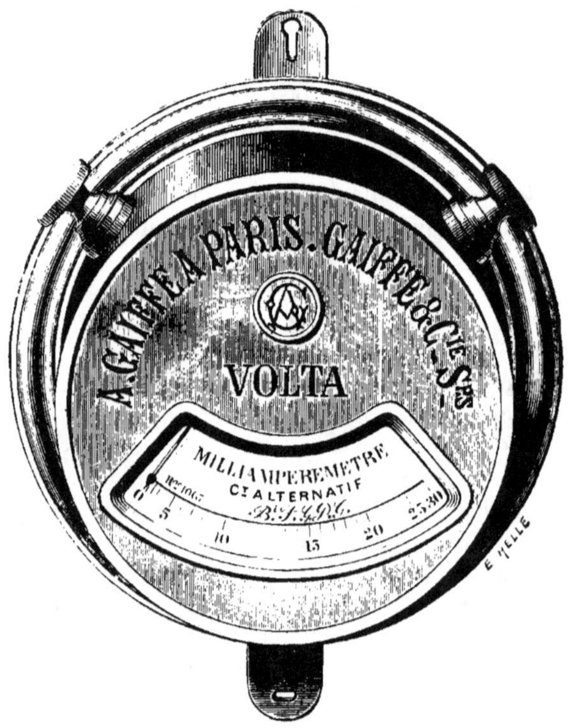

Fig. 246. — Milliampèremètre pour courant alternatif sinusoïdal (le modèle représenté, mesurant de 0 à 30 milliampères, convient particulièrement aux applications locales).

deux à trois mois. Il sera bon de faire une cure électrique pendant trois années consécutives.

Résultats. — Les analyses d'urines faites tous les quinze jours montrent une accélération des combustions et une augmentation des produits de désassimilation.

Plusieurs auteurs ont signalé au cours du traitement de vraies débâcles de sables, de graviers, indiquant nettement la puissante action produite par l'électricité.

OBÉSITÉ

Généralités cliniques. — Avant de traiter l'obésité, il faut d'abord la définir. Bouchard a nommé *corpulence* « le quotient du poids par la taille exprimée en décimètre ». Ainsi un homme qui pèse 70 kilogrammes et dont la taille est de 1^m,66 a pour corpulence :

$$C = \frac{P}{H} = \frac{70}{16,6} = 4.21.$$

La corpulence égale à 4,21 est *normale*. Bouchard admet en effet que la corpulence moyenne de l'homme normal est de 4,2, celle de la femme de 3,9.

L'*obésité* ne commence que lorsque la corpulence ainsi définie est égale à 5,4 pour l'homme, et à 5 chez la femme.

Traitement. — Un des meilleurs traitements de l'obésité est celui préconisé par Guilloz. Il repose sur la **galvanisation générale**, à hautes intensités. La technique est la suivante. On place sur l'abdomen, les fesses, les cuisses, les lombes de grandes électrodes spongieuses, soigneusement imprégnées d'eau tiède. On réunit une série d'entre elles par des fils bifurqués au pôle positif d'une source galvanique, l'autre série est reliée de même au pôle négatif. On s'arrange de façon à avoir au pôle négatif une *surface totale* d'électrodes *plus grande* qu'au pôle positif.

On élève progressivement et *très lentement* l'intensité jusqu'à 150 milliampères que l'on maintient pendant trente minutes. La durée des séances est portée progressivement à une heure.

Direction du traitement. — Les applications ont lieu *tous les jours*. On change chaque fois les électrodes de place pour ménager la peau et éviter des escarres.

Au bout d'une dizaine d'applications, on termine chaque séance par une série d'*interruptions rythmées* du courant galvanique destinées à produire d'énergiques contractions musculaires.

Il est bon d'ajouter que le malade ne sera soumis au traitement qu'après un certain temps d'observation. S'il était en période d'augmentation rapide, on pourrait n'obtenir que de médiocres résultats (Guilleminot).

Pendant tout le cours du traitement, le malade doit être très attentivement surveillé, surtout s'il présente de la dégénérescence graisseuse du myocarde. S'il se produit accélération du pouls, angoisse, la longueur des séances et l'intensité du courant demandent à être réduites.

Résultats. — Guilloz affirme avoir pu obtenir, par l'application de cette méthode, des diminutions de poids allant de 8 à 15 kilogrammes en trente jours; Bordier, en trente-deux jours, est arrivé à faire perdre 8 kilogrammes à un malade.

DIABÉTE

Généralités cliniques. — Plusieurs auteurs, à la suite des travaux de d'Arsonval, Charrin, Apostoli et Berlioz, ont cru reconnaître une action favorable des courants de haute fréquence sur le diabète. Mais la multiplicité des causes du diabète laisse penser qu'on ne peut traiter également bien tous les cas par une thérapeutique univoque. C'est ce que prouve la pratique.

Nous avons cru remarquer que les formes de diabète influencées heureusement par la haute fréquence sont celles qu'une cure thermale à Vichy peut également améliorer.

Traitement. — Le traitement consiste à soumettre le malade aux applications de haute fréquence à l'aide du lit condensateur ou de l'autoconduction (grand solénoïde). Nous avons déjà décrit la façon d'appliquer ces deux procédés à propos du rhumatisme chronique (p. 464).

Résultats. — Comme Guilleminot et plusieurs auteurs, nous avons vu la glycosurie diminuer très notablement chez plusieurs malades à la suite d'une douzaine d'applications. Nous n'avons jamais obtenu la disparition absolue du glycose. Plusieurs mois après la cessation du traitement, nous avons vu la quantité de glycose remonter peu à peu à un taux voisin de celui qu'on avait constaté avant l'intervention.

Par des séances soigneusement réglées et convenablement espacées, on peut cependant arriver à maintenir à des chiffres minimes la quantité de glycose éliminée.

CHAPITRE X

MALADIES DE LA PEAU

Nombreuses sont les affections de la peau justiciables de l'électricité. Leur nombre ne cesse de s'accroître. Mais, pour rester fidèle à la règle que nous nous sommes tracée, nous n'indiquerons que celles où l'on peut compter sur d'excellents résultats.

ECZÉMA

Généralités cliniques. — Bien que les formes d'eczéma soient très diverses, elles peuvent toutes se traiter par l'une ou par l'autre des méthodes générales que nous exposerons bientôt.

Il est cependant nécessaire de s'assurer de façon très exacte que l'eczéma n'est pas lié à des troubles gastro-intestinaux. S'il en était ainsi, on verrait l'eczéma présenter une résistance considérable au traitement, parfois même ne se modifier en rien. Dans ce cas, il faut penser d'abord à instituer un régime sévère, et ne se servir de l'électricité que comme adjuvant du traitement interne.

Traitement. — Deux grandes méthodes se partagent la faveur des électrothérapeutes : le *souffle statique* et l'*effluve de haute fréquence*.

1º *Souffle statique.* — Le malade est placé sur le tabouret isolant après avoir mis à nu la région eczémateuse. On le réunit, par une tige métallique qu'il tient à la main, à une *puissante* machine statique.

En face de l'eczéma et à 12 ou 15 centimètres environ, on dirige une pointe tenue par son manche isolant et reliée au *pôle négatif* de la machine.

Lorsque la machine fonctionne, on sent un souffle frais, plutôt agréable ; il fait rapidement cesser le prurit qui accompagne si souvent l'eczéma.

La machine doit être réglée à son *maximum de puissance*. La séance est de quinze à vingt minutes, au cours de laquelle on *promène* la pointe au-devant de la plaque eczémateuse. Si la plaque est très limitée, on peut fixer la pointe sur un support, en orientant son extrémité vers le centre de la lésion.

Les applications sont quotidiennes.

2° *Effluve de haute fréquence.* — La technique de l'effluvation a déjà été exposée, en particulier à propos du rétablissement de la sécrétion lactée (p. 459). Nous n'y reviendrons pas ici.

PRURITS

Généralités cliniques. — Nous avons signalé les bons effets que l'on obtenait par le traitement électrique dans le prurit anal et le prurit vulvaire par le *souffle statique* ou *l'effluve de haute fréquence*.

Le même traitement s'applique aux prurits des autres régions, même s'ils sont accompagnés d'eczéma ou de lésions de grattage.

Dans les prurits causés ou entretenus par un nervosisme exagéré, il suffit souvent de l'application du *bain statique* avec douche, pour voir ce désagréable symptôme s'atténuer au bout de quelques séances puis disparaître.

Traitement. — L'application se fait comme dans le cas de l'eczéma ou du prurit vulvaire. La position seule du malade est différente.

Les séances sont quotidiennes jusqu'à ce qu'on ait obtenu une très notable amélioration.

Nous ne saurions trop insister sur ce point : la machine statique doit être *très puissante* et réglée pour le débit maximum. Bien des insuccès ne sont dus qu'à l'insuffisance du matériel employé. Les séances sont de trente minutes.

Résultats. — Pour le prurit généralisé, Brocq donne 66 p. 100 de guérisons par le bain statique et 69 p. 100 pour le prurit localisé traité par le souffle statique.

LUPUS TUBERCULEUX

Généralités cliniques. — De nombreux traitements sont préconisés pour le traitement du lupus tuberculeux : les caustiques, l'ablation chirurgicale, la photothérapie, la radiothérapie, l'étincelle de haute fréquence, la fulguration.

Chaque méthode compte des succès indiscutables et des guérisons durables, mais leurs indications sont différentes.

S'il s'agit de lupus anciens à nodules petits et peu profonds, on emploiera la radiothérapie suivie de photothérapie (lampes à arc ou lampes de Kromayer).

Si l'on a affaire à des lupus étendus et à des nodules profonds, il y a indication à intervenir chirurgicalement et à faire suivre l'opération de *fulguration*.

Si l'on se trouve en présence de petits lupus ulcérés ou non, on peut obtenir une guérison rapide par *l'étincelle de haute fréquence* (Guilloz, Strebel, Bordier).

Traitement. — L'application de *l'étincelle* se fait d'une façon un peu spéciale. On procède de la façon suivante :

A l'extrémité d'un excitateur réglable du Dr Bissérié (p. 142), on visse un cylindre de laiton terminé par une aiguille. Par-dessus, on fixe un tube de verre analogue à celui de l'électrode condensatrice de Oudin (fig. 149), mais ce tube est percé d'un petit orifice pour le passage de l'aiguille. L'aiguille seule fait donc saillie en dehors de l'extrémité du tube de verre.

On relie l'électrode ainsi préparée à l'extrémité supérieure du solénoïde de Oudin au moyen d'un fil isolé fixé à l'anneau de métal de l'excitateur (fig. 151). On met alors les appareils en activité et on prend à pleine main l'excitateur par sa partie métallique.

L'olive mobile O étant en contact avec la sphère S (fig. 151), tout le courant passe par la main de l'opérateur et se perd dans le sol.

On applique à ce moment la pointe de l'aiguille sur un des points périphériques de la lésion lupique, puis on écarte, sur l'excitateur, l'olive O de la sphère S. Un flot d'étincelles jaillit à la pointe au niveau des téguments; on éloigne peu à peu la pointe des tissus jusqu'à une distance de 2 à 3 millimètres.

L'application est de quinze à vingt-cinq secondes *en chaque point*.

La zone touchée par l'étincelle donne une réaction inflammatoire qui élimine les tissus morbides. Une cicatrice finit enfin par se former ; elle est à peine visible.

Direction du traitement. — Trois ou quatre séances suffisent pour amener la guérison des petits lupus. Mais comme l'application est *douloureuse*, il est nécessaire de ne pas se laisser émouvoir par les protestations du malade pour bien faire agir l'étincelle avec la longueur indiquée et pendant le temps voulu. Un bon résultat ne peut succéder qu'à des applications *énergiques*.

Résultats. — Guilloz a montré que ce procédé de traitement était plus facile à appliquer que les rayons X; quant à la guérison, elle se produit rapidement.

La peau reste rosée quelque temps après la cicatrisation, puis la coloration redevient analogue à celle des tissus voisins.

LUPUS ÉRYTHÉMATEUX

Généralités cliniques. — Depuis la description qu'en ont faite Hebra et de Cazenave, on entend sous le nom de lupus érythémateux une inflammation *chronique* de la peau que caractérisent l'absence d'ulcérations, le développement circonscrit et la tendance spontanée à la cicatrisation.

Les lésions se cicatrisent au centre pendant qu'elles s'étendent par les bords. La marche de la maladie est absolument désespérante par sa longueur. On a vu des lupus érythémateux persister, en dépit de tous les traitements, pendant quinze, vingt ans et même plus quarante-cinq ans dans un cas de Wilson .

Nous n'avons aucune preuve que cette maladie soit une tuberculose cutanée ou une tuberculide.

Il existe deux formes de lupus érythémateux, l'une *superficielle* et l'autre *profonde*. Toutes deux peuvent être heureusement influencées par un traitement électrique, la première surtout (lupus érythémateux aberrant .

Traitement. — C'est aux courants de haute fréquence que l'on s'adresse pour le traitement de cette affection rebelle. On utilise soit l'*effluve*, soit préférablement l'*étincelle de condensation*.

1° **Effluve**. — On place le malade sur une chaise longue non isolée et on dispose en face de la lésion un petit balai de feuilles de clinquant ou de fils métalliques reliés à l'extrémité supérieure du résonateur de Oudin.

Le réglage est fait de façon à obtenir l'effluve maximum. Le balai de clinquant est placé assez loin de la peau pour qu'il n'y ait que l'effluve et pas d'étincelle.

L'application est de vingt à trente minutes. On la renouvelle trois fois par semaine.

2° **Étincelle de condensation**. — On utilise l'électrode condensatrice de Oudin ou de Nogier (fig. 149 et 150) ou les électrodes à vide de Mac Intyre (fig. 148). Ces électrodes sont montées sur le manche excitateur réglable du Dr Bissérié (fig. 151) que l'on relie lui-même à l'extrémité supérieure du résonateur de Oudin.

On dérive d'abord tout le courant par le sol au moyen du manche excitateur (Voy. *Traitement des hémorroïdes*); on applique alors l'électrode condensatrice sur les points atteints de lupus.

Donnant à ce moment le courant, par le jeu du curseur de l'excitateur, on augmente peu à peu le nombre et l'intensité des étincelles de condensation qui criblent la peau sous l'électrode.

On promène lentement l'électrode sur les parties malades en

commençant à 1 centimètre en dehors des limites de la région pour aboutir au centre.

La durée de la séance est variable suivant l'étendue de la lésion et la susceptibilité de la peau du sujet. Il faut compter deux à cinq minutes par placard lupique.

Les séances sont répétées tous les deux jours ou tous les trois jours. Si la réaction était trop vive après chaque séance, on espacerait davantage.

Le traitement total peut comporter 25 à 70 séances (Brocq et Bissérié).

Résultats. — Immédiatement après l'application, on note une *teinte rouge vif* s'étendant sur toute la région. Bientôt de *petites croûtes* se montrent au niveau des lésions lupiques. Ces croûtes tombent à leur tour, laissant voir une peau rose et un peu luisante.

Les croûtes se renouvellent à plusieurs reprises et deviennent de plus en plus minces à mesure que la lésion guérit 1).

Le résultat définitif est une cicatrisation parfaite qui est le plus souvent à peine visible. Il faut savoir cependant qu'il peut se produire une décoloration ou, inversement, une pigmentation de la zone traitée.

VERRUES

Traitement. — Le traitement des verrues peut se faire électriquement par trois procédés très efficaces :

1° L'électrolyse ;

2° L'introduction électrolytique de l'ion magnésium ;

3° L'étincelle de haute fréquence.

1° **Électrolyse**. — On place une électrode spongieuse de 50 à 60 centimètres carrés au voisinage de la verrue à traiter ; on la maintient par une bande de caoutchouc, puis on la relie au pôle positif de la source galvanique.

L'électrode *négative* est constituée par une aiguille en acier ou en platine. L'acier est préférable, car on peut jeter l'aiguille après chaque opération, ce qui simplifie l'asepsie.

Avant de procéder à l'application, on procède à une *anesthésie locale* de la verrue à traiter au moyen de chlorure d'éthyle (kélène), car la petite opération est douloureuse.

On plante ensuite obliquement à la base de la verrue l'aiguille-électrode et on élève l'intensité du courant jusqu'à 4 milliampères. On ne tarde pas à voir la verrue blanchir puis être soulevée par une

---

(1) À mesure que la peau redevient normale, on diminue l'intensité du courant et la durée de l'application.

bulle transparente contenant une certaine quantité de liquide clair. Quand toute la verrue est soulevée, l'opération est terminée ; on ramène le courant à zéro et on retire l'aiguille. On lave la verrue avec un peu d'alcool camphré.

Les **résultats** de l'électrolyse sont les suivants : la coloration de la verrue change, elle passe du brun au noir puis se flétrit et tombe du huitième au douzième jour. Il n'y a pas de cicatrice.

2° *Introduction électrolytique de l'ion magnésium.* — Ce traitement, imaginé par Lewis Jones et Flavelle, est spécifique des verrues et surtout des verrues multiples. On opère ainsi qu'il suit :

On place d'abord en un point quelconque du corps une cathode spongieuse, puis on découpe dans du taffetas imperméable ou de la gutta-percha autant de petites fenêtres qu'il y a de verrues. Cette plaque isolante perforée est appliquée sur la peau. On la recouvre avec une électrode spongieuse doublée d'un sachet-électrode imbibé de la solution suivante :

```
Sulfate de magnésium.....................   3 grammes.
Eau distillée................ .............  100    —
```

On fait passer alors le courant dont on élève l'intensité à 4, 5, 6, 8 milliampères suivant le nombre de verrues que l'on traite. La durée de l'application est de quinze minutes. Les séances sont hebdomadaires.

Les **résultats** sont brillants ; après une à deux séances, on voit disparaître en quinze jours des verrues qui avaient résisté à tout traitement.

Si l'on a à traiter des verrues dures, cornées, il faut les faire baigner dans l'eau chaude pendant trente minutes avant l'application et enlever la couche cornée superficielle avec un scalpel avant de faire passer le courant.

3° *Étincelle de haute fréquence.* — L'emploi de l'étincelle de haute fréquence est le procédé le plus simple et le plus rapide des trois, mais il ne s'applique qu'aux verrues de dimensions moyennes.

A l'extrémité supérieure du résonateur d'Oudin, on relie une *électrode à étinceler* du Dr Bordier (p. 142) et on l'approche de la verrue de façon à la cribler d'étincelles de 10 à 15 millimètres pendant vingt secondes.

La verrue blanchit, se fendille, puis, les jours suivants, se dessèche et tombe.

Les **résultats** sont très satisfaisants, puisque après quelques semaines, on ne peut distinguer la place où se trouvait la verrue.

L'application est légèrement douloureuse.

ÉPITHÉLIOMA

Généralités cliniques. — Le cancer épithélial de la peau cède, en général, à des remèdes bien divers (caustiques, cautérisation ignée, intervention chirurgicale suivie ou non de fulguration, radiothérapie). Les traitements purement électriques n'ont pas la prétention de remplacer d'une façon systématique tous les autres, mais ils permettent, dans le cas où le malade est pusillanime, d'obtenir la guérison sans faire intervenir le bistouri. Ils ont, du reste, l'avantage de ne pas occasionner de perte de substance et de fournir une cicatrice parfaite au point de vue esthétique.

Traitement. — On peut utiliser deux méthodes :

1° L'introduction électrolytique de l'ion zinc (Leduc) ;

2° L'étincelle de haute fréquence (Bordier).

1° *Introduction électrolytique de l'ion zinc*. — Les solutions des sels de zinc constituent de bons désinfectants des plaies, mais ne les pénètrent pas profondément car ils coagulent les substances albuminoïdes. Leduc a montré qu'on pouvait, grâce au courant galvanique, obtenir une pénétration sans diffusion de l'ion zinc.

S'agit-il de traiter un épithélioma, on commence par découper dans une lame de tissu isolant, taffetas, gutta-percha, caoutchouc, un orifice un peu plus grand que l'épithélioma, de façon à bien limiter l'action du courant.

On applique la lame isolante sur la peau et, par-dessus, une électrode spongieuse *positive* doublée d'un sachet-électrode imprégné de la solution suivante :

  Chlorure de zinc pur...................... 1 gramme.
  Eau distillée............................ 100 grammes.

Une large électrode indifférente est placée en un point quelconque du corps, de préférence à la nuque. On la relie au pôle négatif de la source galvanique.

L'intensité est alors portée progressivement à 5, 10, 15 milliampères suivant la largeur de la surface épithéliomateuse traitée et est maintenue pendant vingt à trente minutes au moins.

Les applications sont renouvelées aussitôt que la réaction inflammatoire consécutive à l'application a pris fin.

Les **résultats** auxquels sont arrivés divers auteurs et en particulier Leduc, le promoteur de la méthode, sont excellents. Plusieurs épithéliomas ont été guéris en une ou deux séances.

2° *Étincelle de haute fréquence*. — Bordier, et, après lui,

Lacaille, puis Oudin ont montré tout le parti qu'on pouvait tirer de l'étincelle de haute fréquence ou mieux de *haute tension* puisqu'elle est prise directement à l'extrémité supérieure du résonateur de Oudin pour le traitement des petits *épithéliomas papillaires* et *perles* de la face.

La technique est très simple ; elle est identique au fond à celle que l'on emploie pour le traitement des verrues. L'électrode est la même, mais, en cas de nécessité, on peut utiliser l'électrode-cône en métal employée par Doumer pour les hémorroïdes.

A cause de la sensibilité des tissus de la face, on opère *un peu moins brutalement* que pour les verrues. Pour cela, après avoir mis en marche l'appareil de haute fréquence, on saisit à pleine main l'électrode par sa partie métallique : le courant est ainsi dérivé par le corps de l'opérateur.

Le médecin prend alors de sa main gauche la main du malade, de façon à le mettre au même potentiel que lui-même. A ce moment, il met la pointe de l'électrode en contact avec les tissus épithéliomateux.

De toutes petites étincelles jaillissent dans ces conditions entre l'électrode et la peau du sujet, mais sans causer de douleur.

Au bout de quelques secondes, ces étincelles minuscules ont produit l'effet analgésique que l'on connaît. On peut alors lâcher la main du malade, ce qui augmente l'abondance des étincelles sous l'électrode.

Enfin, lorsque les tissus ainsi traités ont pris une teinte blanchâtre (anémie par vaso-constriction), l'anesthésie est suffisante pour que l'on puisse, sans douleur vive, éloigner la pointe de l'électrode à 2 ou 3 millimètres des tissus et en cribler la surface d'étincelles.

On termine l'application en produisant l'*effet maximum*. Pour cela, on recule peu à peu les doigts de la main droite sur le manche en ébonite de l'électrode. Lorsque la main a perdu tout contact avec la partie métallique, la totalité du courant passe entre l'électrode et la peau sous forme d'un flux abondant d'étincelles.

Direction du traitement. — Aussi bien dans le cas de l'introduction électrolytique de l'ion zinc que dans le cas de la haute fréquence, on attend, pour faire une nouvelle séance, que la précédente ait produit tout son effet, c'est-à-dire que la croûte due à l'application soit tombée.

Résultats. — La guérison est obtenue, sans trace visible, après deux ou trois séances au plus.

SÉBORRHÉE ET ACNÉ

Généralités cliniques. — « La séborrhée est un état anatomo-clinique spécial de la peau qui se traduit par une apparence graisseuse diffuse du tégument, associée au développement exagéré des glandes sébacées, à la rétention intra-folliculaire de leurs produits de sécrétion sous l'aspect d'un filament gras spécial, le *cocon folliculaire* de Sabouraud » (Hudelo).

Le nez, le sillon naso-génien, le front, le menton, le cuir chevelu, la région antérieure du thorax sont les points le plus souvent atteints de séborrhée.

La séborrhée est une maladie héréditaire que l'on rencontre chez l'homme aussi bien que chez la femme. Elle éclôt subitement, en général entre quinze et vingt ans. Son étiologie est mal connue : elle se rattache à l'arthritisme et tient à un fonctionnement défectueux de la peau. Les troubles digestifs, la constipation, l'état névropathique viennent l'aggraver.

L'acné, ou plutôt les acnés, car il en existe de plusieurs sortes, sont des dermatoses étroitement liées à la séborrhée. Elles sont dues à une inflammation d'origine microbienne qui atteint les *glandes sébacées*. Dans la très grande majorité des cas, il existait, avant les acnés, un état de rétention de ces glandes accompagné de séborrhée.

C'est la communauté d'origine de ces deux affections qui nous les a fait réunir, le traitement qui convient à la première pouvant prévenir la seconde et la guérir au cas où elle serait déjà en évolution.

Traitement. — Le traitement repose sur l'emploi de la franklinisation (bain et souffle) et de l'effluve de haute fréquence.

1° *Franklinisation.* — Bordier est l'un des premiers à avoir montré combien on pouvait modifier les séborrhées et les acnés par le *bain statique* combiné au *souffle statique*.

On place le malade sur le tabouret isolant et on le relie au pôle *négatif* de la machine statique ; l'autre pôle est mis au sol par l'intermédiaire d'une chaîne traînant sur le parquet ou réunie au bâti métallique du moteur de la machine.

En face de la région séborrhéique, on dispose une pointe métallique mise en relation avec le sol au moyen d'une chaîne conductrice.

Dès que la machine est en activité, la pointe donne une aigrette avec souffle positif.

La séance est de vingt minutes ; elle est renouvelée tous les deux jours.

2° *Effluve de haute fréquence.* — Le malade est installé sur un tabouret isolant, comme l'indique la figure 158. Il tient une tige conductrice reliée à la borne W de l'inducto-résonateur de Oudin, pendant que l'électrode à effluver est reliée à la borne supérieure B.

L'électrode à effluver est placée sur un support isolant en face de la région à traiter. A cause de l'ozone, le médecin ne doit pas rester dans la salle où fonctionne l'appareil.

Les séances sont de quinze minutes ; on fait trois applications par semaine.

Direction du traitement. — Chaque traitement, considéré isolément, est capable d'amener la guérison. On arrivera à des résultats plus rapides, en appliquant successivement le bain sans souffle, puis l'effluve de haute fréquence.

Résultats. — La disparition de la séborrhée est parfois longue à obtenir ; en tout cas, on la voit, après quelques séances, diminuer de façon très notable. Les acnés se comportent de même.

Ajoutons que le malade doit s'abstenir rigoureusement de tous les aliments que l'expérience lui a appris être nuisibles à sa séborrhée ou à ses lésions acnéiques.

HYPERTRICHOSE

Généralités cliniques. — L'hypertrichose est le développement exagéré de duvet ou de poils plus ou moins gros sur diverses parties du corps.

L'hypertrichose peut être *généralisée*, le cas est alors très rare : tout le corps est velu à l'exception de la paume des mains et de la plante des pieds. Le plus souvent elle est *localisée*. On la voit siéger au dos, dans la région sternale ou sacrée, au nez, aux oreilles et, chez les femmes, au menton, aux joues, à la lèvre supérieure, dans la région intermammaire et à l'aréole du mamelon.

Le flambage ou l'épilation par les pâtes ou les lotions sont de mauvais procédés de traitement, car les poils ne tardent pas à repousser plus drus et plus serrés.

Les **indications** de l'épilation sont assez délicates à tracer.

Beaucoup de *jeunes filles* ou de *jeunes femmes* s'inquiètent du développement exagéré d'un *duvet* un peu plus épais que de coutume dans une des régions que nous venons d'indiquer, particulièrement la face et la région intermammaire. Il ne faut pas se presser d'intervenir, et tenir le sujet en observation pendant quelques mois. Si le duvet se développe très lentement, de simples lotions à l'eau oxygénée donneront les meilleurs résultats en décolorant le duvet et en le rendant beaucoup moins visible.

S'il s'agit d'une *hypertrichose au début*, alors que le duvet a déjà subi des tentatives de flambage et d'épilation et commence à laisser voir de place en place des poils adultes, il faut intervenir le plus vite possible, sans attendre que les poils soient plus nombreux et plus gros.

L'épilation est encore indiquée chez les *femmes* qui présentent une hypertrichose formée de poils peu nombreux mais longs et foncés, soit au visage, soit sur la poitrine ou sur les bras.

Si l'on est consulté par une femme au voisinage de la *ménopause*, il faut déconseiller en général l'intervention. La coquetterie n'est plus aussi susceptible à cet âge et les diverses raisons qui indiquaient l'intervention chez la jeune fille (mariage, décolletage) n'existent plus ou n'ont plus la même importance.

Avant de commencer un traitement électrique, il est bon de mettre bien franchement les malades au courant de sa **durée** possible. La méthode électrolytique que nous décrirons ne permet guère d'enlever plus de 60 à 80 poils à l'heure et une barbe peut compter 1 500 à 15 000 poils ; la lèvre supérieure seule peut avoir 600 à 1 200 poils. C'est-à-dire que la durée du traitement est parfois très longue. Il faut compter de plus avec les *repousses* et avec la venue de *nouveaux poils* ; nous y reviendrons tout à l'heure.

Traitement. — Le procédé *radical* de destruction des poils est l'électrolyse *négative* convenablement pratiquée ; s'il est plus long que la radiothérapie, il a sur elle le grand avantage de ne pas exposer le sujet à des brûlures (radiodermites), à des télangiectasies tardives, à des colorations ou à des décolorations de la peau que l'on ne peut prévoir et qui sont toujours déplorables.

Pour pratiquer l'électrolyse dans de bonnes conditions, il faut d'abord posséder une **électrode appropriée**. Ce sera une aiguille d'acier, d'or, de platine, peu importe puisque l'aiguille étant reliée au pôle négatif le métal n'est pas soumis à une action corrosive. Ce qui est capital, c'est la *pointe* de l'électrode. Elle ne doit pas être acérée mais mousse. En effet, comme la mise en place de l'électrode est un véritable cathétérisme de l'infundibulum du poil jusqu'à la papille, comme l'aiguille doit descendre au moins jusqu'au niveau du trait marqué 9 (fig. 247), on comprend qu'une aiguille pointue expose aux *fausses routes* soit dans le derme, soit le plus souvent dans le canal excréteur des glandes sébacées qui accompagnent le poil. Ces fausses routes ne conduisent pas à la destruction du poil et amènent de petites cicatrices disgracieuses qu'il faut éviter.

La meilleure aiguille est une aiguille d'acier légèrement renflée à son extrémité (A, fig. 248). On en fabrique de très convenables, ainsi que l'a indiqué Bordier, en utilisant les plus petits numéros des équarrissoirs d'horloger à section circulaire.

On a l'habitude de recourber à 45° ou à 90° l'extrémité antérieure des aiguilles sur une longueur de 10 à 15 millimètres. L'angle permet de mieux juger de la pénétration de l'aiguille. On monte enfin l'aiguille sur un manche isolant (B, fig. 248).

Au lieu d'avoir un manche par aiguille, plusieurs opérateurs préfèrent avoir un seul *manche porte-aiguille* métallique de la longueur

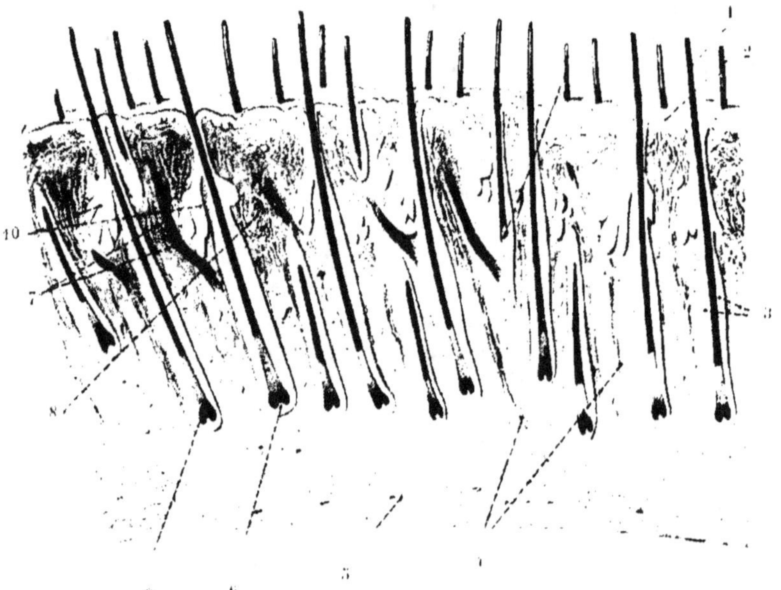

Fig. 247. — Coupe perpendiculaire du cuir chevelu.

1, Tige du poil; 2, épiderme; 3, follicule pileux; 4, retinacula cutis; 5, plan aponévrotique; 6, papille du poil; 7, muscle érecteur du poil; 8, glandes; 9, bulbe du poil; 10, glandes sébacées (Sobotta-Desjardins).

d'un crayon ordinaire et où l'aiguille est maintenue par un système de serrage analogue à celui des porte-mines. Ce manche n'est pas nécessaire, mais il est pratique et donne à l'opérateur une grande sûreté de main.

La patiente (car c'est presque toujours d'une femme qu'il s'agit) est installée sur une chaise longue ou sur un fauteuil à dossier mobile, la tête renversée en arrière sur un oreiller.

On s'arrange de façon à être en pleine lumière pour bien voir les poils et leur direction d'implantation dans la peau. Le soir, on dispose sur une petite table à côté du sujet une lampe à incandescence de 50 bougies qui assure un éclairage très convenable.

L'opérateur se place derrière la patiente et s'arrange de façon à avoir sous la main, à droite, son tableau électrique. A gauche, sur une tablette, se trouvent : une pince à épiler dont les mors joignent bien, une soucoupe en cristal contenant une demi-douzaine de tampons de ouate hydrophile, une soucoupe contenant quelques centimètres cubes d'une solution alcoolique à 50 p. 100, un petit verre avec de l'alcool à 90°, enfin une lampe à alcool.

L'opérateur place sur les genoux de la patiente, sur une serviette pliée en huit, une électrode spongieuse de 100 centimètres carrés reliée au pôle *positif* de la source galvanique. Au commandement de « *allez* », la patiente doit y appliquer franchement la main droite et l'y maintenir ; à celui de « *stop* », soulever la main de façon à supprimer tout contact.

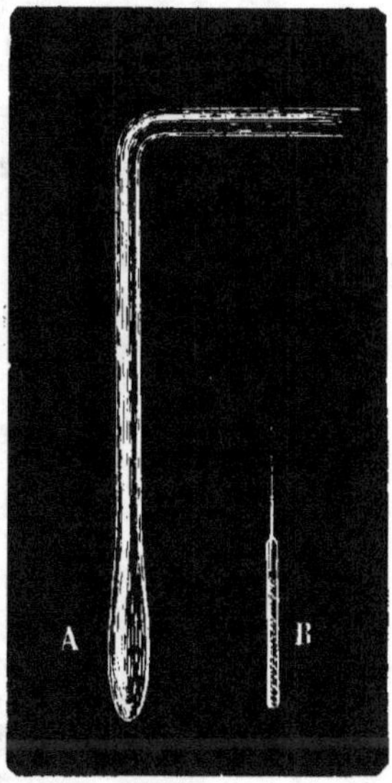

Avec un tampon de ouate imbibé d'alcool à 50 p. 100, le médecin nettoie la région sur laquelle il va intervenir, puis il prend, de la main droite, l'aiguille reliée au pôle *négatif*, de la main gauche la pince à épiler. Tout est prêt pour l'*opération*.

L'opération elle-même peut se diviser en deux temps : 1° cathétérisme du canal dans lequel se trouve le poil (infundibulum) ; 2° électrolyse du bulbe pileux et particulièrement de la papille.

1° ***Cathétérisme***. — Le médecin glisse délicatement l'aiguille le long du poil jusqu'à ce qu'il sente une légère résistance. La pointe de l'aiguille se trouve alors au niveau du bulbe.

Fig. 248. — Aiguille pour épilation électrolytique.

A, extrémité renflée en massue de l'aiguille observée au microscope ; B, aiguille montée (au tiers grandeur naturelle).

La profondeur de l'infundibulum est variable suivant les poils et les sujets : elle oscille entre 6 et 8 millimètres.

2° ***Électrolyse***. — On commande alors à la patiente d'appliquer la main sur l'électrode spongieuse. Comme le rhéostat ou le réducteur de potentiel avaient été réglés au préalable de façon à donner *immédiatement passage* au courant, l'aiguille du milliampèremètre dévie instantanément. Marque-t-elle 2 milliampères, le réglage est bon ; marque-t-elle 4 milliampères ou plus, l'intensité est trop forte ; on commande « *stop* » et on modifie le réglage.

Supposons le réglage effectué, le courant passe, l'électrolyse se produit. L'action est *suffisante* quand une petite mousse blanche apparaît autour du poil : douze ou quinze secondes suffisent en moyenne. On commande « *stop* » de nouveau et on retire l'aiguille.

On recommence sur un autre poil à *quelque distance* du précédent en suivant la même technique.

Remarques pratiques. — 1. Il est nécessaire de ne pas chercher à enlever dans une même séance tous les poils d'une même région ; on risquerait de produire une inflammation un peu trop vive et de laisser des traces cicatricielles sur la peau. On épile donc de 3 en 3 millimètres par exemple.

2. Au moment où l'on commande « *allez* » et où le courant passe, une douleur assez vive se produit. Il faut être prévenu que la patiente esquisse un mouvement de recul qui fait assez souvent sortir l'aiguille de l'infundibulum.

3. Bergonié, Hayes et Debédat ont déterminé la sensibilité de la peau du visage. Nous donnons sur la figure 249 la reproduction des diverses zones qui permettront de prévoir l'intensité de la douleur ressentie. La partie sous-narinaire de la lèvre supérieure est la plus sensible (1).

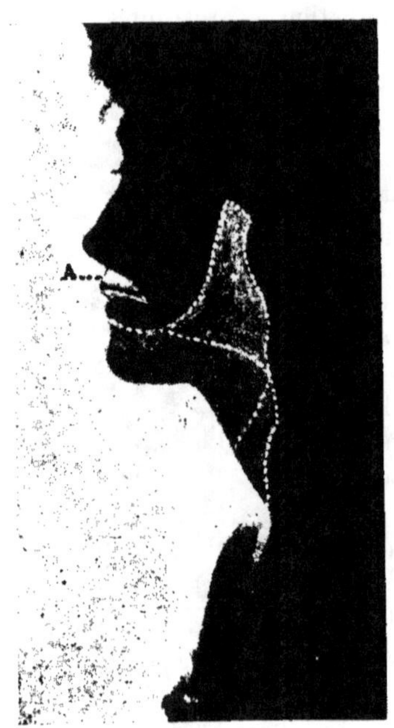

Fig. 249. — Topographie de la sensibilité de la face pour l'épilation.

A, point très douloureux ; B. C, D, E, régions de moins en moins douloureuses.

4. Lorsque l'électrolyse d'un poil est effectuée, il ne faut pas immédiatement chercher à l'enlever au moyen de la pince à épiler. L'action complète de l'électrolyse ne se produisant qu'au bout de quelques instants, il est de règle de ne tirer sur le poil qu'après en avoir électrolysé trois ou quatre autres.

5. Au cours de la séance, on nettoie l'aiguille à électrolyse en la frottant avec un tampon de ouate imbibé d'alcool à 90°.

6. La séance terminée, on nettoie toute la surface opérée avec un ampon de ouate et de l'alcool à 50°, ou avec un peu d'alcool camphré.

Direction du traitement. — Les séances sont faites tous les

(1) La figure 249 est une reproduction personnelle que nous avons faite d'après les travaux des auteurs cités ci-dessus.

deux ou trois jours, en ayant soin d'épiler des régions assez distantes les unes des autres. On ne revient à une région déterminée que lorsque toute irritation a disparu.

Résultats. — Une petite croûtelle marque pendant une huitaine de jours les points électrolysés ; elle tombe ensuite, ne laissant *aucune trace* si le courant n'a pas été trop fort et si l'on n'a pas fait de fausses routes.

Un poil *bien détruit* ne repousse pas, mais il faut compter avec les poils de remplacement, qui se montrent en assez grand nombre, et avec les poils mal électrolysés. Une repousse de un quart ou de un cinquième des poils traités se produit fatalement (Zimmern).

Enfin Brocq a fait remarquer ceci : Il peut arriver qu'en électrolysant de gros poils au milieu d'un fin duvet, on excite la croissance du duvet qui produit de nouveaux poils.

Pour toutes ces raisons le traitement de l'hypertrichose est parfois très long, quoique le résultat définitif soit bon.

CHAPITRE XI

MALADIES DES YEUX

Nous n'étudierons que les cas principaux pour lesquels le médecin-électricien est appelé à intervenir.

TRICHIASIS

Généralités. — Le trichiasis ou trichosis est une disposition anormale des cils qui poussent en dedans et déterminent l'irritation continuelle de la conjonctive.

Traitement. — Le meilleur traitement est l'épilation électrolytique, ainsi que nous venons de la décrire pour le traitement de l'hypertrichose. La technique est la même. On se trouvera bien d'employer un blépharostat pour éviter les mouvements intempestifs des paupières, ou encore de renverser complètement les paupières avant d'intervenir.

Une anesthésie locale avec une solution de cocaïne à 2 p. 100 rendra les plus grands services.

RÉTRÉCISSEMENTS DES VOIES LACRYMALES

Traitement. — L'électrolyse *négative* est le procédé de choix (Tripier, Desmarres).

On se sert, comme l'indique Lagrange, d'une fine sonde en argent, munie d'une borne à une de ses extrémités. L'autre extrémité, mousse, est nue sur une longueur de quelques millimètres; plus haut, elle est recouverte d'un enduit isolant.

Pour bien opérer, il faut se souvenir de la direction des *canalicules lacrymaux*. « Ils offrent deux parties très distinctes : une première, très courte, mesure 2 millimètres : elle est verticale de bas en haut pour le canalicule supérieur, de haut en bas pour l'inférieur ; une seconde partie, beaucoup plus longue (5 à 6 millimètres), est horizontale pour l'inférieur et légèrement oblique en bas et en dedans pour le supérieur » (Tillaux).

Pour pratiquer le cathétérisme par le point lacrymal *inférieur*, la sonde en argent devra être recourbée. On attirera la paupière en avant et on introduira la sonde d'abord verticalement, puis on la poussera horizontalement.

On se souviendra aussi que, pour voir l'orifice des points lacrymaux, il faut faire basculer les paupières *en dehors*, car ils baignent constamment dans le sac lacrymal. Le diamètre du point lacrymal inférieur (le plus large) est de $0^{mm},3$ à $0^{mm},4$.

La sonde en argent doit être poussée assez profondément pour qu'on fasse pénétrer la partie vernie de 1 millimètre *au-dessous* du point lacrymal. On évite de cette façon l'électrolyse de la région palpébrale et de l'orifice du canal.

L'intensité du courant est amenée progressivement à 2 ou 3 milliampères au plus à l'aide d'un bon rhéostat ou d'un réducteur de potentiel. Le réducteur de potentiel à liquide (fig. 36) donne une croissance remarquablement régulière du courant pour ces interventions délicates. La séance dure cinq minutes au bout desquelles on ramène *lentement* l'intensité à zéro.

Les applications sont renouvelées tous les huit à dix jours.

Résultats. — Les résultats sont très bons et la guérison est de règle après quelques séances.

PARALYSIES DES MUSCLES MOTEURS DE L'ŒIL

Généralités cliniques. — Si la paralysie est d'origine traumatique, rhumatismale, grippale, *a frigore*, on peut espérer la guérison. Si la paralysie est due à un tabes commençant, il ne faut guère compter que sur une amélioration.

Dans le cas de lésions plus sérieuses ophtalmoplégie nucléaire progressive, ophtalmoplégies sous-nucléaire, corticale, basilaire), il n'y a pas de résultat sérieux à espérer. Il est donc nécessaire d'avoir un *diagnostic parfaitement établi* avant de commencer le traitement, règle que nous considérons comme *générale* pour toutes les affections que le médecin-électricien est invité à traiter.

Électrodiagnostic. — Il n'y a rien à attendre malheureusement de cette méthode d'exploration, les muscles de l'œil étant trop profondément situés pour qu'on puisse les interroger électriquement.

Traitement. — On peut employer le courant *galvanique* ou le courant *faradique*.

Courant galvanique. — On met une électrode positive de 150 centimètres carrés à la nuque ; on place ensuite sur la paupière de l'œil malade une couche de ouate hydrophile imbibée d'eau tiède et reliée au *pôle négatif* de la source galvanique par l'intermédiaire d'une petite plaque ovale en étain. Cette plaque porte une borne à laquelle on fixe le conducteur.

On fait croître l'intensité jusqu'à 2 milliampères et on laisse passer le courant cinq à huit minutes.

Les séances sont répétées tous les deux jours.

Courant faradique. — L'électrode de la nuque est reliée à un pôle de l'appareil faradique à gros fil. L'autre pôle est fixé à un tampon olivaire très petit, monté sur un manche assez long.

On règle l'intensité du courant de telle sorte qu'elle soit assez forte pour faire contracter l'orbiculaire des paupières lorsque l'électrode est placée sur son point moteur (4, fig. 197).

Le courant est lentement rythmé à l'aide d'un métronome et l'électrode est appliquée le plus près possible de l'extrémité des tendons des muscles paralysés.

Résultats. — Erb, Gozzini et plusieurs autres ont publié des guérisons rapides. La diplopie diminue à mesure que l'amélioration se fait sentir.

Bordier a signalé que l'on n'arrive pas toujours à la guérison, même après un traitement patiemment poursuivi ; « c'est surtout, dit-il, dans le cas où la motilité absolue de l'œil grandit plus vite que le rapprochement des images doubles ».

KÉRATITES. LEUCOMES. TAIES DE LA CORNÉE.

Traitement. — Ces diverses affections sont justiciables du *courant galvanique*.

On opère exactement comme pour la galvanisation dans le cas de paralysie des muscles de l'œil. La cathode formée d'un tampon de ouate est placée sur la paupière close. Intensité : 3 à 4 milliampères pendant dix minutes.

Dans les cas de *kératites parenchymateuses ulcérées* ou avec *pannus* on prolonge la séance avec la même intensité pendant quinze à vingt minutes. Les applications se font trois fois par semaine.

Résultats.— L'activité cellulaire reçoit un coup de fouet du passage du courant galvanique, et les divers auteurs (Arcoleo, Gauthier, Larat, etc.) ont obtenu d'*excellents* résultats.

OPACITÉS DU CORPS VITRÉ

Traitement. — Pour Giraud-Teulon, le *courant galvanique* est le meilleur remède de cette affection, en même temps que le plus rapide.

La technique est la même que pour le traitement des kératites. Intensité : 2 à 3 milliampères pendant huit à dix minutes tous les jours, puis tous les deux jours.

Terson et Abadie ont même appliqué le courant au sein du corps vitré lui-même, en pratiquant une ponction avec une fine aiguille de platine iridié reliée au pôle *positif* de la source galvanique. Malgré un excellent résultat obtenu, l'électrothérapeute ne devra pas tenter une intervention intra-oculaire sans être assisté d'un confrère compétent.

Résultats. — Les résultats sont bons, à moins toutefois que le corps vitré ne soit complètement désorganisé.

CHAPITRE XII

MALADIES DES FOSSES NASALES

POLYPES NASO-PHARYNGIENS

Généralités cliniques. — Le traitement des polypes naso-pharyngiens par l'électricité a été imaginé par Nélaton, il a été perfectionné par Garel, l'habile spécialiste lyonnais.

Le procédé est applicable à presque tous les cas et semble s'opposer mieux que la chirurgie à la récidive de ces tumeurs.

Traitement. — On emploiera le **procédé de Garel** avec son électrode spéciale.

L'électrode de Garel a la forme d'une petite fourchette à trois dents en platine iridié. Les deux dents extrêmes communiquent l'une avec l'autre, la dent médiane est isolée (1). Des conducteurs passant dans un long manche permettent de mettre en relation la *dent médiane* avec le pôle *positif* d'une source galvanique, les dents extrêmes avec le pôle *négatif*.

On enroule autour du manche un ruban en gutta ou en chatterton pour éviter les phénomènes d'électrolyse en dehors du polype. On embroche ensuite le polype et enfin on fait passer le courant.

L'intensité doit être élevée puisqu'on recherche des effets destructeurs (20 à 30 milliampères pendant cinq à dix minutes).

Pour retirer facilement la fourchette à la fin de la séance, après avoir ramené le courant à zéro, on le *renverse* et on porte l'intensité à 15 ou 20 milliampères pendant trente à quarante secondes.

OZÉNE

Généralités cliniques. — Cette repoussante affection peut être, dans quelques cas, avantageusement traitée par l'électricité. Plusieurs procédés ont été préconisés : procédé de Cheval (électrolyse bipolaire du cornet moyen avec une aiguille + en cuivre et — en acier), pro-

---

(1) Cette électrode porte le nom de : fourchette électrolytique bipolaire.

cédé de Bordier et Collet (effluve de haute fréquence), procédé de Schall (électrolyse cuprique sans transfixion de la muqueuse nasale). Ce dernier procédé est le plus simple, c'est celui que nous décrirons.

Traitement. — **Le procédé de Schall** consiste essentiellement à faire pénétrer l'ion *cuivre*, dont on connaît les propriétés antiseptiques, dans la muqueuse nasale.

L'électrode *positive* est constituée par du coton métallisé au cuivre ; on la prépare de la façon suivante : on prend une tige de cuivre que l'on entoure de ouate hydrophile et on fixe la ouate par quelques tours de fil. On plonge le tout dans une solution chaude d'azotate d'argent rendue acide par de l'acide tartrique. L'argent qui se précipite forme une mousse métallique que l'on soumet à la galvanoplastie de façon à avoir une mousse de cuivre (1) très souple.

Lorsque l'électrode est prête, on l'enfonce dans une narine et on place dans l'autre une tige de métal entourée de ouate mouillée.

L'intensité est de 15 milliampères environ pendant dix minutes, avec croissance et décroissance très lente.

Résultats. — Les résultats sont inconstants. Souvent on obtient des améliorations, mais les récidives sont fréquentes. Parfois le résultat est nul. Le peu d'action des procédés thérapeutiques usuels permet de faire l'essai de la méthode électrique.

ANOSMIE

Traitement. — Il y a deux méthodes en présence, la *galvanisation extra-nasale* et la *galvanisation intra-nasale*. La seconde parait la plus active.

1° **Galvanisation extra-nasale**. — On recouvre le dos du nez d'une électrode spongieuse qui le moule parfaitement. On la réunit au pôle *négatif* de là source galvanique. L'électrode indifférente est placée à la nuque.

L'intensité est de 6 milliampères, très supportable si l'électrode du dos du nez a une surface de 10 à 12 centimètres carrés. La séance dure deux minutes, suivant les classiques.

Nous préférons employer une intensité plus faible, 2 à 3 milliampères et prolonger l'application une quinzaine de minutes.

2° **Galvanisation intra-nasale.** — On prend une tige métallique que l'on entoure de ouate imbibée d'eau. On l'enfonce aussi haut que possible dans les fosses nasales. L'électrode indifférente a 20 centi-

---

(1) L'électrode plongée dans une solution de SO_4Cu est reliée au pôle *négatif* d'une source galvanique pendant que le pôle positif est constitué par une lame de cuivre. On fait passer 100 milliampères jusqu'à ce que l'électrode négative ait pris la couleur du cuivre rouge.

mètres carrés de surface et est fixée sur le front à la racine du nez, au moyen d'une bande de caoutchouc.

L'électrode intra-nasale est *négative*.

L'intensité (3 à 5 milliampères) est maintenue, dans chaque narine successivement, pendant cinq minutes.

On termine l'application par la **faradisation légère** avec une bobine à gros fil, sans changer la place des électrodes. Le courant doit être à peine perçu (Courtade). La durée de la faradisation est également de cinq minutes pour chaque narine.

Résultats. — Les résultats sont inconstants. Courtade a obtenu cependant de véritables succès.

CHAPITRE XIII

MALADIES DE LA BOUCHE

PAPILLOMES

Traitement. — Les papillomes vrais de la bouche doivent être traités comme les verrues par l'électrolyse négative (Voy. p. 475).

L'intensité est de 4 à 5 milliampères pendant cinq à dix minutes.

L'application étant douloureuse, il est bon de faire un peu avant l'intervention un badigeonnage local à la cocaïne ou même une petite injection de cocaïne à la base du papillome. On peut employer aussi une pulvérisation de chlorure d'éthyle.

Résultats. — Le plus souvent, après *une seule séance*, le résultat est obtenu. Huit à dix jours sont nécessaires pour que l'escarre se détache. Pendant tout ce temps, on veillera à une désinfection soignée de la bouche.

ANALGÉSIE DENTAIRE

Généralités cliniques. — Il ne s'agit pas ici à proprement parler d'une maladie, mais d'une méthode basée sur les propriétés physiologiques des courants électriques.

On sait que certaines opérations sur les dents sont assez redoutées par des personnes pusillanimes pour qu'on soit obligé d'employer l'anesthésie générale ou tout au moins l'anesthésie locale. Les dangers de ces méthodes ne sont pas en rapport avec les opérations qu'il s'agit de pratiquer (avulsion de dents, extraction de chicots, curetage de dents cariées). Aussi sera-t-il préférable de recourir, toutes les fois que la chose sera possible, à la méthode préconisée par Régnier et Didsbury.

Technique. — On utilise les courants de haute fréquence et de haute tension produits à l'extrémité supérieure du solénoïde de Oudin.

On fait un mélange en stent de la région à analgésier. Ce moulage est saupoudré à l'intérieur de poudre métallique, puis tapissé soigneusement d'une feuille d'étain (feuilles à envelopper le chocolat). On recouvre enfin la feuille d'étain d'une couche de pâte d'amiante humide.

On applique soigneusement le moulage sur la dent qu'il s'agit d'extraire par exemple, puis on relie l'électrode au résonateur en lui faisant débiter d'abord le minimum de sa puissance. A mesure que l'analgésie augmente, on fait croître le courant.

En quelques minutes, l'analgésie est obtenue sans aucun danger pour le malade.

CHAPITRE XIV

MALADIES DU LARYNX

PARALYSIES RÉCURRENTIELLES

Généralités cliniques. — Le diagnostic des paralysies récurrentielles est parfois assez difficile. Les causes de ces paralysies sont en effet nombreuses et diverses (lésions périphériques primitives ou secondaires, lésions bulbaires, lésions cérébrales).

Les lésions périphériques sont seules curables par l'électricité, et encore faut-il distinguer. Les nerfs du larynx peuvent être lésés directement ou par compression (tumeurs diverses, abcès, cancer œsophagien, anévrysmes de l'aorte, etc.); dans ces cas, le traitement est impuissant tant que subsiste la cause.

Les paralysies récurrentielles, au contraire, résultant de certaines *intoxications* et *infections* (alcool, morphine, diabète, diphtérie), de même que les *paralysies primitives* causées par le froid peuvent guérir par un traitement électrique approprié. C'est même « le meilleur agent curatif (Dieulafoy), surtout quand il s'agit des muscles crico-thyroïdiens qui sont tenseurs des cordes vocales ».

Traitement. — Le traitement le plus souvent employé est la *faradisation extra-laryngée rythmée*.

On applique à la partie antérieure du larynx, sur le côté paralysé ou sur les deux côtés si la paralysie est double, une électrode spongieuse que l'on relie au *pôle négatif* de la bobine.

L'électrode indifférente est placée à la nuque.

Le courant est rythmé par le métronome, de façon à obtenir une seconde de repos pour une seconde d'excitation. L'intensité doit être assez forte pour provoquer une contraction nette des muscles antérieurs du cou et des sterno-mastoïdiens.

La *durée* de l'application est de dix minutes tous les deux jours.

Résultats. — La guérison est souvent très rapide. On l'a vue se produire avant la quatrième séance.

APHONIES NERVEUSES

Généralités cliniques.— Le traitement des aphonies nerveuses, même chez l'homme, ne diffère pas essentiellement de celui que nous avons indiqué pour le traitement des aphonies hystériques (p. 354).

Pour réussir vite et bien, rien ne doit, ni dans la voix ni dans le geste du médecin, trahir la moindre hésitation au sujet de l'heureuse issue du traitement. Il faut agir d'autorité et savoir, en quelque sorte, « imposer la guérison » au malade.

Résultats.— Les succès sont très brillants et l'on peut renvoyer guéri, d'une façon durable, un malade qui était arrivé complètement aphone.

Les récidives peuvent se produire. En ce cas, il ne faut manifester aucune surprise qui viendrait faire perdre au malade la confiance dans le traitement. On triomphe des récidives par les mêmes procédés.

CHAPITRE XV

MALADIES DE L'OREILLE

BOURDONNEMENTS D'OREILLES

Généralités cliniques. — Les bourdonnements d'oreilles constituent une affection fort ennuyeuse qui peut revêtir une acuité telle que les malades en arrivent à parler de suicide. Les bourdonnements sont parfois assez intenses pour empêcher le sommeil. Des troubles nerveux ne tardent pas à apparaître et viennent aggraver l'état du malade.

Les bourdonnements d'oreilles, surtout chez des sujets ayant dépassé la quarantaine, sont souvent liés à de l'hypertension artérielle ou à de l'artériosclérose précoce. Il est donc utile de mesurer la tension artérielle.

Traitement. — Plusieurs procédés de traitement ont été proposés. Tous ont à leur actif un certain nombre de succès. On pourra y recourir successivement.

1° *Galvanisation*. — On met dans le dos du malade une électrode spongieuse, puis on le fait étendre sur une chaise longue, la tête tournée de côté. A l'aide d'une pipette, on verse alors dans l'oreille malade 1 à 2 centimètres cubes d'eau bouillie.

On prend une électrode auriculaire de Roumaillac (fig. 213, p. 252) que l'on entoure d'une couche de ouate retenue par quelques tours de fil et on l'introduit dans l'oreille pleine d'eau en lui faisant exécuter un lent mouvement de vrille.

Comme le conduit auditif externe est *oblique* d'arrière en avant et de dehors en dedans et qu'il présente une courbure dont la concavité regarde *en bas* et *en arrière*, on n'arrive à introduire facilement l'électrode qu'en redressant ce conduit. Il faut pour cela porter le pavillon de l'oreille *en haut* (en tirant sur l'hélix, fig. 250), et le tragus *en avant*.

On réunit ensuite le pôle *positif* à l'électrode auriculaire et on amène *très lentement* (1) l'intensité à 5 ou 6 milliampères.

_____

(1) Pour éviter le vertige.

La durée de l'application est variable suivant la tolérance des sujets cinq à vingt minutes . On fait trois séances par semaine.

Les **résultats** sont variables. Les échecs ne sont pas rares, mais les succès plus ou moins rapides sont fréquents. En cas d'échec avec le pôle + actif, on essayerait le pôle —.

D'après Lewis Jones, les *cas favorables* se reconnaissent à une amélioration dès le début, d'abord légère, puis de plus en plus accentuée.

2º *Faradisation*. — La faradisation a donné de bons résultats

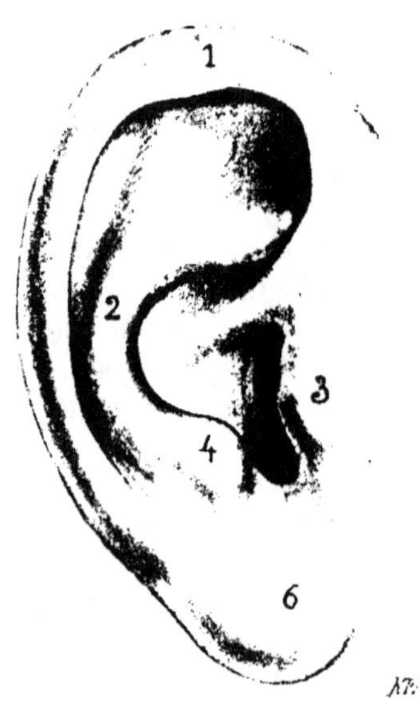

Fig. 250. — Face externe du pavillon de l'oreille (Guisez).
1, hélix ; 2, anthélix ; 3, tragus ; 4, antitragus ; 5, fossette de l'anthélix ; 6, lobule.

entre les mains de plusieurs auteurs (Monnier, Bergonié). Elle est surtout efficace dans les bourdonnements liés à des otites moyennes scléreuses.

On place les électrodes exactement comme pour la galvanisation. Un des pôles d'une bobine à gros fil est relié à l'électrode dorsale, l'autre à l'électrode auriculaire.

Si l'affection est bilatérale, on emploie deux électrodes auriculaires semblables réunies entre elles par un conducteur.

L'intensité du courant est élevée jusqu'à ce qu'on aperçoive des contractions légères dans les muscles de la face.

La *durée* de la séance est de vingt à trente minutes. On la renouvelle d'abord tous les jours, puis tous les deux jours.

Les **résultats** sont presque toujours encourageants, souvent très bons. L'amélioration doit se dessiner avant la dixième séance en moyenne.

3° *Franklinisation*. — Pour les bourdonnements accompagnant des phénomènes vertigineux d'origine auriculaire, le Dr Libotte emploie avec succès le *souffle statique*. Nous indiquerons plus loin la technique au traitement des vertiges.

4° *Haute fréquence*. — Lorsqu'il s'agit de bourdonnements dus à l'hypertension ou à l'artériosclérose, il suffit de traiter le malade par le *lit condensateur* ou le *grand solénoïde* pour voir les bourdonnements disparaître.

Pour les bourdonnements causés par l'otite scléreuse, l'hystérie ou la neurasthénie et qui ne sont *pas liés à une otite suppurée*, Dénoyès, Imbert et Marquès ont montré qu'on pouvait appliquer *localement* les courants de haute fréquence et de haute tension.

La technique consiste à relier à l'extrémité supérieure du solénoïde de Oudin un petit *balai à fil fin* et à diriger l'effluve sur l'apophyse mastoïde, sur le tragus et au-devant du conduit auditif externe. Si la susceptibilité du sujet le permet, on tire quelques étincelles de ces régions à la fin de la séance.

On peut remplacer l'électrode en forme de balai par l'électrode condensatrice d'Oudin ou de Nogier.

Les **résultats** obtenus par les auteurs dans les cas cités sont tellement encourageants qu'on doit appliquer ce traitement d'une façon systématique.

OTITES MOYENNES SCLÉREUSES

Électrodiagnostic. — Avant de traiter une otite, quelle qu'elle soit, un examen d'électrodiagnostic auriculaire s'impose, il évitera bien des erreurs et bien des mécomptes.

Traitement. — Il existe deux méthodes électriques du traitement des otites moyennes scléreuses : la méthode de Bergonié et celle de Malherbe.

1° *Méthode de Bergonié*. — C'est la faradisation rythmée telle que nous l'avons décrite à propos des bourdonnements qui accompagnent souvent ces formes d'otites.

L'effet des excitations électriques est de mobiliser la membrane tympanique et les osselets, d'activer puissamment la nutrition des régions profondes de l'oreille, enfin de provoquer un travail actif et mesuré des petits muscles de l'oreille moyenne.

Les **résultats** sont très bons, surtout si la sclérose n'est pas très ancienne : en même temps que les bourdonnements disparaissent, l'acuité auditive se relève.

2° **Méthode de Malherbe.** — Cette deuxième méthode repose sur l'emploi du courant galvanique : c'est l'*électro-ionisation transtympanique*.

On dispose les électrodes exactement comme pour le traitement des bourdonnements par la galvanisation, seulement au lieu d'introduire dans l'oreille de l'eau pure, on y verse des solutions de chlorure de sodium, d'iodure de potassium ou d'azotate de pilocarpine à 1 ou 2 p. 100.

On fait ensuite passer lentement le courant. Pour que l'ion chlore et iode pénètre dans l'oreille, l'électrode auriculaire doit être *négative* ; elle doit être *positive*, au contraire, dans les cas de la pilocarpine qui est un cathion.

L'intensité est de 2 à 3 milliampères au plus et les séances sont de quinze minutes par oreille. On les renouvelle trois fois par semaine.

Les **résultats** satisfaisants que l'on obtient se traduisent par la résolution des formations scléreuses sous l'action scérolysante des ions introduits. Le traitement est souvent assez long (20 à 30 séances) pour obtenir la guérison, ou du moins une très notable amélioration.

Remarque importante. — Toutes les fois que l'on fera des applications de courant galvanique dans le conduit auditif externe, on veillera à bien capitonner de ouate l'électrode de Roumaillac, de façon à éviter des escharres. Ces escharres pourraient s'infecter avant de se cicatriser et amener la furonculose du conduit auditif, cette affection si douloureuse.

OTITES SÈCHES

Généralités cliniques. — Dans l'otite adhésive d'origine naso-pharyngée, dans les otites cicatricielles séquelles d'anciennes suppurations, le Dr H. Bourgeois a proposé récemment (1907) un traitement électrique.

Traitement. — C'est, au fond, la méthode de Malherbe. La place des électrodes est identique. La solution électrolytique est du chlorure de sodium 1 p. 100. L'intensité du courant est de 1 à 1,5 milliampère. La durée de l'application est de quinze à vingt minutes.

Résultats. — Bourgeois a obtenu la disparition des bourdonnements et une notable amélioration de l'audition.

Dans les cas d'ankylose de l'étrier (otosclérose pure), les résultats ont été négatifs.

VERTIGE AURICULAIRE

Généralités cliniques. — Les vertiges ou les états vertigineux chroniques de l'oreille qui dépendent du labyrinthe, des canaux semi-circulaires, de la racine vestibulaire et des excitations sur les centres de l'équilibre et qui sont accompagnés habituellement de céphalalgie, de bourdonnements d'oreilles et d'incertitude de la marche, soit dans l'obscurité, soit lorsqu'on veut descendre un escalier, sont justiciables d'un traitement électrique, ainsi que l'a montré le Dr Libotte.

Le traitement n'a *pas de contre-indication*. Il n'est pas douloureux, ne cause *aucun malaise* et surtout n'oblige pas le malade à subir la désagréable recrudescence de tous ses symptômes, comme le fait se produit lorsqu'on lui administre de la quinine.

Traitement. — Le traitement consiste dans l'application de l'aigrette statique *dans l'oreille* malade, au moyen d'une électrode auriculaire spéciale.

L'*électrode* du Dr Libotte est une tige en bois, terminée par un bout en ébonite, et renfermant en son centre un fil de graphite. Un crayon dont une extrémité serait en ébonite, représente bien l'électrode du Dr Libotte. Cette électrode est placée dans un spéculum auri, et est ainsi fixée pendant le traitement.

Technique. — On place le malade sur le tabouret isolant ; d'une main, il tient la tige conductrice qui le relie au pôle *négatif* d'une puissante machine statique, de l'autre, il maintient en place l'électrode auriculaire.

L'opérateur prend de la main droite un excitateur métallique à pointe mousse, tandis qu'il place la main gauche sur le conducteur *positif* de la machine. L'excitateur se trouve ainsi positif et une aigrette se dégage de son extrémité.

On approche l'excitateur de l'électrode auriculaire. On voit alors l'aigrette de l'excitateur et l'aigrette de l'extrémité extérieure de l'électrode se fusionner en donnant une sorte de sphéroïde violacé. En même temps, une autre aigrette se produit dans l'oreille, face au tympan, et le plonge dans un bain électro-statique.

Il faut **éviter les étincelles**, et pour cela maintenir une distance constante (variant entre 3 et 5 centimètres, suivant les machines) entre la pointe mousse de l'excitateur et l'extrémité de l'électrode auriculaire. L'étincelle a une action congestionnante, hyperémiante, qui serait nuisible au traitement. L'aigrette, au contraire, produit sur le tympan, la caisse tympanique et *toute* l'oreille interne, un effet *décongestionnant* et *calmant* remarquable.

L'étincelle ne doit être recherchée systématiquement que lorsqu'il existe un état de sclérose de l'oreille, qui se caractérise par une dénutrition et une atrophie des tissus. Dans ces cas, on provoque quelques étincelles entre l'excitateur et l'électrode auriculaire. On termine la séance par l'aigrette.

La *durée* de la séance pour l'aigrette est d'abord de trois minutes. On porte progressivement cette durée à cinq, six, sept, dix minutes, et enfin à quinze minutes, maximum qu'on ne doit pas dépasser.

Les séances sont faites trois fois par semaine.

Direction du traitement. — En même temps que l'on institue un traitement électrique, il faut employer un traitement *local* pour faire disparaître le catarrhe chronique nasal et rétro-nasal, de façon à rendre les trompes d'Eustache perméables et à bien ventiler la caisse tympanique.

Après chaque application électrique, on se trouvera bien d'instiller, dans l'oreille traitée, une goutte de glycérine pure.

Résultats. — Le nombre des séances pour obtenir la guérison, est variable. Il faut compter une moyenne de 20 à 30 applications, mais quelques cas en nécessitent parfois bien davantage. L'acuité auditive s'améliore en général la première, puis viennent le vertige et enfin les bourdonnements avec la céphalalgie.

Les sujets justiciables du traitement étant en général devenus neurasthéniques à la suite de leur affection, bénéficient de l'action tonique du bain statique, et l'on voit leur état général s'améliorer. Ils deviennent plus forts, plus gais et reprennent avec une nouvelle ardeur leurs occupations et leurs relations.

SURDITÉ HYSTÉRIQUE

Traitement. — Comme toutes les affections hystériques, la surdité purement hystérique est rapidement guérie par l'électricité.

On utilise soit la *galvanisation rythmée*, soit la *faradisation rythmée*.

La technique de ces applications est la même que celle qui a été décrite pour le traitement des bourdonnements avec les petites modifications suivantes. Dans les deux applications, le courant est *rythmé lentement* par un métronome interrupteur. Pour la galvanisation, le *pôle négatif* est choisi comme pôle actif et relié à l'électrode auriculaire. En effet, il s'agit de réveiller l'excitabilité du nerf, plutôt que de la calmer comme dans le traitement des bourdonnements.

Résultats. — La guérison rapide est la règle. Des récidives peuvent se produire ; on en triomphe facilement en employant le même traitement.

RÉTRÉCISSEMENTS DE LA TROMPE D'EUSTACHE

Généralités cliniques. — Le pavillon de la trompe d'Eustache est situé au-dessus du voile du palais, dans l'arrière-cavité des fosses nasales, en arrière de leur orifice postérieur et sur la paroi latérale du pharynx.

Sa situation permet de l'atteindre, soit par la voie nasale, soit par la voie buccale, mais la *voie nasale* est la plus facile : c'est celle qu'on doit adopter, contrairement à la technique des anciens praticiens.

Malheureusement, l'orifice du pavillon n'est que très difficilement visible, surtout par la rhinoscopie, aussi ne faut-il pas compter sur la vue pour guider le cathéter que l'on veut introduire dans la trompe d'Eustache.

En arrière de l'orifice du pavillon de la trompe se trouve une dépression connue sous le nom de *fossette de Rosenmüller* qui donne lieu à de nombreuses erreurs dans le cathétérisme. Pour les éviter, Tillaux donne les règles suivantes :

« 1° Porter le cathéter directement et rapidement jusqu'à la rencontre de la paroi postérieure du pharynx, la concavité de l'instrument regardant en bas.

2° Ramener le cathéter jusque sur la portion dure du palais.

3° Reporter très doucement le cathéter en arrière, de façon à percevoir avec le bec de l'instrument le bord postérieur de l'aponévrose palatine, qui donne une sensation de résistance osseuse à laquelle succède immédiatement une sensation de mollesse très facile à percevoir.

4° Faire exécuter, en ce point, au cathéter un mouvement de rotation qui dirige le bec en dehors en même temps qu'en arrière et en haut. »

Traitement. — On traite les rétrécissements de la trompe d'Eustache suivant le procédé général de traitement des rétrécissements : par l'électrolyse.

On place une électrode spongieuse indifférente à la nuque. L'électrode active, reliée au *pôle négatif*, est constituée par de petites bougies de cuivre recuit, allant du numéro 3 au numéro 6 de la filière Charrière que l'on glisse dans un cathéter en argent isolé extérieurement.

On peut encore utiliser avantageusement l'**excitateur-cautère**

du Dr Baratoux. Ainsi que le montre la figure 251, cet instrument se compose d'un tube courbe en ébonite *e*, *a*, *f*. A son intérieur glisse un fil d'argent, terminé en *c* par une petite olive, et en *b* par une borne pour y fixer le conducteur. Un anneau *d* rend l'appareil plus maniable.

On commence par retirer le fil d'argent, de telle sorte que l'olive *c* vienne toucher *f*, puis on procède au cathétérisme suivant les règles

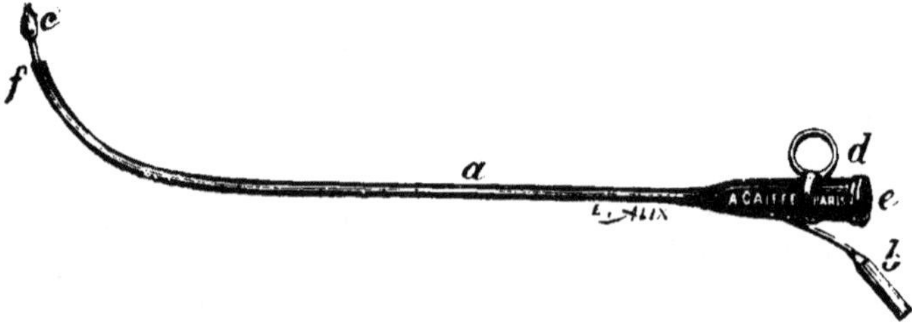

Fig. 251. — Excitateur-cautère du Dr Baratoux pour la cure des rétrécissements de la trompe d'Eustache.

données par Tillaux. Tenant alors d'une main l'anneau *d*, on pousse de l'autre le fil d'argent qui force l'olive à pénétrer dans la trompe.

On sera fixé sur le point où se trouve l'olive en notant la longueur du fil d'argent que l'on fait pénétrer dans le cathéter d'ébonite et en se souvenant que la longueur *totale* de la trompe d'Eustache chez l'adulte est de 35 à 40 millimètres.

L'intensité à employer est de 2 à 4 milliampères ; malgré cela l'intervention, qui dure deux à cinq minutes, est un peu douloureuse.

Direction du traitement. — Les séances sont renouvelées tous les huit à dix jours.

Résultats. — Au bout d'un petit nombre de séances, la perméabilité de la trompe est parfaitement rétablie avec son calibre normal.

TABLE ALPHABÉTIQUE

Physiothérapie. I.

TABLE DES MATIÈRES

4533-08. — Corbeil. Imprimerie Crété.